W0376969

H. Mensing · H. Walther

Dermatologie in der täglichen Praxis

Dermatika Bibliothek · Röhm Pharma

Röhm Pharma GmbH Weiterstadt
Postfach 4347 · 6100 Darmstadt 1 · Tel. 06151/877-0

Dermatologie in der täglichen Praxis

einschließlich der
wichtigsten venerologischen Erkrankungen

Hartwig Mensing · Heinz Walther

2., völlig neubearbeitete Auflage

173 farbige Abbildungen

SEMPER BONIS ARTIBUS

Gustav Fischer Verlag · Stuttgart · New York · 1989

Professor Dr. Hartwig Mensing
Universitäts-Krankenhaus Eppendorf, Hautklinik, Martinistr. 52, D-2000 Hamburg 20

Dr. Heinz Walther, Hautarzt
Beratender Dermatologe am Städt. Krankenhaus Pforzheim
Alte Pforzheimer Str. 76, D-7534 Birkenfeld

Geschützte Warennamen (Warenzeichen) wurden **nicht** besonders kenntlich gemacht. Aus dem Fehlen eines solchen Hinweises kann also nicht geschlossen werden, daß es sich um einen freien Warennamen handelt.

Wichtiger Hinweis
Die pharmakotherapeutischen Erkenntnisse in der Medizin unterliegen laufendem Wandel durch Forschung und klinische Erfahrungen. Die Autoren dieses Werkes haben große Sorgfalt darauf verwandt, daß die in diesem Werk gemachten therapeutischen Angaben (insbesondere hinsichtlich Indikation, Dosierung und unerwünschten Wirkungen) dem derzeitigen Wissensstand entsprechen. Das entbindet den Benutzer dieses Werkes aber nicht von der Verpflichtung, anhand der Beipackzettel zu verschreibender Präparate zu überprüfen, ob die dort gemachten Angaben von denen in diesem Buch abweichen und die Verordnung in eigener Verantwortung zu bestimmen.

CIP-Titelaufnahme der Deutschen Bibliothek

Mensing, Hartwig:
Dermatologie in der täglichen Praxis : einschliessl. d. wichtigsten venerolog. Erkrankungen / Hartwig Mensing ; Heinz Walther. – 2., völlig neubearb. Aufl. – Stuttgart ; New York : Fischer, 1989
ISBN 3-437-11201-5
NE: Walther, Heinz:

© Gustav Fischer Verlag · Stuttgart · New York · 1989
Wollgrasweg 49, D-7000 Stuttgart 70
Das Werk einschließlich aller seiner Teile ist urheberrechtlich geschützt. Jede Verwertung außerhalb der engen Grenzen des Urheberrechtsgesetzes ist ohne Zustimmung des Verlags unzulässig und strafbar. Dies gilt insbesondere für Vervielfältigungen, Übersetzungen, Mikroverfilmungen und die Einspeicherung und Verarbeitung in elektronischen Systemen.
Satz: Typobauer Filmsatz GmbH, Ostfildern
Druck + Einband: Pustet, Regensburg
ISBN 3-437-11201-5

Zum Geleit

Dieses Buch erscheint – ganz überarbeitet – in der 2. Auflage in neuem Gewande. Es ist eine direkte Folge der Vermählung von Anregungen aus der Praxis und aus der Klinik. Ein sehr erfahrerner «alter» Fachpraktiker und ein junger, leitender Oberarzt einer großen dermatologischen Universitätsklinik haben ihre Ideen eingebracht und verwirklicht. Die Ziele sind die gleichen geblieben: Dem in der Praxis tätigen Arzt, der Hautkrankheiten erkennen und behandeln muß, nützliche Hilfen an die Hand zu geben, aber auch dem Facharzt schnelle Orientierung zu ermöglichen. In der Sprechstunde eines Arztes für Allgemeinmedizin erscheinen etwa 20 % der Patienten wegen oder auch wegen einer zusätzlich vorhandenen Hauterkrankung. Nur ein Teil von ihnen wird dem Facharzt oder der Hautklinik zugewiesen. Es bleibt daher immer ein großer Teil, der in der Praxis optimal betreut werden soll. Hierfür bietet dieses Buch seine Dienste an. Es ist alphabetisch geordnet, was das Auffinden der Krankheitsbilder erleichtert, dazu ganz vorzüglich bebildert und mit konzisem Text versehen. Es wurde auf den neuesten Stand des Wissens gebracht und sehr gut ausgestattet. Es verdient durchaus, daß ich ihm wünsche, einen guten Weg zu gehen.

Hamburg — Th. Nasemann

Vorwort

Bedingt durch eine umfangreiche Neubearbeitung und durch eine wesentliche in den Text integrierte Farbbildbereicherung wurde für die 2. Auflage dieses Buches ein Verlagswechsel nötig, der großzügig den Autorenwünschen entsprach, um dem in der Praxis tätigen Arzt ein Buch an die Hand zu geben, das in Wort und Bild die wesentlichsten Krankheitsbilder – dem neuesten Wissensstand entsprechend – in ausreichender Kürze abhandelt. Basierend auf langjährigen Praxis- und Klinikerfahrungen werden die häufigsten Erkrankungen unseres Fachgebietes in alphabetischer Reihung dargestellt. Bei der Auswahl der Bilder haben wir absichtlich solche bevorzugt, die man hinsichtlich Lokalisation und Erscheinungsbild nicht in jedem Buch finden kann. Bei der z. T. nach wie vor verwirrenden Nomenklatur haben wir uns im wesentlichen an den in den modernen Lehrbüchern gebräuchlichen Begriffen orientiert. Dies gilt z. B. auch für den Ekzembegriff, den wir einheitlich unter den Oberbegriff Dermatitis gestellt haben. Bei den therapeutischen Möglichkeiten der jeweiligen Krankheitsbilder könnte man eine Vielzahl weiterer Vorschläge anfügen. Wir wollten uns aber auf eigene Erfahrungen stützen und die Ausführungen über die Behandlung als Anregung aufgefaßt wissen.

Wir danken dem Direktor der Universitäts-Hautklinik Hamburg, Herrn Prof. Dr. Theodor Nasemann, für seine Anregungen und Begleitworte und für die großzügige Unterstützung unseres Vorhabens und nicht zuletzt für die Bilder, die meist aus der Hamburger Klinik, vereinzelt aber auch aus der Praxis stammen. Herrn Prof. Dr. E. Heinke, Koblenz, früher Gießen, danken wir für die Bereitschaft, einige Passagen seiner Ausführungen aus der 1. Auflage dieses Buches übernehmen bzw. neu bearbeiten zu dürfen. Ferner gebühren Frau Baumeister für die Schreibarbeiten und dem Gustav-Fischer-Verlag Dank für die wertvolle Unterstützung unserer Arbeit, insbesondere Herrn Bernd von Breitenbuch und Frau Karin Mielich, die uns verständnisvoll alle Wege geebnet haben, so daß wir hoffen können, daß Inhalt und Gestaltung dieses Buches beim Leser und Betrachter den Anklang finden, den sich die Autoren wünschen.

H. Mensing · H. Walther

Inhalt

Acanthosis nigricans 1
Acrodermatitis chronica atrophicans. Pick-Herxheimer 2
Acrodermatitis continua suppurativa Hallopeau 4
Acrodermatitis enteropathica 5
Acrodermatitis papulosa eruptiva infantum (Gianotti-Crosti-Syndrom) 7
Acquired immunodeficiency syndrome (AIDS) 8
Adenoma sebaceum Pringle, Morbus Bourneville-Pringle 10
Akne vulgaris, Akne conglobata 12
Akrozyanose 16
Aktinomykose 17
Akute febrile neutrophile Dermatose (Sweet) 19
Alopecia areata 20
Alopecia androgenetica 22
Alopecia atrophicans (Pseudopelade Brocq) 23
Alopecia diffusa seborrhoica 25
Weitere diffuse Alopezien 25
Amyloidosen 26
Analekzeme 27
Anaphylaktischer Schock 28
Angiome 29
Angulus infectiosus 30
Aphthen 31
Artefakte 31
Arzneimittelexantheme 32
Atrophie blanche 35
Atherome und Epidermalzysten 37
Aurantiasis 37
Balanoposthitis 38
Morbus Behçet 41
Berloque – Dermatitis 42
Berufsdermatosen 42
Morbus Bowen 44
Calcinosis cutis und Osteosis cutis 46
Candidamykosen 47
Cheilitis 50
Chloasma uterinum 52
Chondrodermatitis nodularis chronica helicis 53
Clavus 54
Condylomata acuminata 55
Cornu cutaneum 56
Dekubitus 58

Dermatitis atopica, Neurodermitis, endogenes Ekzem 59
Dermatitis bullosa pratensis et phytogenica 62
Dermatitis exfoliativa Ritter von Rittershain-staphylogenes Lyell-Syndrom . . . 63
Dermatitis glutaealis papulosa infantilis (Windeldermatitis) 64
Dermatitis herpetiformis Duhring 65
Dermatitis nummularis 68
Dermatitis perioralis 69
Dermatitis seborrhoica 71
Dermatofibrosarcoma protuberans 72
Dermatomyositis 73
Dermatozoenwahn 75
Dupuytren'sche Kontraktur 76
Dyshidrotisches Hand- und Fußekzem 77
Dyskeratosis follikularis Darier 78
Ecthyma contagiosum Orf 80
Ecthyma simplex 81
Eczema herpeticatum 82
Eczema marginatum, Tinea inguinalis 84
Elephantiasis 85
Embolia cutis medicamentosa 86
Epheliden 87
Epidermolysis bullosa hereditaria 88
Epididymitis 89
Epithelioma adenoides cysticum (Brooke) 90
Erfrierung 91
Erosio interdigitalis 92
Erysipel 92
Erysipeloid 94
Erythema anulare centrifugum (Darier) 94
Erythema chronicum migrans 96
Erythema elevatum et diutinum 97
Erythema exsudativum multiforme 98
Erythema induratum Bazin 101
Erythema infectiosum (Ringelröteln) 102
Erythema nodosum 103
Erythema palmare et plantare 104
Erythema solare 105
Erythrasma 106
Erythrocyanosis crurum puellarum, Perniones 106
Erythrodermien 108
Erythroplasie (Queyrat) 109
Subunguale Exostose 111
Exsikkationsdermatitis 113
Fasziitis necroticans 113
Fasziitis mit Eosinophilie 114
Favus 115

Folliculitis barbae 117
Folliculitis et Perifolliculitis capitis abscedens et suffodiens 118
Fox – Fordycesche Krankheit 118
Furunkel, Karbunkel 119
Glomustumor 120
Gonorrhoe 121
Granuloma anulare 123
Granuloma eosinophilicum faciei 125
Granuloma glutaeale infantum 127
Granuloma teleangiectaticum sive pyogenicum 127
Granulosis rubra nasi 128
Gynäkomastie 129
Hämangiom 130
Hand- Fuß- Mundkrankheit 131
Hidradenitis suppurativa 133
Herpes simplex 134
Histiozytom 138
Histiozytosis X 139
Hyperhidrosis 140
Hypertrichosis 142
Ichthyosen 142
Impetigo 145
Impetigo follicularis Bockhart 146
Incontinentia pigmenti 147
Induratio penis plastica 149
Insekten und Haut 149
Kaposi-Sarkom (Sarkoma idiopathicum multiplex haemorrhagicum) 154
Karzinome der Haut
1 Basaliom (Basalzellenkarzinom) 158
2 Spinaliom (spinozelluläres Karzinom) 160
3 Sekundäre Hautkarzinome 162
Keloide 163
Keratoakanthom 164
Keratoma palmare et plantare hereditarium diffusum (Unna-Thost) 166
Keratoma sulcatum 167
Keratosis actinica 168
Kontaktdermatitis 169
Leiomyom 170
Leiomyosarkom 171
Leukaemia cutis 172
Lichen nitidus 173
Lichen ruber planus 175
Lichen sclerosus et atrophicus 178
Lichen simplex chronicus Vidal 180
Lichtdermatosen 181
Lippen- und Mundkrankheiten 184

Lupus erythematodes 198
Lupus vulgaris 201
Lymphadenosis cutis benigna (Lymphozytom) 204
Lymphangiome 206
Lymphogranuloma inguinale 207
Lymphome (Non-Hodgkin Lymphome) 207
Malum perforans 209
Melanodermitis toxica und Melanosis (Riehl) 210
Melanom 211
Melkerknoten 215
Mikrosporie 216
Milien 218
Mollusca contagiosa 219
Mondor'sche Erkrankung 220
Mononukleose (Pfeiffer'sches Drüsenfieber) 221
Mycosis fungoides / Sézary-Syndrom 222
Myxoedema cutis (Prätibiales Myxoedem) 225
Naevi 227
Nagelveränderungen und Nagelerkrankungen Onychopathien 231
Necrobiosis lipoidica diabeticorum 236
Neurofibromatose von Recklinghausen 238
Onychomykose 239
Morbus Paget 240
Panarteriitis nodosa 242
Bowenoide Papulose 244
Paraphimose 245
Parapsoriasis-Gruppe 246
Paronychie 249
Pellagra 250
Bullöses Pemphigoid 251
Pemphigus familiaris chronicus benignus Hailey-Hailey 253
Pemphigus 255
Pfeiffer-Weber-Christian-Syndrom (Panniculitis nodularis non suppurativa) . . . 259
Pilomatrixom (Epithelioma calcificans Malherbe) 260
Perniones 260
Pityriasis lichenoides chronica (Juliusberg) 260
Pityriasis lichenoides et varioliformis acuta (Mucha-Habermann) 262
Pityriasis rosea 264
Pityriasis rubra pilaris 265
Pityriasis versicolor 266
Porokeratosis 267
Porphyrie 269
Prurigo-Gruppe 272
Pruritus generalisatus 274
Pruritus localisatus 275
Psoriasis vulgaris 276

Purpura . . . 280
Purpura pigmentosa progressiva . . . 281
Pustulöse Dermatosen . . . 282
Pyoderma gangränosum . . . 283
Raynaud-Syndrom . . . 284
Reitersche Krankheit . . . 285
REM-Syndrom (retikuläre erythematöse Muzinose) . . . 287
Rhinophym . . . 288
Rosazea . . . 289
Sarkoidose (Morbus Besnier-Boeck-Schaumann) . . . 291
Sarkome . . . 294
Seborrhoe . . . 294
Skabies . . . 295
Sklerodermie . . . 298
Syringome, Hidradenome . . . 303
Syphilis . . . 304
Schwangerschaftsdermatosen . . . 307
Schwimmbadgranulom . . . 311
Stauungsdermatitis . . . 313
Striae distensae . . . 314
Strophulus infantum (Urticaria papulosa, Prurigo simplex acuta infantum) . . . 314
Toxisch epidermale Nekrolyse = Lyell-Syndrom . . . 316
Tinea . . . 317
Thrombophlebitis und Phlebothrombose . . . 320
Transiente akantholytische Dermatose (Grover) . . . 321
Trichomycosis palmellina . . . 322
Tropische Hautkrankheiten . . . 323
Tuberculosis cutis colliquativa . . . 332
Ulcus cruris venosum . . . 333
Ulcus molle . . . 335
Urticaria, Quincke Ödem . . . 336
Urethritis . . . 339
Urticaria pigmentosa . . . 340
Varikosis . . . 342
Varizellen . . . 343
Vaskulitis . . . 345
Verätzungen . . . 348
Verbrennung . . . 348
Verrucae planae juveniles . . . 349
Verrucae vulgares . . . 350
Vitiligo . . . 352
Vulvovaginitis . . . 353
Wurmkrankheiten und Hauterscheinungen . . . 354
Xanthelasma . . . 358
Xanthogranulom . . . 359
Xanthome . . . 359

Xeroderma pigmentosum 361
Zoster 363
Zylindrome 365

Register 367

Acanthosis nigricans

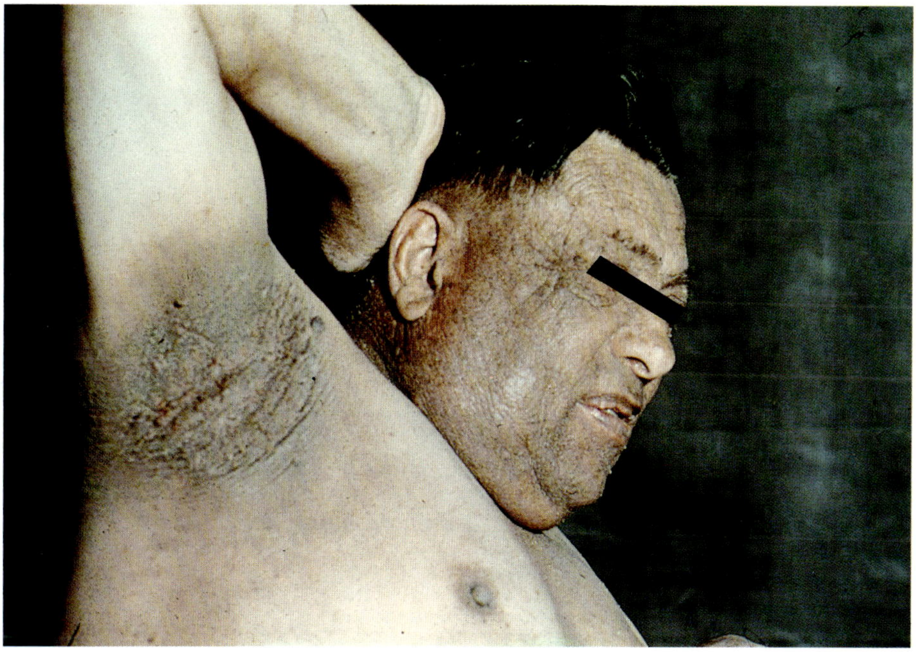

Abb. 1. Acanthosis nigricans
Graubraune, papillomatöse Wucherungen im Axillarbereich. Darüber hinaus generelle bräunliche Verfärbung der Haut, einschließlich der Lippen und Mundschleimhaut

Ursache, Krankheitsbild und Diagnose

An den Prädilektionsstellen (Axillen, Genital- und Analgegend, Nacken, Hals, Lippen, Nabel, Mammafurche, Gelenkbeugen) ist die Haut – in meist symmetrischer Anordnung – teils großflächig spröde, reibeisenartig trocken, zuerst gelbbraun, später eher schieferbraun. Das ganze Hautrelief tritt schärfer als normal hervor. Im weiteren Verlauf entstehen in immer mehr oder weniger dichter Anordnung höckerige, verruköse Effloreszensen, die schließlich papillomatösen Charakter annehmen. Gleichartige Veränderungen treten im Lippen- und Mundschleimhautbereich auf.
Man unterscheidet 3 Typen:
1. Der juvenile benige Typ, der vor der Pubertät, höchstens jedoch bis zum 2. und 3. Lebensjahrzehnt auftritt und Teilsymptom seltener Syndrome sein kann.

2. Ein zweiter Typ im höheren Alter (meist 5. und 6. Lebensjahrzehnt), der häufig im Zusammenhang mit einem Magenkarzinom, seltener mit Ovarial-, Mamma- oder Lungenkarzinomen steht und als klassisches paraneoplastisches Syndrom anzusehen ist.

3. Die Pseudoacanthosis nigricans bei Adipositas.

Differentialdiagnose

Morbus Darier, Morbus Addison, Arsen-Melanose, Pemphigus vegetans, Bromoderma vegetans, Condylomata lata, Condylomata acuminata.

Therapie

Bei der juvenilen Form kommen symptomatische Behandlungen mit Salicylsalben oder Vitamin A-Säure in Frage. – Bei der paraneoplastischen Form ist jede Therapie machtlos, man muß sich auf rein symptomatische und roborierende Maßnahmen beschränken. Die frühzeitige Tumorsuche, Erkennung und Therapie haben solchen Maßnahmen jedoch voran zu gehen. – Die Pseudoakanthosis verschwindet, wenn die Adipösen an Gewicht verlieren. Einzelne Papillome lassen sich auch elektrochirurgisch entfernen. Da die Lippen sehr sonnenempfindlich sind, empfiehlt es sich, Lichtschutzsalben wie Ilrido, Contralum zu verwenden.

Acrodermatitis chronica atrophicans Pick-Herxheimer

Ursache, Krankheitsbild und Diagnose

Wie erst kürzlich nachgewiesen, gehört die Acrodermatitis Herxheimer in das Spektrum der nach Zeckenbiß durch Borrelia Burgdorferi hervorgerufenen Erkrankung (s.a. Erythema chron. migrans = Lyme-Erkrankung). Diese in einer schweren Hautatrophie endende Erkrankung ist besonders an den Streckseiten der Extremitäten (Handrücken, Ellenbogen, Beine bis zum Hüftbeinkamm, manchmal einseitig, manchmal beidseitig) lokalisiert. Während sich im Frühstadium teigig-weiche, gelbe bis zinnoberrote Infiltrate finden, sieht das typische, ausgeprägte Bild etwa folgendermaßen aus: Die Haut ist äußerst dünn und zart, sie läßt sich leicht zigarettenpapierähnlich fälteln. Infolge der hochgradigen Verdünnung scheinen die Gefäße durch. Das

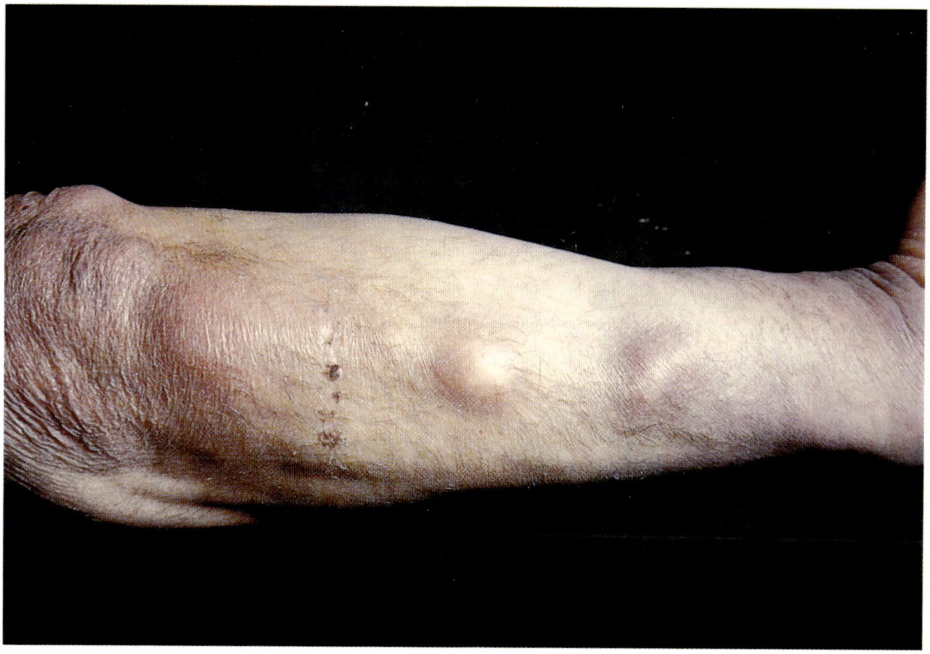

Abb. 2. Acrodermatitis chronica atrophicans Herxheimer
Atrophie der Haut über dem Ellenbogen, sogenannter Ulnarstreifen mit fibroiden Knoten

Bild bekommt dadurch einen bläulichroten bis lividen Farbton. Das Krankheitsbild mit seiner schlaffen Atrophie tritt meist im reifen Alter in Erscheinung, macht kaum subjektive Beschwerden, ist chronisch, mehr oder weniger schnell fortschreitend und kommt bei Frauen häufiger als bei Männern vor. – Neben diesen Hautveränderungen finden sich nicht selten (etwa in 25%) in Gelenknähe fibroide Knoten, die meist als derbe, deutlich erhabene kutan-subkutane Knotenbildungen imponieren (= juxtaartikuläre fibroide Knoten). – Auch Ulzera sowie Karzinome können sich in den atrophischen Bezirken finden, zusätzlich treten B-Zell Lymphome auf.

Differentialdiagnose

Akrozyanose, Perniosis, Morphaea, Cutis laxa.

Therapie

Wenn Penicillin vertragen wird, gibt man zweckmäßigerweise 1 × täglich 1 Ampulle Megacillin i.m. (insges. 3 Wochen lang), ggf. über das Wochenende am Freitag Benzathin-Penicillin (1,2 Mio.). Bei Unverträglichkeit Erythromycin oder Tetracyclin (4 × tgl. 0,5 g). Der Prozeß kommt gewöhnlich zum Stillstand, in vielen Fällen geht auch die livide Farbe zurück. Die Atrophie bleibt allerdings bestehen. 6 Monate nach Ende der Behandlung sollte zur Therapiekontrolle der Borrelien-Antikörpertiter neuerlich bestimmt werden. Lokaltherapeutisch kämen lediglich pflegerische Maßnahmen in Betracht, wie z.B. Basodexan etc.

Acrodermatitis continua suppurativa Hallopeau

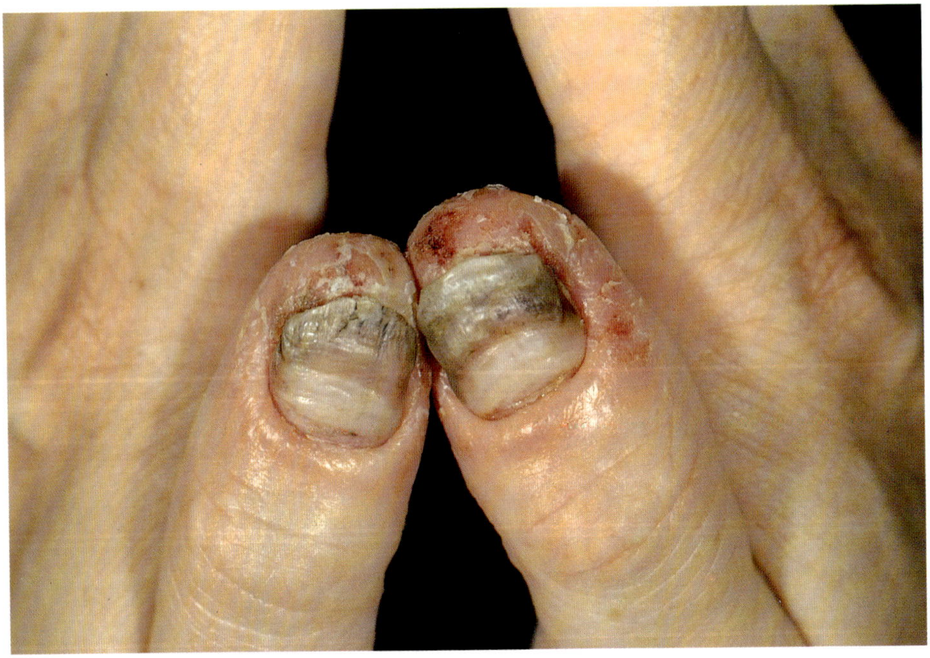

Abb. 3. Acrodermatitis continua suppurativa Hallopeau
Periunguale Rötung, Rhagaden, vereinzelt (sterile) Pustelbildung

Ursache, Krankheitsbild und Diagnose

Diese eher seltene Erkrankung wird heute als Sonderform der Psoriasis pustulosa aufgefaßt. Vornehmlich an den Fingern- und/oder Zehenendgliedern (peri- und subungual) entwickeln sich sterile Pusteln, die bei langer Bestandsdauer unter Atrophie und Mutilation der Finger-, bzw. Zehenkuppen abheilen.

Differentialdiagnose

Psoriasis pustulosa, Pustularbacterid Andrews, Bulla repens, Pulpitis sicca (Dermatitis atopica).

Therapie

Schwierig, intern kann Etretinat (Tigason) 0,8 mg/kg Körpergewicht versucht werden, auch PUVA ist gelegentlich erfolgreich, in hartnäckigen Fällen können auch Röntgenstrahlen oder ausnahmsweise Folsäureantagonisten versucht werden.
Glukokortikoide haben nur morbostatischen Effekt (häufig Rezidive), können aber als niedrigdosierte Langzeittherapie (4–8 mg Methylprednisolon (Urbason)) das Krankheitsbild für den Patienten erträglich machen.

Acrodermatitis enteropathica

Ursache, Krankheitsbild und Diagnose

Relativ seltene, wahrscheinlich autosomal-rezessiv vererbte Erkrankung, die über einen intestinalen Zinkabsorbtionsdefekt zu einem Zinkmangelzustand führt. Charakteristisch sind polymorphe, atrophisierende Hautveränderungen, die primär als Rötungen im Bereich der gesamten Haut, besonders aber Mund-, Nasen-, Genital- und Afteröffnungen imponieren. Hierbei bilden sich Pusteln, Bläschen und krustöse Auflagerungen. Ein diffuser Haarausfall führt zu einer totalen Alopezie. Sekundärer Candida-Befall der Haut ist die Regel. Typisch sind auch Paronychien mit dystrophischen Nägeln.
Ganz ähnliche Hauterscheinungen können auch durch erworbenen Zinkmangel (Malabsorptionssyndrom, langdauernde parenterale Ernährung) hervorgerufen werden.

Differentialdiagnose

Seborrhoische Dermatitis, primäre Candida-Infektion und hereditäre Epidermolysen, acquiriertes Zinkmangelsyndrom, Mucocutane Candidose

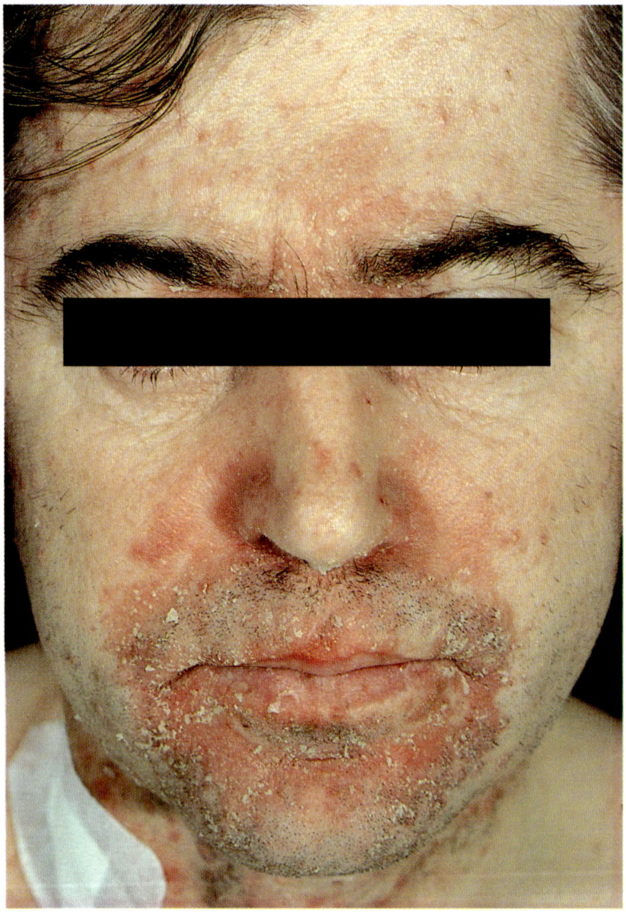

Abb. 4. Zinkmangeldermatose
Erythematosquamöse, eine seborrhoische Dermatitis imitierende, zentrofaziale Dermatose bei einem über Monate parenteral ernährten Patienten

Therapie

Lebenslange Zinksubstitutionen erforderlich.

Acrodermatitis papulosa eruptiva infantum (Gianotti-Crosti-Syndrom)

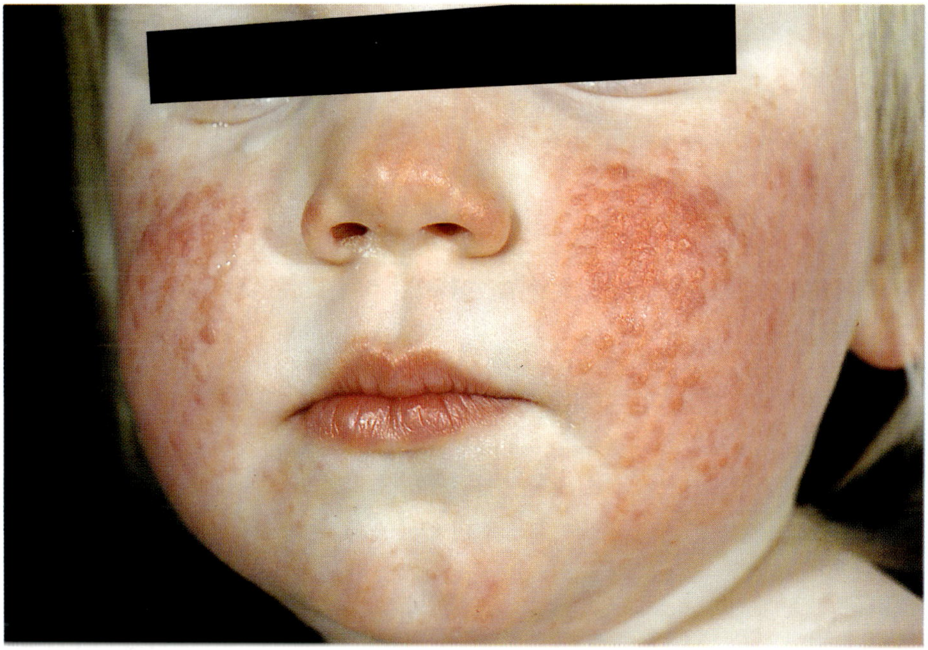

Abb. 5. Acrodermatitis papulosa eruptiva infantum Gianotti-Crosti
Plötzliche Eruption erythematös-papulöser Effloreszenzen an den Wangen bei einem Kleinkind nach Hepatitis B-Infektion, gleichzeitig auch Befall der Streckseiten der Extremitäten

Ursache, Krankheitsbild und Diagnose

Diese in der Regel bei Kindern auftretende papulöse Erkrankung wurde ursprünglich in Zusammenhang mit einer Infektion mit Hepatitis B gesehen. Nach einem grippeähnlichen Prodromalstadium treten vornehmlich an den Wangen und Streckseiten der Extremitäten dichtstehende, kaum juckende rote Papeln auf. Gleichzeitig entwikkelt sich eine Lymphadenopathie, häufig eine Leberschwellung. Mittlerweile wurden ähnliche Hauterscheinungen mit stärkerer exsudativer Note auch nach anderen Virusinfekten gesehen (z.B. Zytomegalie), bei denen in der Regel keine Leberaffektionen feststellbar ist (sog. **infantiles acrolokalisiertes papulovesikulöses Syndrom**).

Differentialdiagnose

Arzneimittelexantheme, Mononukleose, Lichen planus, Histiozytosis X.

Therapie

Rein symptomatisch wegen des selbstheilenden Charakters der Hauterscheinungen: Basis Cremes, bzw. Salben, wenn überhaupt allenfalls mit Hydrokortison. Bei Vesikelbildung Lotio alba.

Acquired immunodeficiency syndrome (AIDS)

Ursache, Krankheitsbild und Diagnose

Dieses erst 1981 erstmals beschriebene Krankheitsbild wird durch die Infektion mit dem HIV (Humanes Immundefizienz Virus) hervorgerufen. Nachdem anfangs die Infektion fast ausschließlich bei Homosexuellen, Drogenabhängigen, Hämophiliepatienten, sowie gelegentlich auch nach Bluttransfusionen beobachtet worden war, breitet sich die Erkrankung jetzt auch zunehmend bei heterosexuellen Personen mit häufig wechselnden Sexualpartnern aus. Folge der HIV-Infektion ist eine Störung der Lymphozytenfunktion, insbesondere der T-Helferzellen, die die Abwehrkräfte des Organismus gegen mannigfache, für den Menschen ansonsten kaum pathogene Erreger (sog. opportunistische Infektionen) herabsetzt.
Man unterscheidet verschiedene Krankheitsstadien, bei denen unterschiedliche dermatologische Phänomene beobachtet werden.

1. HIV-Infektion: Ca. 3–6 Wochen später entwickelt sich ein flüchtiges, roseaartiges Exanthem im Rahmen einer grippeähnlichen Symptomatik.

2. Lymphadenopathiestadium (ARC = AIDS-related-complex, PreAIDS): In diesem von eingeschränkter Immunfunktion gekennzeichneten Stadium treten gehäuft Virusinfekte (Herpes simplex, Zoster, Mollusken, EBV – «orale hairy Leukoplakie»), Candida Mykosen (Glossitis-Stomatitis – Oesophagitis – Anitis) und nicht infektiöse Dermatosen wie seborrhoische und psoriasiforme Dermatitis, papulöse-akneiforme Dermatosen, sowie Exantheme unklarer Herkunft auf.

3. AIDS (Vollbild): Dermatologische Leiterkrankung stellt hier das Kaposi-Sarkom dar, welches foudroyant multifokal an Haut und Schleimhaut auftreten kann. Schwe-

rer generalisierter Zoster, Arzneimittelreaktionen auf Antibiotika, gehäuft Non-Hodgkin Lymphome sind weitere kutane Erscheinungen im Endstadium dieser Erkrankung.

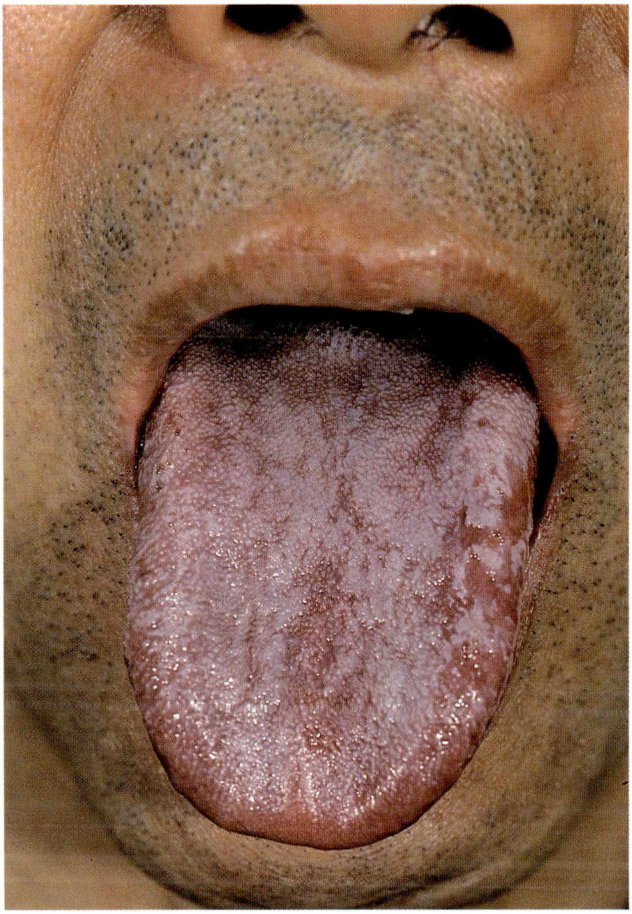

Abb. 6. Orale hairy Leukoplakie
Weißliche, fest haftende Auflagerung am Zungenrücken, aber auch Zungenrand bei einem Patienten mit HIV-Infektion

Therapie

Da eine kausale Therapie der HIV-Infektion bis heute nicht möglich ist, bleiben im wesentlichen nur symptomatische Maßnahmen entsprechend der auftretenden Hauterkrankungen (s. dort). Eine vielversprechende virostatische Substanz ist allerdings das Zidovudin (Retrovir), das nach ersten Erfahrungen eine Verbesserung im Allgemeinbefinden, aber auch für die Prognose dieser Patienten bringt. Zukünftige Untersuchungen müssen zeigen, ob die nicht unerhebliche Toxizität der Substanz durch Kombination mit Acyclovir (Zovirax) oder Interferon α oder γ gesenkt, die Effizienz vielleicht noch gesteigert werden kann.

Adenoma sebaceum Pringle, Morbus Bourneville-Pringle

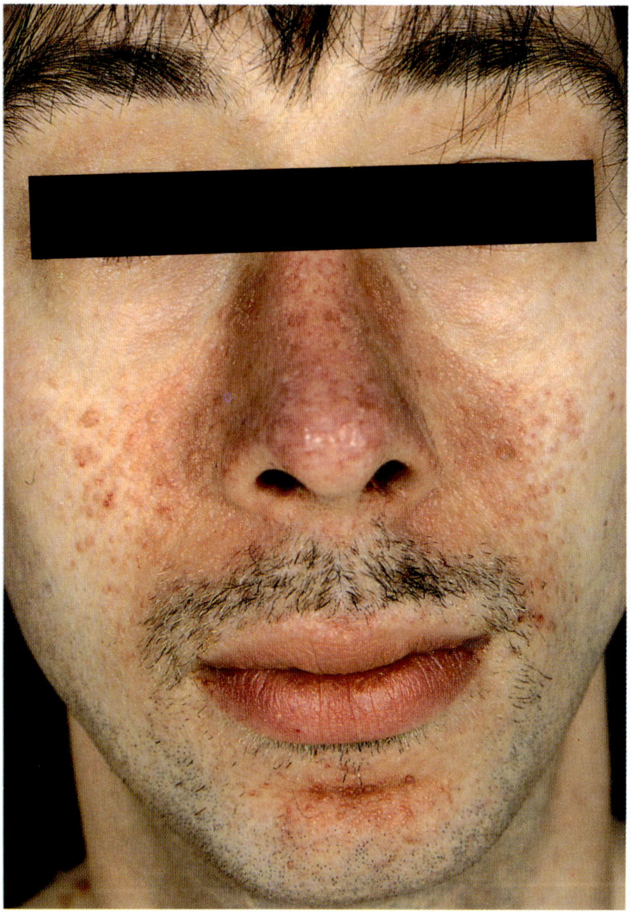

Abb. 7. Adenoma sebaceum (Morbus Pringle)
Zentrofaziale Rötung und Papeln (Fibroadenome)

Ursache, Krankheitsbild und Diagnose

Autosomal-dominant vererbte Erkrankung. Es finden sich vor allem zentrofazial (besonders im Bereich der Nasolabialfalten) zahlreiche gelbliche bis gelblich-rote, erhabene an Talgdrüsen erinnernde etwa hanfkorn- bis erbsgroße weiße Knötchen. Bei den naevusartigen Veränderungen handelt es sich um Fibroadenome. Beim Morbus Bourneville-Pringle finden sich zusätzlich Zeichen von Debilität und tuberöser

Hirnsklerose. Weitere dermatologische Veränderungen können sich als sog. Koenen-Tumoren (fibromatöse Wucherungen im Bereich der Nägel) oder als sog. Pflastersteinnaevi (Bindegewebsnaevi am Rumpf) manifestieren.

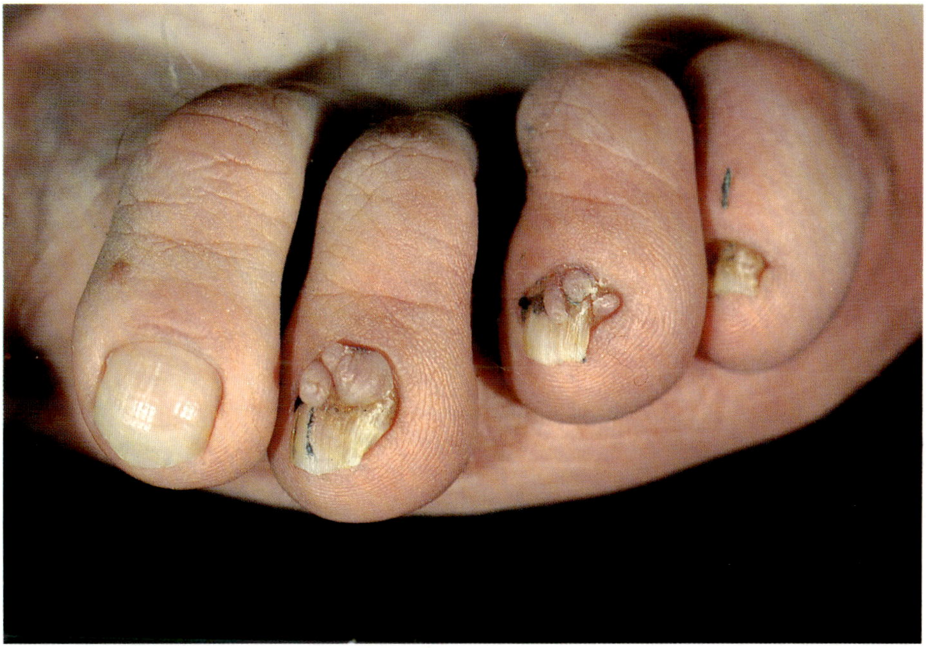

Abb. 8. Morbus Pringle
Koenen Tumoren

Differentialdiagnose

Akne, seborrhoische Dermatitis, Epithelioma adenoides cysticum, Zylindrome.

Therapie

Exzision, Dermabrasio, Elektrokoagulation, Laser.

Akne vulgaris, Akne conglobata

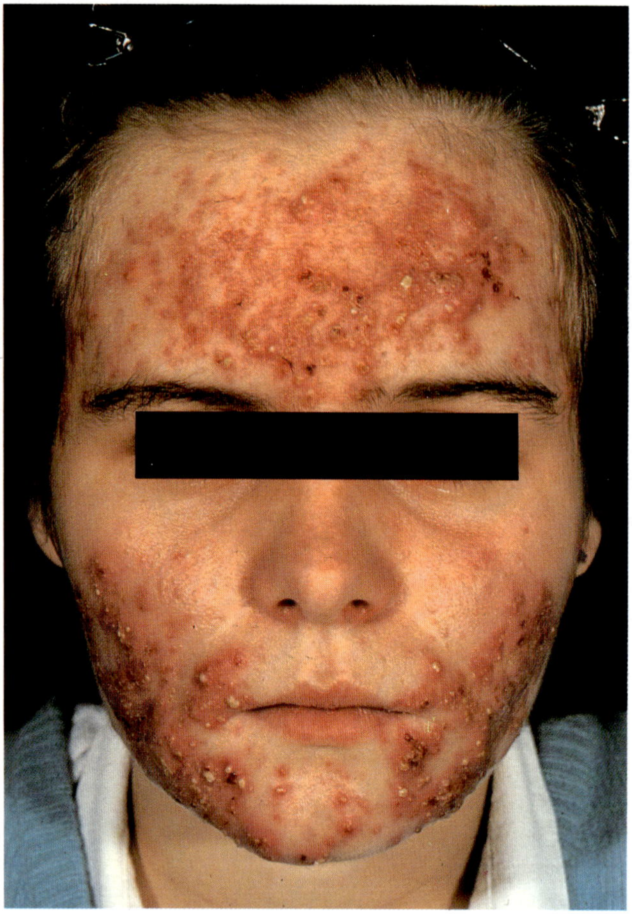

Abb. 9. Akne conglobata
Sonderform Pyoderma faciale

Ursache, Krankheitsbild und Diagnose

Akne ist eine mit Beginn der Pubertät einsetzende Erkrankung und basiert im wesentlichen auf folgenden pathogenetischen Prinzipien:

1. einer genetischen Disposition verbunden mit
2. follikulärer Verhornungsstörung (Komedonenbildung) und
3. Talgdrüsenhyperplasie (Seborrhoe)
4. Anaeroben Bakterien (Propionibacterium acnes), die den Talg in freie Fettsäuren spalten, welche über Veränderungen an der Follikelwand und chemotaktische Wir-

kungen auf Leukozyten für die (sterilen) entzündlichen Veränderungen (Papeln, Pusteln) verantwortlich sind.

Entsprechend finden sich primäre Akne-Effloreszenzen in Form von geschlossenen und offenen Komedonen, Papeln und Pusteln, vornehmlich in talgdrüsenreichen Arealen, als da sind: das Gesicht, Brust und Rücken. Je nach Schwere des Krankheitsbildes unterscheidet man eine Akne vulgaris und eine Akne conglobata, wobei die Akne conglobata vor allem durch die Ausdehnung der Effloreszenzen über den gesamten Rücken bis hin zu den Nates und die Schwere der Entzündungen gekennzeichnet ist. Über Papeln und Pusteln hinaus kommt es zur Bildung von Knoten, sowie sekundären Akneeffloreszenzen wie Zysten, Doppelkomedonen, atrophischen und keloidalen Narbenfeldern.

Differentialdiagnose

Periorale Dermatitis, Lues II, Naevus comedonicus, Milien, Epithelioma adenoides cysticum, Rosazea.

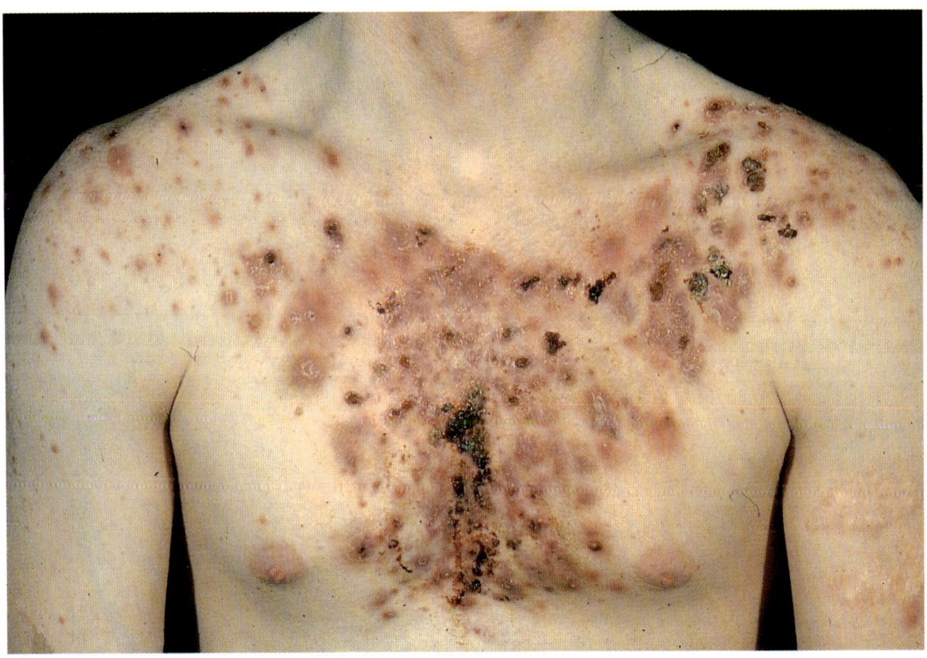

Abb. 10. Akne conglobata
Sonderform Akne fulminans

Sonderformen

Akne fulminans

Schweres Krankheitsbild mit Akne conglobata, Polyarthralgien, Myositis und hohem Fieber. Die Akneeffloreszenzen neigen zur Einschmelzung und Nekrose.

Akne medicamentosa

Auftreten vornehmlich entzündlicher Effloreszenzen (Papeln) am häufigsten nach Gabe von Corticosteroiden, selten nach Vitamin B_6, B_{12}, INH u.a.

Kontaktakne

Bei Menschen mit entsprechender Disposition kann der Hautkontakt von Chlor, Öl, aber auch Kosmetika zur Ausbildung papulo-pustulöser Veränderungen vornehmlich an Scheuerstellen der Kleidung hervorrufen.

Akne excoriée des jeunes filles

Durch Manipulation hervorgerufene «Pseudo-Akne», insbesondere bei jungen Frauen.

Akne necroticans

Heute sehr seltene im eigentlichen Sinne nicht zur Akne gehörende Variante, die eher zu den Pyodermien zu rechnen ist. Zusätzlich können auch vaskulitische Prozesse eine Rolle spielen, da es zu einer zentralen Einschmelzung mit nachfolgender Narbenbildung kommt.

Akne tetrade

Hierbei handelt es sich um eine besonders schwer verlaufende Form der Akne mit Akne conglobata, sowie intertriginösem Befall in Form einer Hidradenitis suppurativa, einer abscedierenden Perifolliculitis, sowie eines Pilonidalsinus.

Therapie

Entsprechend der pathogenetischen Vorstellung basiert die Therapie im wesentlichen auf dem Versuch, die follikuläre Hyperkeratose zu beseitigen, Einfluß auf die Seborrhoe zu nehmen, sowie die Besiedlung des Follikelapparates mit Propioni-Bakterium-Aknes zu vermindern.

1. Mit der lokalen Anwendung von Vitamin-A-Säure läßt sich eine Beeinflussung der follikulären Hyperkeratose erreichen, da es zu einer gesteigerten mitotischen Tätigkeit der Keratinozyten mit leichterer Abschilferung ins Follikellumen kommt. Diese Behandlung ist besonders für die nichtinflammierte Komedonenakne geeignet, hat allerdings den Nachteil einer erheblichen Irritation der Haut, so daß zusätzliche, die Haut entspannende Maßnahmen erforderlich werden. Diese können z.B. mit Hilfe erythromycinhaltiger Lösungen bzw. Cremes (Zineryt, Aknemycin oder Erythromycin 0,24 Linoladiol ad 24,0) durchgeführt werden, wodurch gleichzeitig eine Wirkung auf die Propionibakterien erzielt wird. (Cave: zunehmende Resistenz)

2. Benzoylperoxyd ist ebenfalls eine Substanz, die durch keratolytische Wirkung Einfluß auf die follikuläre Hyperkeratose nimmt. Darüberhinaus hat Benzoylperoxyd oxydierende Eigenschaften, so daß die anaerob-wachsenden Propionibakterien im Follikellumen im Wachstum gehemmt werden. Weiterhin hat es eine weniger stark ausgeprägte sebosuppressive Wirkung. Benzoylperoxyd führt ebenfalls, wenn auch nicht in so starkem Maße zu Reizungen der Haut und sollte in 5%-, in schweren Fällen auch in 10%iger Gel- oder Cremeform 1–2mal täglich angewendet werden. Bei Hautirritationen können gleiche Maßnahmen wie o.a. eingesetzt werden.

3. Tetracycline eignen sich zur Behandlung der inflammierten Akne aus 2 Gründen, zum einen, da sie direkt auf die Propionibakterien bakterizid wirken, zum zweiten, weil sie die Leukotaxis der Granulozyten hemmen. In Frage kommen Oxy Tetracyclin in einer Dosierung von 3 mal 250 bis 3 mal 500 mg täglich, bzw. Doxycyclin (Minocyclin) 50–100 mg täglich. Ausschließlich für Patienten mit Akne conglobata ist das seit einigen Jahren im Handel befindliche Isotretinoin (Roaccutan) geeignet. Dieses Medikament hat maximale sebosuppressive Wirkungen und führt somit zu einer weitgehenden Einschränkung der Talgproduktion. In einer Dosierung von 1 mg pro kg Körpergewicht täglich über 6 Monate lassen sich bemerkenswerte Erfolge auch weit über den Therapiezeitraum hinaus erreichen, allerdings bleibt zu beachten, daß das Medikament auch erhebliche unerwünschte Wirkungen aufweist, in erster Linie sei hier die Teratogenität, die obligate Cheilitis und generelle Dermatitis genannt. Unbedingt zu achten ist ferner auf Störungen des Lipidstoffwechsels, so daß insgesamt gesagt werden muß, daß Patienten, bei denen eine Isotretinoinbehandlung durchgeführt wird, sehr enger therapeutischer Überwachung bedürfen.

Bei Frauen hat sich als sehr günstig eine antiandrogene Therapie, z.B. in Form der Antibabypille mit Cyproteronacetat erwiesen. Hierunter gelingt es, in manchen Fällen vollkommen auf lokale Anwendungen verzichten zu können, bzw. diese in der Stärke weitgehend herabsetzen zu können. Kortikosteroide sind grundsätzlich kein Aknetherapeutikum.
Weitere begleitende Maßnahmen:

1. Diät: Die Aknediät im althergebrachten Sinne kann heute nicht mehr uneingeschränkt aufrecht erhalten werden. Es ist aber jedem Patienten zu raten, darauf zu achten, ob er Bestandteile in der Nahrung nicht verträgt, damit er diese selber versuchsweise aus seinem Speiseplan eliminiert.

2. Manuell-physikalische Behandlung: Diese ist als Begleittherapie ausgesprochen günstig, da frühe Effloreszenzen, wie Komedonen mechanisch beseitigt werden können und damit der Ausgangspunkt für spätere inflammatorische Akneeffloreszenzen von vornherein beseitigt wird. Sie besteht hauptsächlich in Gesichtsmassagen, Komedonenentfernung und Fototherapie, eine Möglichkeit, die dem Patienten auch bei seiner Urlaubsplanung angeraten werden sollte.

Therapie der Sonderformen

Die Therapie der Sonderformen besteht bei Akne medicamentosa und Kontaktakne im wesentlichen im Meiden der auslösenden Agenzien, bei Akne excoriée psychiatrische Therapie. Akne fulminans ist eine absolute Indikation für Isotretinoin, bei der Akne tetrade sprechen die intertriginösen Veränderungen leider nur relativ schlecht auf Isotretinoin an, hier helfen häufig nur ausgedehnte chirurgisch-plastische Maßnahmen weiter.

Akrozyanose

Ursache, Krankheitsbild und Diagnose

Die Akrozyanose tritt vorwiegend in hormonalen Belastungsphasen des Lebens auf (Pubertät, Klimakterium). Auch Dysregulationen im Hypophysen-Zwischenhirn-System und der Nebenniere dürften von besonderer Bedeutung sein. Für das Krankheitsbild spielt die durch endogene Ursachen erzeugte Vasomotorenschwäche eine große Rolle. Das verschiedene Verhalten der arteriellen und venösen Gefäßabschnitte bringt bei gleichzeitiger Erweiterung der Kapillaren eine Verlangsamung der Blutströmung im gesamten Kapillarbett mit sich. Erst sekundär kommt den exogenen Einflüssen, wie Nässe und Kälte Bedeutung zu. Auf Nikotinabusus sei hingewiesen.
Besonders befallen werden pyknische Frauen. Unter Aussparung der Hand- und Fußflächen finden sich die blau-roten bis dunkelvioletten Hautveränderungen an den Extremitätenenden, sowie an den seitlichen Oberschenkelpartien (Erythrocyanosis crurum puellarum). Die Haut der befallenen Stellen ist vielfach geschwollen, hat ein polsterartiges Aussehen und fühlt sich kalt an. Die Hauttemperaturen sind stark

erniedrigt. Die Wiedererwärmungszeit ist verlängert. Innerhalb der bläulich veränderten Haut finden sich vielfach weiße Flecken.
Bei längerer Bestandsdauer können an bestimmten Hautteilen (Handrücken) teigige Schwellungen entstehen. In einzelnen Fällen kommt es zu Parästhesien: Akrocyanosis chronica anaesthetica. Meist verschwinden die in der Pubertät aufgetretenen Krankheitserscheinungen bis zum Ende des dritten Lebensjahrzehntes spontan, jedoch nicht bei ovariellen Ausfallerscheinungen. Zusätzlich findet man auch andere Zeichen peripherer Gefäßstörungen wie Dermographismus und Hypotonie. Bei Hypertonie Ausschluß eines Phäochromozytoms.

Differentialdiagnose

Acrodermatitis chronica atrophicans, Morbus Raynaud und Perniones.

Therapie

Diese ist, allgemein gesehen, wenig erfolgversprechend. Lokal werden Wechselbäder, Massagen, Bindegewebsmassagen, Lichtbäder, Unterwassermassagen und Anwendungen hyperämisierender Salben empfohlen.

Aktinomykose

Ursache, Krankheitsbild und Diagnose

Seltene, kaum ansteckende, chronische Bakteriose. Als Haupterreger ist Actinomyces Israelii anzusehen, gleichzeitig finden sich aber auch andere Erreger, wie Nokardien, Streptokokken, Staphylokokken, Pseudomonas, sowie anaerobe Bakteroidesstämme und Fusobakterien. Die Inkubationszeit beträgt ca. 4 Wochen, ein gehäuftes Auftreten ist in landwirtschaftlichen Gegenden zu beobachten, wichtig sind aber auch Verletzungen (z.B. Zahnextraktionen) als Eintrittspforte. Meistens im Halsbereich lokalisiert, finden sich knotenartige, brettharte, derbe, indolente wulstartige Verhärtungen. Bei fortschreitender Erkrankung entwickeln sich Geschwüre, Abszesse und Fistelbildungen, aus denen sich Eiter mit kleinen gelblichen Körnchen entleert (Mikroskopie: Drusen). Selten kommt es auch zu pulmonalen, abdominellen und urogenitalen primären Aktinomykosen.

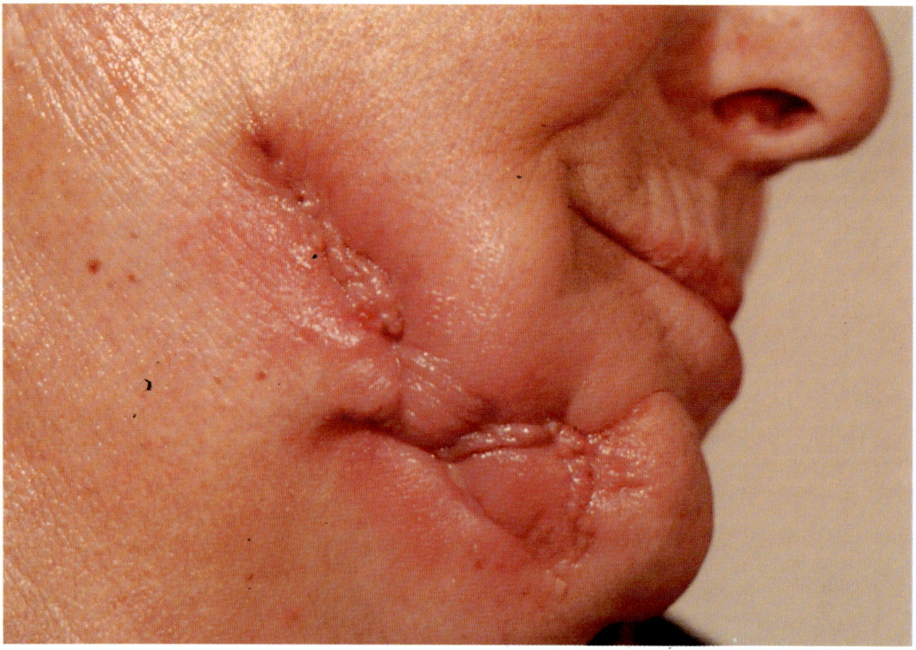

Abb. 11. Aktinomykose
Chronische Abszedierung durch Aktinomyzeten, aufgetreten initial nach Zahnextraktion

Differentialdiagnose

Sarkome, Tuberkulose, Lues III, Morbus Hodgkin, Metastasen viszeraler Tumoren, Erysipel.

Therapie

An erster Stelle stehen Penicillin und Sulfonamide, gefolgt von Isonikotinsäureamid (Neoteben). Die Antibiotikatherapie muß die Begleitflora unbedingt miterfassen. Fortgeschrittene Fälle machen gleichzeitig chirurgische Interventionen unumgänglich (Spaltung von Fisteln und Abszessen, sowie deren Drainierung).

Akute febrile neutrophile Dermatose (Sweet)

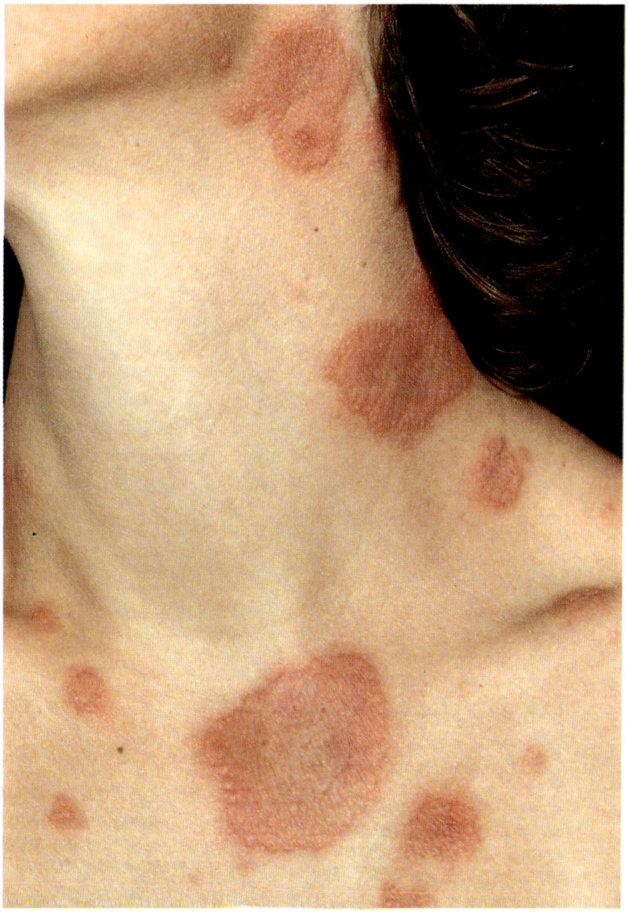

Abb. 12. Sweet Syndrom
Druckschmerzhafte, Erythema exsudativum multiforme – ähnliche, scharf begrenzte, leicht urtikarielle Erytheme

Ursache, Krankheitsbild und Diagnose

Diese erst seit ca. 10 Jahren definierte Erkrankung stellt ein akutes Ereignis dar, welches überwiegend bei Frauen, fast jeden Lebensalters meist nach vorhergehenden Infekten im Respirations- oder Gastrointestinaltrakt auftritt. Bei älteren Frauen muß das Sweet-Syndrom als paraneoplastische Erkrankung angesehen werden, da es überzufällig häufig als Vorläufer von oder gleichzeitig mit Leukämien, bevorzugt akuten myeloischen Leukämien auftritt.

Unter hohem Fieber, gripppeähnlichem Krankheitsbild mit Arthralgien und Myalgien schießen plaqueartige, hochrote, teils urtikariell erhabene, druckschmerzhafte Infiltrate auf, die sich pustulös und hämorrhagisch umwandeln können, so daß insgesamt ein multiformer Aspekt entsteht. Keine Prädilektionsstellen. Die Patienten haben in der Regel eine hohe Blutsenkung und periphere Leukozytose neutrophiler Granulozyten.

Differentialdiagnose

Erythema exsudativum multiforme, Erythema nodosum, Erythema elevatum et diutinum, Vasculitis allergica, leukämische Infiltrate.

Therapie

Kortikosteroide intern (Urbason 1 mg pro kg Körpergewicht), günstige Wirkungen wurden bei chronisch rezidivierenden Vorläufern auch mit Colchicin (2–3 mal 0,6 g) und DADPS (100–150 mg) gesehen (Hemmung der Neutrophilen Chemotaxis). Extern je nach Akuitätszustand kortikoidhaltige Cremes oder blande Externa.

Alopecia areata

Ursache, Krankheitsbild und Diagnose

Die Ursachen dieses relativ häufigen Krankheitsbildes sind letztlich noch nicht geklärt, auffällig ist aber das familiäre Vorkommen, insbesondere bei Personen mit atopischer Disposition. Ferner findet man gelegentlich Zusammenhänge mit Basedow'scher Krankheit oder Funktionsstörungen der Keimdrüsen bzw. anderen innersektorischen Drüsen, ferner vegetative Störungen, bzw. infektiöse-parasitäre Erkrankungen sowie toxische Einflüsse. Besonders zu achten ist auf Zahnherde und andere Foci. Auch Vitamin B_{12}-Mangelanämien werden in Betracht gezogen.
Bei Männern häufiger als bei Frauen, vor allem auch bei Kindern, entsteht ohne subjektive Beschwerden plötzlich auf dem Kopf, im Bartbereich oder an anderen behaarten Stellen des Körpers eine kahle Hautstelle von erbsen- bis Fünfmarkstück-Größe. Durch flächenhafte weitere Ausbreitung und Konfluenz können mehrere, bis zu handtellergroße konvexbogenförmig begrenzte, kahle Flächen auftreten. In einzelnen Fällen kommt es zu vollständigem Haarverlust (Alopecia areata totalis). Die Haut

der meist runden oder ovalen Stellen ist glatt, wenig gerötet, zeigt keine Atrophien und nur geringe Schuppenbildung.

Differentialdiagnose

Pilzerkrankungen (Mikrosporie), Thalliumvergiftung, Alopecia areolaris syphilitica (trotz «klarer» Diagnose Lues-Seroreaktionen: TPHA-Test), Pseudopelade Brocq, Aplasia cutis.

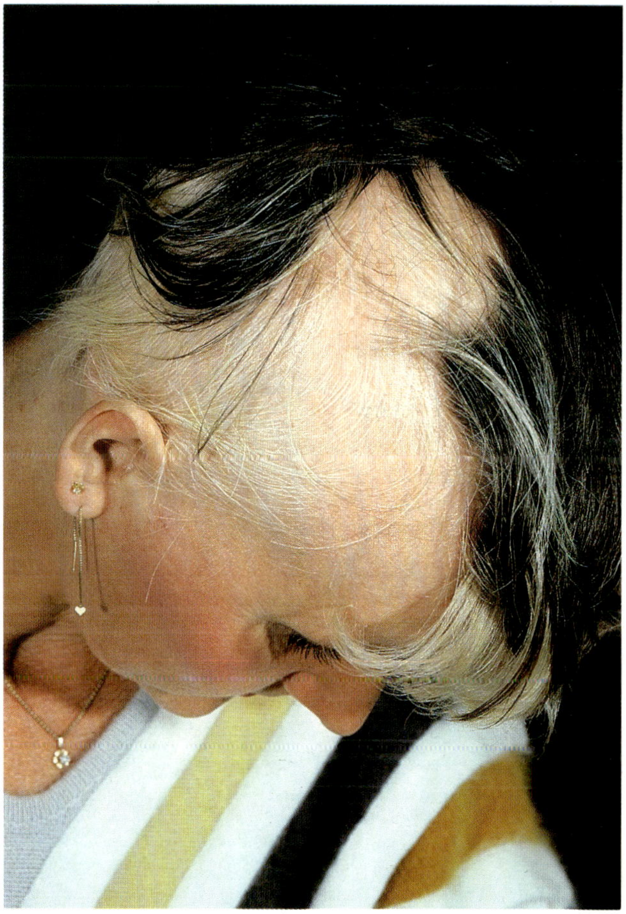

Abb. 13. Alopecia areata
Subtotaler Typ mit einsetzendem spontanen Wachstum weißer Haare

Therapie

Die Sensibilisierung mit Diphencypron und wöchentliche lokale Pinselung der Kahlstellen mit Konzentrationsstärken, die zu einer leichten Dermatitis führen (individuell zwischen 0,1–1 %) soll neues Haarwachstum induzieren. Eigene Beobachtungen können diesen Effekt aber nicht in dem Maße wie beschrieben bestätigen. Andere Konzepte gehen ebenfalls von einer lokalen Irritation aus, wie z. B. Cignolinanwendungen, Bestrahlung mit der Kromayer Lampe sowie lokal Meladinine plus UVA (PUVA). Die Applikation von corticosteroidhaltigen Externa hat ebenso begrenzten Wert wie die innerliche Gabe, da nach Absetzen der Steroide die Haare häufig wieder ausfallen. Günstige Effekte wurden auch nach intraläsionaler Gabe von Triamcinolon gesehen (gemischt mit einem Anästhetikum). Bei der Beurteilung der «Therapieerfolge» sollte aber immer die hohe Spontanheilungsrate der Alopecia areata im Gedächtnis behalten werden.
In Extremfällen mit totaler oder subtotaler Alopecie ist das Verordnen einer Perücke durchaus angebracht, um die gerade bei Frauen ausgeprägte psychische Belastung etwas zu mindern.

Alopecia androgenetica

Ursache, Krankheitsbild und Diagnose

Die männliche Glatzenbildung ist ein genetisch determiniertes, bis heute nur wenig beeinflußbares Geschehen, welches wahrscheinlich mit einer erhöhten Reagibilität der Dihydroxytestosteron-Rezeptoren am Haarfollikel (bei normalen peripheren Hormonwerten) einhergeht. Kosmetisch wesentlich beeinträchtigender ist die Alopecia androgenetica bei der Frau, die ebenfalls mit dem typischen Zurückweichen der Stirnhaare (Geheimratsecken) oder parietaler Ausdünnung der Haare einhergeht.

Therapie

Im Gegensatz zum Mann, bei dem eine hormonelle Beeinflussung über Antiandrogene, bzw. Östrogene zu nicht akzeptablen Nebenwirkungen führt, sind diese bei der Frau Mittel der Wahl. In Frage kommen Chlormadinon (Eunomin), noch stärker wirksam Cyproteronacetat (Diane), die in Form einer Anti-Baby-Pille eingenommen werden. Zusätzlich kann bei ausgeprägtem Haarausfall Cyproteronacetat (Androcur) 25–100 mg verordnet werden. Mit diesem Schema ist mit einem Stillstand des Haarausfalls nach 2–3 Monaten zu rechnen, Neuwachstum von Haaren läßt sich aber nicht

in jedem Falle induzieren. Lokal kann die Wirkung durch Anwendung von östradiolhaltigen Externa unterstützt werden, wobei allerdings der Kortikoidzusatz in fast allen Fertigpräparaten nicht übersehen werden darf (Ell-Cranell, Crinohermal fem, Alpicort N)!
Bei Männern müssen bei der Lokalanwendung dieser Mittel die nicht geringe Resorptionsrate der Östrogene bedacht werden, die gelegentlich für Libidoverlust und Entwicklung einer Gynäkomastie (s. dort) verantwortlich sind.
Neuerdings wird eine lokale Anwendung von Minoxidil in einer 3%igen Lösung empfohlen. Dieses bisher nur in den USA als Regaine erhältliche Präparat (über internationale Apotheken zu beziehen) soll bei langfristiger und dauerhafter Anwendung auch bei der männlichen Glatzenbildung zu neuerlichem Haarwachstum, zumindest aber bei den noch vorhandenen Haaren zu einer Verdickung der einzelnen Haarschäfte führen. Langfristigen Anwendungen wird es vorbehalten sein, diese neue Therapie in ihrer Wertigkeit einzuschätzen.

Alopecia atrophicans (Pseudopelade Brocq)

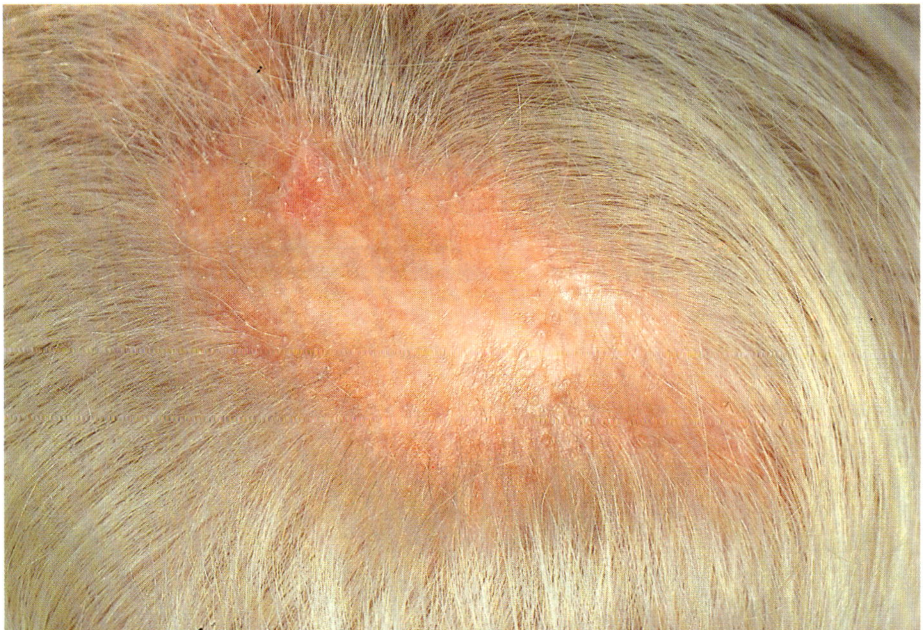

Abb. 14. Aplasia cutis
Vernarbende Alopezie durch congenitalen Hautdefekt

Ursache, Krankheitsbild und Diagnose

Die Pseudopelade Brocq stellt einen Endzustand bei verschiedenen entzündlichen Hautkrankheiten dar, die in Form einer Narbenbildung zu Verlust der Haarfollikel geführt hat. In Frage hierbei kommen Lupus erythematodes, Lupus vulgaris, Sklerodermie, Lichen ruber, Pityriasis rubra, Pemphigus Senear-Usher, Favus, und Traumen (Verbrennungen), selten kann auch eine Aplasia cutis vorliegen. Häufig läßt sich auch keine Ursache eruieren.
Zu Beginn zeigen sich wenig auffällige entzündliche Erscheinungen in der Umgebung der Haarfollikel. Im weiteren Verlauf kommt es zu einzelnen oder mehreren, gänzlich atrophischen, isoliert oder gruppiert stehenden Plaques. Die Primärplaques finden sich meist am Hinterkopf. Die Follikelöffnungen sind nicht mehr sichtbar. Die dazwischen verbliebenen einzelnen Haare sind auffallend grob und dick. Die Haut ist glänzend und zeigt eine zigarettenpapierähnliche Fältelung. – Sonderform: Folliculitis decalvans capillitii. Bei dieser Sonderform kommt es primär zu Entzündungen der Follikel mit Staphylococcus aureus, die zu einer peripher fortschreitenden Pustelbildung unter Hinterlassung narbiger Areale führt. Diese sind durchsetzt von einzelnen Restfollikeln, aus denen 3–5 Haare wachsen (Büschelhaare).

Differentialdiagnose

Hauptsächlich die o.a. mit Narbenbildungenatrophie einhergehenden Hautkrankheiten. Die Abgrenzung zur Alopecia areata ist durch die erhaltenen Follikelbildungen charakterisiert.

Therapie

Eine wirklich erfolgreiche Behandlungsmethode ist nicht bekannt. Hyperämisierende Mittel, lokale und orale Korticoidgaben wirken teilweise vorbeugend, besonders auf die noch nicht befallenen Haarstellen, falls eine vorhandene Grunderkrankung noch Akvitität zeigt. Zusammenfassend betrachtet, handelt es sich um einen irreversiblen Haarverlust. Finden sich keine Haarfollikel mehr, ist jede Therapie zwecklos. In diesen Fällen wird man eine Verordnung einer Perücke bejahen müssen.

Alopecia diffusa seborrhoica

Ursache, Krankheitsbild und Diagnose

Meist bei Seborrhoikern und hier vorwiegend beim Mann beobachtet, entwickelt sich diese Form des Haarausfalles nach Eintritt der Pubertät aufgrund einer Seborrhoe (kleieförmige, trockene Schuppung, ölige, fettige Beschaffenheit der Haare und Kopfhaut, mäßiger Juckreiz) oder eines seborrhoischen Ekzems zuerst an den seitlichen Stirnpartien sowie auf der Scheitelhöhe. Allmähliche Ausbreitung bis zum völligen, durch Atrophie der Haarpapillen bedingten Haarverlust, wie man ihn bei der konstitutionsbedingten männlichen Glatze kennt (Alopecia androgenetica, s. d.).

Therapie

Zur Beseitigung der Seborrhoe wird Schwefel in verschiedenen Formen angewendet, wie Solutio Cordes, Schwefel-Diasporal-Tinktur, Crinohermal, neuerdings auch Berniter. Zur Haarwäsche wird Ichto-Cadmin, Ellsurex, Selsun, Squamasol-Gel oder Desquaman, evtl. auch im Wechsel empfohlen.

Weitere diffuse Alopezien

Ursache, Krankheitsbild und Diagnose

Diese finden sich passager bereits bei Neugeborenen und Säuglingen, bei Graviden vor und nach der Geburt des Kindes, im Klimakterium, bei Diabetes mellitus, bei Hypo- und Hyperthyreose, bei Colitis ulcerosa und nach Medikamenten (Salvarsan, Thallium, Endoxan, Thrombocid, androgenhaltigen Kontrazeptiva) sowie nach lokalschädigenden Einwirkungen (Dauerwellenwasser, Haarfärbemittel etc.). Auch bei der hochdosierten Vitamin-A-Behandlung mit Retinoiden (Tigason) kann es zu einem meist reversiblen diffusen Haarausfall kommen, so daß man die Patienten vor Behandlungsbeginn darauf aufmerksam machen sollte. Eine symptomatische Alopezie mit meist nur vorübergehendem Haarausfall findet sich vielfach nach verschiedenen Infektionskrankheiten (erst nach einigen Wochen danach auftretend) wie Typhus, Scharlach, Syphilis, Pilzinfektionen, etc..
Es gibt aber auch neurotische Alopezien (Trichotillomanie), ferner solche, bei der Feer'schen Krankheit, nach Traumen und bei Gehirntumoren.

Therapie

Beseitigung möglicher Grundkrankheiten, ansonsten symptomatisch, bei Frauen östrogenhaltige Tinkturen.

Amyloidosen

Ursache, Krankheitsbild und Diagnose

Amyloidosen sind Erkrankungen, bei denen in verschiedenen Organen, so auch in der Haut, Amyloid abgelagert wird. Die Herkunft des Amyloids ist unterschiedlicher Natur. Bei der primären Amyloidose, ebenso wie einer Amyloidose im Gefolge eines Plasmozytoms, wird Amyloid von Plasmazellen gebildet (Immunglobulin-Leichtkettentyp: AL). Sekundäre Amyloidablagerungen bei chronischen Erkrankungen wie Tuberkulose, rheumatischen Erkrankungen, Colitis ulcerosa, Morbus Crohn, Ulcus cruris oder Karzinomen stellen eine spezielle Serumkomponente dar (Serumamyloid = SAA). Bei dem rein cutanen Lichen amyloidosus wird Amyloid von den Keratinozyten in Form von Tonofilamenten gebildet.
Häufigstes klinisches Erscheinungsbild primärer und plasmozytom-bedingter Amyloidosen sind Purpura (aufgrund der Gefäßaffektion der bevorzugt perivasalen Amyloidablagerungen), sodann rötliche Maculae, Placques und Knoten, die in der Regel asymptomatisch sind. Die sekundäre Amyloidose macht praktisch keine Hauterscheinungen. Der Lichen amyloidosus dagegen ist häufig von exzessivem Juckreiz begleitet. Meist an den Unterschenkeln, gelegentlich auch am Stamm, entwickeln sich dichtstehende, rötlich bis hautfarbene, stecknadelkopf- bis erbsgroße Papeln.

Differentialdiagnose

Primäre und sekundäre Amyloidose: chronisch-granulomatöse Erkrankungen wie Tuberkulose, Sarkoidose, Syphilis, Lymphome, Purpura anderer Genese. Lichen amyloidosus: Lichen Vidal, Dermatitis atopica, Lichen ruber.

Therapie

Beseitigung der Grundkrankheit soweit möglich. Bei Lichen amyloidosus: Versuch mit Tigason (0,5–1,0 mg/kg Körpergewicht), extern Anwendung von fluorierten, kortikoidhaltigen Salben und Folien.

Analekzeme

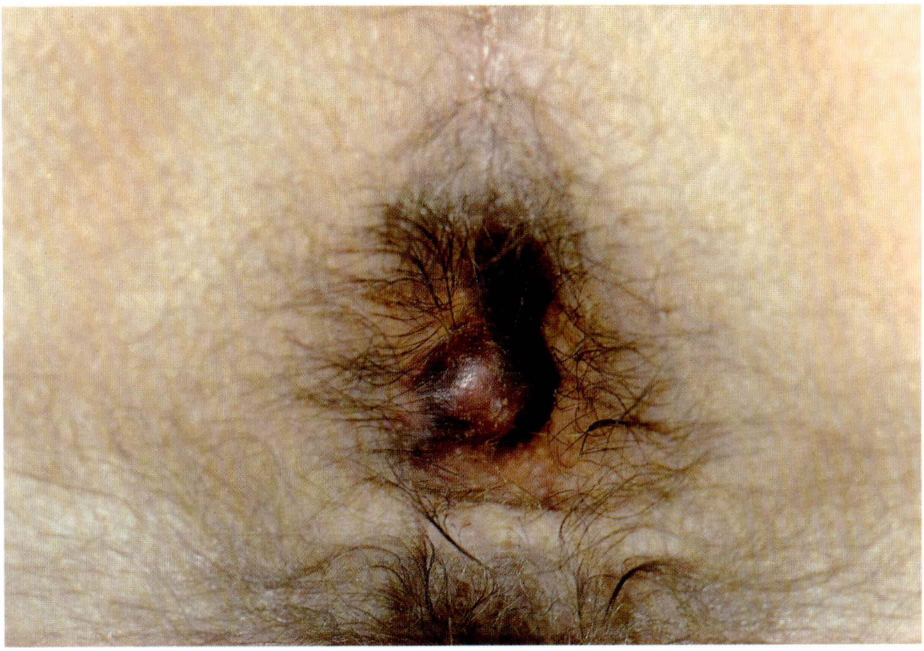

Abb. 15. Analvenenthrombose
Blauroter, hoch druckschmerzhafter Knoten am Analausgang

Ursache, Krankheitsbild und Diagnose

Analekzeme können verschiedene Ursachen aufweisen. Unspezifische Irritationsfaktoren sind Adipositas, Schweißneigung, vorwiegend sitzende Tätigkeit. Insbesondere Hämorrhoidalleiden führen durch Sekretabsonderung zu einer weiteren Verschlechterung der Situation mit z.T. erheblichem Pruritus, Lichenifikation und Mazeration, gelegentlich Analvenenthrombose. Weiterhin müssen rez. Herpesinfektionen, Condylomata acuminata, Condylomata lata sowie sekundäre Besiedlung der Läsionen mit Candida bedacht werden. Eine proktologische Untersuchung ist in jedem Falle angezeigt.

Differentialdiagnose

Psoriasis, Kontaktdermatitis, Lichen ruber, Lichen sclerosus, extramammärer Paget, Morbus Bowen, Histiozytosis X.

Therapie

Beseitigung von Provokationsfaktoren (Adipositas, Hämorrhoidalleiden) bei chron.-lichenifizierten Läsionen Antiseptika enthaltende Kortikoid-Cremes bzw. Salben, bei nässenden Läsionen Einlegen eines Leinenstreifens und evtl. fett-feuchte Umschläge, später Pasten und Cremes. Die Verwendung von Farbstoffen (Solutio Castellani) ist zwar häufig erfolgreich, aber ambulant wegen der Verschmutzung der Wäsche nur nach genauer Anweisung für die Patienten durchführbar.

Anaphylaktischer Schock

Ursache, Krankheitsbild und Diagnose

Dieses bedrohliche, als Sofortreaktion mit Schockfragmenten oder vollständigem Schockzustand einhergehende Krankheitsbild kann durch Fremdseren, durch Pharmaka, besonders Penicillin, aber auch durch andere Antibiotika, Anaesthetika, Antipyretika, sowie Röntgenkontrastmittel, durch Insektenstiche (besonders Bienen und Wespen) etc. ausgelöst werden. Auch Nahrungsmittel (z. B. Sellerie, Gewürze etc.) können hin und wieder zu einer derartigen Reaktion führen. Neben generalisierter Urtikaria und Quinckeödem mit Glottisödem können sich Bronchospasmen, Lungenödem, Blutdruckabfall, Herzstillstand, sowie Bewußtseinstrübung, Erbrechen, Stuhl- und Urinabgang, Hirnödem und Atemstillstand einstellen.

Sofort-Therapie

1. Patient flach lagern, Kopf seitlich, Zahnprothesen herausnehmen, Atemwege freihalten, Körper zudecken.
2. Sofort Blutdruckmanschette anlegen, RR bestimmen und bei diastolischem Druckwert stauen, Kanüle in Vene einstechen, möglichst Verweilkanüle.
3. Bei Atemstillstand: Mund-zu-Mund-Beatmung, Ambu-Beutel
4. Noradrenalin-Lösung 1 ml der 1:1000-Lösung (1 mg) i. v.
5. Gleichzeitig i. v. Gabe eines Antihistaminikums wie Synpen, Tavegil, Atosil (je 1–2 Ampullen).

6. Glukokortikoide wie Monocortin S i.v. (250–1000 mg) oder Celestan solubile.
7. Laufende Blutdruckkontrollen.
8. Sauerstoffmaske auflegen.
9. Bei ausgeprägter Hypotonie Vasopressoren (z.B. Noradrenalin 5–10 mg in 500 Glukose als Infusion.
10. Infusion mit niedermolekularem Plasmaexpander wie Dextran 40, Rheomacrodex etc. (500 ml).
11. Bessert sich der Zustand nicht schlagartig, Verlegung auf eine Intensivstation.

Zur therapeutischen Durchführung einer Schockbehandlung sind nötig:

1 Notfallbesteck

Blutdruckapparat
Sauerstoffmaske
Güdeltubus
Einmalspritzen mit Kanülen, Verweilkanülen (z.B. Braunüle)
Infusionsbesteck
Alkoholtupfer zur Desinfektion
Infusionsständer
Beistelltisch

2 Medikamente

2 Infusionsflaschen mit 0,9% NaCI oder 5% Glukose
2 Infusionsflaschen zu je 500 ml Rheomacrodex o.ä.
10 Ampullen Monocortin S oder Celestan solubile
10 Ampullen Synpen, Tavegil oder Atosil, Noradrenalin, Calcium, Alupent.

Bei Todesfall in der Praxis sollte man telefonisch folgende Stellen in folgender Reihenfolge benachrichtigen:
1. Benachrichtigung der zuständigen Staatsanwaltschaft über den eigenen Rechtsanwalt
2. Benachrichtigung des Gesundheitsamtes
3. Benachrichtigung der Angehörigen

Angiome

s.u. Hämangiome, Lymphangiome

Angulus infectiosus

Ursache, Krankheitsbild und Diagnose

Dieses Krankheitsbild wird als ein polyätiologisches Syndrom aufgefaßt, bei dem eine Reihe von Faktoren eine Rolle spielen können, z. B.:

1. Bei Kindern Streptokokken, Scharlach, Blutarmut, Verdauungsstörungen, Vitamin-B- oder C-Mangel, Eisenmangel.

2. Bei Erwachsenen starker Speichelfluß, Zahnlücken, ruckartiges Herausnehmen der Zahnprothesen, bzw. schlechter Sitz derselben, Überempfindlichkeit gegenüber dem Zahnprothesen-Material, Hyperazidität, Diabetes mellitus, Hypertonie, Plummer-Vinson-Syndrom, zu dem als Ausdruck einer essentiellen hypochromen oder sideropenischen Anämie neben dem Angulus infectiosus Koilonychie, Zungenbrennen und Schluckbeschwerden gehören. Diese auch als Faulecken, bzw. Perlèche bekannten rhagadiformen Entzündungen können ferner nach Penicillin-Applikation, auch nach Verabreichung anderer Antibiotika auftreten. Häufig kommt es zur Besiedlung der Läsionen mit Candida albicans. Der Sitz ist meist an beiden Mundwinkeln. Man findet diese Affektionen sowohl im Kindes-, wie auch im Erwachsenenalter. Neben einer mehr oder weniger begrenzten, strichförmigen Rötung sieht man krustenbedeckte, schmale Herde, die in der Tiefe einen radiären, schmerzhaften Einriß erkennen lassen, der leicht näßt, bzw. blutet.

Differentialdiagnose

Schleimhautpapeln bei Lues II, Lippenrhagaden bei Lues connata, Dermatitis atopica.

Therapie

Ausschluß der erwähnten internen Zusammenhänge, örtlich Pinselungen mit 10%iger Solutio argenti nitrici, Myrrhen-Tinktur und anschließendes Auftragen von Antipyodermal-Salbe (= Ungt. APD). Bei Candidiasis: Nystatinhaltige Cremes (Moronal, Candio-Hermal). Falls erforderlich Prothesenkorrektur.

Aphthen

Ursache, Krankheitsbild und Diagnose

Aphthöse Veränderungen kommen vorwiegend im Mund, gelegentlich auch im Anogenitalbereich vor. Es handelt sich um schmierig belegte, ausgestanzte Ulzerationen, die brennende Mißempfindungen verursachen. Am häufigsten finden sie sich im Vestibulum oris als solitäre Aphthen (nach Trauma, Biß, Zahnarztbehandlung) oder als sogenannte habituelle Aphthen mit häufiger Rezidivneigung (letztlich ungeklärter Genese). Ferner sind sie Leitsymptom der Behçet'schen Erkrankungen (s. d.).

Differentialdiagnose

Syphilitischer Primäraffekt, Spinaliom, Gingivostomatitis herpetica, Erythema multiforme.

Therapie

Wegen der Harmlosigkeit der Erkrankung nur in Extremfällen intern Kortikoide oder Immunsuppresiva, lokal Betupfen der Läsionen mit Adstringentien wie Herviros, Albothyl, Silbernitratlösung (schwarze Verfärbung beachten), Pyoctanin 0,25% oder 1%iger Tetracyclinlösung. Intensive Antisepsis nach den Mahlzeiten. Die Patienten sollten darauf hingewiesen werden, daß möglicherweise auch Nahrungsmittel als Auslösung mit in Frage kommen, so daß ein Tagebuch geführt werden sollte, anhand dessen sich bei Rezidiven rückverfolgen läßt, ob bestimmte Nahrungsmittel in Zusammenhang mit der Eruption neuer Aphthen stehen.

Artefakte

Ursache, Krankheitsbild und Diagnose

Artefakte sind vom Patienten selbst beigebrachte Hautläsionen, die ihre Ursache in psychiatrischen Leiden, aber auch betrügerischen Absichten (Berentung, Krankschreibung usw.) haben. Bei allen «untypisch» aussehenden oder ungewöhnlich lokalisierten

Veränderungen sollte man **nach** Ausschluß anderer Erkrankungen auch diese Möglichkeit mitbedenken. Die Aufklärung der Zusammenhänge ist meist schwierig, da der Patient aus den oben geschilderten Gründen in der Regel nicht kooperativ ist und die Manipulation nicht zugibt.
Zur Diagnostik können bei vermuteter Arzneimittelauslösung 24-Stunden-Urin-Untersuchungen in einem gerichtsmedizinischen Institut vorgenommen werden.

Therapie

Bei lokalisierten Veränderungen kann über feste Verbände eine Unterbrechung der Manipulation und Abheilung eingeleitet werden. Häufig ist dies aber nur unter stationären Bedingungen möglich.
Bei Hinweis auf psychiatrische Leiden sollte der Patient umgehend entsprechender Therapie zugeführt werden.

Arzneimittelexantheme

Ursache, Krankheitsbild und Diagnose

Arzneimittelexantheme gewinnen in der dermatologischen Praxis zunehmend an Bedeutung. Obwohl es kaum ein Medikament gibt, von dem nicht auch unerwünschte Wirkungen beschrieben sind, läßt sich doch eine gewisse Reihung der Medikamente nach Häufigkeit und Exanthemtyp vornehmen, die bei der Erkennung des auslösenden Agens von großer Hilfe sind. Wichtigstes Moment bei der diagnostischen Klärung eines Exanthems, bei dem eine Arzneimittelunverträglichkeit angenommen wird, ist aber die subtile Anamnese. Es muß erfaßt werden, welche (und zwar alle!) Medikamente in welchem zeitlichen Abstand zum Auftreten des Exanthems aus welcher Ursache (z.B. «Grippe», Diff. Diag. Virusexanthem) eingenommen wurden. Weiterhin muß nach Lokalisation der Primäreffloreszenzen sowie nach subjektiven Mißempfindungen (fehlender Juckreiz – Diff. Diag. Syphilis) gefragt werden.
Die Arzneimittelexantheme können allergische, aber auch Intoleranzreaktionen darstellen, wie dies für die Ampicillinexantheme bei Mononukleose, Sulfonamidexantheme bei Pneumocystis carinii Pneumonie im Rahmen des AIDS oder Kontrastmittelreaktionen typisch ist. Ferner müssen von den allergischen Exanthemen nichtallergische Hautreaktionen als direkte irritative Wirkungen abgegrenzt werden, z.B. die obligate Exsikkationsdermatitis bei Etretinat-Therapie (Tigason).
Das klinische Bild der allergischen Arzneimittelexantheme ist zudem recht variabel. Generalisierte Urticaria und Quinckeödeme sind vornehmlich für Penicillin und andere Antibiotica, Analgetica und Anaesthetica typisch. Vesikulopustulöse Exantheme

kommen bevorzugt nach Antimalariamittel, Antiphlogistica, Chemotherapeutica sowie Antiepileptica vor. Erythema multiforme ähnliche Exantheme mit Tendenz zur bullösen Abhebung der Epidermis können Vorzeichen eines anlaufenden Lyell-Syndroms (s. dort) sein und werden häufig nach Antiphlogistica (Phenylbutazon), Chemotherapeutica (Sulfonamide) und Antiepileptica beobachtet. Ferner können auch lichenoide und purpuriform-hämorrhagische Exantheme auftreten, die am häufigsten nach Einnahme von Antiepileptica, Gold, Sulfonamiden und Penicillinen, sowie Antiphlogistica (Indometazin, Phenylbutazon und β-Blockern) entstehen.

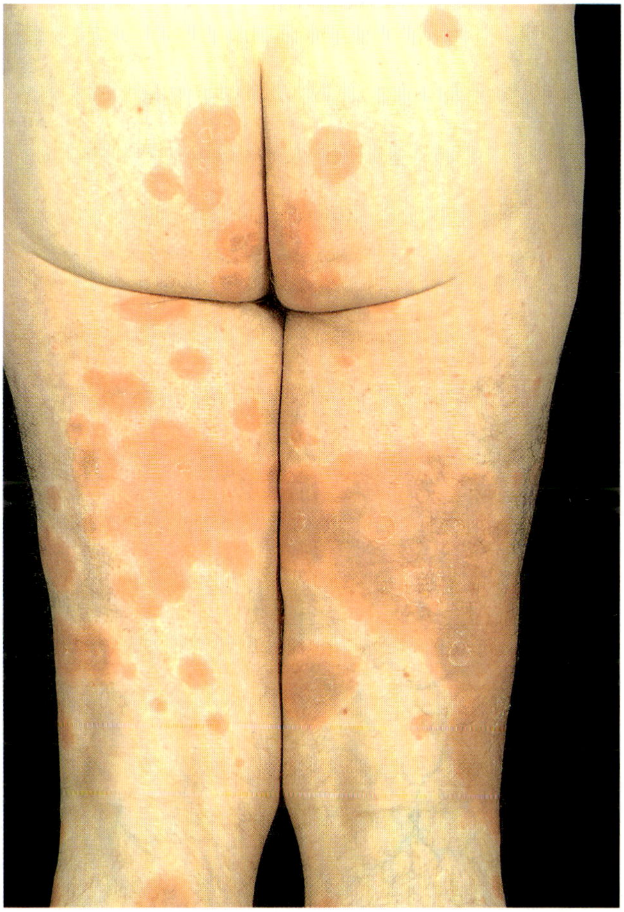

Abb. 16. Erythema exsudativum multiforme Aufgetreten als Arzneimittelreaktion nach Trimethoprimsulfamethoxazol

Differentialdiagnose

Makulöse Virusexantheme, Varizellen, Syphilis, Lichen ruber generalisatus, Pityriasis rosea, Purpura anderer Genese.

Sonderformen

1 Fixes Arzneimittelexanthem

Nach Einnahme des Allergens treten regelmäßig in gleicher Lokalisation (Gesicht, Mundschleimhaut, Genitale, Akren) teils lividrote, teils bullöse Läsionen mit mäßigem Juckreiz auf. Diese als Typ III-Allergie eingestufte Reaktion kommt besonders häufig bei Menschen asiatischer Herkunft vor, wo sie unter Hinterlassung lang anhaltender, violettbrauner Hyperpigmierung abheilen. Häufigste Ursache sind Analgetika und Antiphlogistika (insbesondere Phenylbutazone), seltener Antibiotika, Thymoleptika oder Laxantien.

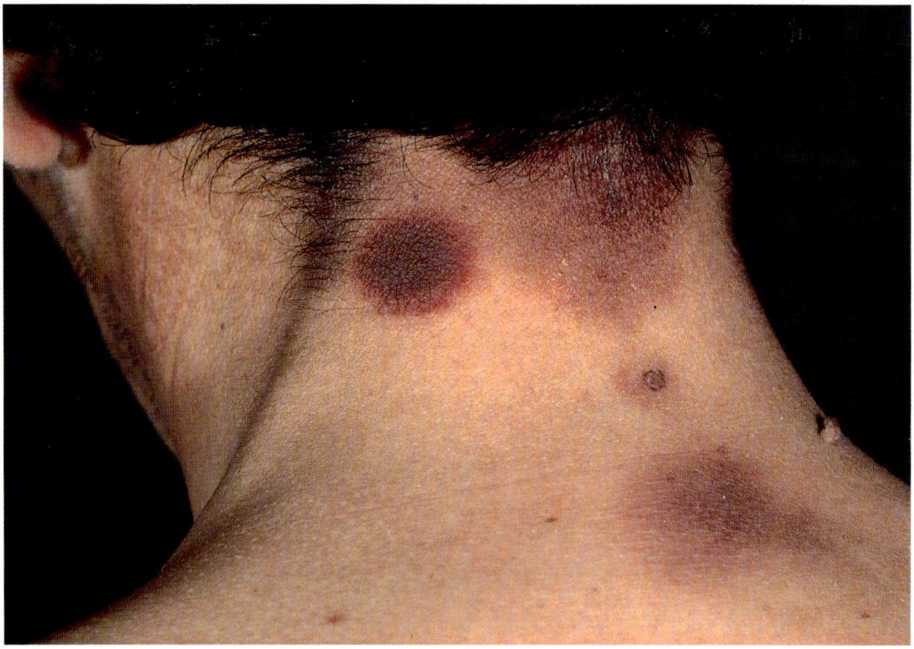

Abb. 17. Fixes Arzneimittelexanthem

2 Serumkrankheit

Diese ebenfalls als Typ III-Allergie eingestufte Reaktion geht mit einem makulös-urtikariellen Exanthem, hohem Fieber, Myalgien, Gelenkschmerzen und Nephritis einher. Häufigste Ursache sind Penicilline und Serumbestandteile von Impfstoffen. Die Manifestation der Erkrankung setzt ca. 7–14 Tage nach Einwirkung des schädigenden Agens ein.

Therapie

Glukokortikoide 1–2 mg/kg Körpergewicht sind in der Regel hinreichend, um die akute Symptomatik zu beherrschen. Zusätzlich sollten Antihistaminika gegeben werden. Lediglich bei exsudativen Verläufen sollte eine Infusionsbehandlung erfolgen. Bei Schocksymptomatik ist wie bei anaphylaktischem Schock zu verfahren (s. S. 32). Die Lokaltherapie beschränkt sich unter diesen Maßnahmen zumeist auf blande Begleittherapien in Form von Cremes oder Lotio alba, nur ausnahmsweise sind lokal aufgetragen Kortikosteroide erforderlich.

Atrophie blanche

Ursache, Krankheitsbild und Diagnose

Dieses meist recht schmerzhafte Krankheitsbild findet sich gehäuft bei Frauen mittleren Alters an den unteren Extremitäten, ist mit chronisch – venöser Insuffizienz mit und ohne Ulcus cruris, Thrombophlebitis und Unterschenkelekzem verbunden. Vielfach gehen auch Perniones, chronische Infekte (Foci) und Gravidität voraus.

Es gibt zwei Erscheinungsformen:
1. Atrophie blanche en plaques
2. Atrophie blanche segmentaire

Die erstere findet sich meist bei den o.a. Grundleiden, die zweite ist Ausdruck von Stauungsdermatosen. Nicht selten ist eine Hypercholesterinämie oder Nephrosklerose zu finden (pigmentiert, symmetrisch), wobei die Atrophie blanche das Endergebnis von zentralen Zirkulationsstörungen und der Wirkung von Gefäßtoxinen verschiedenen Ursprunges ist.
Klinisch finden sich im unteren Drittel eines oder seltener beider Unterschenkel (meist Knöchel- oder Fußrückengegend) pfennig- bis fünfmarkstückgroße und größere plattenartige, atrophische Infiltrate, die rund oder oval zentral eingesunken sind und eine weiß-gelbliche Farbe erkennen lassen. Darin eingestreut sind in sieb- oder mosaikartiger Anordnung stecknadelspitz- bis stecknadelkopfgroße livid-bräunliche Flecke, die Ränder zeigen vielfach Teleangiektasien oder sie sind stärker pigmentiert.

Differentialdiagnose

Lues III, Livedo racemosa, Narben.

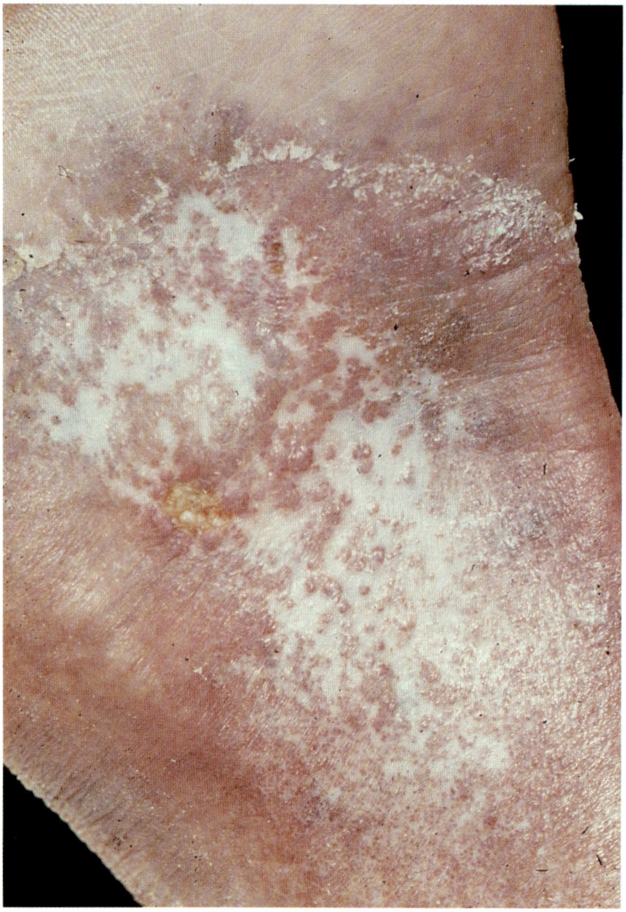

Abb. 18. Atrophie blanche

Therapie

Diese richtet sich nach dem Grundleiden. In zweiter Linie Entstauung mittels Pütterschem Kreuzverband, evtl. intraläsional 10–40 mg Triamcinolon, gemischt mit 2 ml eines Lokalanaesthetikums und Salbenverbände (Medigel etc.). Als sehr hilfreich hat sich zudem die interne Gabe von Asasantin (Dipyridamol plus Salicylsäure) erwiesen, welches antiphlogistisch und rheologisch über Verminderung der Thrombozytenaggregation wirkt.

Atherome und Epidermalzysten

Ursache, Krankheitsbild und Diagnose

Unter Atheromen versteht man heute nur noch Veränderungen, die sich vom Trichilemm der Wurzelscheide ableiten, somit Trichilemmalzysten darstellen. Sie sind fast ausschließlich im Bereich des Kopfes lokalisiert, stellen sich als halbkugelig vorgewölbte, subcutane, prallelastische Zysten dar und können sekundär verkalken, aber auch abszedieren. Bei Inzision entleert sich ein übelriechender, bröckeliger, gelbweißlicher Inhalt.
Epidermalzysten sind im Wesentlichen durch Proliferations-Retentions-Hyperkeratosen der Follikel mit nachfolgender Zystenbildung gekennzeichnet. Sie können überall am Körper lokalisiert sein, primär oder sekundär im Rahmen z. B. einer Akne conglobata auftreten. Eine Sonderform stellen Skrotalzysten dar, die stärkere Fibrosierungstendenzen aufweisen. Die Symptomatik der Epidermalzysten entspricht der bei den Atheromen, allerdings erreichen sie in der Regel nicht deren Größe und verkalken nicht.

Differentialdiagnose

Lipome, Fibrome, andere Tumoren der Hautanhangsgebilde (Adnextumoren), Metastasen.

Therapie

Chirurgische Exzision. Die alleinige Inzision ist häufig von Rezidiven gefolgt, da die Keratinproduktion von der verbliebenen Zystenwand weiterhin erfolgt.

Aurantiasis

Ursache, Krankheitsbild und Diagnose

Aurantiasis ist eine Gelbfärbung der Haut, welche entweder auf überreichen Genuß von Karotten, Orangen, Mandarinen, Zitronen, Hagebutten, Kürbissen, aber auch

von grünen Gemüsen, Bier oder Butter zurückzuführen ist. Das verantwortliche β-Carotin wird heute im übrigen auch industriell für das Färben von Fruchtsäften und Konzentraten benützt.
Die lebhafte ockergelbe bis orangegelbe Färbung der Haut wird bei der Aurantiasis, besonders an Palmae und Plantae, Nasolabialfalten, sowie der Umgebung des Mundes und des Kinns deutlich, kann gelegentlich aber auch generalisiert auftreten. Besonders häufig sind Kleinkinder, aber auch Diabetiker betroffen.

Differentialdiagnose

Die Aurantiasis unterscheidet sich von der ikterischen Hautverfärbung in der Hauptsache dadurch, daß bei ersterer die Skleren nicht mitergriffen werden, sondern weiß bleiben. Das Fehlen jeglicher Tumorbildung und plaqueförmiger Anordnung bildet das Unterscheidungsmerkmal gegenüber dem Xanthom. Eine dem Ikterus ähnliche Gelbfärbung der Haut wurde während des 1. Weltkrieges bei Soldaten angetroffen, welche zu Täuschungszwecken Pikrinsäurekristalle genossen hatten. Auch die Einnahme bestimmter Medikamente (Atebrin) ruft eine Gelbfärbung der Haut hervor.
Weitere Differentialdiagnosen sind Palmo-Plantarkeratosen, Yellow-Nail-Syndrom, Arzneimittelexanthem.

Therapie

Da bei karotinfreier oder -armer Ernährung die Gelbfärbung spontan wieder verschwindet, erübrigt sich eine besondere Behandlung. Somit steht der Ausschluß der Ursache ganz im Vordergrund.

Balanoposthitis

Ursache, Krankheitsbild und Diagnose

Die enge anatomische Beziehung zwischen Glans penis und Präputium bedingt ein besonderes Milieu mit erhöhter Feuchtigkeit und Temperatur, sowie physiologisch wechselnder Keimbesiedlung und Ablagerung von Hornzellen. Die Anfälligkeit für entzündliche Affektionen wird hieraus leicht verständlich. Reaktionen können durch irritative Noxen, Erreger und im Rahmen anderer (Haut-)Erkrankungen auftreten, zudem ist auch hier die Entwicklung von Tumoren möglich.

Irritative Balanoposthitis

Mangelnde Hygiene, ebenso wie mechanische Belastung bei exzessiven Sexualpraktiken, sowie Artefakte manueller und iatrogener Art (Podophyllinpinselung) und kontaktallergische Reaktionen können zur diffusen Rötung und oberflächlichen Erosionen führen, ferner mechanische Belastung bei primärer und sekundärer Phimose.

Infektiöse Balanoposthitis

Infektionen sind häufig Ursachen für akute, erosive oder ulzerierende Entzündungen. Von den Virusinfektionen sei hier auf den Herpes recidivans, die bowenoide Papulose, sowie Condylomata acuminata verwiesen (s.d.). Der schmerzlose Primäraffekt der Syphilis (Ulcus durum) sowie das schmerzhafte Ulcus molle führen ebenso wie die Fusospirillosen und Aphthen zu ulzerösen Balanoposthitiden, nicht selten mit erheblicher ödematöser Verschwellung. Sekundäre Besiedlung vorbestehender Präputialläsionen kann zusätzlich durch Staphylokokken und Streptokokken (Peniserysipel) erfolgen. Die sehr häufige Besiedlung des Präputialraumes mit Candida albicans äußert sich in stark juckenden kleinen weißlichen Papeln, später flächenhaften Rötungen und Erosionen. Heftig juckende Papeln (und Gänge) sind für Skabiesbefall typisch.

Balanoposthitis im Rahmen anderer Erkrankungen

Hierzu gehören seitens der Dermatosen die rötlichen, meist wenig schuppenden, relativ scharf begrenzten Infiltrate bei Psoriasis und – weniger scharf begrenzt – der seborrhoischen Dermatitis. Die Balanitis circinata gehört zum Reiter'schen Symptomkomplex und steht der Psoriasis nahe. Insbesondere bei jungen Männern sollte bei Auftreten solcher Läsionen unbedingt auch nach Gelenkbeschwerden, Konjunktivitiden, Urethritis und Durchfällen gefragt werden, um einen möglichen Morbus Reiter aufzudecken. Die papulöse Balanitis bei Lichen ruber ist gut durch die Wickham'sche Streifung erkenntlich. Auf bullöse Reaktionen im Rahmen eines fixen Arzneimittelexanthems wurde bereits hingewiesen, bullöse Reaktionen kommen aber auch im Rahmen eines Erythema exsudativum multiforme oder eines Pemphigoids vor, während bei Pemphigus vulgaris wegen der oberflächlichen Blasenlage fast nur Erosionen sichtbar werden. Erosive Veränderungen kommen ferner bei Mitbeteiligung der Glans im Rahmen einer gonorrhoischen, bzw. Trichomonaden-Urethritis vor.

Sonderformen

1 Balanitis plasmacellularis Zoon

Diese nahezu asymptomatische, gutartige Erkrankung manifestiert sich als plattenartig rötliches Infiltrat, das histologisch durch eine dichte Ansammlung von Plasmazellen gekennzeichnet ist. Differentialdiagnostisch kommen hierbei neben einer Psoriasis

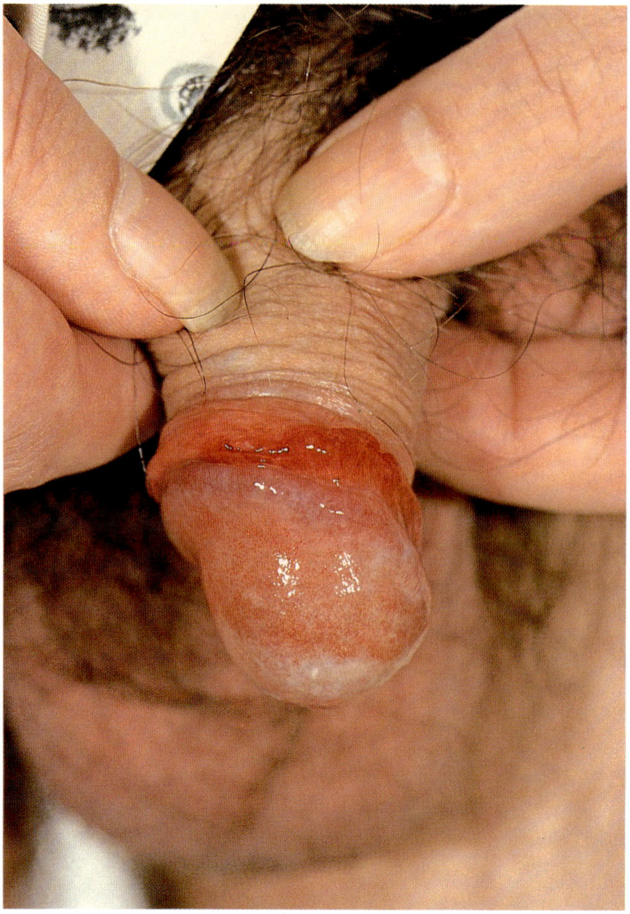

Abb. 19. Balanitis plasmacellularis Zoon
Scharf begrenztes, persistierendes Erythem

und anderen entzündlichen Balanitiden vor allen Dingen eine Erythroplasie Queyrat oder ein Morbus Bowen in Betracht.

2 Balanitis xerotica obliterans

(siehe Lichen sclerosus et atrophicus).

Therapie

Diese richtet sich ganz nach dem Grundleiden. Grundsätzlich gilt, daß bei pathologischen Prozessen häufig bereits eine Änderung des gestörten Präputialraummilieus zur Besserung führt. Daher empfiehlt sich bei erosiv-exsudativen Balanitiden immer die

Einlage eines Leinenstreifens. Führen weder antiseptischen Lösungen noch gegebenenfalls antibakterielle, antimykotische, evtl. antivirale Therapie zur Besserung, sollte eine Zirkumzision überlegt werden.

Morbus Behçet

Ursache, Krankheitsbild und Diagnose

Die Behçet'sche Erkrankung ist eine in unseren Breiten seltene Krankheit, die aber durch Gastarbeiter und Asylanten aus dem vorderasiatischen und östlichen Mittelmeerraum wieder etwas häufiger zu beobachten ist.
Leitsymptom der Erkrankung sind orale und genitoanale, rezidivierende Aphthen (s. d.). Nicht selten sind diese über lange Zeit die einzige Manifestation (oligosymptomatischer Behçet). Bei Verdacht auf diese Erkrankung sollte immer nach weiteren Symptomen des Behçet gefahndet werden als da sind okuläre Beteiligung (Iritis mit Hypopyonbildung), intestinale Störungen (Dysphagie, Colitis, Diarrhoe), Trombophlebitis, Nephritis, Orchitis, Arthritis, und Meningoencephalitis. Diagnostisch wichtig ist eine positive Pathergie, d. h. eine sterile Pustelbildung, die ca. 24 Stunden nach einer Injektion an der Einstichstelle auftritt.

Differentialdiagnose

Aphthen anderer Genese, Systemerkrankungen wie Lupus erythematodes, Polyarthritis, Vaskulitiden.

Therapie

In schweren Fällen sind intern Kortikoide, Immunsuppressiva, gelegentlich auch Endoxan erforderlich. Bei okulärer Beteiligung hat sich Cyclosporin A (Sandimmun) als günstig erwiesen.
Behandlung der Aphthen s. dort.

Berloque – Dermatitis

Ursache, Krankheitsbild und Diagnose

Diese meist streifenförmige Pigmentstörung findet sich nur an Stellen, die dem Licht ausgesetzt sind, so besonders im Bereich des Gesichtes, des Halses und der Arme. Entlang eines herabrinnenden Parfümtropfens ist die Haut hier zunächst gerötet und später bräunlich, streifen- oder spritzerförmig (La berloque = Uhrgehänge). Hauptursache: Furocumarine, die in Kölnisch Wasser, oder anderen Eau de toilettes, Schönheitscremes, Erfrischungsstiften mit Kölnisch-Wasser-Zusatz und Seifen enthalten sind und in Verbindung mit dem Sonnenlicht toxisch wirken. Die postinflammatorische Hyperpigmentierung kann monatelang bestehen.

Differentialdiagnose

Melanodermie, Chloasma, Dermatitis pratensis.

Therapie

Um die anfänglich bestehenden, entzündlichen Veränderungen abzufangen, sind kurzfristig kortikoidhaltige Externa sinnvoll einsetzbar. Ob in der durch Hyperpigmentierung gekennzeichneten Spätphase Bleichmittel (z.B. Depigman) einzusetzen sind, sollte jeder selbst abwägen, da gelegentlich lang anhaltende Depigmentierungen auftreten. In den Sommermonaten sollte ein solcher Herd durch Lichtschutzmittel, wie Contralum etc. abgedeckt werden.

Berufsdermatosen

Ursache, Krankheitsbild und Diagnose

Zur Anerkennung einer berufsbedingten Dermatose und deren Entschädigung müssen bestimmte Voraussetzungen erfüllt sein.
In der Anlage 1 zur *Berufskrankheitenverordnung* (BEKV) heißt es unter Nr. 5101: «Schwere oder wiederholt rückfällige Hauterkrankungen, die zur Unterlassung aller

Tätigkeiten gezwungen haben, die für die Entstehung, die Verschlimmerung oder das Wiederaufleben der Krankheit ursächlich waren oder sein können.»
Die Vielzahl irritativ-toxischer und allergischer Einflüsse, sowie vorbestehende Hauterkrankungen machen es im Einzelfall nicht immer leicht, einen eindeutigen Zusammenhang zwischen Dermatose und Beruf herzustellen. Grundsätzlich sollte daher nicht nur nach **der** auslösenden Noxe gefahndet werden, sondern gleichzeitig auch der Verlauf einer Erkrankung mit in die Beurteilung eingebracht werden. Sehr hilfreich ist in diesem Zusammenhang die Frage, ob die Dermatose an arbeitsfreien Tagen oder im Urlaub sich bessert, um nach Wiederaufnahme der Arbeit umgehend zu exazerbieren. Gerade in den Fällen, wo keine eindeutig allergologisch nachweisbare inhalative Reaktion (Typ I) oder eine Kontaktdermatitis (Typ IV) vorliegen, lassen sich durch Klärung dieser zeitlichen Zusammenhänge berufsbedingte Dermatosen herausfinden. Wichtig ist ferner die Frage nach anlagebedingten Erkrankungen, wie z.B. einer atopischen Disposition bzw. Dermatitis, da auch die richtunggebende Verschlechterung solcher anlagebedingter Erkrankungen entschädigungspflichtig ist. Dies betrifft vor allem die degenerativ-toxischen Handekzeme, die quasi als Erschöpfungszustand der Haut anzusehen sind, und vor allem in Berufen eine Rolle spielen, die häufige Waschungen oder Hantieren in feuchtem Milieu erforderlich machen (Reinigungsfrauen, Friseure, Handwerker usw.). Exemplarisch für beruflich erworbene Dermatosen seien hier das Chromatekzem bei Maurern genannt, welches als akute Dermatitis nach wiederholter Exposition (Zement!) als chronisch lichenifiziertes Handrückenekzem imponiert. Gleiches gilt für allergische Reaktionen auf Haarfärbemittel, Dauerwellenbestandteile u.ä. bei Friseusen, die zudem häufig gleichzeitig eine Nickelallergie aufweisen. Bei Arbeiten mit flüchtigen Substanzen, wie z.B. Epoxidharzen oder bei Blumenhändlern durch Pflanzenbestandteile kann es auch im Gesicht zu schweren, akuten Kontaktdermatitiden kommen. Erwähnt seien weiter Gummiallergie (Handschuhe, Schuhwerk) u.v.a. in der Arbeitswelt vorkommende Substanzen.
Exemplarisch für entschädigungspflichtige Typ I-Allergien sei hier auf Mehlallergien bei Bäckern hingewiesen, die außer einer asthmatischen Komponente früher auch zur sog. «Bäckerkrätze» führten (Typ IV-Allergie auf Mehlverbesserungsmittel). Nach Erkennung der Ursache dieser vor 30 Jahren relativ häufigen Berufserkrankung wurde seitens des Gesetzgebers ein Verbot dieser Verbesserungsmittel durchgesetzt.
Nichtallergische, berufsbedingte Dermatosen können ferner durch ölverschmutzte Kleidung an den Scheuerstellen zu akneähnlichen Effloreszensen führen, gleiches gilt für Arbeiter, die mit Chlor, bzw. Dioxinverbindungen in Berührung gekommen sind (Chlorakne).
Als berufsbedingte Verschlechterung einer anlagebedingten Erkrankung kann ferner auch die Exazerbation einer Psoriasis an mechanisch belasteten Hautpartien interpretiert werden (Fliesenleger).

Prophylaxe

Zur Vermeidung von Hautschäden in der Industrie ist deshalb eine enge Zusammenarbeit zwischen den Verantwortlichen und dem Hautarzt anzustreben. Der wirkungsvollste Hautschutz besteht zweifelsohne darin, durch technische Verbesserungen an

den Maschinen oder Austausch gefährdender Produkte die Hautschädigungen zu vermeiden. Besonders gefährdete Personen sollten aus dem Bereich hautschädigender Stoffe herausgenommen werden und andere Tätigkeiten bekommen, was allerdings meist nur in Großbetrieben möglich ist. Der heute bestehende Mangel an Facharbeitern setzt einer solchen Handhabung häufig Schwierigkeiten entgegen, zumal eine Versetzung an einen anderen Arbeitsplatz meist auch mit erheblichen Lohneinbußen verbunden ist. Deshalb müssen alle Möglichkeiten ausgeschöpft werden, hochqualifizierte Arbeitskräfte in ihrem Arbeitsbereich gesund zu erhalten.
Welche Hautschutzmaßnahmen bieten sich an? Das Tragen einer zweckmäßigen und stets sauber zu haltenden Schutzkleidung bewährt sich in vielen Fällen. Schutzhandschuhe können gelegentlich gute Dienste leisten. Sie müssen dem Unterarm eng anliegen, damit Schadstoffe nicht in das Innere gelangen und dürfen keine Defekte aufweisen. Durch Löcher in den Handschuhen können die Schadstoffe in das Innere gelangen und bekommen so einen noch viel engeren, gefährlicheren Kontakt mit der Haut. Auch das Tragen von Gummihandschuhen über längere Zeit ist ungünstig, weil sich in den Handschuhen der sogenannte Handschuhsaft ansammelt, der die Haut mazeriert und ihre Anfälligkeit gegenüber Bakterien und anderen Schadstoffen erhöht.
Als wichtige prophylaktische Maßnahme steht dem Hautarzt die Möglichkeit zur Verfügung, einen Hautarztbericht bei einer möglichen oder drohenden Berufserkrankung zu erstellen. Ist eine Berufserkrankung wahrscheinlich, sollte in jedem Falle eine Berufskrankheitsmeldung an die zuständige Berufsgenossenschaft erfolgen.

Morbus Bowen

Ursache, Krankheitsbild und Diagnose

Es handelt sich um einen tumorös-proliferativen Prozeß, der intraepidermal lokalisiert ist, damit um ein Carcinoma in situ. Durchbrechen die Tumorzellen die dermoepidermale Funktionszone, liegt bereits ein Bowen-Karzinom vor, das sich in der Dignität wie ein spinozelluläres (Plattenepithel-) Karzinom verhält.
Männer und Frauen im mittleren Lebensalter sind in gleicher Weise betroffen.
Die Bowensche Erkrankung tritt häufig in multiplen Herden auf und ist vorwiegend am Stamm und an den Extremitäten, seltener am Hals, im Gesicht und am Genitale lokalisiert. Das klinische Bild kann sich in recht verschiedener Gestalt äußern: Man sieht mehr oder weniger erhabene, derbe, hell- bis dunkelbraune, hyperkeratotische und verkrustete Papeln, welche meist zu anulären und serpiginösen Formen konfluieren und bisweilen auch größere scheibenförmige Tumoren bilden. Beschrieben werden auch papillomatöse Effloreszenzen mit der Neigung zu leichter Blutung und Ulzeration. In anderen Fällen zeigt sich der Tumor unscheinbar in Form scharf begrenzter, roter, schuppender Flecke, öfters mit leicht atrophischem Zentrum und am

Rande oder auch diffus mit papulösen Effloreszenzen besetzt. Das Wachstum der Effloreszenzen ist sehr langsam. Das klinische Bild ähnelt gelegentlich dem des tubero-serpiginösen Syphiloms, von dem es differentialdiagnostisch zu trennen ist. Im Bereich der Übergangschleimhaut (Präputium, Glans, Vulva, After) finden sich scharf begrenzte, gerötete, erosive, glatte Herde mit der Tendenz, sich peripher auszudehnen. In diesen Läsionen wurden in letzter Zeit Sequenzen von Papillomvirus DNS (HPV 16, 18) nachgewiesen (s. bowenoide Papulose, S. 264).

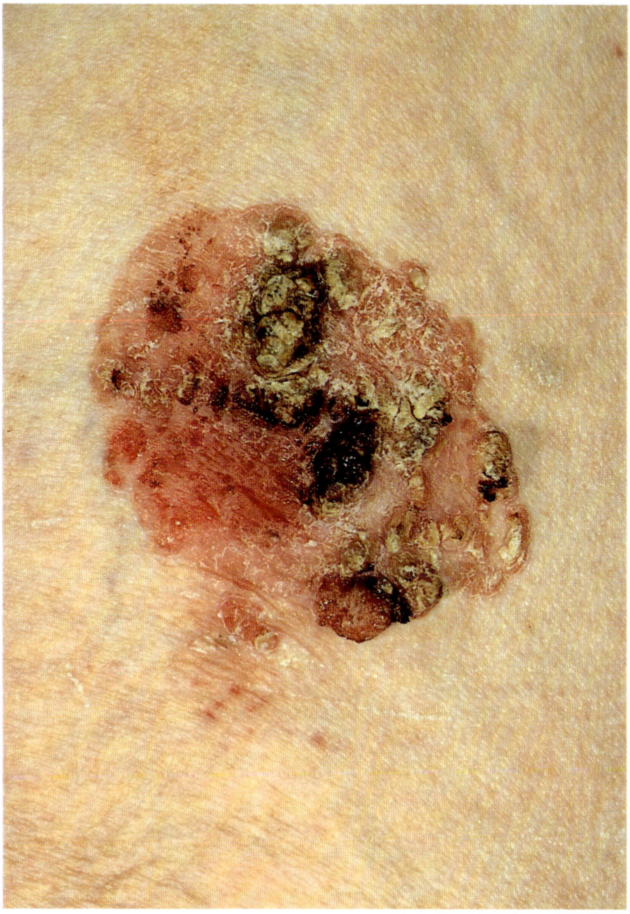

Abb. 20. Morbus Bowen

Differentialdiagnose

Tuberoserpiginöses Syphilom, Melanoakanthom, seborrhoische Dermatitis, extramammärer Morbus Paget, Lupus erythematodes, Rumpfhautbasaliom. Bei Schleimhautbefall Leukoplakie, Erythroplasie.

Therapie

Exzision der Herde, wenn immer möglich. Alternativ kann bei älteren Personen auch eine Röntgenbestrahlung mit Tumordosen analog dem Basaliom erfolgen (s. dort). Die 3. Möglichkeit besteht in der kryochirurgischen Abtragung.

Calcinosis cutis und Osteosis cutis

Ursache, Krankheitsbild und Diagnose

Eine Calcinose bzw. Osteose der Haut kann primär, aber auch sekundär im Gefolge chronisch entzündlicher Erkrankung auftreten. An dieser Stelle seien daher nur auf einige wenige Erkrankungen hingewiesen. Osteome können primär in der Gesichtshaut (Osteoma cutis Arzt) als kleine, stecknadelkopfgroße Tumoren auftreten, die in der Regel für Milien, Syringome oder Komedonen gehalten werden. Sekundär treten Verknöcherungen z.B. bei Basaliomen, Trichoepitheliomen u.a. auf.

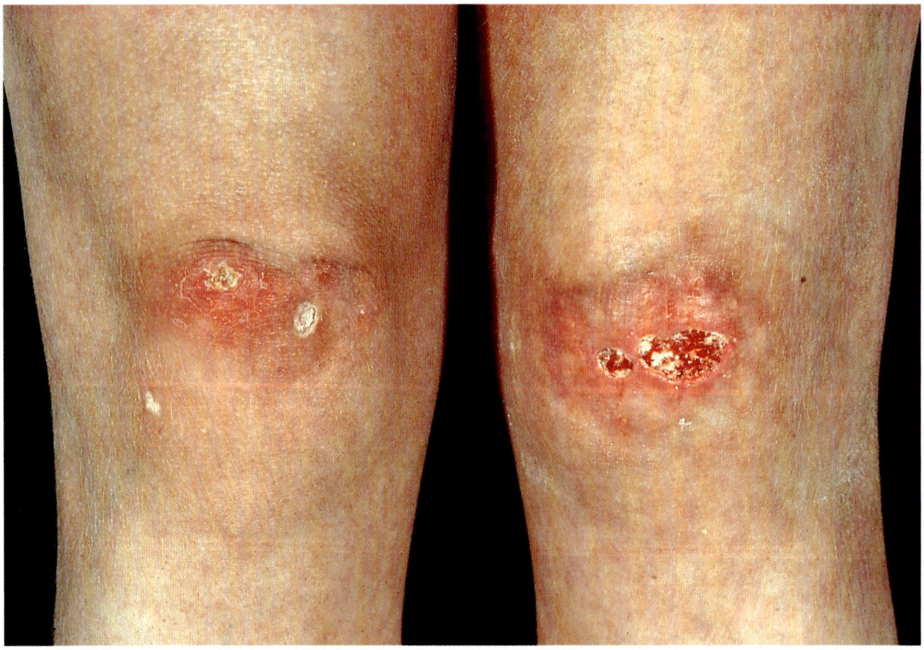

Abb. 21. Calcinosis cutis
Bei progressiver Sklerodermie

Calcinosis cutis tritt in Form weißlichbröckeliger, teils subcutaner, teils durch die Haut durchbrechender Tumoren im Rahmen interner Erkrankungen wie Hyperparathyreoidismus, chronischen Nierenerkrankungen, destruierenden Knochenerkrankungen u.a. auf. Bei chronisch entzündlichen Dermatosen kann es über eine metabolische Acidose zur Ausfällung von Calciumsalzen kommen. Am häufigsten wird dies bei Dermatomyositis (insbes. der juvenilen Form Myositis ossificans) und bei progessiver Sklerodermie beobachtet. Seltener bei akralen Durchblutungsstörungen an den Fingerendgliedern oder ohne erkennliche Ursache beim sog. Teutschländersyndrom (Calcinosis metabolica universalis).

Therapie

Soweit möglich Behandlung von Grunderkrankungen, manifeste Verknöcherungen, bzw. Verkalkungen können chirurgisch exzidiert oder exkoriiert werden. Allerdings muß mit verzögerter Wundheilung in dem vorgeschädigten Hautareal gerechnet werden.

Candidamykosen

Ursache, Krankheitsbild und Diagnose

Die Erreger der Candidamykosen sind hefeartige Organismen, die auch als Oidien oder Monilien bezeichnet werden. Aus der Gruppe der Candida-Spezies ragt als Erreger des Soor Candida albicans heraus. Das Vorkommen von Candida albicans auf der Haut oder Schleimhaut führt allein noch nicht zu einer Candidamykose, da Candida albicans saprophytär in über 40% auf Schleimhäuten nachweisbar ist. Wie bei keiner anderen Pilzerkrankung sind Grundkrankheiten wie Leukämie, Diabetes mellitus, Morbus Hodgkin, Karzinom, Sarkom, Tuberkulose, Glomerulonephritis, endokrine Störungen, Eisenmangelanämie, Vitaminmangel etc., aber auch Schwangerschaft sowie Cortison- und/oder Antibiotika-Therapie, hormonelle Kontrazeptiva, Zytostatika, sogenannte «Schrittmacher» manifester Erkrankung der Candidamykose. Auch lokale Beeinflussungen der Haut, wie z.B. Mazeration der Epidermis durch Wasser o.ä. (Hausfrauen, Waschfrauen, Krankenschwestern, Bäcker, Barmixer, Obstverpacker, Tankwarte, Wasserbett als Therapeutikum, starkes Schwitzen, Speichel in den Mundwinkeln, mangelhafte Anal- und Genitalhygiene u.a.m.) können zur klinischen Manifestation einer Soormykose führen.
Am häufigsten sieht man die Erosio interdigitalis, die beim Erwachsenen die bekannteste Form der Candidamykose der Haut darstellt. Sie lokalisiert sich in den Interdigitalfalten der Finger, seltener Zehen. Die Prädilektionsstelle bildet die «Schwimmhaut»

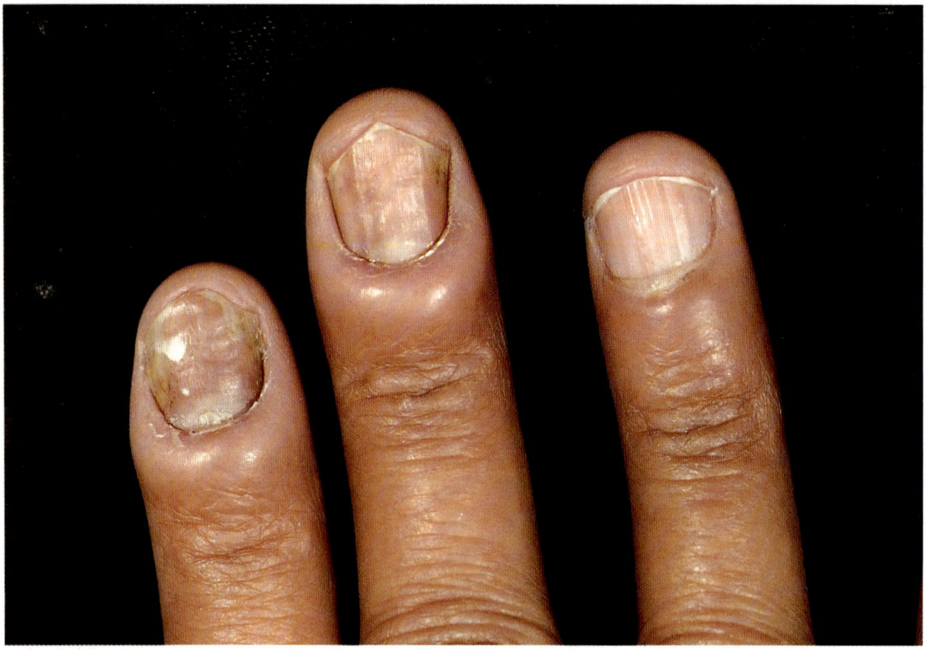

Abb. 22. Paronychie durch Candida parapsilosis

des 3. Zwischenfingerraumes. Ein Übergreifen des Krankheitsbildes findet mitunter auf die Innenflächen der Finger statt. An den Zehen können die aneinanderliegenden Hautteile in ihrer ganzen Ausdehnung befallen werden.
Das klinische Bild, das sich aus einer initialen Papulovesikel entwickelt, weist zu Beginn eine bläulich-weiße Farbe der gequollenen und mazerierten Epidermis auf. Im weiteren Verlauf findet sich vor allem bei den Frauen in der Interdigitalfalte eine zentrale, lebhaft rote, meist schmerzhafte Erosion, welche scharf gegen die grauweiße Partie kontrastiert. Bei dieser mit sehr intensivem Juckreiz einhergehenden Affektion ist die Randpartie vielfach von kleinen Bläschen umsäumt. Daneben finden sich Haut- und Schleimhauterscheinungen im Bereich der Mundwinkel, auf der Zunge, in Hautfalten wie Achselhöhlen, unter den Brüsten und in der Leistengegend, im Genitalbereich von Mann und Frau, sowie im Analbereich.
Bei Säuglingen ist die sog. «Windeldermatitis» meist mit einer Candida-Infektion vergesellschaftet. Dasselbe trifft für die Granulome im Gesäßbereich zu. Auch viele Paronychien, Onychomykosen, Otomykosen, seltener Zystitiden und Prostatitiden werden durch die Gattung Candida verursacht. Auch im Rahmen der Immunschwäche AIDS treten gehäuft Candida-Stomatitis, Oesophagitis und Anitis auf.

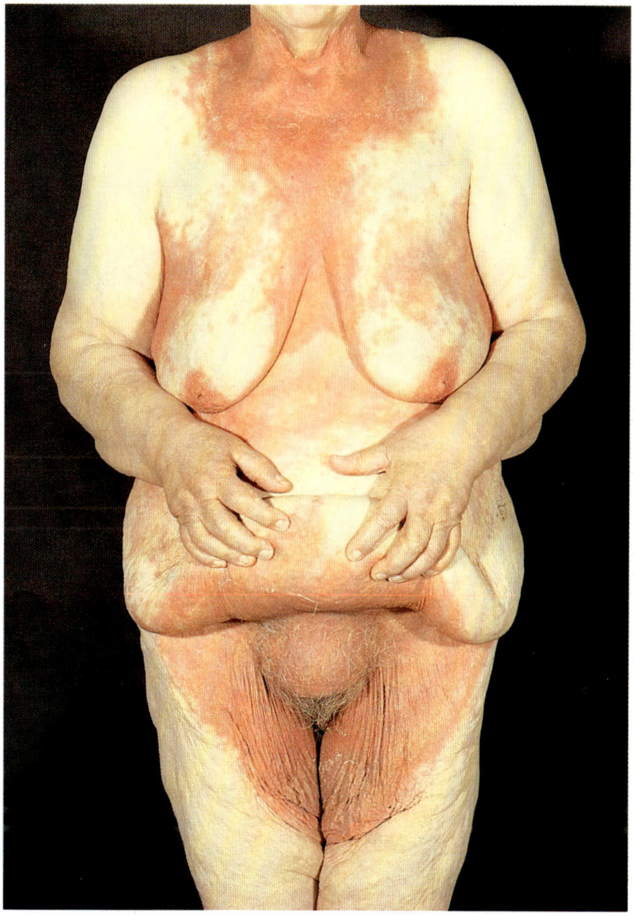

Abb. 23. Candida-dermatitis
Im wesentlichen intertriginöser Befall bei einer Diabetikerin

Therapie

Im Vordergrund stehen die Suche und die Behandlung evtl. Grundkrankheiten, besonders des latenten oder manifesten Diabetes mellitus.

Wurden früher hauptsächlich Pinselungen mit Farbstofflösungen eingesetzt, wird man heute besonders auf Nystatin zurückgreifen, welches in Form von Moronal, Candio-Hermal, Tonoftal-N in verschiedenen Verabreichungsformen vorliegt.

Lokal kann man auch Pinselungen mit einer 0,15%igen Amphotericin-B-Lösung vornehmen. Da diese kaum wasserlöslich ist, muß man als Lösungsmittel Propylenglykol wählen. Die Pinselungen sollten 3 bis 5mal täglich durchgeführt werden, die Lösung ist öfters neu anzusetzen, da sie nicht sehr stabil ist. Die interne Nystatintherapie sollte bei nachgewiesener Candidabesiedelung des Darmes durchgeführt werden, wobei zu bedenken ist, daß Nystatin nicht resorbiert wird und damit keine systemische Wirkung hat. Zur systemischen Therapie steht in Ausnahmefällen Ketokonazol (Nizoral) zur Verfügung.

Cheilitis

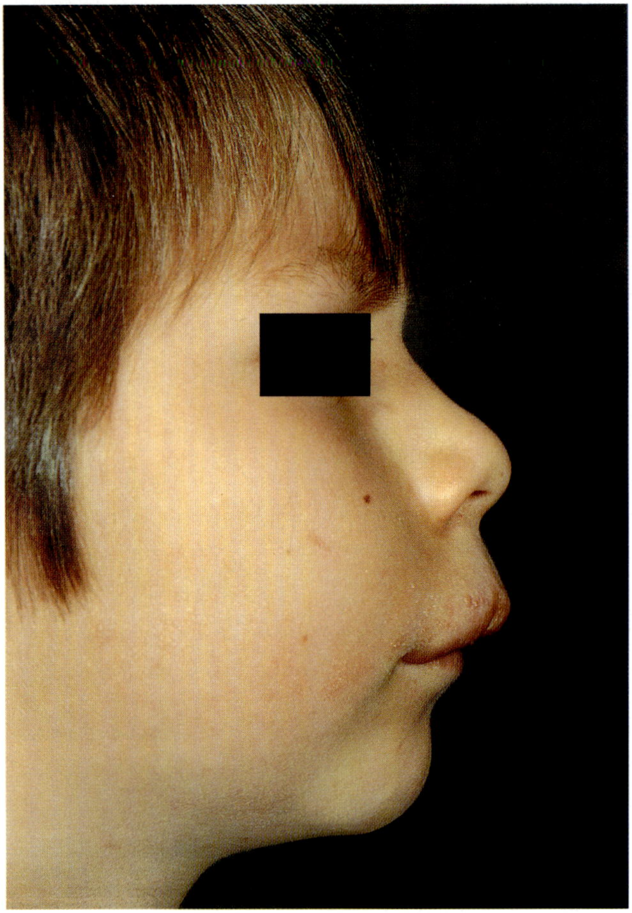

Abb. 24. Cheilitis granulomatosa (Melkersson-Rosenthal Syndrom)

Ursache, Krankheitsbild und Diagnose

Entzündliche Veränderungen an den Lippen können vielfältige Ursachen haben und im Rahmen toxisch-aktinischer Schädigungen, als isolierte Entzündungen oder bei anderen Erkrankungen auftreten.

Toxisch-allergische Cheilitis

An erster Stelle steht hier die sog. Leckdermatitis, die über dauernde Befeuchtung der Lippen durch die Zunge zur Exsikkation, und damit zu Rhagaden und Schuppenbildung führt. Akute Entzündungen können ferner durch allergische Reaktionen auf Kosmetika, Zahnpasta, aber auch lokal applizierte Arzneimittel (Viru-Merz!) hervorgerufen werden. Die dritte wichtige Ursache sind chronische Schädigungen der Lippe, vor allem der Unterlippe durch Sonnenstrahlen (Cheilitis actinica). Diese besonders bei Landleuten, Seeleuten und vornehmlich im Freien arbeitenden Personen auftretende Cheilitis muß als Präkancerose für ein späteres Plattenepithelkarzinom angesehen werden.

Infektiöse Cheilitis

Der Herpes simplex recidivans stellt in dieser Hinsicht die häufigste Ursache dar und führt zu Bläschen- und Krustenbildung (s.d.). Bei der Cheilitis glandularis simplex handelt es sich um stecknadelkopfgroße, Speicheltröpfchen absondernde Papeln, die sekundär inflammieren können (Cheilitis glandularis aposthematosa) und zu kleinen Abszessen führen. Zu erwähnen ist weiterhin die ulzeröse Cheilitis bei Primärinfektion mit Treponema pallidum.

Cheilitis bei anderen Grunderkrankungen

Hier sind zu nennen der Lichen ruber, sowie der Lupus erythematodes, die beide zu einer weißlichen Zeichnung der Lippen führen.
Erosive Cheilitis tritt beim Erythema exsudativum multiforme major ebenso wie bei Pemphigus vulgaris auf.
Sonderform: **Cheilitis granulomatosa** (Melkersson-Rosenthal Syndrom):
Bei dieser granulomatösen Entzündung der Oberlippe entwickelt sich eine teigig-ödematöse Anschwellung, die zu erheblicher Entstellung der Patienten führen kann. Gleichartige Infiltrate können auch an den Wangen (Pareiitis) oder an der Stirn (Metopitis) auftreten. Gleichzeitig besteht häufig eine Lingua plicata. Zu achten ist ferner auf neurologische Veränderungen, insbesondere Facialisschwäche bzw. Parese.

Therapie

Bei den toxisch-allergischen Cheilitiden gilt es, die Noxen soweit als möglich zu vermeiden. Bei stärker entzündlichen Affektionen können Hydrokortison-haltige Cremes eingesetzt werden, meist sind aber Lichtschutzlippenstifte (Ilrido) und das nächtliche Auftragen einer 3%igen Ichthyol-Vaseline ausreichend. Die Cheilitis actinica bedarf darüber hinaus genauester Kontrolle, um eine maligne Entartung frühzeitig zu erkennen. In ausgedehnten Fällen kann auch die plastisch-chirurgische, prophylakti-

sche Entfernung des Lippenrots mit Mobilisierung der angrenzenden Mundschleimhaut und Formung einer «neuen» Lippe erwogen werden. (Op nach Langenbeck-Bruns) Die Therapie infektiöser Cheilitiden richtet sich nach dem Erreger. Bei Cheilitis glandularis können Verödung mit dem Elektrokauter oder mit dem LASER versucht werden. Cheilitiden im Rahmen entzündlicher Dermatosen wie Lichen ruber, Lupus erythematodes, Pemphigus und Erythema exsudativum multiforme sprechen zumeist auf Kortikosteroide lokal an, wenn nicht wegen der Grundkrankheit bereits eine interne Kortikosteroid-Therapie erfolgt.
Cheilitis granulomatosa: Die Therapie gestaltet sich sehr schwierig. Intraläsionale Triamcinolon-Injektionen werden ebenso wie chirurgische Interventionen empfohlen. Kürzlich wurde über günstige Effekte durch Clofazimine berichtet (Lamprene 100–200 mg täglich).

Chloasma uterinum

Ursache, Krankheitsbild und Diagnose

Nicht in allen Fällen findet sich diese Pigmentstörung in Zusammenhang mit oder nach einer Gravidität, sondern auch bei Frauen, die Antikonzeptiva nehmen. Vor allem im Stirnbereich finden sich flächenhafte, gelbbräunliche Herde, die Mund, Nase und Wangen nur selten aussparen.

Differentialdiagnose

Perioculäre Hyperpigmentierung, Melanodermitis toxica, Riehl-Melanose.

Therapie

Absetzen von Medikamenten, die Einfluß haben auf die hormonelle Regulation. Gegebenenfalls eine Überprüfung des Hormonstatus erwägen. Bleichsalben haben nur einen begrenzten Wert.

Chondrodermatitis nodularis chronica helicis

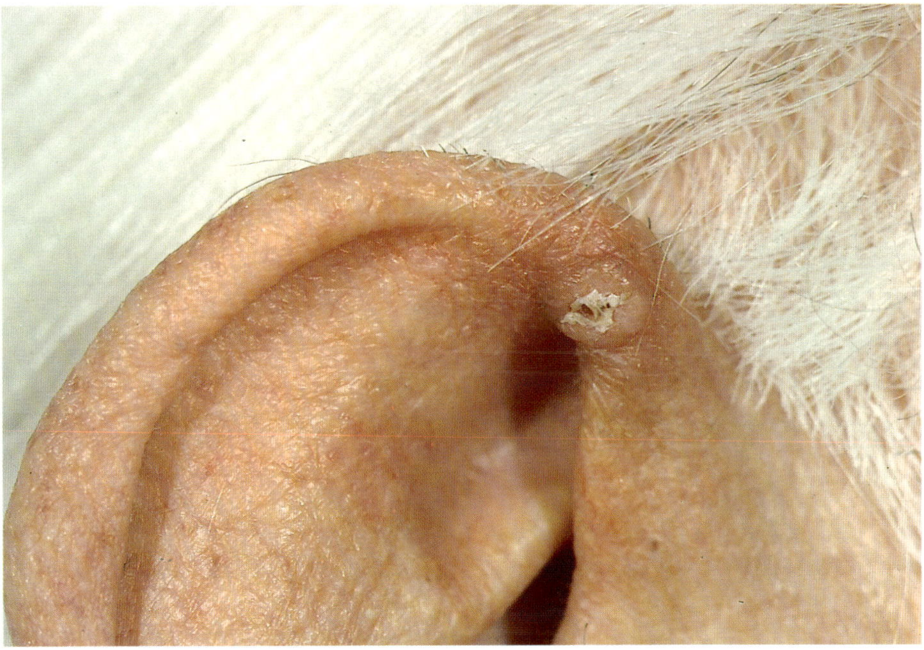

Abb. 25. Chondrodermatitis nodularis helicis Winkler

Ursache, Krankheitsbild und Diagnose

Unklare Ursache, eventuell bedingt durch Traumen, Erfrierungen, übermäßige Sonnenbestrahlungen oder Durchblutungsstörungen. Es findet sich am äußeren Ohrmuschelrand ein meist einzelstehendes, druckschmerzhaftes, vielfach reiskorngroßes, rundes bzw. ovales Knötchen, welches sich derb anfühlt und mit der Unterlage verwachsen ist. Im Zentrum hat es meist eine Schuppenkruste, nach deren Entfernung ein kleiner Gewebsdefekt erkennbar ist. Die Umgebung ist mitunter gerötet. Typischerweise nachts heftiger Schmerz bei Auflage auf einem Kopfkissen. Männer zwischen dem 40. und 70. Lebensjahr sind mehr betroffen als Frauen. Die Lokalisation ist gewöhnlich einseitig, selten doppelseitig.

Differentialdiagnose

Basaliom, Spinaliom, Keratoma senile, Keratoakanthom, Gichttophi.

Therapie

Chirurgische Entfernung mittels Keilexzision.

Clavus

Ursache, Krankheitsbild und Diagnose

Ursächlich kommen in erster Linie Störungen des Fußgewölbes («durchgetretener» Fuß) in Frage, die zu unphysiologischer Belastung der Haut außerhalb des Fußballens führen. Gleiches gilt für Druckwirkung durch zu enge Fußbekleidung, letztlich stellt diese Hyperkeratose nichts anderes als eine Schwiele dar. Ein Unterschied besteht nur darin, daß beim Clavus die Wucherung der Hornschichten im zentralen Teil am intensivsten ausgeprägt ist und sich in Gestalt eines kegelförmigen Hornzapfens bis in die Kutis erstreckt, wodurch entzündliche Vorgänge im Papillarkörper und infolgedessen starke Druck- und Schmerzempfindlichkeit mit randwärtigen Entzündungserscheinungen ausgelöst werden. Prädilektionsstellen sind die besonderem Druck ausgesetzten Teile der Zehen, wobei es vielfach zwischen den Zehen zu derartigen Hyperkeratosen kommt. Diese können zu Komplikationen in Form von Abszessen und Phlegmone, aber auch Erysipel und Sepsis führen.

Differentialdiagnose

Verrucae plantares, Clavi syphilitici.

Therapie

Versorgung durch Einlagen durch den Orthopäden, Beschaffung geeigneter, nicht zu enger Fußbekleidung, Erweichung mit warmen Seifenbädern, Auflegen von Salicyl-Guttaplast (60 %) und danach Abtragung der Hornschicht in Lokalanästhesie. Allerdings wird es leicht zu Rezidiven kommen, wenn nicht die ursächlichen Fehlbelastungen der Sohle abgestellt werden.

Condylomata acuminata

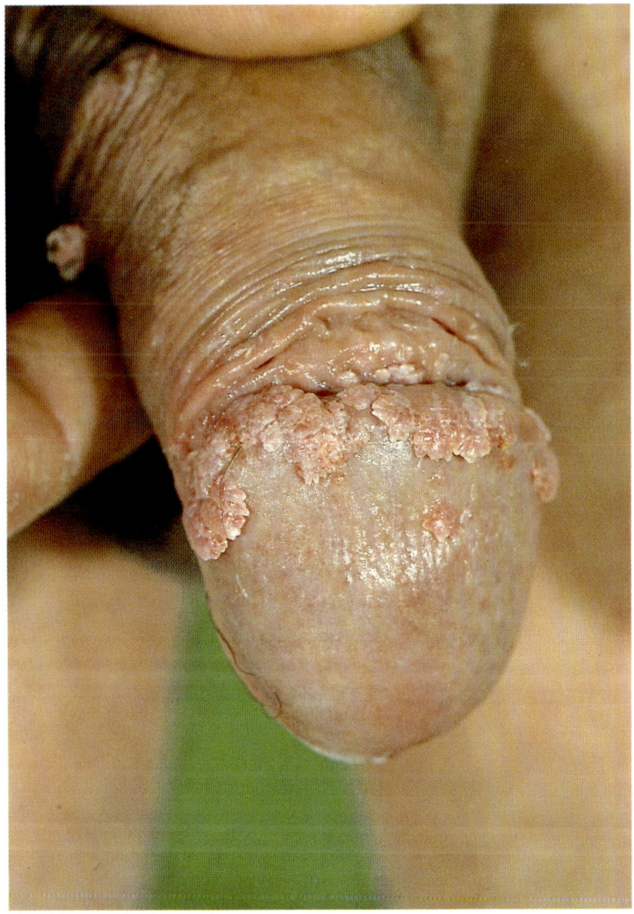

Abb. 26. Condylomata acuminata

Ursache, Krankheitsbild und Diagnose

Virusinfektion mit Humanem Papillom-Virus (HPV) 6 und 11, Übertragung in erster Linie beim Sexualverkehr. Häufig finden sich Zweit- und Drittinfektion mit anderen Erregern (s. Urethritis). Bei analen Condylomata acuminata sollte auch die Möglichkeit einer HIV-Infektion (AIDS) oder Hepatitis B mitbedacht werden. Bei älteren Patienten sollte ferner auf interne Erkrankungen, in erster Linie Diabetes mellitus geachtet werden.

Zu Beginn finden sich kleine, stecknadelkopfgroße, warzenähnliche, rötlich gefärbte, gelegentlich pigmentierte Knötchen mit verhornter Oberfläche, die in einzelnen Fällen klein und stationär bleiben. Da die Papillome erhebliche Proliferationstendenzen haben, sind sie fast regelmäßig multipel, und zwar in sehr reichlicher Zahl, so daß es bei längerer Bestandsdauer zur Konfluenz und himbeer-, blumenkohl- oder hahnenkammartigen Wucherung mit starker Zerklüftung der Oberfläche und tiefen Furchen kommt. Durch Stagnation von Sekret in diesen Furchen können größere Konglomerate von Papillomen äußerst fötiden Geruch ausströmen. Besonders stark sind Ausdehnung und Vermehrung auf feuchtem Grund.

Differentialdiagnose

Condylomata lata (Lues II), Peniskarzinom, Pemphigus vegetans, bowenoide Papulose, sowie Naevus verrucosus, Melanoakanthom.

Therapie

Einzeln stehende, zahlenmäßig überschaubare Condylome können mit 15–25%iger Podophyllinlösung betupft werden, wobei aber erhebliche Entzündung und ödematöse Schwellung durch diese Ätzbehandlung auftreten können. Daher Abwaschen der Lösung nach spätestens 6 Stunden, sowie Schutz der Umgebung durch Vaseline. Die Anwendung bei Kindern und Schwangeren ist absolut kontraindiziert! Chirurgische Abtragung durch Kürette oder Diathermie-Schlinge können nur in Lokalanästhesie durchgeführt werden. Ausgedehnterer Befall (vulvovaginal) läßt sich nur stationär in Vollnarkose chirurgisch angehen, ebenso wie ständige Rezidive im Präputialraum eine Zirkumzision überlegen lassen sollten.
Neuerdings wird die systemische Behandlung mit Interferon α bzw. γ empfohlen, evtl. auch subläsionale Einspritzung. Erfolgreiches Vorgehen wurde auch durch die LASER-Koagulation beschrieben.

Cornu cutaneum

Ursache, Krankheitsbild und Diagnose

Vielfach auf der Altershaut wachsend, finden sich meist solitär und erst in höherem Alter auftretend Hyperkeratosen mit dem Aussehen eines Tierhornes. Oft entwickelt sich in langsamem Wachstum ein spiralförmig gewundenes, hartes, hornartiges, zapfenförmiges Gebilde von verschiedener Form, Dicke und Größe. Die Oberfläche ist meist längsgefurcht, höckerig und zerklüftet. Die Farbe ist vorwiegend schmutziggelb-braun bis schwarz-braun. Hauptlokalisationsstellen sind Gesicht und behaarter Kopf, aber auch Lippen bzw. Augenlidbereiche, seltener die übrige Haut. Es handelt sich um eine obligate Präkanzerose, gelegentlich bereits um ein frühinvasives Karzinom.

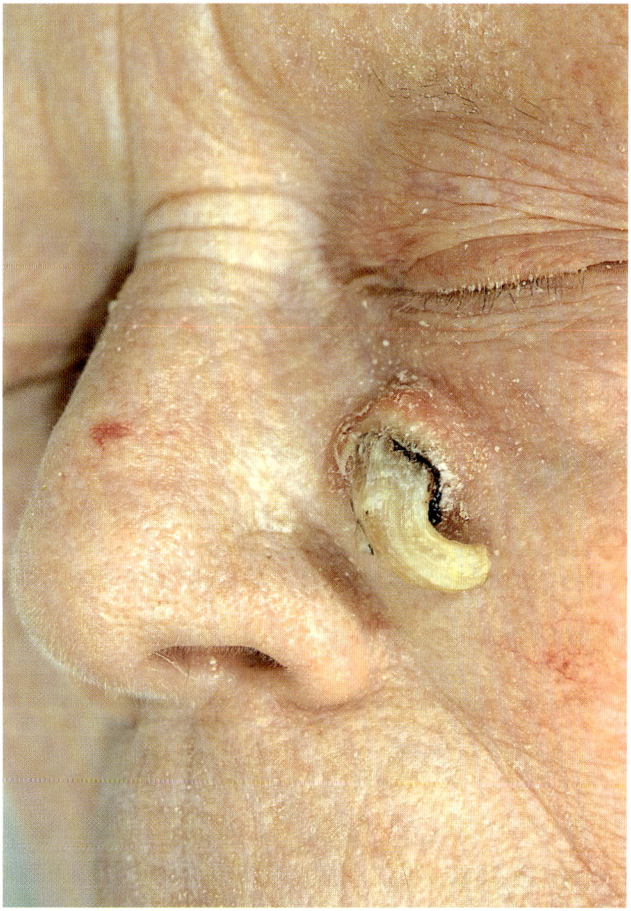

Abb. 27. Cornu cutaneum
An der Basis bereits invasives Plattenepithelkarzinom

Differentialdiagnose

Verruca vulgaris, Plattenepithelcarcinom.

Therapie

Exzision in Lokalanästhesie mit nachfolgender Histologie. Bei Vorliegen eines bereits invasiven Plattenepithelkarzinoms evtl. Nachexzision.

Dekubitus

Ursache, Krankheitsbild und Diagnose

Dekubitalgeschwüre entstehen durch Ischämie der Haut und nachfolgender Nekrose an Auflagestellen chronisch bettlägeriger Patienten, aber auch bei Sensibilitätsstörungen, z. B. bei Rollstuhlfahrern (Querschnittsgelähmte). Hauptsächlich betroffen sind der Lumbosakralbereich, die Hautpartien über dem Trochanter major, sowie die Fersen. Die oft tiefreichenden Nekrosen neigen zur Superinfektion.

Differentialdiagnose

Zerfallende Karzinome, Sarkome, Metastasen, Ekthymata, Pyoderma gangränosum.

Therapie

Prophylaxe bei gefährdeten Personen wichtigste Maßnahme!! Reinigung und Trokkenheit der Umgebung, sowie Hautpflege mit blanden Cremes spielen neben der obligaten ständig durchzuführenden Umlagerung zur Druckentlastung die wichtigste Rolle. Bei beginnenden erosiven Veränderungen können Pinselungen mit Mercurochrom, Lagerung auf Spezialunterlagen und Dekubitusmatratze sowie Trockenfönen erfolgreich sein. Tiefreichende Geschwüre bedürfen antiseptischer, granulationsfördernder Therapie, wie bei Ulcus cruris. Evtl. ist auch eine chirurgische Exzision, mindestens aber Abtragung der Nekrosen und Anfrischung der Wundränder zu erwägen.

Dermatitis atopica, Neurodermitis, endogenes Ekzem

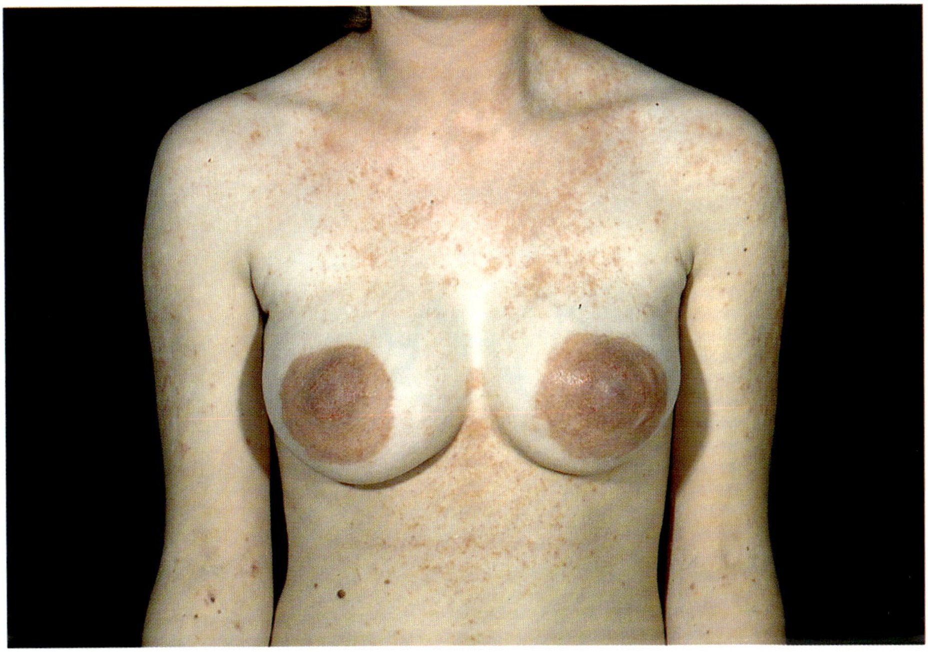

Abb. 28. Dermatitis atopica
Generelle Dermatitis mit ausgeprägtem Mamillenekzem

Ursache, Krankheitsbild und Diagnose

Diese zum atopischen Formenkreis gehörende Erkrankung ist in all ihren Varianten eine der häufigsten Dermatosen, die den Dermatologen in der Praxis begegnet. Fast immer lassen sich familiäre Belastung in Form von Pollinosis, allergischem Asthma sowie «Allergien» im weitesten Sinne erfragen, welches auf den hereditären Charakter dieser sich als chronisches Ekzem mit akuten Schüben präsentierenden Erkrankung hinweist. Bei Babys und Kleinkindern manifestiert sich die Dermatitis atopica als exsudative, akral betonte Entzündung: Milchschorf und nässende Dermatitis der Hände, häufige Windeldermatitiden sind kennzeichnend für dieses Krankheitsstadium. Im Verlauf der Kindheit wechselt das Bild, es entwickeln sich jetzt die typischen Beugeekzeme, die durch den quälenden Pruritus mit nachfolgendem Kratzen zu Lichenifikationen führt. Ausgehend von diesen Prädilektionsstellen können aber jederzeit auch größere Hautareale ekzematisieren. Im Erwachsenenalter sind vor allem flächen-

hafte Lichenifikationen oder eine pruriginöse Dermatitis zu erwarten. Neben diesen typischen Manifestationen gibt es aber noch eine Reihe unscheinbarerer Hautveränderungen, die deutliche Hinweise auf eine Dermatitis atopica geben: Hierzu gehören Rhagaden an den Ohrläppchen sowie an der Unterlippe (Cheilitis sicca, Leckdermatitis), Ausdünnung der seitlichen Augenbrauen (Hertoghe Zeichen), sowie die doppelte Lidfalte, periorale und periokuläre Blässe. Bei jungen Frauen nässende Mamillenekzeme und Vulvitis sicca, jeweils begleitet von quälendem Juckreiz. Weiterhin sind hier die Keratosis follicularis an den Streckseiten der Oberarme und Oberschenkel, die sog. Sandkistendermatitis (papulös-hyperkeratotische Papeln über den Ellenbogen und Knien), das dyshidrotische Handekzem, die Ichthyosishand, sowie Nageldystrophie zu nennen. Besonders häufig an Daumen- und Großzehenendgliedern, aber auch periungual an den anderen Fingern und Zehen findet sich eine Pulpitis sicca, die sehr gerne als Mykose fehlinterpretiert wird. Letztlich sei noch auf die Pityriasis alba verwiesen, weißliche, bis münzgroße leicht schuppende Makulae, die häufig an den Oberarmen, seltener am Stamm zu finden sind.
Diagnostisch hilfreich können ferner der weiße Dermographismus und das allgemein sehr trockene Integument sein.
Wichtig zu wissen ist ferner die Neigung dieser Patienten zu infektiösen Hauterkrankungen, da das Immunsystem in seiner Effizienz diesbezüglich nicht ausreichend funktionsfähig ist. So kommt es nicht selten bei mangelnder Hygiene zu ausgedehnter sekundärer Impetiginisierung durch Staphylokokken u.a. Erreger. Virusinfekte, wie

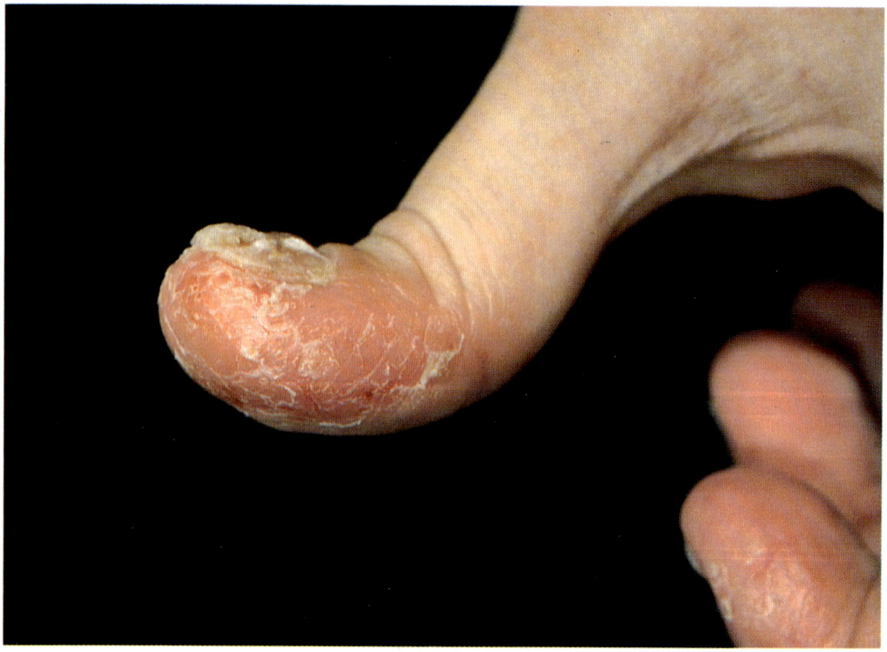

Abb. 29. Dermatitis atopica
Pulpitis sicca, keine Mykose!

ein Herpes simplex können sich zu lebensbedrohlichen Dermatosen ausweiten (Eczema herpeticatum). Dellwarzen (Mollusca contagiosa) kommen fast ausschließlich bei Menschen mit atopischer Disposition vor. Von den Mykosen spielt wiederum Candida albicans (Intertrigo, Windeldermatitis, Angulus infectiosus) die größte Rolle.
Häufig mit der Dermatitis atopica assoziierte Erkrankungen sind die Vitiligo, die Alopecia areata, die Ichthyosis vulgaris sowie okuläre Erkrankungen wie Keratokonus und Katarakt.

Differentialdiagnose

Entsprechend der Vielfalt der Symptome in den verschiedenen Lebensaltern sehr heterogen. Bei Säuglingen muß an seborrhoische Dermatitis und Psoriasis gedacht werden. Akute Schübe stellen die Frage nach Kontaktdermatitiden, ebenso wie nach chronischen rhagadiformen Handekzemen. Pityriasis alba ähnelt der Pityriasis versicolor, pruriginöse Veränderungen müssen von Prurigo simplex subacuta, Lymphomen, Insektenstichen u.a. abgegrenzt werden. Mamillenekzeme können Ausdruck eines Morbus Paget, also eines duktalen Mammakarzinoms sein. Nageldystrophien müssen ebenso wie die Pulpitis sicca von Mykosen differenziert werden.

Therapie

Die Therapie muß mehrere Gesichtspunkte berücksichtigen:

1. Sollten die Patienten in ihrer allgemeinen Lebensführung versuchen, Streßsituationen und Ungleichgewichte zu vermeiden, da psychische Alterationen Erkrankungsschübe provozieren können. Ferner sollte die Urlaubsplanung richtig gestaltet werden (Hochgebirge, Nordsee, Mittelmeer). Wollsachen sollten gemieden werden, auch sollten die Patienten in der Auswahl ihrer Hautpflegemittel, ihrer Kosmetika und auch der Waschmittel von Körper und Kleidung angewiesen werden, diese nicht ständig zu wechseln, um irritierende Substanzen leichter (z.B. durch die Durchführung von Epikutantestungen) auf die Spur zu kommen. Die Anschaffung von behaarten Haustieren (Hamster, Meerschweinchen, Hund, Katze, auch Vögel) sollte wegen der möglichen Sensibilisierung gegen Tierepithelien unterlassen werden. Bei der Nahrungsaufnahme haben Zitrusfrüchte häufig nachteilige Wirkung, und der Milchgenuß sollte in Grenzen gehalten werden. Hingegen sollte Müttern unbedingt eine mehrmonatige Stillzeit ihrer Neugeborenen angeraten werden.

2. Für die lokale Behandlung gilt, daß, wo immer möglich, Kortikosteroide wegen ihrer Langzeitnebenwirkung zu vermeiden sind und die Behandlung mit indifferenten Salben (Basodexan, Vobaderm, Neribas u.v.a. Basissalben) und Ölbädern (Balneum Hermal F, Linola Fett Ölbad u.a.), falls erforderlich, in Kombination mit oralen Antihistaminika zur Nacht gegen den Pruritus durchgeführt wird. Andererseits sind Kortikosteroide bei akuten Schüben häufig unumgänglich! Am besten verfährt man

derart, daß man einige wenige Tage ein fluoriertes, danach ein einfaches hydrokortisonhaltiges Präparat verordnet, um anschließend wieder solange als möglich kortikoidfrei im Sinne einer Basisbehandlung weiter zu therapieren. In schweren Fällen sollten Klimakuren im Hochgebirge erwogen werden. Unterstützend wirksam kann ferner die Phototherapie sein.

3. Interne Therapie: An Antihistaminika sollte wegen des z.T. exzessiven Pruritus nicht gespart werden. Der Einsatz von Kortison intern sollte sich auf absolute Ausnahmefälle beschränken, da mit Exazerbationen nach Absetzen gerechnet werden muß.

Dermatitis bullosa pratensis et phytogenica

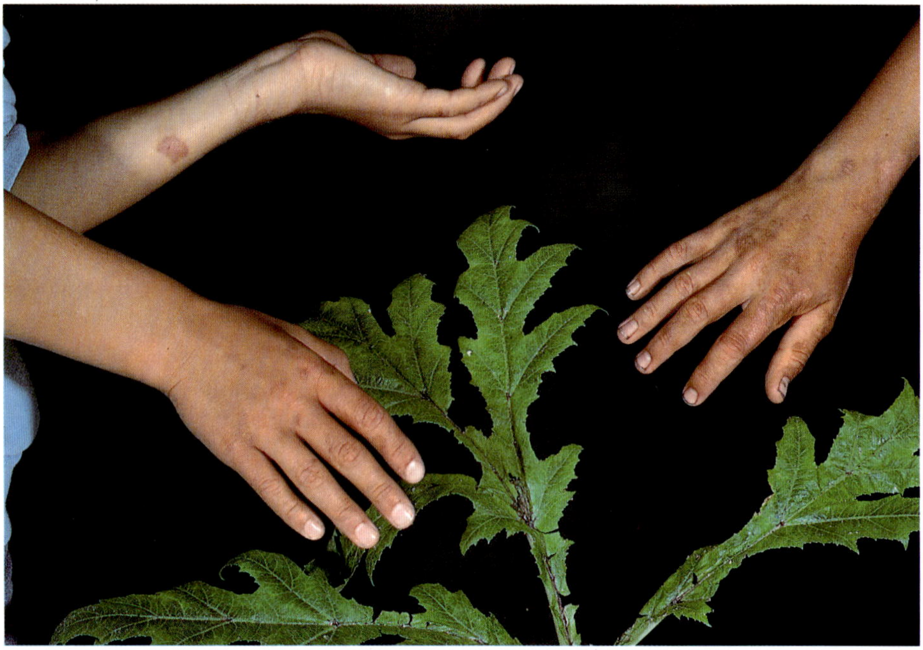

Abb. 30. Dermatitis pratensis
Hervorgerufen durch Wiesenbärenklau

Ursache, Krankheitsbild und Diagnose

Bei der Wiesengräserdermatitis spielt die phototoxische Wirkung der furocumarinhaltigen, ätherischen Öle von mit der Haut in Kontakt kommenden Wiesengräsern und Pflanzen (Pastinak, Wiesenbärenklau, Schafgarbe, Riedgras etc.) die entscheidende Rolle, und tritt demzufolge lediglich in den Sommermonaten auf. Meist finden sich in strich- oder streifenförmiger Anordnung an den unbedeckten Körperstellen gerötete Flecken mit Übergang zu Bläschen oder Blasen, die nach längerem Bestand eine hell- bis dunkelbraune Färbung annehmen. Im weiteren Verlauf kommt es zu krustösen Herden, welche durch Kratzen bakteriell superinfiziert werden können. Das nasse Gras oder die feuchte Haut fördern derartige Hauterscheinungen.

Differentialdiagnose

Berloque Dermatitis, andere toxische Dermatitiden, Fixes Arzneiexanthem.

Therapie

Neben Ausschaltung der Ursache ist die Behandlung ähnlich wie bei der Dermatitis. Um den akuten Schub beherrschen zu können, wird man bei ausgedehnten Läsionen und bei keiner entsprechenden Kontraindikation Methylprednisolon (Urbason 16–40 mg per os) geben. Lokal ist vielfach ausreichend die Anwendung von Schüttelmixturen oder kortikoidhaltigen Cremes, bzw. Salben in Verbindung mit feuchten Kompressen. Mit langanhaltenden, postinflammatorischen Resthyperpigmentierungen ist zu rechnen.

Dermatitis exfoliativa Ritter von Rittershain-staphylogenes Lyell-Syndrom

Ursache, Krankheitsbild und Diagnose

Im Kleinkindesalter, aber auch bei Jugendlichen, wird eine durch Staphylokokken verursachte blasige Dermatose beobachtet, die foudroyant verläuft und besonders im Gesicht und am Stamm, initial auch häufig intertriginös zum Aufschießen von Blasen mit nachfolgender großflächiger Exfoliatio cutis führt. Nikolski Phänomen positiv. Verglichen mit Bildern beim Erwachsenen gleichen diese dem medikamentösen Lyell-

Syndrom (s. dort). Zur schnellen Unterscheidung kann eine histologische Aufarbeitung der Blasendecke erfolgen. Bei staphylogenem Lyell-Syndrom hebt sich lediglich das Stratum corneum, bei medikamentösem Lyell die gesamte Epidermis ab.

Differentialdiagnose

Erythrodermia desquamativa Leiner, toxische Exantheme, bullöse Arzneimittelexantheme, Verbrennungen.

Therapie

Sofortige Klinikeinweisung, da die Erkrankung in schweren Fällen letal verlaufen kann, dort intensive medizinische Maßnahmen. Therapeutisch steht die breitspektrale Antibiotikabehandlung im Vordergrund.

Dermatitis glutaealis papulosa infantilis (Windeldermatitis)

Ursache, Krankheitsbild und Diagnose

Bei der Windeldermatitis handelt es sich um eine Affektion, die fast ausschließlich bei Wickelkindern beobachtet wird, besonders solchen mit einer atopischen Disposition. Pathogenetisch ist diese Erkrankung primär auf Wärme und Feuchtigkeitsstau zurückzuführen. Weiterhin wirken ursächlich schädigend: Gewebe der Windeln, Waschmittelrückstände in den Windeln, Gummiunterlagen oder Gummihöschen, ammoniakalischer Harn, Stuhlverschmutzungen und Seifenüberempfindlichkeit. Zusätzlich häufig sekundäre Infektionen mit Candida albicans und Bakterien.
Im ausgeprägten Bild finden sich im Genito-Analbereich eine Vielzahl von disseminierten, rosafarbenen, kleinsten bis linsengroßen, zentralerodierten Papeln oder Pusteln, die umgeben sind von einer mitunter mazerierten, zumindest ziemlich stark geröteten Haut. Als Hauptlokalisationsstellen gelten Ano-Genitalregion, Oberschenkelinnenseiten, Rücken und Unterbauch. Streureaktionen können über das gesamte Integument in Form stark juckender, papulo-vesikulöser Effloreszenzen auftreten.

Differentialdiagnose

Psoriasis, Kontaktdermatitis, Scabies, Candida-Intertrigo.

Therapie

Gute Behandlungserfolge erreicht man durch Umstellung der Ernährung im Sinne einer Ansäuerung des Urins. Zu stark säuernden Nahrungsmitteln zählen u.a. Rindfleisch, Schweinefett, Fisch, Hühnerei, Quark, Käse, Roggenmehl, Griesmehl, Kekse, Haferflocken, Reis, Rosenkohl, Leber und Huhn.
Lokal sind neben Farbstoffpinselungen Zink-Schüttelmixturen mit Zusatz von Nystatin, bei schweren Entzündungen auch kortikoidhaltige Antiseptika in Pastenform (Sermaform, Locasalen, Vioform) kurzfristig erforderlich. Längere Anwendungen sind wegen der Steroidresorption und der möglichen Entwicklung des kortisoninduzierten Granuloma glutaeale infantum zu vermeiden. Beim Vorliegen einer Candidasuperinfektion kommen antimykotische Pasten wie Amphomoronal, Multilind Heilpaste oder Candio-Hermal Paste in Frage. Gegen den häufig ausgeprägten Pruritus kann z.B. Mereprine Sirup (zur Nacht) verabreicht werden.

Dermatitis herpetiformis Duhring

Ursache, Krankheitsbild und Diagnose

Diese zu den autoimmun erworbenen, bullösen Dermatosen zählende Erkrankung tritt vornehmlich im 2. bis 5. Lebensjahrzehnt, gelegentlich aber auch bei Kindern auf. Männer erkranken häufiger als Frauen. Leitsymptom der Erkrankung ist der exzessive Juckreiz. Die Hautveränderungen sind ausgesprochen polymorph, haben teils ekzemartig-papulösen, teils bullös-exkoriierten Charakter. Prädilektionsstellen sind behaarter Kopf, Schultergürtel, Kreuzbeinregion sowie die Extremitätenstreckseiten. Keine Mundschleimhautbeteiligung. Die Blasen sind meistens klein, gruppiert und prall-elastisch, die Nikolski Phänomene sind nicht auslösbar. Die Dermatose ist typischerweise jodprovozierbar, welches auch in der Diagnostik (Jodkaliprobe) ausgenutzt wird. Diagnostisch sind aber die subepidermale Blasenlage und das IgA granuläre Fluoreszenzmuster entlang der Basalmembran in der direkten Immunfluoreszenz (DIF). Zu achten ist auf eine glutensensitive Enteropathie (jejunale Zottenatrophie), die bioptisch zu sichern ist.

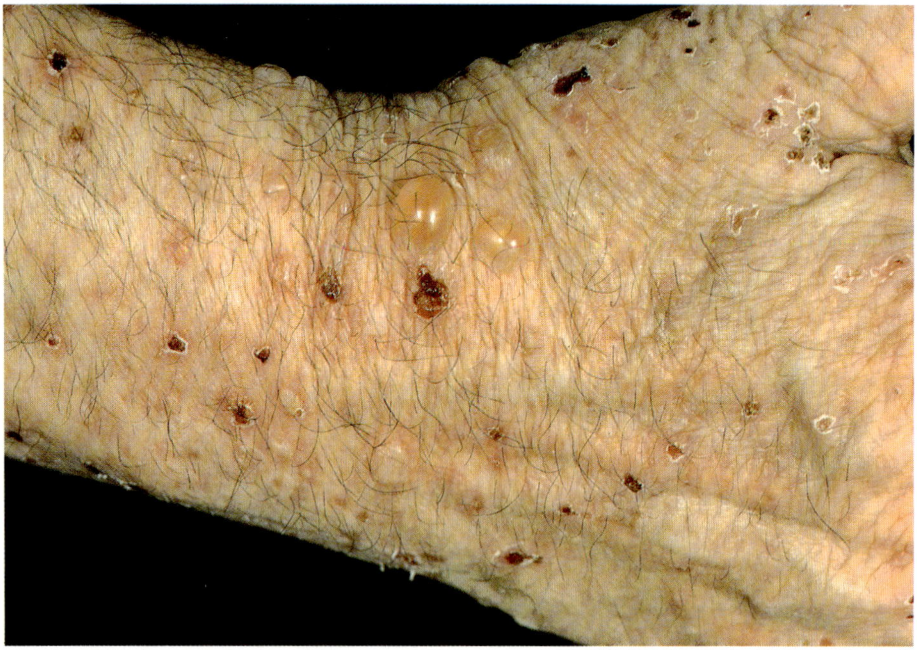

Abb. 31. Dermatitis herpetiformis Duhring

Differentialdiagnose

Bullöses Pemphigoid, IgA-lineäre Dermatose (abzugrenzen durch DIF), chronische Ekzeme, Prurigo simplex subacuta (Sistieren des Juckreizes nach Abkratzen der Effloreszenzen), Skabies.

Therapie

Bei Nachweis einer glutensensitiven Enteropathie sollte glutenfreie Kost eingehalten werden, jodhaltige Speisen müssen gemieden werden. DADPS (Diaminodiphenylsulfon) 100–150 mg per os ist ein sicher wirksames Therapeutikum (Cave Methämoglobinämie). Lokal können initial Kortikosteroide eingesetzt werden, später blande Externa wie Neribas Salbe, Alfason Basis CreSa, Basodexan.
Da die Durchführung einer glutenfreien Kost für die Betroffenen häufig sehr schwierig ist, empfiehlt es sich hier, von kompetenter Seite eine Diätberatung durchführen zu lassen.

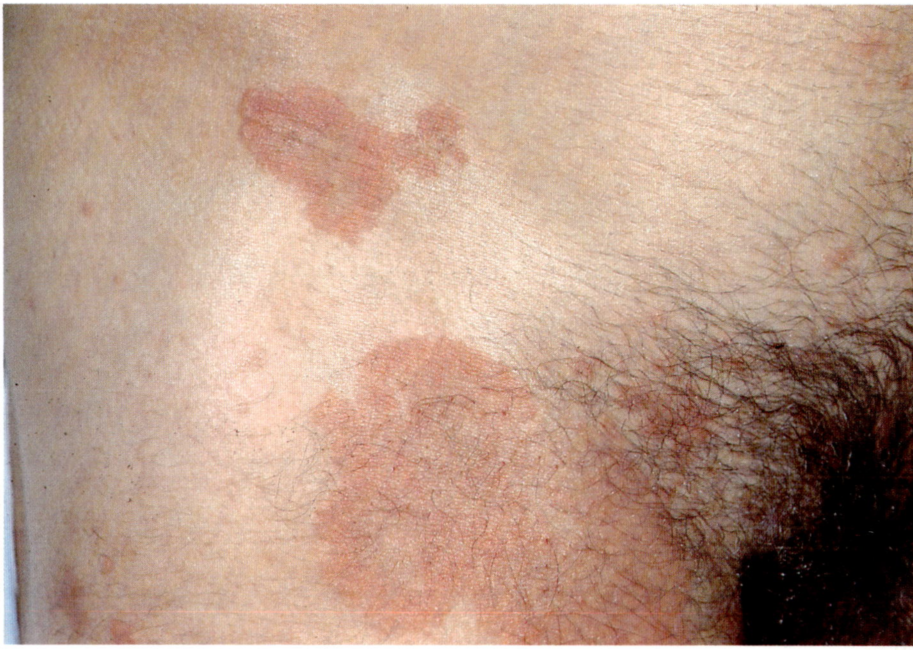

Abb. 32. IgA-lineäre Dermatose

Sonderform

IgA-lineäre Dermatose

Diese von der Dermatitis herpetiformes Duhring abzugrenzende Erkrankung geht nicht mit einer Glutenenteropathie einher und zeigt in der DIF ein lineäres Band von IgA an der Basalmembran. Die Effloreszenzen, ebenso wie der heftige Pruritus ähneln sehr denen bei der Duhring'schen Erkrankung, wenn auch die Intertrigines etwas häufiger befallen zu sein scheinen.

Differentialdiagnose

Wie bei Dermatitis herpetiformis Duhring.

Therapie

Eine Diät ist nicht erforderlich, ansonsten gutes Ansprechen auf DADPS und niedrig dosierte Kortikosteroide.

Dermatitis nummularis

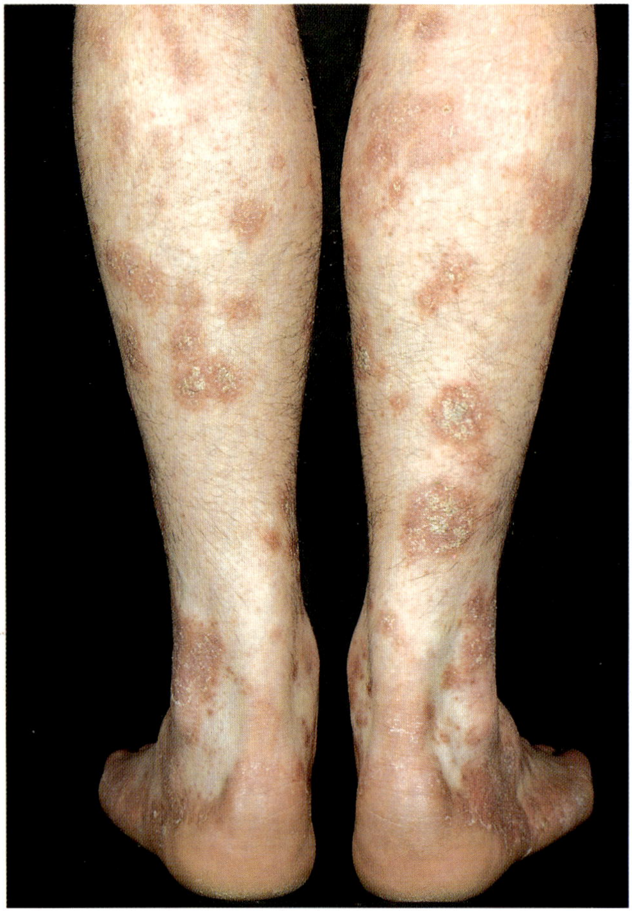

Abb. 33. Nummuläre Dermatitis

Ursache, Krankheitsbild und Diagnose

Diese auch wegen seiner Chronizität als nummuläres Ekzem bezeichnete Erkrankung tritt bevorzugt bei Männern (mit seborrhoischem Konstitutionstyp) an den Unterschenkeln und am Stamm nach dem 30. Lebensjahr auf, das klinische Bild kann subakut bis chronisch sein und ist in der Regel von mäßigem bis starkem Juckreiz begleitet. Zumeist finden sich kleine bis mittelgroße, münzförmige, mit einer Krustenauflagerung versehene Herde, gelegentlich auch diffus verstreute, kleine, bläulich-rote

Papeln, deren Zentrum ebenfalls eine Schuppenkruste trägt. Nicht selten entwickelt sich das bakterielle Ekzem im Anschluß an eine Pyodermie, so daß man meist ein polymorphes Bild vor sich hat, wobei sich nässende und krustenbedeckte Herde neben Knötchen, Bläschen u.a.m. finden.

Differentialdiagnose

Psoriasis vulgaris, nummuläre Dermatitis atopica, rezidivierender Herpes glutaealis. Dermatitis herpetiformis Duhring.

Therapie

Die Behandlung ist dem jeweiligen Akuitätsstadium anzupassen. Bei akut nässenden Herden stehen feuchte Kompressen mit Betaisodonalösung o.ä. im Vordergrund, evtl. auch als «fett-feuchter Verband» mit einer antisepticahaltigen Salbe als Unterlage, im subakuten Stadium können Farbstoffpinselungen oder antisepticaenthaltende Kortisonpasten (Locacorten-Vioform-Paste, Linola-H-compositum) eingesetzt werden. Chronische Effloreszenzen sollten durch Salicylsäure-haltige, bzw. harnstoffhaltige Kortisonsalben behandelt werden (z.B. Betnesalic, Hydrodexan). Die gleichzeitige Verabreichung von Antibiotika per os ist nur bei therapieresistenten Veränderungen nach Antibiogramm oder bei Lymphangitis erforderlich. Zur Nachbehandlung können teerhaltige, bzw. tumenolhaltige kortikoidfreie Externa eingesetzt werden, z.B. Liquor carbonis detergens 3–5% in Neribas-Salbe, Ammonium-Tumenol 5–10% in Linola Fett. (Cave «Überfettung»: Follikulitis!)

Dermatitis perioralis

Ursache, Krankheitsbild und Diagnose

Dieses auch als Rosazea-artige Dermatitis bezeichnete Krankheitsbild breitete sich Ende der 70er Jahre bei uns aus und betrifft hauptsächlich Frauen im Alter zwischen 30 und 45 Jahren. Als Ursache werden in erster Linie längerfristige, lokale Anwendungen fluorierter Kortikoide angesehen, die ursprünglich wegen anderer Minimaldermatosen im Gesicht aufgetragen wurden. Typischerweise kommt es nach Absetzen der Steroide zu schlagartigem Auftreten von stark juckenden Papulovesikeln und Pusteln, sowie häufig zu diffuser Rötung. Neuerlicher Steroideinsatz führt zur prompten Besserung, aber sofortigem Rezidiv nach Absetzen. Dieser Zirkulus vitiosus bedingt die dauernde Selbstmedikation der Patientinnen über zum Teil viele Monate.

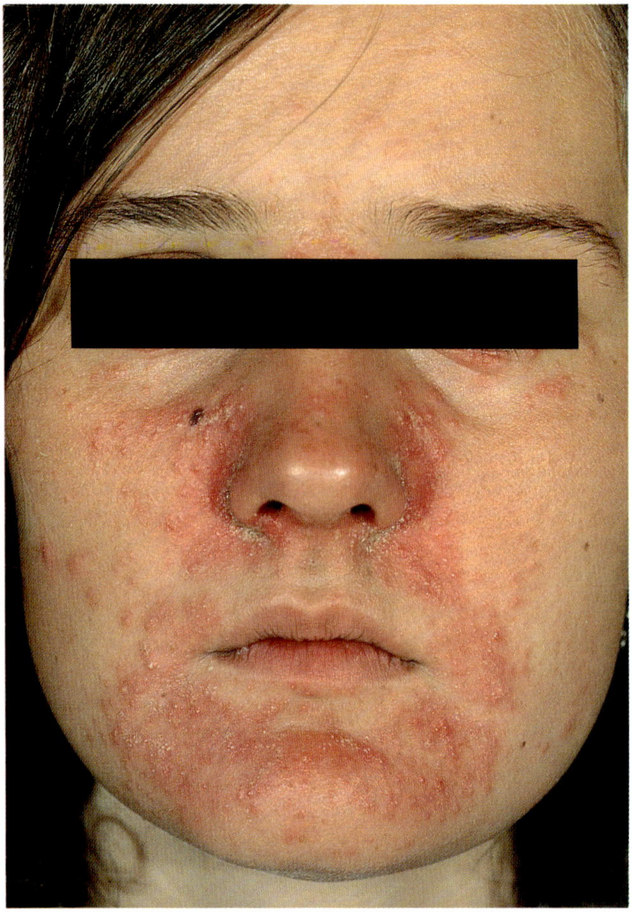

Abb. 34. Periorale Dermatitis
Nach mehrmonatiger Anwendung fluorierter Kortikosteroide

Differentialdiagnose

Akne, Rosacea, gramnegative Follikulitis, Impetigo, periorale Candidose, Zinkmangelsyndrom.

Therapie

Rigoroses Absetzen der Kortikoide! Mit zum Teil massiver Verschlechterung ist in den folgenden 2–3 Wochen zu rechnen, diese müssen aber von den Patienten in Kauf genommen werden. Auch geringfügige externe Anwendung von Kortikosteroiden gefährdet den Gesamterfolg der Therapie. Unterstützend wirksam sind intern Tetracykline 2–4 × 500 mg, sowie externe Behandlung mit Metronidazol 2% in Linoladiol oder Erythromycin 0,24 in Linoladiol oder Basiscremes ad 24,0.

Dermatitis seborrhoica

Ursache, Krankheitsbild und Diagnose

Diese bei Menschen mit seborrhoischer Disposition auftretende Dermatose ist ebenfalls relativ häufig und betrifft Männer mehr als Frauen. Vornehmlich am Haaransatz, in den Augenbrauen, retroaurikulär, den Nasolabialfalten, aber auch im Bereich der vorderen und hinteren Schweißrinne treten unscharf begrenzte, flach infiltrierte, leicht schuppende und wenig juckende Infiltrate auf. Auch eine Skrotal- und Nabeldermatitis wird im Rahmen der seborrhoischen Dermatitis, ebenso wie ein Kopfhautekzem (Tinea asbestina) mit fein- bis groblamellärer Schuppenbildung beobachtet. Selten kann bei Neugeborenen direkt nach der Geburt oder in den ersten Lebenswochen eine generalisierte seborrhoische Dermatitis (Erythrodermia desquamativa Leiner) auftreten. Neuerdings wurde im Rahmen der HIV-Infektion (AIDS) das gehäufte Auftreten seborrhoischer Dermatitiden beobachtet.

Differentialdiagnose

Psoriasis, Tinea, Kontaktekzem, Exazerbation im Rahmen einer HIV-Infektion.

Therapie

Hautpflege mit indifferenten oder schwefelhaltigen Salben. Nur in hartnäckigen Fällen kurzfristig Kortisonsalben. Zur Dauertherapie im Gesicht kann z. B. Metronidazol 2% eingesetzt werden. Neuerdings konnten gute Ergebnisse bei therapieresistenten Ekzemen mit 0,01–0,02%iger Dithranol-Vaseline (+ 2% Salicylsäure) abends aufgetragen, erzielt werden. Auf überschießende Hautrötungen muß allerdings geachtet werden. Bei übermäßiger Kopfschuppung empfiehlt sich als Haarwaschmittel z. B. Desquaman, Squamasol-Gel, bei zusätzlicher Seborrhoe Ellsurex, bzw. Selsun. Hartnäckige Schuppenbildung kann durch folgende Kopfsalbe, abends aufgetragen evtl. unter einer Badekappe behandelt werden:

Acidum salicylicum	3,0
Topisolon	30,0
Adeps suillus	ad 100,0.

Dermatofibrosarcoma protuberans

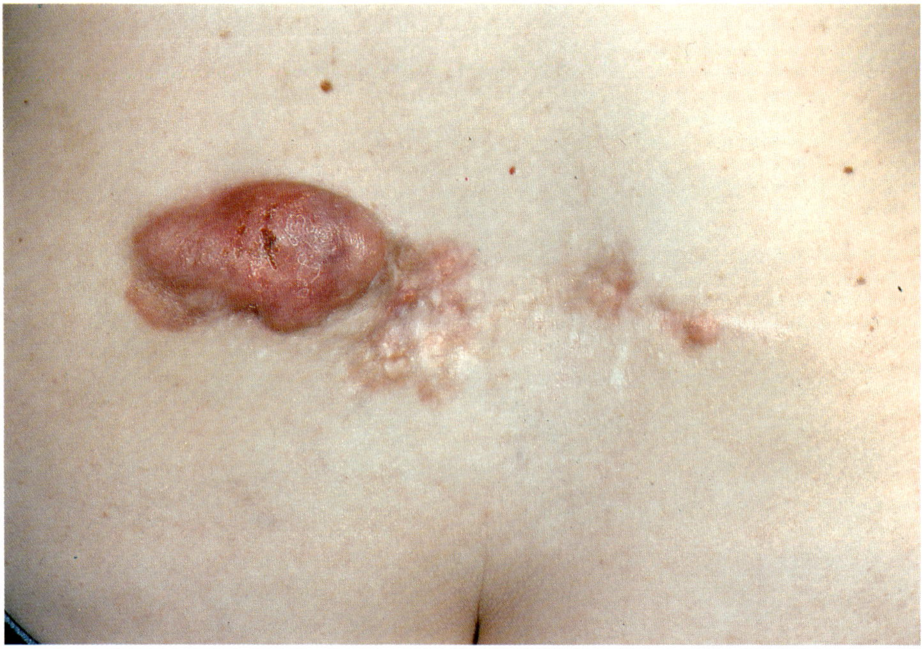

Abb. 35. Dermatofibrosarcoma protuberans

Ursache, Krankheitsbild und Diagnose

Dieser klinisch als semimaligne einzustufende Tumor tritt vorwiegend ab der 3–4 Lebensdekade als zumeist solitär, blaßrötlich bis hautfarbener Plaque, später Knoten in Erscheinung. Der Tumor zeigt lokal aggressives, wenn auch langsam progredientes Wachstum. Lymphknoten- oder Fernmetastasen werden nur selten beobachtet.

Differentialdiagnose

Histiozytom, Lymphom, Keloid, atypisches Granuloma anulare.

Therapie

Entscheidend ist die großzügige chirurgische Erstoperation mit mehreren Zentimetern Sicherheitsabstand, da nur so die vollständige Entfernung der lokal sehr rezidivfreudigen Geschwulst gesichert ist. Regelmäßige Nachkontrollen sollten zur Früherkennung von Rezidiven durchgeführt werden.

Dermatomyositis

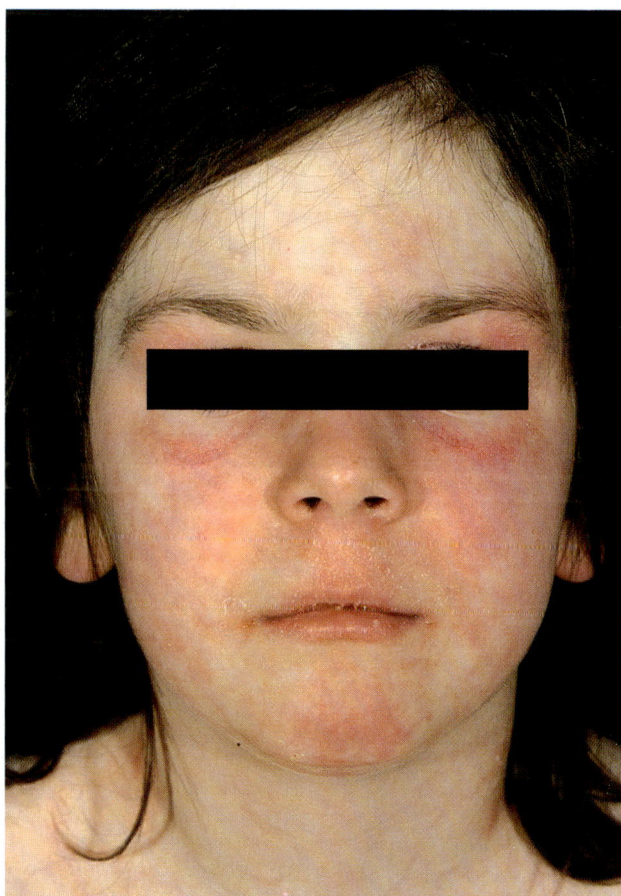

Abb. 36. Dermatomyositis
Klassisches lilafarbenes Erythem im Gesicht bei kindlicher Dermatomyositis

Ursache, Krankheitsbild und Diagnose

Erkrankung unbekannter, möglicherweise viraler Genese, die dem Formenkreis der Kollagenosen zugerechnet wird. Es gibt einen Altersgipfel in der Kindheit, sowie einen nach dem 40. Lebensjahrzehnt. Frauen erkranken häufiger als Männer. In den meisten Fällen treten Haut- und Muskelsymptome gleichzeitig auf, sie können aber auch zeitlich dissoziieren. Die Hautsymptomatik ist durch violette bis weinrote, symmetrische, oft ödematöse, flächenhafte oder fleckförmige Erytheme («Lilakrankheit»), vor allem im Gesichtsbereich gekennzeichnet, das gedunsen und mit einer maskenhaften Starre erscheint. Oft ist auch V-förmig der Dekolletébereich betroffen. Frühzeitig finden sich zahlreiche Teleangiektasien und festhaftende hyperkeratotische Schuppenauflagerungen im Bereich der Ellenbogen und Fingerkuppen (Heuck-Gottron-Zeichen). Im Verlauf kleinfleckige, porzellanfarbige Atrophien, besonders an den Streckseiten der Hände. Haare und Nägel werden glanzlos, die Myositis ist eher durch Muskelschwäche als durch Muskelschmerzen gekennzeichnet. Da häufig zuerst der Schultergürtel erfaßt wird, ist eines der ersten Symptome «die Haare nicht mehr kämmen zu können». Allgemeine Symptome sind: frühzeitige Ermüdbarkeit, Gewichtsverlust u.a. Die Erkrankung endet in Muskelatrophie und Sklerose, besonders bei Kindern entwickeln sich Myositis ossificans und Calcinosis cutis (s. dort). Kompli-

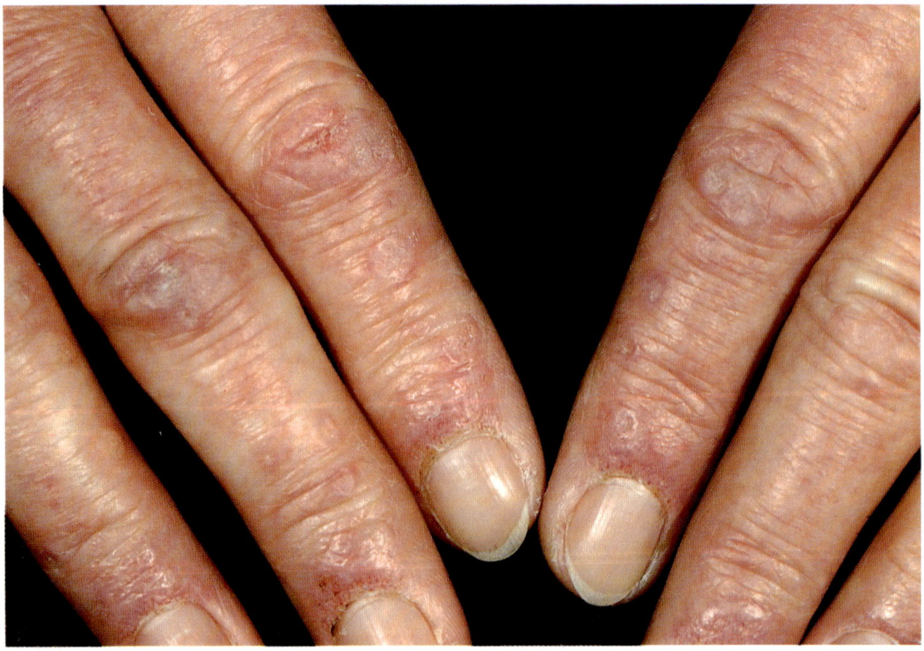

Abb. 37. Dermatomyositis
Heuck-Gottron Zeichen: Rötung des Nagelwalles. Erythem der Fingerstreckseiten. Kapillarmikroskopisch Torquierung der Nagelkapillaren

kationen an inneren Organen sind vor allem Myokarditis, fibrotische Lungenveränderungen, Pneumonien, Nierenbeteiligung.
Nach malignen Tumoren muß insbesondere beim Auftreten nach dem 3. Lebensjahrzehnt gefahndet werden, da bei ca. 50% dieser Patienten Tumoren der Mamma, der Lunge oder des Magens zu finden sind (Paraneoplasie).

Differentialdiagnose

Akuter systemischer Lupus erythematodes, Periarteriitis nodosa, Trichinose, progressive Sklerodermie.

Therapie

Bei Kindern Kortikosteroide (1–2 mg/kg Körpergewicht) in Verbindung mit Cyclophosphamid. Auch Cyclosporin A wird empfohlen. Bei älteren Menschen in erster Linie Tumorsuche und dessen Beseitigung, ansonsten Kortikoide in mäßiger Dosierung (0,5 mg/kg Körpergewicht). Die Lokaltherapie beschränkt sich auf Basissalben und Cremes, bei Hyperkeratosen evtl. in Verbindung mit Salicylsäure. Stärkere Besonnung sollte vermieden werden, da eine Lichtprovozierbarkeit auch bei der Dermatomyositis bekannt ist.

Dermatozoenwahn

Ursache, Krankheitsbild und Diagnose

Meistens arteriosklerotische Frauen über dem 60. Lebensjahr leiden zuweilen unter der Phobie, daß sie auf ihrer Haut Würmer sehen und fühlen, daß sie von Käfern u.a. Parasiten befallen werden. Meist bringen sie in Papier oder Streichholzschachteln eingewickelte «Tierchen» mit, die sich letztlich als Stoffreste o.ä. ergeben. Körperfalten oder Körperöffnungen werden besonders gerne «heimgesucht». Klinisch ist außer gelegentlichen Kratzeffekten wenig zu sehen, es werden Juckattacken angegeben, Haut und Wohnung werden täglich mehrfach gründlich gesäubert, selbst rigoros desinfiziert.

Differentialdiagnose

Milbeninfektionen, Pruritus anderer Genese (s. dort).

Therapie

Selbst Neuroleptica helfen nicht viel, am besten psychotherapeutische Betreuung. Die somatische Therapie sollte äußerst zurückhaltend durchgeführt werden, um die Patienten nicht in ihrer Wahnvorstellung zu bestärken. Falls unumgänglich symptomatisch lokale Antipruriginosa, wie z. B. Crotamitex Gel – oder Salbe, bzw. Calmitol 1,0 – Lotio alb. aquos. RF ad 100,0.

Dupuytren'sche Kontraktur

Ursache, Krankheitsbild und Diagnose

Autosomal dominant vererbtes, überwiegend bei Männern vorkommendes Krankheitsbild, das meist in der 3. und 4. Lebensdekade manifest wird und langsam progredienten Charakter hat. Anfangs lassen sich im Bereich der Palmar –, seltener der Plantaraponeurosen knotig umschriebene Verhärtungen, meist in der Nähe der Fingergrundgelenke tasten. Diese können sich zu sichtbaren, derben, erhabenen Knoten entwickeln. Successive kommt es dann zur langsamen Kontraktur der zugehörigen Finger, so daß eine Streckunfähigkeit resultiert. Gelegentlich kombiniert mit Induratio penis plastica.

Therapie

Bestrahlung im Frühstadium absolutes Mittel der Wahl: 4 × 2 Röntgenbestrahlungen à 400 R im Abstand von 4 Monaten. Im fortgeschrittenen Stadium kann die chirurgische Entfernung der Palmaraponeurose durchgeführt werden, allerdings resultiert häufig eine Einschränkung der funktionellen Beweglichkeit der Hand.

Dyshidrotisches Hand- und Fußekzem

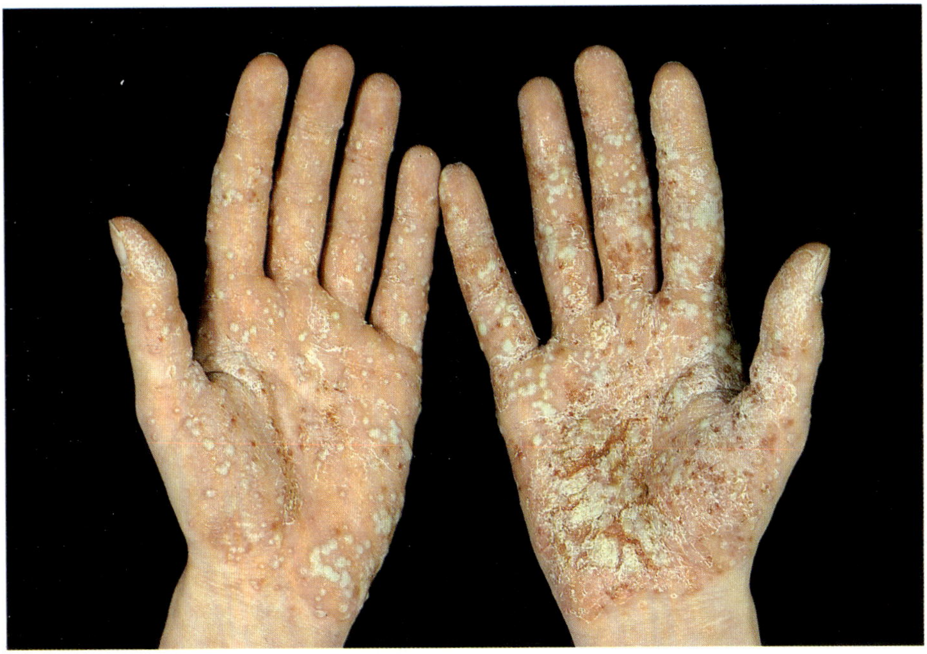

Abb. 38. Dyshidrotisches Handekzem
Sekundäre Impetiginisierung der primär wasserklaren, sterilen Vesikel

Ursache, Krankheitsbild und Diagnose

Diese relativ häufige Erkrankung im Bereich der Hände und Füße betrifft überwiegend Frauen, vor allem Personen mit einer atopischen Diathese. Die Ursachen können in gleichzeitigen mykotischen Affektionen liegen oder durch eine Kontaktallergie hervorgerufen werden. Nicht selten läßt sich aber keine Ursache herausfinden.
Klinisch kommt es an den Fingerstreckseiten, bzw. an den Zehen zum Auftreten stark juckender, wasserklarer Bläschen, die sekundär zu Pusteln impetiginisieren, bzw. erodieren. Lymphangitis ist relativ häufig die Folge. Bei chronischen Verläufen verändert sich die exsudative Komponente und breitet sich auf die Handteller in Form eines eher chronisch lichenifizierten, von festhaftenden Schuppenauflagerungen und Rhagadenbildung gekennzeichneten Handekzems aus (s. dort).

Differentialdiagnose

Psoriasis palmoplantaris, Impetigo, Tinea manuum et pedum, chronische Kontaktdermatitis.

Therapie

Bei akuten Schüben kurzfristig Methylprednisolon (8–16 mg Urbason) per os. Lokal fluorierte Kortisoncremes. Bei Impetiginisierung Antibiotika (z. B. Doxycyclin 100 mg) per os und lokal antiseptikahaltige Pasten, bzw. Cremes, ferner Farbstoffe und Tannosynt-Handbäder.

Dyskeratosis follikularis Darier

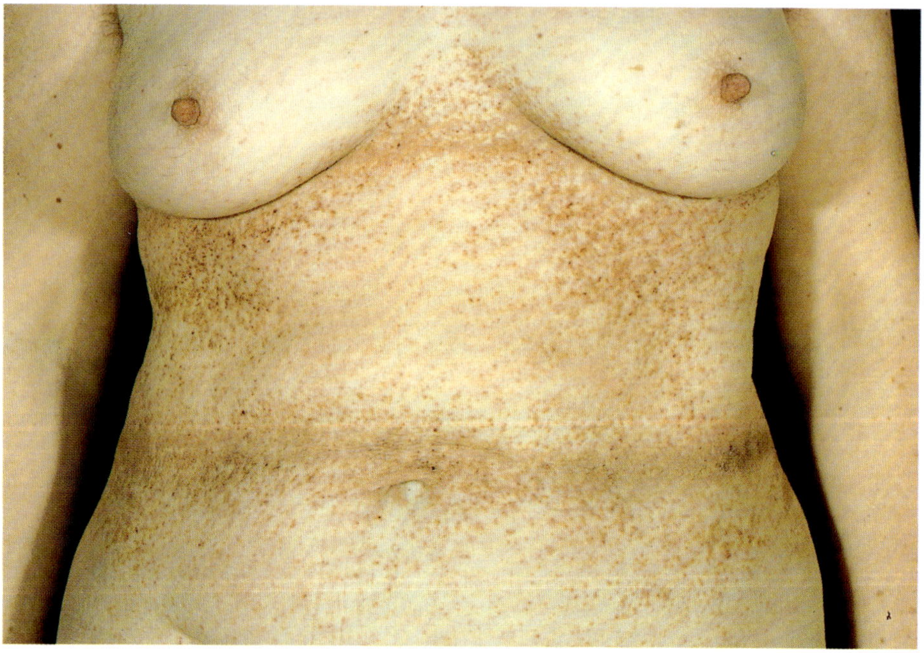

Abb. 39. Dyskeratosis follicularis Darier

Ursache, Krankheitsbild und Diagnose

Angeborene Hauterkrankung mit unregelmäßig dominanter Vererbung bei Überwiegen des männlichen Geschlechtes. Die Krankheit ist selten, manifestiert sich gelegentlich schon im Kindesalter, meist aber erst in der Pubertät und hat chronisch progredienten Verlauf. Prädilektionsstellen: behaarter Kopf, Gesicht, Daumen, Achselhöhlen, vordere und hintere Schweißrinne, Unterbauch, auch Hand- und Fußrücken können mitbetroffen sein. In intertriginösen Hautpartien kommt es leicht zu Mazeration und übelriechendem Fötor. Fast pathognomonisch sind Unterbrechungen der Dermatoglyphen an den Fingerbeeren. Die Effloreszenzen imponieren als stecknadelkopfgroße, gelblich-braune oder mehr erdfarbene Knötchen in follikulärer Anordnung. Bei Palpation verursachen die Hornkegel das sogenannte Reibeisenphänomen.

Differentialdiagnose

Seborrhoische Dermatitis, Lichen ruber generalisatus, lichenoide Arzneimittelexantheme, transiente akantholytische Dermatose (Grover), Pemphigus vegetans, Intertrigo (Candida), Lichen pilaris.

Therapie

Da es sich um eine Genodermatose handelt, ist eine kausale Therapie bis heute nicht möglich. Einen bedeutenden Fortschritt hat allerdings die Etretinattherapie erbracht (Tigason 0,5 mg/kg Körpergewicht), die allerdings nach Absetzen von neuerlichem Auftreten der Hauterkrankung gefolgt ist. Obwohl die dyskeratotischen Veränderungen durch die Etretinattherapie recht gut zu beeinflussen sind, sollte daran erinnert werden, daß durch das Tigason mit seiner sehr langen Halbwertzeit auch unerwünschte Wirkungen verbunden sind: So sollte bei Frauen auf konsequente Antikonzeption geachtet werden, ferner kann es zu Auftreten von passagerem Haarausfall sowie einer fast obligaten Cheilitis und einer Vielzahl weiterer seltenerer Nebenwirkungen kommen.

Lokal können harnstoffhaltige Salben (Basodexan) in Verbindung mit Vitamin-A-Säuren (Carbamid + VAS) eingesetzt werden. Intertriginös bei nässenden Läsionen Einlegen von Leinenstreifen, Abreiben mit antiseptischen Lösungen, sowie Auftragen von antiseptischen Pasten und Cremes.

Ecthyma contagiosum Orf

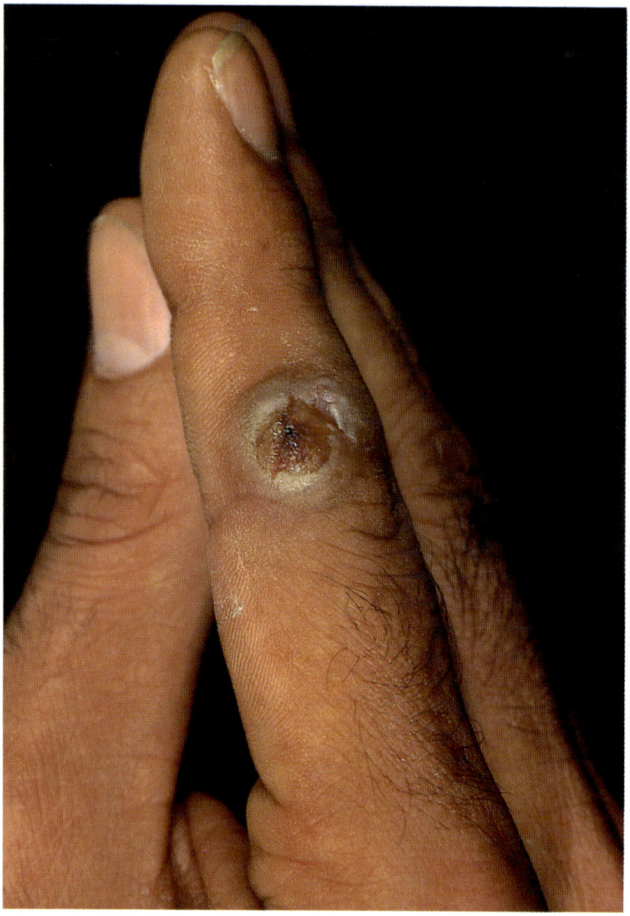

Abb. 40. Ecthyma contagiosum Orf
Zentral ulzerierte Läsion mit hämorrhagisch succulentem, vesikulösen Rand

Ursache, Krankheitsbild und Diagnose

Diese bei Kontakt mit infizierten Hammeln und Schafen auftretende Dermatose wird durch ein Quader-Virus gleichen Namens (Paravaccine Virus) hervorgerufen. Meistens sind Schafhirten, Landleute, Schlachter usw. betroffen, in den Großstädten können aber auch Gastarbeiter, insbesondere Türken entsprechende Läsionen zeigen, da von diesen Hammelschlachtungen aus rituellen Gründen gelegentlich durchgeführt werden.

Meist an den Fingern, der Hand, Unterarme, seltener im Gesicht entwickeln sich tumorartig erhabene, succulente, zentral häufig schwarze Effloreszenzen, die typischerweise von einem blasigen, violett durchschimmernden Rand umgeben sind. Es kommt gelegentlich zu foudroyantem Wachstum, so daß die Patienten stark beunruhigt sind und nicht selten die Diagnose «Sarkom» gestellt wird.

Differentialdiagnose

Granuloma teleangiektaticum, Melanom, Sarkom, Melkerknoten.

Therapie

Nicht erforderlich! Die Erkrankung heilt spontan nach 3–4 Wochen ab. Symptomatisch kann zur Vermeidung einer Superinfektion mit antiseptischen Cremes behandelt werden.

Ecthyma simplex

Ursache, Krankheitsbild und Diagnose

Vorzugsweise durch Streptokokken hervorgerufene Pyodermie. Infektionen bzw. Superinfektionen mit Staphylokokken, sowie anderen grampositiven und gramnegativen Bakterien möglich. Ursächlich spielen mangelnde Sauberkeit, Epizoonosen, juckende Hautaffektionen, postphlebitische Zustände an den Unterschenkeln und Traumen eine provozierende und disponierende Rolle. Durch Kratzen mit Fingernägeln oder Scheuern ist eine Verschleppung von Keimen in tiefere Hautschichten möglich.
Die in erster Linie an den Beinen, vor allem an den Außenseiten der Unterschenkel, aber auch an den Armen und an anderen Hautpartien vorkommenden Hautveränderungen sind dadurch charakterisiert, daß sie zuerst eine Blase oder Pustel bilden, die von einem entzündlich infiltrierten Hof umgeben ist. Die Pusteln verkrusten, und es entleert sich nach deren Entfernung ein dünnflüssiger Eiter. Der darunterliegende Geschwürsgrund ist vorwiegend eitrig-nekrotisch und sezerniert sehr stark. Der Ulkus-Rand ist scharf geschnitten und sieht wie gestanzt aus. Befallen werden vorwiegend Erwachsene, aber auch Kinder. Bei diesen besteht nicht selten zusätzlich eine Impetigo contagiosa. – Eine Sonderform stellt das Ecthyma vacciniforme dar, das beim Säugling fast ausschließlich in der Gesäßgegend auftritt und durch korn- bis

linsengroße Papulopusteln, die im Zentrum gedellt sind und einen roten Hof aufweisen, imponiert. Erodierte nässende Papeln finden sich bei größerer Zunahme und Ausdehnung der Herde.

Differentialdiagnose

Lupus vulgaris, Ecthyma gangraenosum, Haut-Diphtherie, ulzeriertes Erythema induratum Bazin, Ulcus cruris, Leishmaniose, Pyoderma gangraenosum.

Therapie

Im Vordergrund steht die antibakterielle Therapie, die bei ausgedehnter Erkrankung eine Bakterienresistenz-Bestimmung zur Voraussetzung macht (Antibiogramm). Der Ausfall desselben bestimmt dann die zusätzliche perorale Behandlung. Lokal, vor allem beim Ekthyma der Unterschenkel Medicrurin in Verbindung mit dem Pütterschen Kompressionsverband, ferner Antipyodermal-Salbe (Ungt. APD), Betaisodona Salbe oder Rivanol-Zinkpaste.

Rp	Rivanoli	0,25
	Pasta zinzi mollis	ad. 100,0

Eczema herpeticatum

Ursache, Krankheitsbild und Diagnose

Diese perakut auftretende, fast ausschließlich Kinder, seltener Erwachsene mit einer Dermatitis atopica betreffende Erkrankung wird durch die Infektion (primär oder auch rezidivierend) mit dem Herpes simplex Virus hervorgerufen. Die Übertragung erfolgt nicht selten von engen Kontaktpersonen der Kinder, so daß bei atopischen Ekzem und Herpeserkrankung in einer Familie direkter körperlicher Kontakt (bei floriden Effloreszenzen) zu meiden ist!
Unter hohem Fieber schießen die Herpesbläschen bevorzugt in den chronischen Ekzemherden multipel auf und können sich bis zu lebensbedrohlichem Ausmaß (Brochopneumonie, Diarrhoe, Encephalitis) entwickeln. Die Bläschen stehen isoliert, sind gedellt, werden erodiert oder trüben sekundär ein.

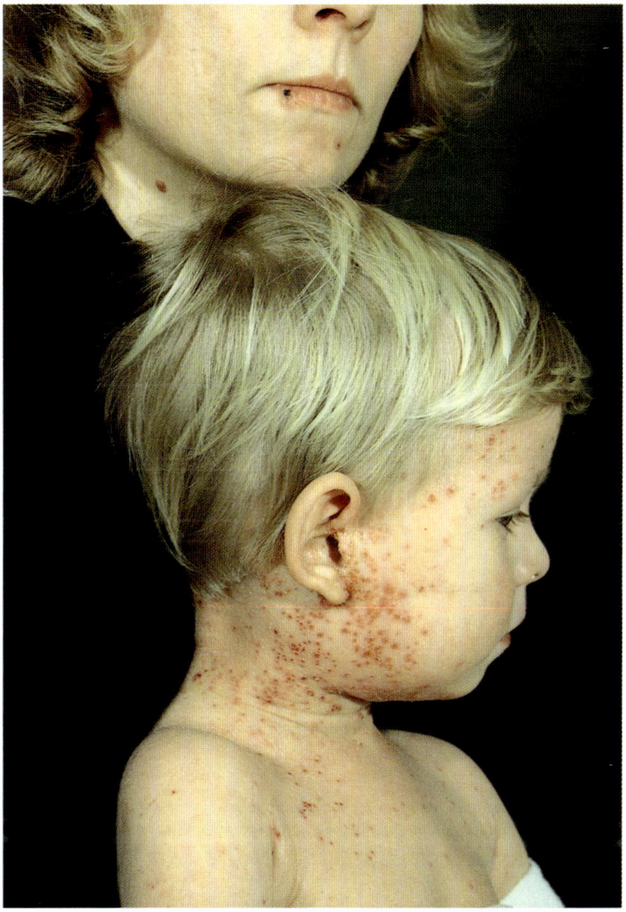

Abb. 41. Eczema herpeticatum
Bei einem Kind mit Dermatitis atopica. Übertragung durch den Herpes labialis der Mutter

Differentialdiagnose

Variola vera (Eczema vaccinatum), Zoster, Impetigo contagiosa.

Therapie

Acyclovir (Zovirax, 5 mg/kg Körpergewicht) ist absolut als Mittel der ersten Wahl anzusehen und sollte unverzüglich per infusionem eingesetzt werden. Bei stärkerer bakterieller Superinfektion kann gleichzeitig antibiotisch nach Bestimmung der Erregerresistenz behandelt werden.
Lokal sind bei systemischer Virostatika Gabe keine antiviralen Substanzen erforderlich. Antiseptische Behandlung kann mit Farbstoffen (Pyoctanin, Mercurochrom) oder bei rückläufiger Erkrankung im Krustenstadium mit Betaisodona Salbe, Linolasept, u.ä. erfolgen.

Eczema marginatum, Tinea inguinalis

Ursache, Krankheitsbild und Diagnose

Diese Pilzerkrankung siedelt sich bei Männern häufiger als bei Frauen in der Genital-, Krural- und Analgegend, den Achsel- bzw. Mammafalten, Gelenkbeugen, sowie den Interdigitalfalten von Zehen und Fingern an. Häufigste Erreger: Trichophyton rubrum, Trichophyton mentagrophytes u.a. Dermatophyten. Es finden sich dabei von der gesunden Haut scharf abgehobene, runde oder ovale, peripherwärts fortschreitende, lebhaft entzündlich gerötete Herde mit einem deutlich erhabenen, stark schuppenden Randwall. Zentralwärts besteht Neigung zur Abheilung. Oft äußerst heftiger Juckreiz. Durch Konfluieren der einzelnen kreisförmigen Scheiben ergibt sich vielfach ein polyzyklisch begrenztes, landkartenähnliches Aussehen. Die Diagnose wird durch den Pilznachweis im mikroskopischen Präparat bzw. in der Kultur erhärtet, Materialentnahme möglichst vom schuppenden Randwall. Das Krankheitsbild rezidiviert gerne, besonders bei Menschen, die leicht schwitzen, die sich nicht genügend abtrocknen oder die eine nasse Badehose zu lange tragen.

Differentialdiagnose

Erythrasma, seborrhoisches Ekzem, Psoriasis vulgaris, Intertrigo durch Candida oder Bakterien, Pemphigus.

Therapie

Applikation von imidazolhaltigen Antimykotika (Epi-Pevaryl, Oceral, Mycospor, Batrafen, Travogen, Canesten etc.). Bei extremem Juckreiz kortikoidhaltige Antimykotica (Epipevisone, Travocort), 3-wöchige Behandlungsdauer. Während dieser Zeit sollten die Patienten angehalten werden, nicht zu enge Unterhosen zu tragen. Griseofulvin kommt nur in Ausnahmefällen bei ausgedehnten und rezidivierenden Herden in Frage (Likuden M, Fulcin S in einer Dosierung von 5–7,5 mg/kg Körpergewicht).

Elephantiasis

Ursache, Krankheitsbild und Diagnose

Als Elephantiasis wird eine durch Hypertrophie der Dermis und der Subcutis bedingte, mit Erweiterung und Vermehrung der Lymphgefäße einhergehende gewaltige Volumenzunahme einzelner Körperteile bezeichnet. Die Ursache ist im wesentlichen in einer Lymphstauung (weniger in einer Stauung im Blutgefäßsystem) infolge erschwerten oder behinderten Abflusses der Lymphe zu suchen. Diese progressive fibrotische Bindegewebsreaktion befällt mit Vorliebe die unteren Extremitäten sowie die äußeren Genitalien, seltener die oberen Extremitäten. Nach Fingerdruck bleibt einige Zeit eine Delle zurück, je nach dem Grade der Erkrankung gestaltet sich das Bild verschieden. So können sich bei längerer Bestandsdauer auch Geschwüre entwikkeln. Die Farbe der Haut kann alle Schattierungen von schmutzig-grauweiß bis schwarzbraun zeigen. Manchmal finden sich auf der Haut trockene oder fettige Krusten- und Schuppenauflagerungen mit fötidem Geruch, gelegentlich papillomatöse Wucherungen (Papillomatosis cutis carcinoides).
Es wird unterschieden zwischen der Elephantiasis tropica, welche auf Verstopfung der Lymphgefäße durch Filarien zurückgeführt wird und zwischen der Elephantiasis nostras, welche sich im Anschluß an eine Totalexstirpation der Inguinal- oder Axillardrüsen einstellen kann. Ähnliche Einwirkungen können auch Tumoren haben.
Gewöhnlich ist aber bei der Elephantiasis nostras die durch Lymphzirkulationsstörungen bedingte Lymphstauung nicht die alleinige Ursache, sondern es treten auch noch weitere, diese Stauung begünstigende Faktoren hinzu. Als solche kommen vor allem chronische oder auch häufig rezidivierende Entzündungen wie chronische Ekzeme, Phlebitiden, Lymphangitiden, häufiger jedoch rezidivierende Erysipele, variköse oder luische Ulzera, sowie Lymphogranuloma inguinale in Betracht. Der Verlauf des Leidens ist äußerst chronisch und die Kranken sind in dem Gebrauch ihrer Extremitäten stark behindert.

Differentialdiagnose

Angeborene Lymphatresie, Postthrombotisches Syndrom, Stewart-Trewes-Syndrom, Herzinsuffizienz.

Therapie

Verhinderung rezidivierender Erysipele und Behandlung evtl. der vielfach gleichzeitig vorliegenden Epidermophytie als Eintrittspforte der Bakterien, evtl. Dauertherapie mit Benzathin-Penicillin (Tardocillin) 1mal pro Woche, Pütter'sche Kompressionsverbände, Kompressionsstrümpfe, Lymphdrainage.

Embolia cutis medicamentosa

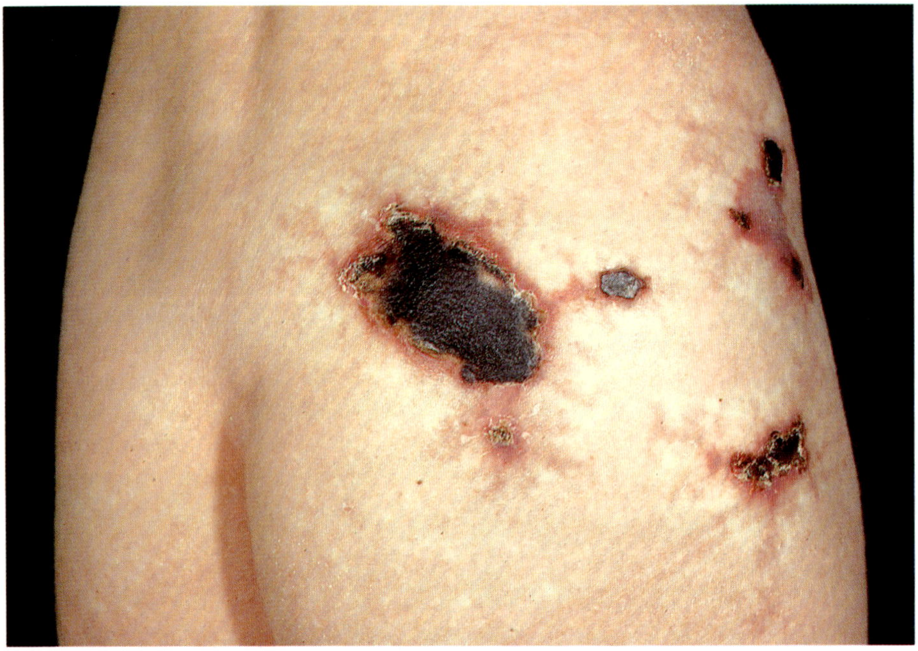

Abb. 42. Embolia cutis medicamentosa
Nekrosen und blitzfigurenartige Anämisierung der Haut

Ursache, Krankheitsbild und Diagnose

Diese zur Hautnekrose führende Erkrankung wird durch intramuskuläre Injektion (meist in der Gultäalregion) hervorgerufen, bei der wahrscheinlich durch intraarterielle oder auch retrograde venöse Injektion ein akuter Verschluß der die Haut versorgenden Arterien/Arteriolen hervorgerufen wird.
Folge sind heftigste Schmerzen und livide, blitzfigurenartige Verfärbung der Haut, später nekrotischer Verfall in den betroffenen Arealen mit langsamer Heilungstendenz.

Differentialdiagnose

Trophische Schädigung der Haut durch Verletzung des Nervus ischiadicus, Verätzungen, Pyoderma gangränosum.

Therapie

Analgetika, Infusion mit gefäßerweiternden Medikamenten (Trental, Bufedil). Lokal kommt die chirurgische Abtragung von nekrotischem Gewebe und Auffrischung des Wundgrundes in Frage. Anschließend granulationsfördernde Maßnahmen wie bei Ulcus cruris.

Epheliden

Ursache, Krankheitsbild und Diagnose

Pigmentanomalien, die autosomal dominant vererbbar sind. Diese finden sich in wechselnder Zahl in mehr oder weniger starker Anordnung im Gesicht, sie treten ab 4. Lebensjahr auf, können aber sistieren. Daneben können aber auch andere, der Sonneneinwirkung ausgesetzte, unbedeckte Körperstellen (Hals-, Sternal-, Schulterblattgegend, Handrücken, Unterarme) Sitz der Epheliden sein. Bei diesen handelt es sich um stecknadelkopf- bis linsengroße, im Niveau der Haut gelegene, hell- bis dunkelbraune, rundliche Flecke, welche besonders stark im Sommer hervortreten und im Winter abblassen, bzw. ganz verschwinden. Im Gegensatz zu den Lentigines und den Muttermälern entwickeln sie sich nur selten nach dem 10. Lebensjahr. Besonders gerne werden hellhäutige und rothaarige Menschen betroffen. Es handelt sich um eine harmlose Vermehrung der Pigmentgranula der Melanozyten, keine zelluläre Hyperplasie.

Differentialdiagnose

Lentigines, Naevi spili, Peutz-Jeghers-Syndrom, Xeroderma pigmentosum und pigmentierte juvenile Warzen.

Therapie

Primär nicht erforderlich. Prophylaktisch vom Frühjahr beginnend Schutz vor stärkerer Sonneneinwirkung durch breitrandige Hüte, Sonnenschirme und Schleier, bzw. Ilrido, Contralum u.a.

Epidermolysis bullosa hereditaria

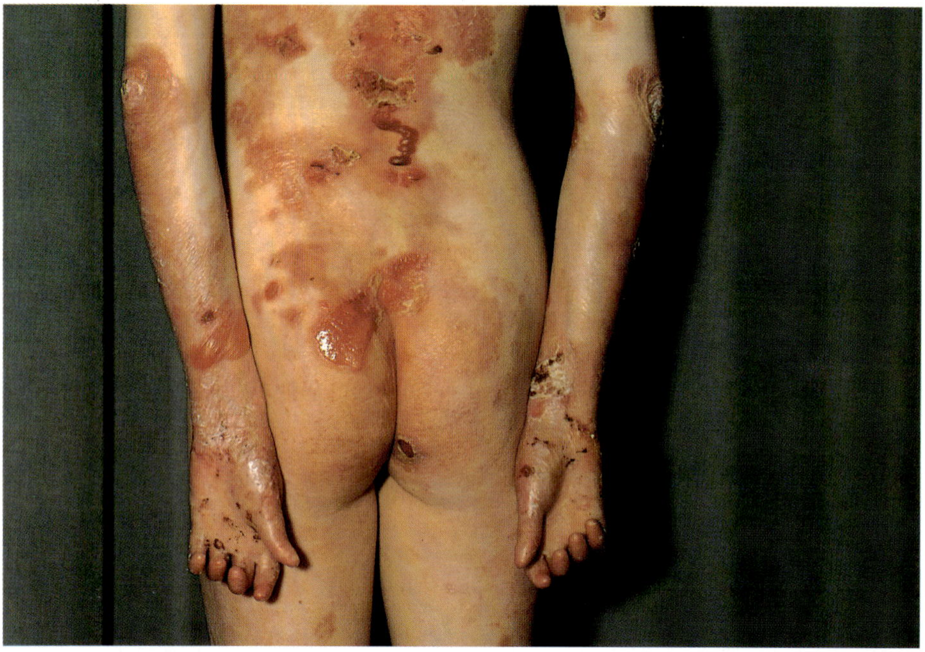

Abb. 43. Epidermolysis bullosa
Vom Typ Epidermolysis bullosa dystrophica Hallopeau Siemens

Ursache, Krankheitsbild und Diagnose

Die insgesamt relativ seltene, blasenbildende Genodermatose stellt eine heterogene Gruppe von mittlerweile 17 verschiedenen Unterformen dar. Abhängig von der Blasenlage unterscheidet man die epidermalen (autosomal-dominant vererbten), junktionalen (autosomal-rezessiven) und subepidermalen (teils dominant, teils rezessiv vererbten) Formen. Insgesamt gesehen ist die Prognose und Schwere der Erkrankung bei den dominanten Verlaufsformen günstiger, während letale Verläufe und schwere Mutilationen bei den rezessiven Epidermolysen vorkommen. Von den epidermal gelegenen Erkrankungen sei exemplarisch die Epidermolysis bullosa hereditaria simplex Köbner genannt, bei der die Blasen an mechanisch belasteten Stellen (Hände, Füsse, Knie usw.) auftreten, aber unter einer Restitutio ad integrum abheilen. Prototyp der junktionalen Epidermolysen ist der häufig letal verlaufende Herlitz-Typ, bei dem außer den unter Atrophie abheilenden cutanen Blasenbildungen auch Mundschleimhautbeteiligung, Zahndefekte, Haar- und Nageldystrophien auftreten. Zu den subepidermalen Epidermolysen zählen die E.b. dystrophica albopapuloidea Pasini, eine vernarbende, relativ günstig verlaufende Variante, bei der typischerweise kleine, weißliche, papulöse Effloreszenzen am Stamm und auch an den Handrücken auftreten. Eine schlechte Prognose weist dagegen die E.b. dystrophica Hallopeau Siemens auf, die zu großflächigen Erosionen nach Platzen der Blasen mit späterer Narbenbildung und Mutilation führt

Differentialdiagnose

Erkrankung der Pemphigusgruppe, sowie bullöse Ichthyosen.

Therapie

Schutz vor mechanischen Reizen, insbesondere für gut sitzendes Schuhwerk sorgen! Handwerkliche Berufe mit stärkerer mechanischer Belastung sollten vermieden werden (Schmiede, Schuhmacher etc.), Berufsberatung!
Eröffnung der Blasen, Desinfizierung des Blasengrundes, Salbenverbände mit Betaisodona-Salbe, Linolasept und anderen Antiseptika enthaltende Cremes, bzw. Salben. Sind die Blasen abgeheilt, so ist die Haut durch Eichenrindenbäder unter Zusatz von Plesiocid, Resorcin-Spiritus «abzuhärten». Kortikoide intern haben nur begrenzten Wert, ebenso Etretinat (Tigason). Beide Substanzen werden vornehmlich bei junktionalen Verlaufsformen eingesetzt. Ein Fortschritt zeichnet sich bei den dystrophischen subepidermalen Varianten Hallopeau Siemens und inversa ab: Durch Gabe von Phenytoin (unter genauester Plasma-Spiegelkontrolle) kann die überschießende Kollagenaseaktivität der Fibroblasten, die letztlich für die Kollagenolyse und Blasenbildung verantwortlich ist, gehemmt werden. Eine genetische Beratung sollte in jedem Falle erfolgen.

Epididymitis

Ursache, Krankheitsbild und Diagnose

Die Nebenhodenentzündung kann im Gefolge genitaler Infekte mit Gonokokken, Mykoplasmen, Chlamydien aber auch Staphylokokken und anderen Erregern auftreten. Es ist immer ein akutes Krankheitsbild, nicht selten mit hohem Fieber, massiver Anschwellung des Nebenhodens und häufiger Rötung der Skrotalhaut. Auch im

Rahmen anderer Erkrankungen (M. Bang, Grippe, Mumps u.a.) kann eine Epididymitis auftreten. Bei beidseitiger Entzündung droht Sterilität durch Verklebung des Nebenhodenganges.

Differentialdiagnose

Orchitis, Hodentorsion, Spermatozele.

Therapie

Antibiotika nach Antibiogramm. Bettruhe, Hodenbank, Eisblase.

Epithelioma adenoides cysticum (Brooke)

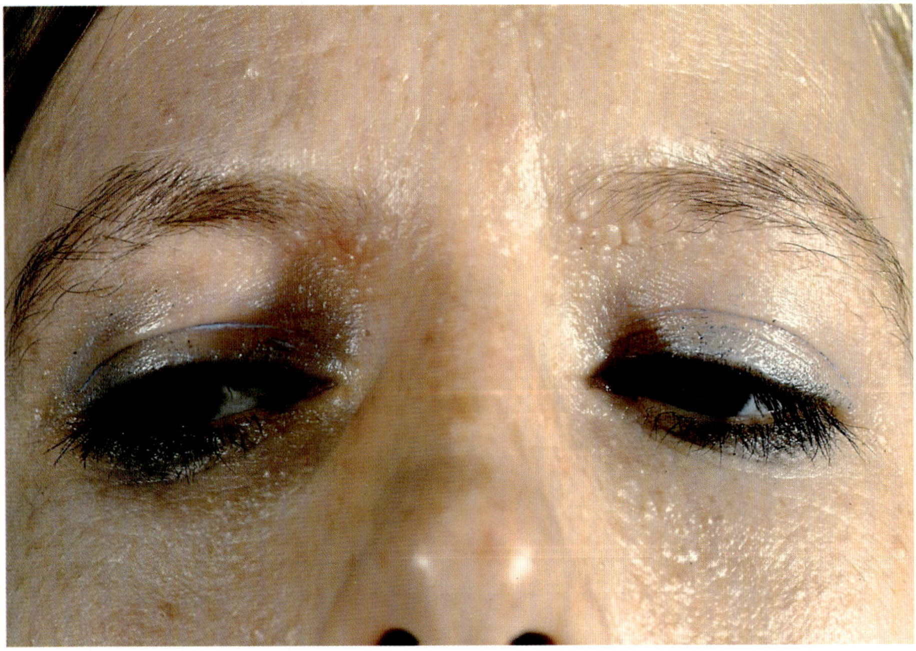

Abb. 44. Epithelioma adenoides cysticum (Morbus Brooke)
Hautfarbene Tumoren auch im Augenbrauen- und Oberlidbereich (Differentialdiagnose: Akne comedonica)

Ursache, Krankheitsbild und Diagnose

Es handelt sich um eine hamartomartige, familiäre Erkrankung. Meist schon in der Kindheit treten im Gesicht (Augenwinkel, Nasolabialfalten), selten am Kapillitium und Rumpf, symmetrische bis erbsengroße, häufig dicht stehende, hautfarbene bis weißlich-gelbliche, feste Knötchen auf.

Differentialdiagnose

Adenoma sebaceum (Pringle), Akne vulgaris, Milien, Syringome.

Therapie

Exzision größerer, störender Tumoren, evtl. Dermabrasio, auch Laserbehandlung kann versucht werden.

Erfrierung

Ursache, Krankheitsbild und Diagnose

Durch exzessive Kälteeinwirkung kommt es ähnlich wie bei Verbrennungen zu Schädigungen der Haut, die in 3 Grade unterteilt wird:
Grad 1 – Rötung
Grad 2 – bullöse Abhebung
Grad 3 – Gangrän

Therapie

Die Therapie ist durch langsame, nicht zu abrupte Erwärmung der betroffenen Hautpartien gekennzeichnet, innerlich können zusätzlich warme und heiße Getränke verabreicht werden. Gefäßdilataionen lassen sich durch verschiedene Medikamente induzieren, zu nennen wäre hier Doryl, Ronikol, Dilatol, Trental u.a.

Erosio interdigitalis

Ursache, Krankheitsbild und Diagnose

Diese häufigste, mit heftigem Juckreiz verbundene Form der Soormykose beim Erwachsenen (das weibliche Geschlecht ist häufiger befallen als das männliche), welche auch bei Säuglingen, jedoch im übrigen Kindesalter nicht vorzukommen scheint, lokalisiert sich in den Interdigitalfalten der Finger und Zehen, wobei die Hände häufiger als die Füße ergriffen werden. Besonders zwischen der Schwimmhaut des dritten Zwischenfingerraumes finden sich initial Bläschen, sowie eine bläulich-weiße Verfärbung der gequollenen und mazerierten Epidermis. Im weiteren Verlauf kommt es zu einer zentralen, gefärbten Erosion, welche sich in ihrer Farbe scharf gegen die grauweiße Färbung der als Schuppensaum abhebenden peripheren Randpartie oder die aufgelagerten Epidermisreste abhebt. Die Randpartie ist oft von kleinen Bläschen umsäumt.

Differentialdiagnose und Therapie

s. Candidamykosen

Erysipel

Ursache, Krankheitsbild und Diagnose

Meist durch Streptokokken hervorgerufen, seltener durch Staphylokokken und andere Erreger. Nach einer 2–4tägigen Inkubationszeit kommt es zu einem akuten Fieberanstieg mit Schüttelfrost, sowie erheblichem Krankheitsgefühl. Eintrittspforten für die Bakterien sind Rhagaden und andere Hautläsionen (Interdigitalmykose, Unterschenkelekzem, Ulcus cruris, Ohrekzem). Die Streptokokkeninfektion führt zu einer umschriebenen, die Dermatomgrenzen überschreitenden, scharf abgegrenzten Rötung der Haut mit zungenförmigen Ausläufern. Frühzeitig tritt eine Entzündung der zugehörigen Lymphknoten hinzu. Die Ausbreitungstendenz ist groß (Erysipelas migrans), hinzu treten als Komplikation Blasenbildungen (Erythema bullosum) bzw. Hautnekrosen (Erythema gangraenosum). Neben der regionalen Lymphknotenschwellung kann als Spätfolge auch eine Lymphstauung, bei rezidivierenden Erysipelen eine Elephantiasis auftreten. Generelle Komplikationen sind in Form von Myokarditis, Endokarditis, Nephritis möglich.

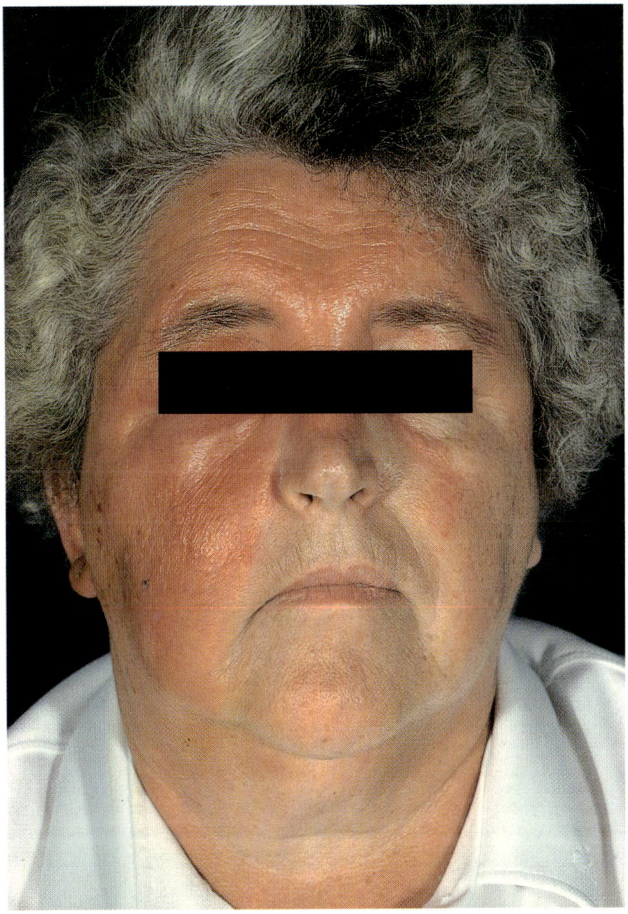

Abb. 45. Erysipel
Eintrittspforte hier
Ohrläppchenrhagade

Differentialdiagnose

Akute Kontaktdermatitis, Erysipeloid, Zoster, Lupus erythematodes, Erythema nodosum, nekrotisierende Fasziitis.

Therapie

Äußerlich: Ruhigstellung, Bettruhe, feuchte kühlende Umschläge, Ichtyol-Salbe, Ungt. APD, Sulmycin Creme. Innerlich: 4 Mill.E Penicillin G (Megacillin forte) (ca. 10–14 Tage), bei Penicillinunverträglichkeit 4 × täglich Erythromycin (Neo-Erycinum) 0,5 g per os oder Erythromycin per infusionem. Sanierung der Bakterieneintrittspforten (!!) ist die wichtigste prophylaktische Maßnahme. Bei rezidivierenden Erysipelen kommt eine langfristige Therapie mit Benzathin-Penicillin (1,2 Mio. Einheiten 1 × pro Woche) in Frage.

Erysipeloid

Ursache, Krankheitsbild und Diagnose

Bei einer Inkubationszeit von 1–7 Tagen macht das Schweinerotlaufbakterium (Erysipelothrix rhusiopathiae) am Ort der verletzten Haut (kleine Rhagaden etc.) ein beginnendes Erythem, welches sich hauptsächlich bei Fleischern, Tierärzten, Abdeckern, Fischern, Fleischbeschauern, Landwirten, Jägern, Hausfrauen fast immer an den Händen befindet. Wenn auch die Hautrötung ähnlich dem Erysipel ist, so findet man sie doch eher blau-rot, mäßig brennend, spannend und juckend und nur sehr selten mit Lymphangitis und Lymphadenitis einhergehend. Es entwickelt sich auch kein Fieber, bzw. Schüttelfrost. Bei längerem Bestehen, besonders über Wochen kommt es zu Gelenkschwellungen, Schmerzen und Druckempfindlichkeit an den befallenen Gelenken.

Differentialdiagnose

Erysipel, Erythema migrans.

Therapie

Ähnlich wie beim Erysipel Megacillin forte über 10–14 Tage. Lokal: Ruhigstellung, Ichthyol-Salbe, bei Arthropathien: Kurzwellendurchflutungen, bzw. Antirheumatica per os.

Erythema anulare centrifugum (Darier)

Ursache, Krankheitsbild und Diagnose

Meist als «Reaction cutanée» aufgefaßte, zu den figurierten Erythemen gezählte Dermatose (Magen-Darm-Leber-Funktionsstörungen, Tonsillen- und Zahngranulome, Adnexe bei beiden Geschlechtern). Über den ganzen Körper verstreut, besonders an Rumpf und Extremitäten treten peripher wachsende und sich zentral zurückbildende Infiltrate auf. Es können dadurch serpiginöse, girlandenartige Herde entstehen, die

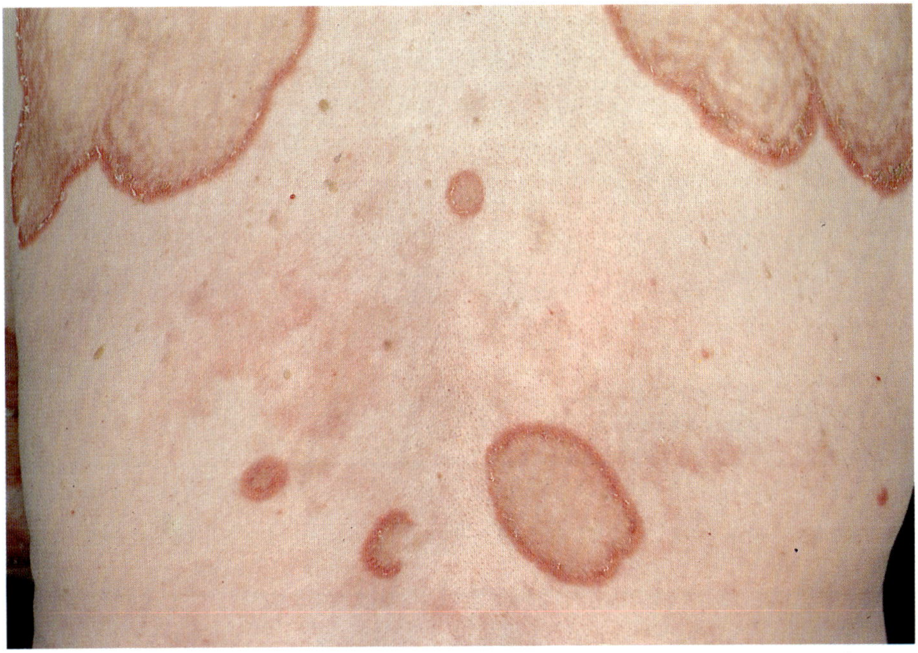

Abb. 46. Erythema anulare centrifugum Darier
Hier paraneoplastisch bei einem Patienten mit Gallenblasenkarzinom

immer wieder ihre Art und Farbe wechseln. Sie können squamös sein, vesikulös, bullös oder auch wie eine Urtikaria aussehen. Bei älteren Menschen sollte unbedingt nach viszeralen Neoplasien oder Lymphomen gefahndet werden (Paraneoplastisches Syndrom).

Differentialdiagnose

Granuloma anulare, Tinea, Gammel-Syndrom, Urticaria, Erythema exsudativum multiforme, anuläre Sarkoidose, Pseudolymphom.

Therapie

Nach Diagnostik ähnlich wie bei der chronischen Urticaria und falls vorhanden, Fokussanierung oder Tumorbeseitigung, kann man einzelne Herde unter Plastikfolien-Okklusion (z.B. Jellin-Ultra-Creme, Topsym, Sermaka-Folie) erfolgreich angehen. Falls keine Kontraindikation vorhanden, kann kurzfristig auch Methylprednisolon = Urbason per os (ca. 20 mg) gegeben werden.

Erythema chronicum migrans

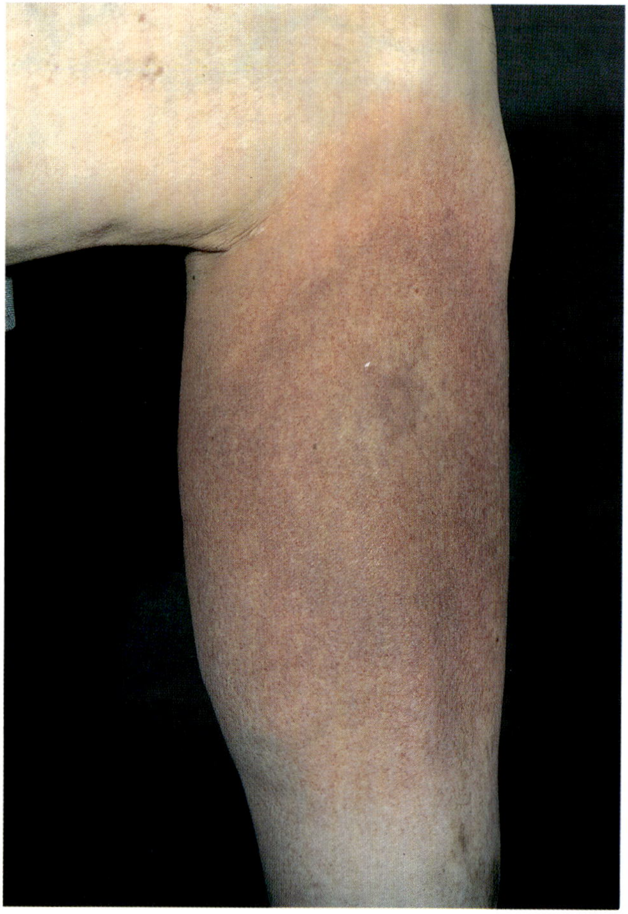

Abb. 47. Erythema chronicum migrans
Auftreten ca. eine Woche nach Zeckenbiß durch Ixodes ricinus

Ursache, Krankheitsbild und Diagnose

Das Erythema chronicum migrans ist eine Infektionskrankheit, die durch die Spirochäte Borrelia Burgdorferi hervorgerufen und durch Zeckenbiß übertragen wird. Bei Gärtnern, Jägern, Wanderern findet sich an unbedeckten Körperstellen häufiger als an bedeckten ein zentral-abblassendes Erythem, welches randwärts über Wochen und Monate flammendrot weiterschreitet. Vielfach findet man die Stichstelle als kleine Papel im Erythem, welches bei längerem Bestehen lymphozytomartig wird. Findet sich der Holzbock (Ixodes ricinus) noch festgebissen in der Haut, so wird er am besten mit Öl oder Petroleum bedeckt, wonach er sich sehr leicht entfernen läßt.

Differentialdiagnose

Erysipeloid, Erysipel, Erythema anulare centrifugum Darier, Tinea.

Therapie

Megacillin i.m. über 7–10 Tage oder alternativ Tetracyclin bzw. Erythromycin 4 × 0,5 g per os.
Der Borrelien Antikörpertiter sollte nach ca. 6 Monaten kontrolliert werden (s. Acrodermatitis atrophicans Herxheimer).

Erythema elevatum et diutinum

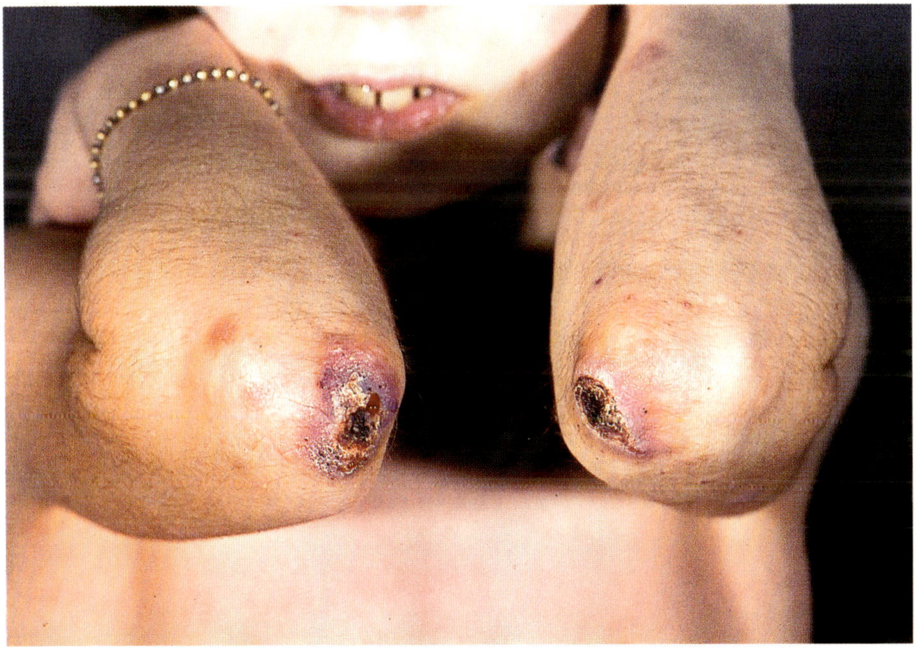

Abb. 48. Erythema elevatum et diutinum

Ursache, Krankheitsbild und Diagnose

Seltene Dermatose, die aufgrund der histologisch nachweisbaren, initialen Gefäßentzündung zu den leukozytoklastischen Vaskulitiden gezählt wird. Chronische, figurierte Erytheme unklarer Ursache lassen immer wieder einmal an obiges Krankheitsbild denken, das sich fast nur auf der Haut, ganz selten in der Mundschleimhaut manifestiert. Befallen sind gewöhnlich obere und untere Extremitäten (Streckseiten), oft auch das Gesicht. Es finden sich besonders über den Gelenken livid-rötliche, bzw. gelbbraun-rote, solide Läsionen, die von meist rundlicher Gestalt und unterschiedlicher Größe sind. Die plattenartigen bzw. knotigen Infiltrate sind scharf begrenzt, überragen 2–3 mm die Haut und haben steil abfallende Ränder mit einem leicht hellroten Saum und eine geringe Einsenkung im Zentrum.

Differentialdiagnose

Granuloma anulare, Sarkoidose, B-Zell-Lymphome.

Therapie

Lokal kann durch intradermale Injektion von Volon-A 10 gemischt mit Scandicain (1:1) eine Abflachung der Herde herbeigeführt werden. Einzelne kleinere Läsionen können auch exzidiert werden. Systemisch hat sich am meisten DADPS 100 mg/die bewährt, auch Kortikoide zeigen günstige Wirkungen, allerdings muß auf die Langzeitnebenwirkungen geachtet werden.

Erythema exsudativum multiforme

Ursache, Krankheitsbild und Diagnose

Das Erythema exsudativum multiforme gilt heute ebenfalls als eine «reaction cutanée», da es im Gefolge einer Vielzahl verschiedener Erkrankungen beobachtet wird. Am häufigsten tritt es postherpetisch, ca. 10–14 Tage nach einem Rezidiv eines Herpes simplex auf. Auch andere Viruserkrankungen (Orf) ebenso wie Racheninfekte (Streptokokken), rheumatische Erkrankungen, aber auch Tumoren im Sinne einer Paraneoplasie können ein Erythema exsudativum multiforme hervorrufen. Relativ häufig beobachtet man ferner Erythema-exsudativum-multiformeartige Arzneimittelexantheme (s. dort). Bei besonders im Frühjahr und Herbst wiederkehrenden Ver-

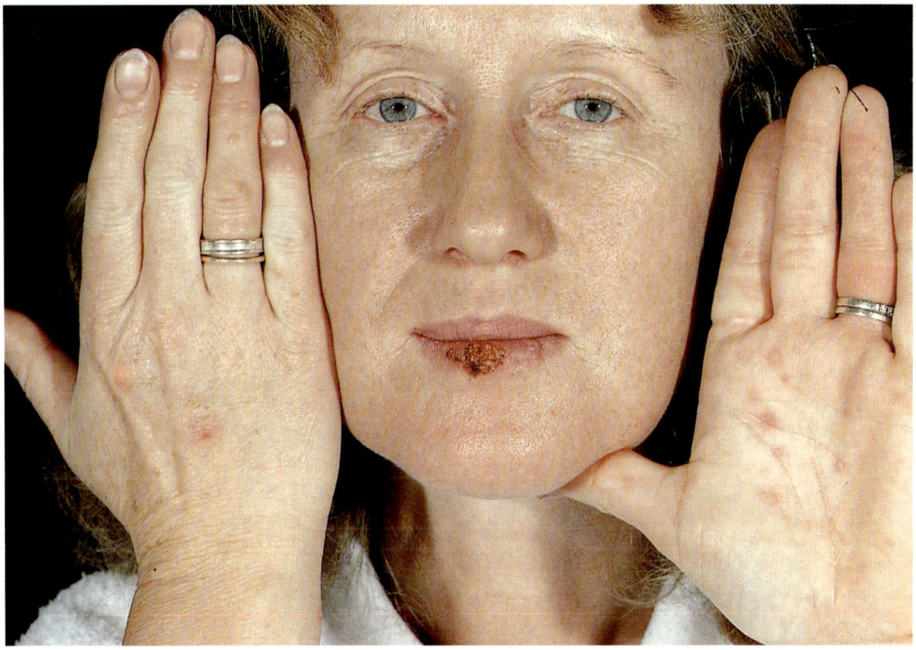

Abb. 49. Erythema exsudativum multiforme
Häufigste Ursache: Auftreten ca. 10–14 Tage nach einem Herpes labialis

laufsformen (Typ annus) läßt sich keine definitive Ursache feststellen. Besonders an den oberen und unteren Extremitäten entwickeln sich zumeist symmetrisch anfangs stecknadelkopf- bis linsengroße, kreisrunde, scharf begrenzte, sattrote, flache Flecke oder Knötchen, die rasch peripherwärts fortschreiten und zur Exsudation neigen. Die Erscheinungen werden nach mehrtägigem Bestehen bläulich-rot und finden sich als Flecke (E.e.m. maculosum), als Knötchen (E.e.m. papulosum) oder als Bläschen (E.e.m. vesiculosum). Der typische kokardenförmige Aufbau der Läsionen ist diagnostisch wegweisend. An der Mundschleimhaut und am Genitale können großflächige Erosionen entstehen. (Fuchs-Stevens-Johnson-Syndrom)

Differentialdiagnose

Arzneimittelexantheme, Pemphigus vulgaris, Dermatitis herpetiformis Duhring, Toxisch epidermale Nekrolyse = Lyell-Syndrom, akuter Lupus erythematodes, akute febrile neutrophile Dermatose Sweet.

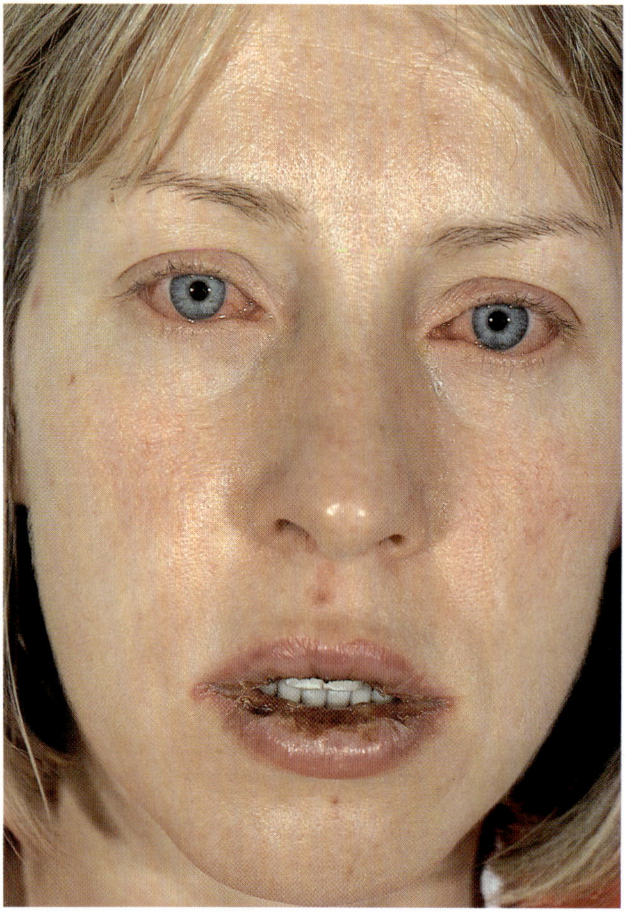

Abb. 50. Fuchs-Stevens-Johnson Syndrom
Maximalvariante des Erythema exsudativum multiforme

Therapie

Erkennung und Beseitigung ursächlicher Erkrankungen, symptomatisch können bei schweren Verläufen Kortikosteroide intern (0,5–1 mg pro kg Körpergewicht) gegeben werden, lokal empfehlen sich Anwendungen von kortikoidhaltigen Cremes, bei bullösen Veränderungen auch Lotionen und Farbstoffe. Bei Mundschleimhautbefall Pinselung mit Gentiana violett sowie Betnesol V Lutschpastillen 3–6 mal täglich eine. Vor der Nahrungsaufnahme Spülungen mit Thesitlösungen, hinterher Munddesinfektion (Betaisadona Mundantisepticum).

Erythema induratum Bazin

Ursache, Krankheitsbild und Diagnose

Das zu den Tuberkuliden gerechnete Krankheitsbild wurde früher vor allem mit einer hämatogen gestreuten Tuberkulose in Verbindung gebracht. Heute wird allerdings das E. i. B. als Sonderform hyperergischer Gewebsreaktionen angesehen, die insgesamt als nodöse Erytheme geführt werden und vielfältige Ursachen haben können (Infekte, Arzneimittelunverträglichkeiten u. a.). Insofern sollte heute von einem Erythema induratum nur gesprochen werden, wenn dieses als hyperergische Reaktion auf eine Tuberkulose anzusehen ist (kein Erregernachweis im Herd). Die Erkrankung verläuft schubweise. Im Winter, besonders bei jungen Mädchen, treten in der Wadengegend blau-rote subcutane Knotenbildungen auf, die die Tendenz zur zentralen Einschmelzung haben. Die Knoten können mit der Haut verbacken sein, durch Fistelgänge sezernieren oder, was häufiger vorkommt, ulzerieren. Bei den betroffenen jungen Frauen werden meist gleichzeitig Zirkulationsstörungen beobachtet (Erythème des jeunes filles).

Differentialdiagnose

Erythema nodosum (Streckseiten bevorzugt, schmerzhafte Knoten), Lues III, Pernionen, Panarteriitis nodosa, Arzneimittelexantheme, systemische Vaskulitiden (nodöse Erytheme).

Therapie

Sobald sich eine Ursache eruieren läßt, sollte diese behandelt werden, symptomatisch haben sich neben Kortikosteroiden intern auch die Anwendung von Neoteben 5–7,5 mg pro kg Körpergewicht über mehrere Monate als günstig erwiesen. Zusätzlich sollte eine die Durchblutung anregende Therapie in Form von lokaler Wärmeapplikation evtl. auch mit Gabe antibakteriell wirksamer Medikamente durchgeführt werden.

Erythema infectiosum (Ringelröteln)

Ursache, Krankheitsbild und Diagnose

Ursächlich handelt es sich wahrscheinlich um eine Virusinfektion mit epidemischem Auftreten und der eventuellen Möglichkeit einer Übertragung durch Nahrungsmittel (Parvoviren).
Meist an den Handinnenflächen, Fußsohlen, im Gesicht, bzw. an den Unterarmen beginnend, findet sich ein blaurötliches, anfangs linsen- bis kirschkerngroßes, mehr oder weniger juckendes, makulöses Exanthem, das sich sprunghaft über den ganzen Körper (auch Handinnenflächen) ausbreitet, zu Plaques zusammenfließt und dann einen landkarten- bzw. girlandenförmigen Eindruck macht, wobei die Ränder dunkler gefärbt sind. Es gibt aber auch urtikariell papulöse Herde (besonders im Wangenbereich). Vielfach bestehen Temperaturerhöhungen, sind Anginen mit Drüsenbeteiligung vorangegangen, daneben können sich finden: Zystitis, Nephritis, Ikterus, Kniegelenkshydrops, Milzschwellung, gastrointestinale Syndrome, Kreislaufbeschwerden. Möglicherweise sind aber auch zarte Enantheme in fleckiger Form und kleine Petechien am Gaumen sichtbar. Nach etwa 4–10 Tagen kommt es auf der Haut zu einer Cutis-marmorata-artigen Felderung.

Differentialdiagnose

Röteln, Masern, Scharlach, Urtikaria, toxische Arzneimittelexantheme, Exantheme bei gleichzeitiger akuter Gastroenteritis, Lues II.

Therapie

Rein symptomatisch, bei Juckreiz Antihistaminica, lokal Lotio alba. Spontane Abheilung nach kurzer Zeit zu erwarten.

Erythema nodosum

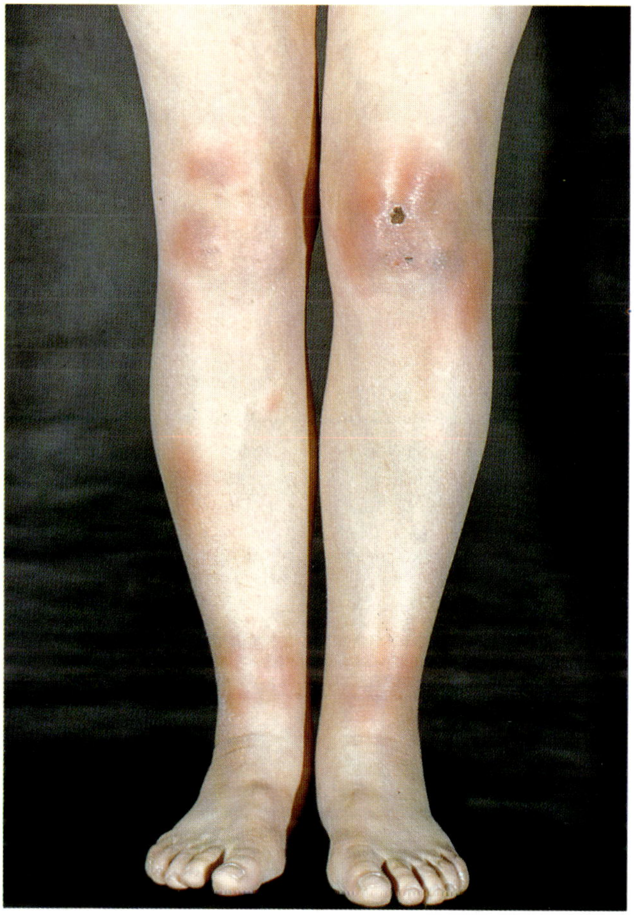

Abb. 51. Erythema nodosum (contusiforme)

Ursache, Krankheitsbild und Diagnose

Das Erythema nodosum ist eine relativ häufige, meist akut einsetzende, gelegentlich chronisch rezidivierende Erkrankung, die in erster Linie bei jüngeren Erwachsenen, vor allen Dingen Frauen zu beobachten ist. Die Ursachen dieser auf leichtesten Druck hin schon äußerst schmerzhaften Läsionen sind sehr heterogen. An erster Stelle stehen Infektionen des Respirationstraktes durch Streptokokken, gelegentlich auch durch Staphylokokken, danach folgen die Sarkoidose, häufig in Form des Löfgren-Syn-

droms (E. n., hohes Fieber, hiläre Lymphknotenschwellung), sowie die Tuberkulose – vor allem bei Kindern. Gastrointestinale Infekte mit Yersinien und Campylobacter nehmen in letzter Zeit deutlich zu. Seltener tritt das Erythema nodosum im Gefolge eines Morbus Crohn, sowie als E. n. leprosum in der Leprareaktion auf.
Das klinische Bild ist dadurch gekennzeichnet, daß plötzlich an den Unterschenkeln (Tibiaregion) bzw. Fußrücken (periartikuläre Lokalisation) unscharf begrenzte, erbsen- bis walnußgroße, teigige, aber nicht erweichende und somit nicht eindrückbare, anfangs hellrote, dann nach der Art von Blutergüssen violette, bräunlich-grüne (Erythema contusiforme) Knoten auftreten, die auf Druck sehr schmerzhaft sind. Diese wölben die Haut nur geringgradig vor, stehen einzeln oder fließen zu Platten zusammen.
Der Verlauf ist schubweise und wird mitunter durch Fieber, Gelenkschmerzen, zumindest aber durch Störungen des Allgemeinbefindens begleitet. Der Verlauf ist meist nur sehr kurz, er kann sich aber auch über mehrere Wochen hinziehen.

Differentialdiagnose

Erythrozyanose, Erythema induratum Bazin, Sarkoidose, nodöse Erytheme, Trauma

Therapie

Bettruhe und Hochlagerung der Extremitäten und feuchte Verbände mit essigsaurer Tonerde, Plesiocid etc. Bei sehr heftiger Entzündung kann Urbason 20–40 mg in absteigender Dosierung verordnet werden, rezidivierende Verläufe sind häufig schwer beeinflußbar, über günstige Effekte durch Kaliumjodid, mehr aber noch durch Clofazimine (Lamprene® 100 mg pro die) wurde berichtet.

Erythema palmare et plantare

Ursache, Krankheitsbild und Diagnose

Zumeist handelt es sich um ein hereditäres, dominant vererbtes Krankheitsbild im Bereich der Handinnenflächen, besonders des Daumen- und Kleinfingerballens, seltener der Plantae. Ferner ist ein symptomatisches Erythema palmare bekannt, welches bei Schwangerschaft, chronischer Hepatitis, bei Leberzirrhose, ferner bei chronischen Krankheiten, wie Karzinomen etc. zu sehen ist. Es finden sich in dem genannten Bereich fleckige Rötungen als Ausdruck einer vermehrten Durchblutung der Peripherie, wie sie nicht selten auch während der Gravidität auftreten und nach der Entbindung wieder zurückgehen.

Therapie

Die Therapie hat die Beseitigung des Grundleidens zu berücksichtigen, ansonsten ist keine lokale Behandlung nötig und erfolgversprechend.

Erythema solare

Ursache, Krankheitsbild und Diagnose

Hier handelt es sich um eine akute Lichtschädigung durch kurzwelliges oder ultraviolettes Licht, wobei es zu einer Rötung und Schwellung und letztlich zu einer Bläschen- und Blasenbildung kommt. Sind größere Hautareale betroffen, so treten neben Fieber und Erbrechen Kopfschmerzen auf und vielfach finden sich als Restherde Hyperpigmentierungen.

Therapie

An erster Stelle steht die Prophylaxe durch sinnvolle Sonnenlichtadaption (Urlaub) sowie Beeinflussung der UV-Schwelle durch Sonnenschutz (Ilrido-Creme, Gel, Milch, Schaum oder durch Contralum etc.). Bei akuten Erscheinungen behandeln wie eine Kontaktdermatitis: kurzfristig Kortikosteroide per os (16 mg), Celestamine Tabl. (3 × tägl. 1). Lokal feuchte Umschläge, Celestan-V Lotio, Ultralan-Milch, Volonimat-Spray, Dexamed-Spray, Mediphon-Puder etc. In manchen Fällen muß man eine Kreislaufunterstützung durchführen, Sedativa und Antihistaminica (Fenistil-Retard) geben.

Erythrasma

Ursache, Krankheitsbild und Diagnose

Diese bei Männern häufiger als bei Frauen, bei Kindern dagegen überhaupt nicht zu beobachtende Hauterkrankung wird durch ein Corynebakterium, Nocardia minutissima, verursacht.
Besonders in den Intertrigines (Innenfläche der Oberschenkel, Analregion, Gelenkbeugen, Axillen) finden sich meist größere, scharf umschriebene, bogenförmig begrenzte, flächenhafte, scheibenförmige Herde von gelblicher, hellbrauner bis dunkelbrauner Farbe mit rötlichem Unterton und geringgradiger, kleieförmiger Schuppung. Es bestehen keine besonderen subjektiven Beschwerden. Die Erreger lassen sich fast nur im gefärbten Präparat nachweisen. Gegenüber dem intertriginösen Ekzem unterscheidet sich das Erythrasma durch das Fehlen der randbetonten Entzündung, sowie durch den wesentlich geringeren Juckreiz. Mit der Wood-Lampe läßt sich im UVA-Bereich eine ziegelrote Fluoreszenz der Läsion erzeugen.

Differentialdiagnose

Tinea, Intertrigo.

Therapie

Pinselungen mit 2% Resorcin-Spiritus, Tinc. Arning (RF), Terramycin-Salbe, Batrafen-Creme. Vorbeugend kann intertriginös mit Solutio Castellani sine colore abgerieben werden.

Erythrocyanosis crurum puellarum, Perniones

Ursache, Krankheitsbild und Diagnose

Gefäßdysregulation im cutanen Endstrombahngebiet, tritt an den der Kälte zugänglichsten Stellen zutage. Neben dem konstitutionellen Faktor (meist pyknische, junge Frauen) kommt dem konditionellen Faktor Bedeutung zu: darunter werden neben der heute oft recht unzweckmäßigen Kleidung (Nylon-, Perlonstrümpfe, enganliegende Jeans, allgemein zu dünne Bekleidung), vorangegangene Infekte, Erschöpfungszustände, Alkohol- und Nikotinmißbrauch gerechnet. Die Hauterscheinungen treten weniger während der kältesten Jahreszeit auf, sondern bereits beim ersten Frost, d.h. sobald die ersten Anforderungen an die wärmeregulierende Fähigkeit der Haut gestellt werden; auf den Einfluß bewegter Kälte (Wind und Wetter) wies bereits Gottron hin, was die Häufigkeit in naßkalter Übergangszeit (Frühjahr, Herbst) unterstreicht.

Die Erythrocyanosis crurum puellarum findet sich am unteren Drittel der Unterschenkel in symmetrischer Anordnung. Aber auch die Innenflächen der Knie und lateralen Oberschenkelpartien können betroffen werden. Es finden sich hier mehr flächenhafte, meist unscharf gegen die akrozyanotische Haut abgegrenzte teigige Infiltrate von lividroter Farbe. Meist besteht an den Unterschenkeln gleichzeitig eine Hyperkeratosis follicularis. Hände und Füße sind oft wesentlich schwächer befallen. Es gibt jedoch auch fließende Übergänge zur Akrozyanose.

Die **Perniones** finden sich an Händen, Füßen, Unterschenkeln als umschriebene, blaurote, teigigweiche, plattenartige Infiltrate, die ulzerös oder bullös sein können. Die Umgebung fühlt sich kalt an. Bei Erwärmen tritt starkes Jucken und Brennen in den Vordergrund. Nicht selten sind die Herde bei Wiedererwärmung sehr schmerzhaft.

Differentialdiagnose

Sarkoidose, Erythema nodosum, Chilblain-Lupus erythematodes, Erythema induratum Bazin, nodöse Erytheme.

Therapie

Lokal hyperämisierende Maßnahmen wie Wechselbäder, Massagen und anschließendes Einreiben mit Akrotherm Salbe, Dolo-Rubriment, Hirudoid-Salbe u.ä.m. Innerlich kann bei starken Schwellungen und Schmerzen kurzzeitig Indometacin (Amuno) sehr hilfreich sein. Auf warme Kleidung ist zu achten. – Prophylaxe: Gefäßtraining durch Bäder, Dampfbäder, Sauna, Gymnastik, Diathermie, Kurzwelle.

Erythrodermien

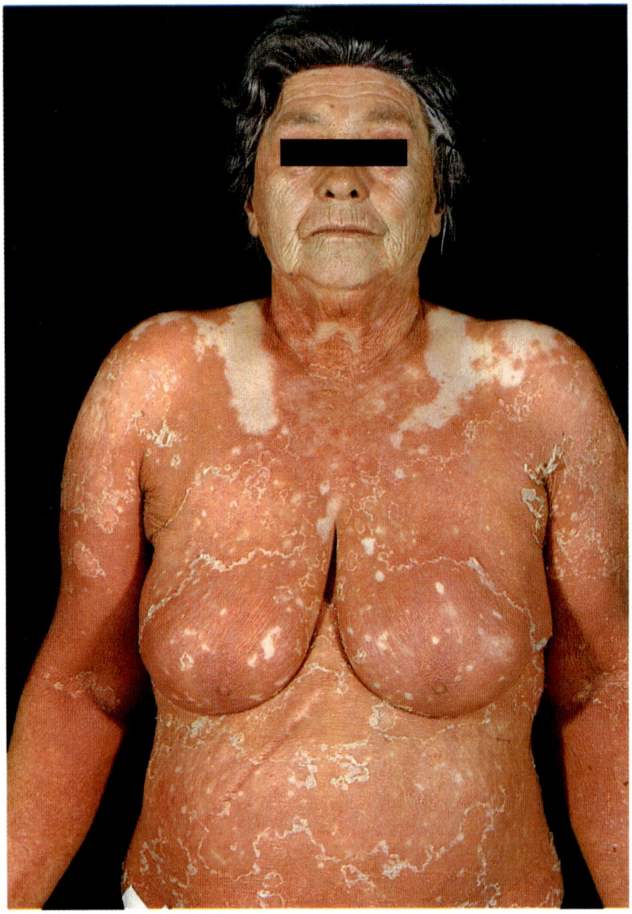

Abb. 52. Alterserythrodermie (subtotal)

Ursache, Krankheitsbild und Diagnose

Hierbei handelt es sich um einen Sammelbegriff von Hautentzündungen, die definitionsgemäß das gesamte Integument vom Scheitel bis zur Sohle betreffen. Man unterscheidet die primäre von der sekundären Erythrodermie. Zu den primären Erythrodermien gehören generalisierte Hautrötungen im Verlauf einer Mykosis fungoides, eines Morbus Hodgkin, bei B-Zell Lymphomen und durch Arzneimittelunverträglichkeit induziert. Zu den sekundären Erythrodermien rechnet man diejenigen, die aus einer lokalisierten atopischen Dermatitis, einem Lichen ruber planus, einer Psoriasis vulgaris oder pustulosa, einer Pityriasis rubra pilaris oder einem Pemphigus foliaceus generalisieren.

Differentialdiagnose

Die Abklärung der ursächlich vorliegenden, oben genannten Erkrankungen steht ganz im Mittelpunkt.

Therapie

Die Therapie richtet sich ganz nach dem Grundleiden und wird für die primären und sekundären Erythrodermien an entsprechender Stelle besprochen.

Erythroplasie (Queyrat)

Ursache, Krankheitsbild und Diagnose

Dieser bei Männern ab dem fünften Lebensjahrzehnt auf Schleimhäuten und Übergangsepithel, vorwiegend aber auf der Glans penis auftretende Tumor wird als Carcinoma in situ aufgefaßt. Meist handelt es sich nur um einen isolierten Herd, der leicht erhaben, scharf begrenzt, rot, von wechselnder Größe, lack- oder samtartig, naß glänzend, oft leicht blutend und mitunter plattenartig erhaben ist.

Differentialdiagnose

Psoriasis, Lichen ruber planus, Erythema exsudativum multiforme, fixes Arzneimittelexanthem, Balanitis erosiva, Balanitis plasmacellularis Zoon, Pemphigus vulgaris, Plattenepithelkarzinom.

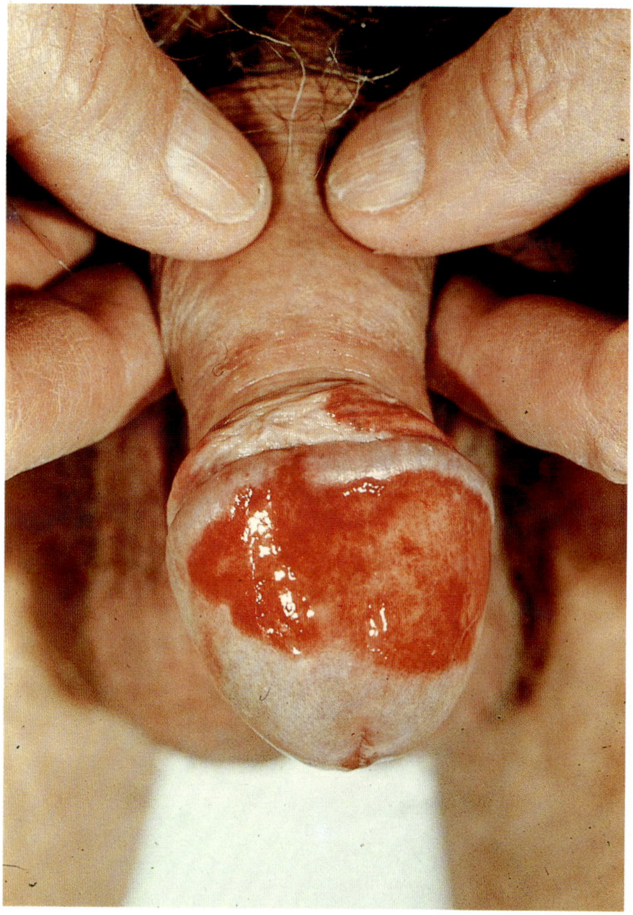

Abb. 53. Erythroplasie Queyrat

Therapie

Da die Möglichkeit der Entwicklung eines invasiven Karzinoms besteht, sofortige Exzision bei kleineren Herden oder Röntgentherapie, z. B. Dermopan, Stufe III–IV, 29 bis 43 Kv, 25 mA. Alternativ ist eine Kryotherapie möglich. Eine Zirkumzision ist wegen der besseren Behandlungsmöglichkeiten des zumeist die Glans penis betreffenden Tumors zu überlegen.

Subunguale Exostose

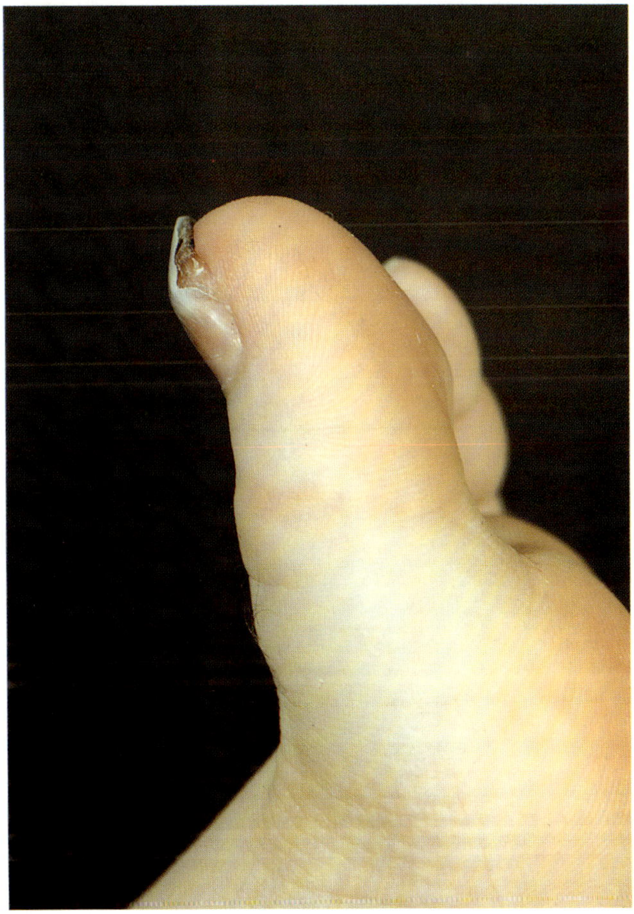

Abb. 54. Subunguale Exostose (posttraumatisch)

Ursache, Krankheitsbild und Diagnose

Zumeist an den Großzehen kommt es einige Wochen nach einem Trauma (Quetschung, Einklemmung, Tanzen in zu engen Schuhen, Tritt) zu einer schmerzlosen, rötlichen Verfärbung unter dem Nagel. Bei weiterem Wachstum kann der Nagel abgehoben werden, so daß das vorgewölbte Nagelbett freiliegt.
Meist findet sich eine halbkugelige, bis erbsengroße Vorwölbung eines palpatorisch harten, amelanotischen Tumors. Der Tumor ist wenig vulnerabel und blutet nicht.

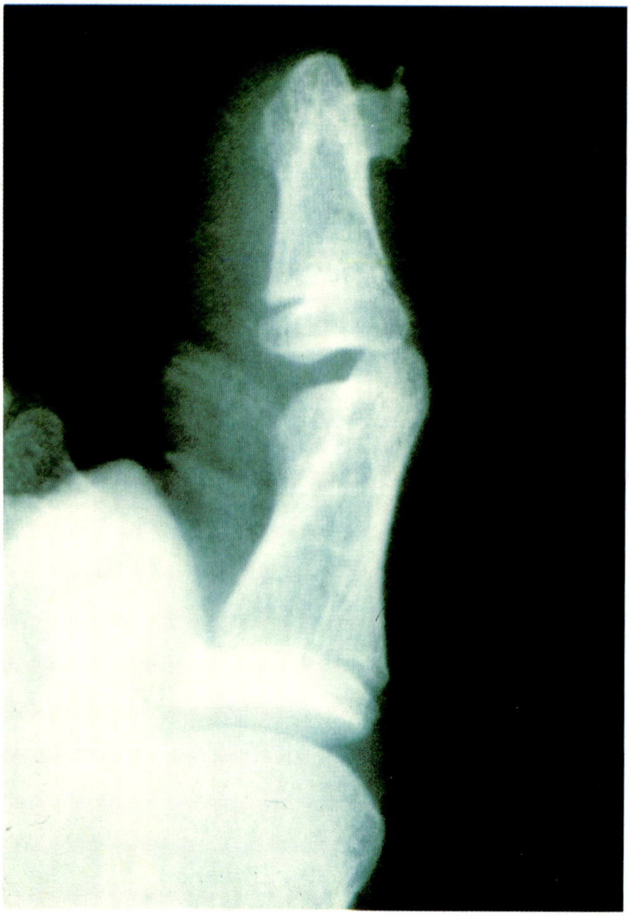

Abb. 55. Subunguale Exostose
Röntgenologischer Nachweis der reaktiven Knochenwucherung

Im Röntgenbild läßt sich die Ursache, meist spanartig vorwucherndes Knochengewebe, leicht ausmachen.

Differentialdiagnose

Subunguales Melanom, subunguale Warze, Dermoidzyste, Unguis incarnatus, Glomus Tumor, Granuloma teleangiectaticum.

Therapie

Abtragung der Knochenwucherung mit einer Knochenzange in Leitungsanästhesie.

Exsikkationsdermatitis

Ursache, Krankheitsbild und Diagnose

Diese sehr häufige, mit Juckreiz einhergehende harmlose Dermatose stellt meist eine Irritationsdermatitis durch zu häufiges Duschen, Reinigen der Haut nach verschmutzenden Tätigkeiten, ständiges Hantieren im feuchten Milieu (Reinigungswasser etc.) dar. Darüber hinaus ist es aber ein typisches Altersphänomen, wahrscheinlich bedingt durch die Involution der Talgdrüsentätigkeit und Rückgang des Hautturgors.
Klinisch ist die Haut meist schlaff (Turgorverlust) und gefältet. Speziell an den Extremitätenstreckseiten kommt es zu unscharf begrenzten Rötungen und Infiltraten, die von feinen Kanälchen durchzogen bzw. von grabenartigen Einsenkungen umgeben sind. Häufig findet sich eine feinlamelläre Schuppung (Eczema craquelé et canalé).

Differentialdiagnose

Ichthyosen, Dermatitis atopica, Tinea corporis, Pityriasis rosea, chronische Leber- und Nierenerkrankungen, Skabies.

Therapie

Meiden von Irritationsfaktoren. Baden bzw. Duschen mit rückfettenden Bädern (Balneum Hermal F, Oleobal, Linola Fett Oelbad u.a.), Einfetten mit Basissalben evtl. unter Zusatz von 0,1–0,5 % Phenol, Crotamitex Salbe. Symptomatisch können ferner Antihistaminika eingesetzt werden.

Fasziitis necroticans

Ursachen, Krankheitsbild und Diagnose

Die Faszie kann eigenständig oder im Rahmen anderer Erkrankungen entzündlich verändert sein.
Die Fasziitis necroticans stellt ein schweres, dem Erysipel nahestehende Krankheits-

bild dar. Erreger sind meist Strepto- und Staphylokokken, gelegentlich auch Anaerobier. Gefahr von Übergreifen der Entzündung auf benachbarte Gelenke, Sepsis.

Differentialdiagnose

Erysipel, Thrombosen, Phlegmone.

Therapie

Breite chirurgische Eröffnung und Antibiotika nach Antibiogramm. Hochlagerung, Bettruhe.

Fasziitis mit Eosinophilie

Die Fasziitis mit Eosinophilie ist ein erst vor gut 10 Jahren von der progressiven Sklerodermie (PSS) abgegrenztes Krankheitsbild, das vorwiegend an den distalen Extremitäten zu teigiger Schwellung und orangen-phänomenartiger Einziehung der Haut führt. Später entwickelt sich eine deutliche Konsistenzzunahme der Haut bis hin zur Dermatosklerose. Hypereosinophilie und Hypergammaglobulinämie nebst tiefer Biopsie sichern die Diagnose. Anamnestisch sollen häufig ungewöhnliche physikalische Belastungen bei den Patienten vorgekommen sein. Im Gegensatz zur PSS (siehe dort) günstiger Verlauf, keine interne Beteiligung, meist spontane Rückbildung der Induration nach einigen Monaten oder Jahren.

Differentialdiagnose

Tiefe Morphaea, Lichen myxoedematosus, praetibiales Myxoedem.

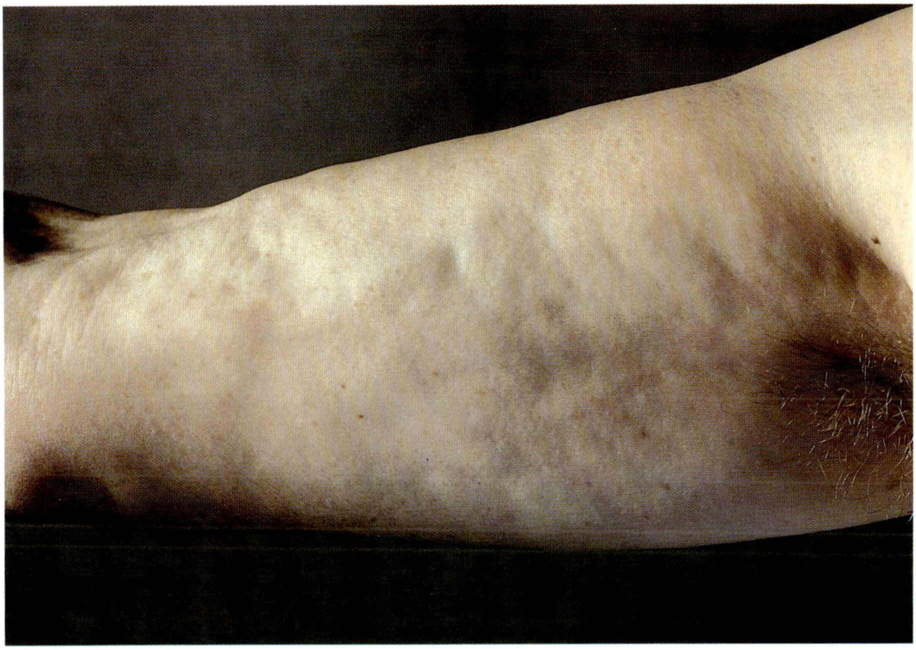

Abb. 56. Eosinophile Fasziitis
Orangenschalenphänomen durch Einziehung der oberen Hautschichten bedingt durch die Faszienentzündung

Therapie

Spontanheilungen wurden beobachtet. Initial haben sich Glukokortikoide (20–40 mg Urbason p.o.) bewährt, die meist erfolgreich zur Reduktion der Schwellung führen. Im Stadium stärkeren fibrotischen Umbaus stehen intensive krankengymnastische Maßnahmen, Massagen, Stangerbäder, Lymphdrainagen u.a. im Vordergrund. Hautpflege mit indifferenten Salben.

Favus

Ursache, Krankheitsbild und Diagnose

Bei dieser in Deutschland seltenen, vielfach endemisch vorkommenden, durch Trichophyton Schönleinii hervorgerufenen, hauptsächlich den behaarten Kopf befallenden Mykose steht das äußerst typische Bild der sogenannten Skutula im Vordergrund. Es

handelt sich dabei um kleine, in der Mitte deutlich eingesunkene gedellte Schildchen oder Scheibchen, die von einer borkenartigen Masse bedeckt sind, welche eine grau- bis strohgelbe, schwefel- oder ockergelbe Farbe aufweist. Diese Skutula und die Atrophie geben das charakteristische Gepräge.
Bei längerem Bestehen der Erkrankung und besonders bei vernachlässigten Fällen verschwinden aber die typischen gelben Skutula ganz unter einer schmutzig-grau-weißlichen, bröckeligen Borkenmasse, welche die ganze Kopfhaut überzieht und an ein stark schuppendes, chronisches, seborrhoisches Kopfekzem erinnern könnte (Favus squamosus). Typische Skutula sind dann oft nur vereinzelt an der Peripherie nachzuweisen. Unter Betupfung der borkigen Masse mit Äther oder Alkohol tritt aber die schwefelgelbe Farbe wieder deutlich in Erscheinung. Der Favuspilz, welcher auch in die glanzlosen und wie mit Mehl bestäubt aussehenden Haare eindringt, ruft in der Haut nur einen geringen Grad entzündlicher Reaktion hervor. Die Pilzrasen erzeugen einen auffallenden, an Schimmel oder Mäusekäfige erinnernden Geruch. Beim Favus können auch Favide entstehen. Abheilung erfolgt mit Narbenbildung (Pseudopelade).

Differentialdiagnose

Mikrosporie, Trichophytie der Kopfhaut, seborrhoisches, eventuell impetiginisiertes Kopfekzem (Tinea asbestina), Psoriasis vulgaris capitis, Pseudopelade Brocq, Alopezie beim Lichen ruber und beim Lupus erythematodes.

Therapie

Griseofulvin in Form von Fulcin S, Likuden M (beim Erwachsenen 5–7,5 mg/kg Körpergewicht, bei Kindern entsprechend dem Lebensalter über mehrere Wochen). Außerdem Abweichen der Krusten und Skutula mit

Rp.	Acidi salicylici	5,0–10,0
	Sulf. praecip.	10,0
	Ol. oliv.	ad 100,0.

Danach Kopfwaschungen mit Praecutan flüssig, Sebopona, Dermowas etc., anschließend lokale antimykotische Behandlung mit Exoderil, Batrafen, Oceral, Fungibazid u.a.

Folliculitis barbae

Ursache, Krankheitsbild und Diagnose

Meist durch Staphylokokken, bei therapierefraktären Fällen gelegentlich auch durch Candida albicans bedingt (Untersuchung eines Nativpräparates!, gegebenenfalls Kultur).
Bei dieser sich vor allem auf die Bartgegend des Mannes lokalisierenden Erkrankung finden sich disseminiert papulo-pustulöse und papulo-krustöse Effloreszenzen. Die Prädilektionsstelle ist der Schnurrbart- sowie der Wangenbereich. Die Affektion hat einen chronischen Verlauf, es wechseln Knötchen und Pusteln im Bereich teils festsitzender Haare mit mehr oder weniger geringgradig entzündlichen Erscheinungen ab. Die Haare sind aber vielfach gelockert und bleiben nicht selten nach Abheben der Krusten in diesen haften. Bei Farbigen findet sich häufig eine ähnliche Erscheinung, wobei es zum Einwachsen der Barthaare und nachfolgend zu kleinen Pusteln bzw. Granulomen kommen kann (Pili incarnati, Pili recurvati).

Differentialdiagnose

Akne papulopustulosa, Impetigo contagiosa, follikulär gebundenes Arzneimittelexanthem, Miliaria, Lichen acuminatus.

Therapie

Vielfach genügen 3–4mal tägliche Betupfungen mit

RP.:	Tetracyclinhydrochlorid	1,0
	Acid. salicylici	3,0
	Calmitoli	1,0
	Spirit. dil. (70%)	ad 100,0

oder/und Salben wie Ungt. Antipyodermal (= Ungt. APD) vor und nach dem Rasieren. Bei therapieresistenten Fällen wird man zur Epilation der Haare mittels Epilationspinzette greifen. Die unbedingt sich daran anschließenden Bakterien- und Antibiotikaresistenzbestimmungen (Eiterpusteln und Haarwurzeln) werden zeigen, welches/ob ein Antibiotikum innerlich überhaupt in Betracht kommt.
Bei der durch Candida albicans bedingten Follikulitis sind nystatinhaltige Cremes angezeigt (s. Candidamykosen), bei Nachweis von Trichophyten imidazolhaltige Cremes, bei pustulöser Komponente orale Antimykotika (s. Tinea).

Folliculitis et Perifolliculitis capitis abscedens et suffodiens

Ursache, Krankheitsbild und Diagnose

Das heute zur Akne tetrade (s. dort) zählende Krankheitsbild wird ganz überwiegend bei Männern angetroffen. Es finden sich meist am Hinterhaupt – bis zur Nackengegend reichend – entzündliche und zur Abszedierung führende Knoten, Pusteln und Krusten, deren Ausheilung unter Narbenbildung zu einem grobhöckrigen Hautrelief führt, in dem auch einige Büschelhaare angetroffen werden.

Differentialdiagnose

Lues III, Furunkulose.

Therapie

Meist sind chirurgische Maßnahmen zur Ausräumung der Abszeßhöhlen und Fistelgänge nicht zu vermeiden. Gleichzeitig antibiotische Therapie mit Tetracyklinen. Isotretinoin (Roaccutan) zeigt leider nicht die günstige Wirkung wie bei Akne conglobata.

Fox – Fordycesche Krankheit

Ursache, Krankheitsbild und Diagnose

Dieses ätiologisch nicht geklärte Krankheitsbild betrifft vor allen Dingen jüngere Frauen und führt zu einer unverwechselbaren, von exzessiv quälendem Juckreiz begleiteten Knötchenbildung von gelb-bräunlicher Farbe. Vorwiegend sind die Läsionen in den Axillen, perimamillär, am Nabel und an den Genitalien zu finden, also im wesentlichen Regionen mit apokrinen Drüsen, die möglicherweise pathogenetisch eine entscheidende Rolle bei dem Krankheitsbild spielen.

Differentialdiagnose

Lichen ruber, Acanthosis nigricans, Pseudoxanthoma elasticum, Hidradenitis.

Therapie

Ausgesprochen schwierig, der Juckreiz läßt sich auch mit Antihistaminika kaum beeinflussen. Denkbar sind lokale Applikationen kortisonhaltiger Cremes, auch intrafokale Injektionen von Triamcinolon-Kristallsuspension können versucht werden. Orale Kontrazeptiva haben sich ebenfalls häufig als wirksam erwiesen. Eine gleichzeitig bestehende Hyperhidrose sollte behandelt werden (s. dort).

Furunkel, Karbunkel

Ursache, Krankheitsbild und Diagnose

In erster Linie Staphylokokkeninfektion, seltener andere Bakterien oder Pilze. In der Mehrzahl der Fälle erfolgt die Infektion exogen, zum Teil durch Manipulationen an kleinen Follikulitiden. Begünstigend wirken ferner Stoffwechselkrankheiten, vor allem Diabetes mellitus, bei dem besonders auf latente Formen zu achten ist, sowie Allgemeinerkrankungen mit immunologischer Abwehrschwäche.
Der einzelne Furunkel als fortgeschrittene Follikulitis und Perifollikulitis bietet sich klinisch anfangs als kleine, umschriebene Infiltration nebst Rötung mit mehr oder weniger großer Schmerzhaftigkeit dar. Es folgen die zentrale Pustelbildung und nicht selten Lymphadenitis. Hinzu tritt beim Größerwerden des Herdes eine Temperatursteigerung. Während der Knoten immer größer und schmerzhafter wird, findet sich zentral ein tiefreichender, nekrotischer grau-grüner Pfropf, der sich je nach der gewählten Behandlungsart mehr oder weniger rasch abstößt.
Ein Karbunkel liegt vor, wenn mehrere Furunkel dicht nebeneinander stehen, die einzelnen Abszesse zusammenfließen und ein großes Infiltrat bilden. Der Furunkel bevorzugt hinsichtlich seines Sitzes Nacken, seitliche Halspartien, Gesäßgegend, Gürtelzone, d.h. Stellen, die Druck und Reizung unterliegen; letztlich kann er aber an jeder Körperpartie entstehen. Karbunkel finden sich besonders im Nacken und am Rücken. Der Furunkel befällt mit Vorliebe Jugendliche und Erwachsene mittleren Alters, Karbunkel treten häufiger bei älteren Menschen auf.
Einer besonderen Erwähnung bedarf kurz noch der an Lippen, Nase oder Augenumgebung lokalisierte Furunkel. Durch den ungünstigen Blut- und Lymphgefäßabfluß besteht die Gefahr einer Sinusthrombose. Daher gilt gerade hier das Verbot zu drükken oder zu quetschen, evtl. sollte sogar Bettruhe eingehalten werden.

Therapie

Ein im Entstehen begriffener Furunkel, besonders wenn er an Nase, Oberlippe oder in der Augengegend lokalisiert ist, kann durch eine Röntgen-Entzündungsbestrahlung (150 R) in der weiteren Entwicklung abgebremst werden. Wirksam sind ferner Ichthyol-Salben-Verbände. Bei schon ausgeprägten Furunkeln ist die Umgebung mit Schüttelmixtur abzudecken und reines Ichthyol auf die Herde aufzutragen.
Bei ausgedehnten Furunkeln, Furunkulose und Karbunkeln, sicher aber auch bei zentrofazialen kleineren Furunkeln gilt heute die gezielte Antibiotikatherapie als Mittel der Wahl. In den meisten Fällen wird man mit Doxycyklin 200 mg/die per os so lange behandeln, bis die Resistenzbestimmung der Bakterien vorliegt. Gleichzeitige Mitbehandlung von Allgemeinerkrankung ist selbstverständlich. Bei bereits erfolgter Einschmelzung und Fluktuation des Karbunkels Inzision und Einlegen eines Drains.

Glomustumor

Ursache, Krankheitsbild und Diagnose

Dieser äußerst druckschmerzhafte Tumor ist eine von arteriovenösen Anastomosen ausgehende Neubildung, die bevorzugt solitär subungual vorkommt, gelegentlich aber auch multipel am übrigen Integument. Es handelt sich um rotviolette, bis erbsgroße Knötchen.

Differentialdiagnose

Subunguale Exostose, Unguis incarnatus, Tumoren der Hautadnexe, Melanom.

Therapie

Chirurgisch: Exzision

Gonorrhoe

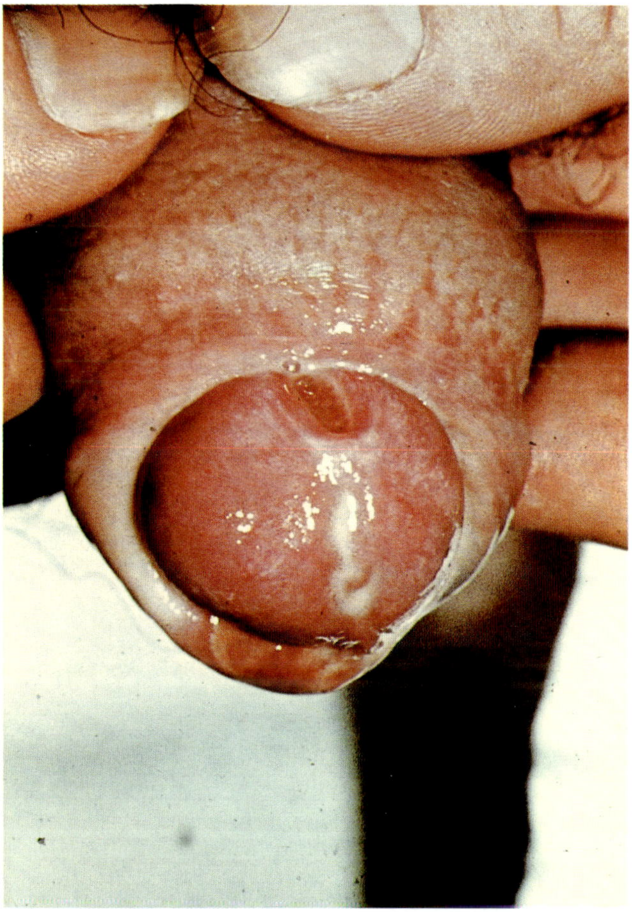

Abb. 57. Gonorrhoe
Gelblich-rahmiger Ausfluß. Gleichzeitig besteht ein syphilitischer Primäraffekt (Ulcus durum)

Ursache, Krankheitsbild und Diagnose

Die Gonorrhoe – Tripper – ist nach wie vor eine der häufigsten sexuell übertragbaren Erkrankungen und wird durch den gramnegativen Diplokokkus Neisseria gonorrhoeae hervorgerufen. Die Symptomatik bei Männern und Frauen ist zwar grundsätzlich ähnlich, dennoch ist das Beschwerdebild bei Männern häufig wesentlich ausgeprägter, so daß üblicherweise früher, als dies bei Frauen der Fall ist, der Arzt konsultiert wird. Nach einer Inkubationszeit von 3–5 Tagen kommt es zu einem dickflüssigen, rahmigen, eitrigen Fluor aus der Harnröhre, der mit brennendem Miß-

empfinden besonders nach dem Wasserlassen einhergeht. Bei etwas längerem Bestand stellt sich begleitend eine Balanoposthitis ein, die bis zu oberflächlichen Ulzerationen führen kann. Prostatitis und Epididymitis treten meist erst später auf, wobei die Prostatitis häufig chronischen Charakter annimmt, während die Epididymitis mit zumeist hoch druckdolenter, akuter Nebenhodenschwellung einhergeht.
Bei Frauen ist die Beschwerdesymptomatik meist geringer, der rahmig-eitrige Fluor wird durch Menstruation und andere Umstände leicht verkannt.
Die Gonorrhoe führt zu einer mäßiggradigen Vulvovaginitis, gelegentlich kommt es zu Abszessen der Bartholinischen Drüsen. Adnexentzündungen stellen sich wegen des protrahierten Verlaufes häufiger ein, insbesondere Endometritis und Salpingitis. Gelangen die Erreger in die freie Bauchhöhle, kann es zu einer Perihepatitis (sog. Fitz-Curtis-Hughs-Syndrom) kommen. Schmierinfektion in die Augen kann zu einer massiven, purulenten Keratokonjunktivitis führen. Bei Neugeborenen wird dieses heute durch die Credé'sche Prophylaxe vermieden. Weitere Komplikationen durch hämatogene Ausstreuung der Erreger können (bei beiden Geschlechtern) gonorrhoische (meist) Monarthritis und Sepsis sein. Die gonorrhoische Sepsis hat ein äußerst charakteristisches Bild mit undulierenden, subfebrilen Temperaturen, Gelenk- und Muskelschmerzen, vor allem aber einzelstehende, zumeist an den distalen Extremitäten (Finger!) auftretende blau-schwarze, schmerzhafte, stecknadelkopf- bis erbsgroße Knötchen im Sinne einer umschriebenen nekrotisierenden Vaskulitis. Diagnostisch wird

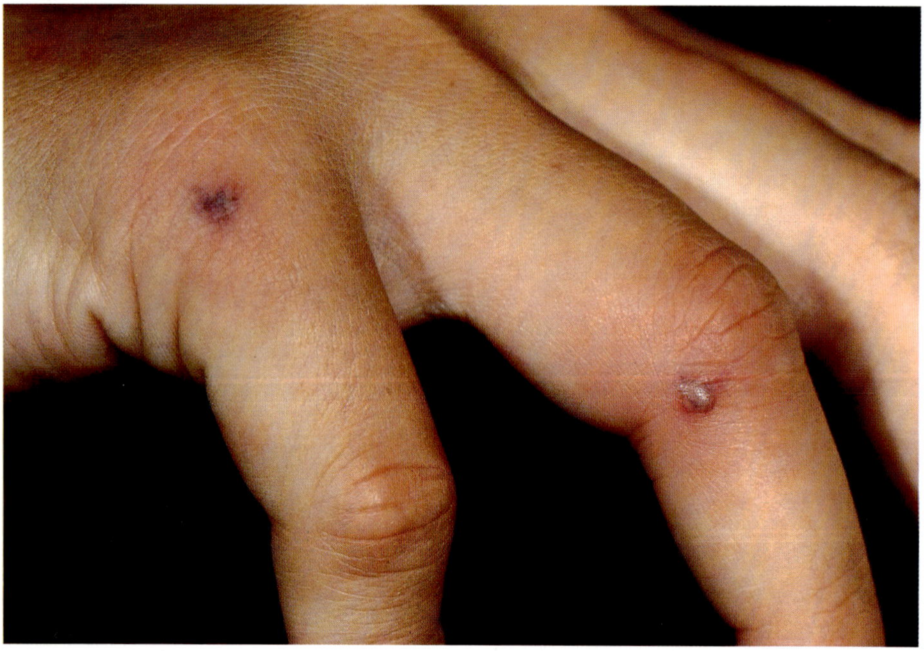

Abb. 58. Gonorrhoe
Umschriebene vaskulitische Reaktion bei gonorrhoischer Sepsis

man zur schnellen Orientierung ein Methylenblau-, besser noch Grampräparat anfertigen. Die Diagnose wird letztlich aber erst durch die Kultur bestätigt. Es besteht Meldepflicht des Falles, nur bei Therapieentzug ist namentliche Meldung erforderlich.

Differentialdiagnose

«Unspezifische» Urethritis durch Trichomonaden u.v.a. Erreger, das gleiche gilt für Epididymitis, Prostatitis und Adnexitis, bei letzterer auch Appendizitis und extragonadale Schwangerschaft. Arthritis und Sepsis anderer Genese.

Therapie

Die Therapie der Wahl ist prinzipiell nach wie vor Penicillin G 4 Mill. E i.m. Durch die im südostasiatischen Raum aufgetretenen penicillinasebildenden Gonokokkenstämme (in Afrika und Südostasien sind ca. 50% der Gonokokken penicillinresistent) wird häufig auf Spectinomycin 2,0 g i.m. zurückgegriffen. Allerdings sollte dies nur bei Patienten aus diesen Gegenden (oder Touristen) erfolgen. Bei Penicillin-Allergie gibt man am besten Tetracycline oder Erythromycin 4 × 500 mg oral über 1 Woche oder behandelt mit Urfamycin 2,5 g oral (Einzeldosis!) oder Rosoxacin (Winuron^{R}, ebenfalls Einzeldosis). Ferner stehen Cephalosporine, z.B. Cefotaxin, zur Verfügung. Bei Komplikationen wird man mehrere Tage hochdosiert Antibiotika infundieren. Die Patienten sollten grundsätzlich zur Nachkontrolle nach 7–10 Tagen einbestellt werden. Wie bei allen sexuell übertragbaren Erkrankungen ist davon auszugehen, daß (in 50% der Fälle) gleichzeitig auch andere Erreger acquiriert wurden, die dann weiterer Diagnostik und Behandlung bedürfen (s. auch Urethritis, Condylomata acuminata, Syphilis, Pediculosis und AIDS).

Granuloma anulare

Ursache, Krankheitsbild und Diagnose

Die Ursache dieser relativ häufigen Erkrankung ist gänzlich ungeklärt. Es werden vor allem Kinder und junge Frauen betroffen, die zudem unter mehr oder weniger ausgeprägter Akrozyanose leiden.
Typischerweise findet sich besonders über Handrücken, Finger oder Fußrücken ein zirzinärer bzw. serpiginöser, das Hautniveau randwärts deutlich überragender Herd von gelber bis roter Farbe, der peripher fortschreitet und zentral eine eingesunkene,

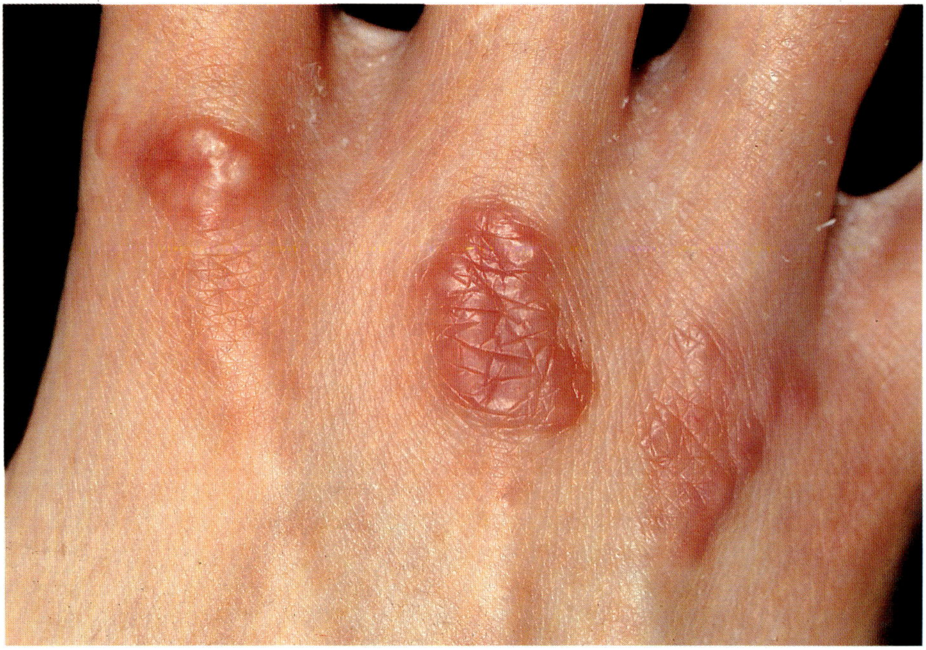

Abb. 59. Granuloma anulare

etwas atrophische, blaßrote Haut erkennen läßt. Der vielfach glänzende Randwall hat eine durchschnittliche Breite von 2–5 mm, er fällt nach der gesunden Haut hin steil ab und läßt oftmals eine Zusammensetzung aus einzelnen, kleinen Knötchen erkennen, die dann die jeweiligen, nicht unbedingt anulären Figuren ergeben.
Atypische Formen sind nicht selten und können zu generalisierten kleinen Papeln, aber auch subkutanen größeren Knoten führen.

Differentialdiagnose

Necrobiosis lipoidica, Sarkoidose, Schwimmbadgranulom, Lupus vulgaris, Lues II, Lymphome.

Therapie

Eine eindeutig wirksame Therapie ist nicht bekannt. Die Erkrankung neigt zur spontanen Heilung, wobei Rezidive nicht selten sind. Wegen der Harmlosigkeit der Erkrankung sollten die therapeutischen Maßnahmen nicht zu eingreifend sein, Versuch mit einfachem Auflegen von Heftpflastern, Sermakafolie. Auch intraläsionale, fächer-

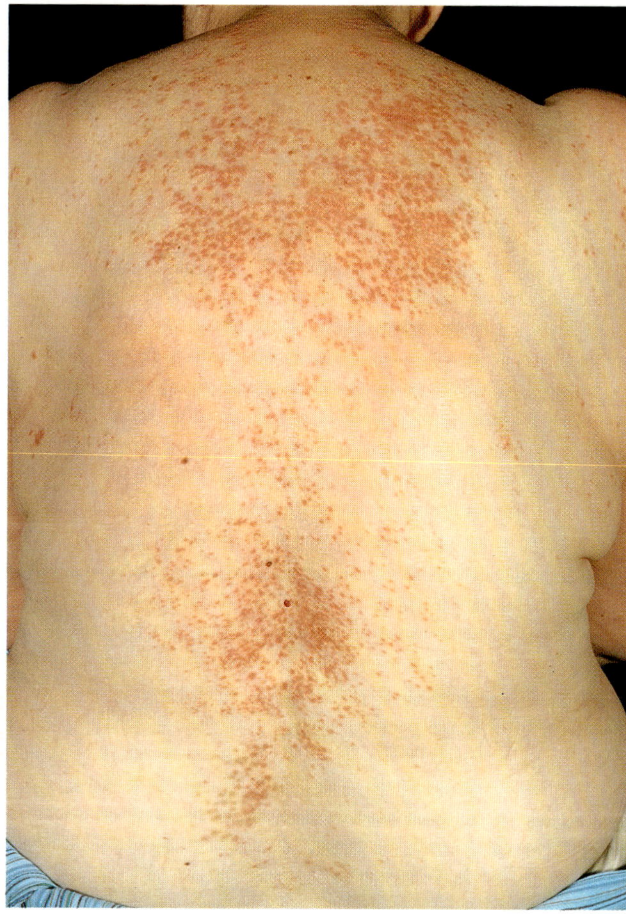

Abb. 60. Granuloma anulare
Disseminierte, kleinknotige Form

förmige Kristallsuspensioneinspritzungen (Volon A) können erfolgreich sein, gelegentlich führt aber auch bereits die Inzision des Herdes (bei der Biopsie zur Diagnosesicherung) zur Besserung, sogar Abheilung des Krankheitsbildes.

Granuloma eosinophilicum faciei

Ursache, Krankheitsbild und Diagnose

Diese relativ seltene Dermatose betrifft Männer etwas häufiger als Frauen und tritt meist in der 2. Lebenshälfte auf. Die Ursache ist unbekannt. Im Gesicht entwickeln

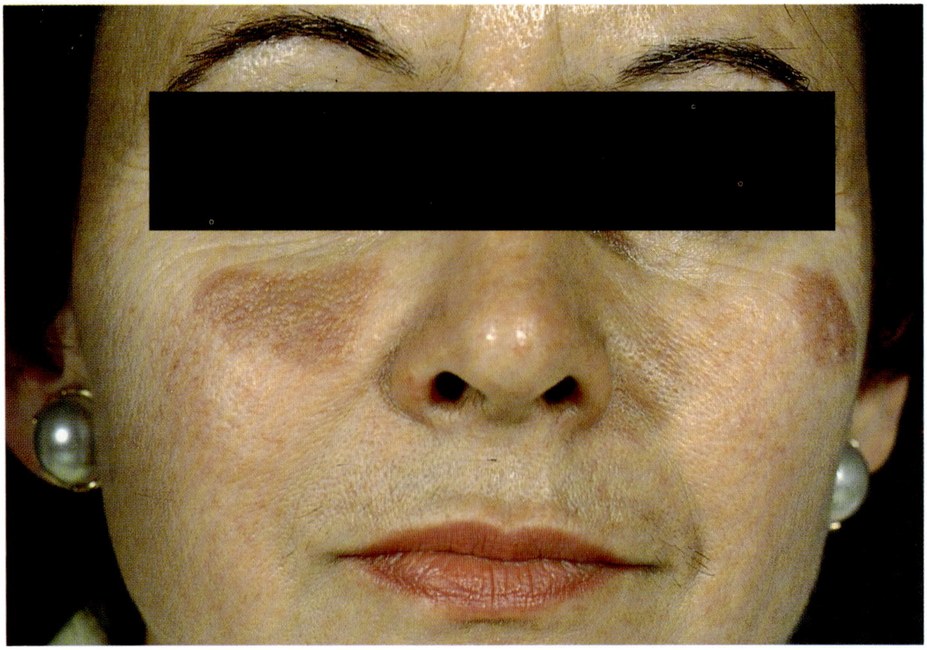

Abb. 61. Granuloma eosinophilicum faciei
Plaqueartig erhabene, scharf begrenzte Infiltrate mit angedeutetem Orangenhautphänomen

sich fast asymptomatische, rote, discoide, leicht erhabene Infiltrate, so daß die Konturen der Follikelöffnungen deutlicher hervortreten (Orangenhaut).

Differentialdiagnose

Sarkoidose, Lupus erythematodes, Lupus vulgaris, Pseudolymphome.

Therapie

Unterspritzung mit Triamcinolonkristallsuspension, 1:3 verdünnt mit einem Lokalanästhetikum, Aufkleben von Sarmakafolie. Auch kryochirurgische und Laser-Therapie kann versucht werden.

Granuloma glutaeale infantum

Ursache, Krankheitsbild und Diagnose

Die ausschließlich bei Säuglingen (3. bis 7. Lebensmonat) vorkommende Erkrankung wird nach heutiger Ansicht durch längerfristige Behandlung, z. B. einer Windeldermatitis mit fluorierten Kortikoiden, induziert (vergleichbar der perioralen Dermatitis). Sitz dieser Säuglingsdermatose sind das Gesäß, die Ano-Genitalgegend sowie Unterbauch und Oberschenkelinnenseiten. Klinisch finden sich kissen- bis plattenartige bzw. multiple solide, halbkugelig sich vorwölbende Knoten von blauroter Farbe, welche kaum subjektive Beschwerden machen. Die Abheilung erfolgt häufig unter Hinterlassung einer postinflammatorischen Hyperpigmentierung.

Differentialdiagnose

Lymphome, isolierte Psoriasis, Mastozytome.

Therapie

Absetzen jeglicher kortisonhaltiger Externa; Plastikwindeln etc. sollten gemieden werden. Lokal Lotio alba, Pasta Zinzi mollis, später Pflegecremes bzw. Salben. Bei mykotischer Superinfektion z. B. Multilind Heilpaste.

Granuloma teleangiectaticum sive pyogenicum

Ursache, Krankheitsbild und Diagnose

Es handelt sich um einen umschriebenen, eruptiven, gefäßproliferativen Prozeß, der nicht selten durch kleine Traumen induziert wird. Die leicht blutenden, gestielten Angiome erreichen einen Durchmesser von ca. 1 cm und treten an allen möglichen Körperstellen meist einzeln, selten multipel auf. Lokale bakterielle Infekte fördern Wachstum, nekrotischen Zerfall und die nachfolgende Blutungsneigung.

Differentialdiagnose

Amelanotisches Melanom, Angiom, Naevus Allen-Spitz.

Therapie

Chirurgisch: Exzision (Histologie!!), LASER bei multiplen Läsionen.

Granulosis rubra nasi

Ursache, Krankheitsbild und Diagnose

Seltenes, nur bei Kindern auftretendes Krankheitsbild. In manchen Fällen findet man eine unregelmäßig dominante Vererbung. Bei lokaler Hyperhidrosis im Nasenbereich ist die Nase rot bis blaurot, wobei bis stecknadelkopfgroße, dunkelrote Knötchen und Bläschen zu finden sind.
Die Hauterscheinung heilt in der Pubertät von selbst ab.

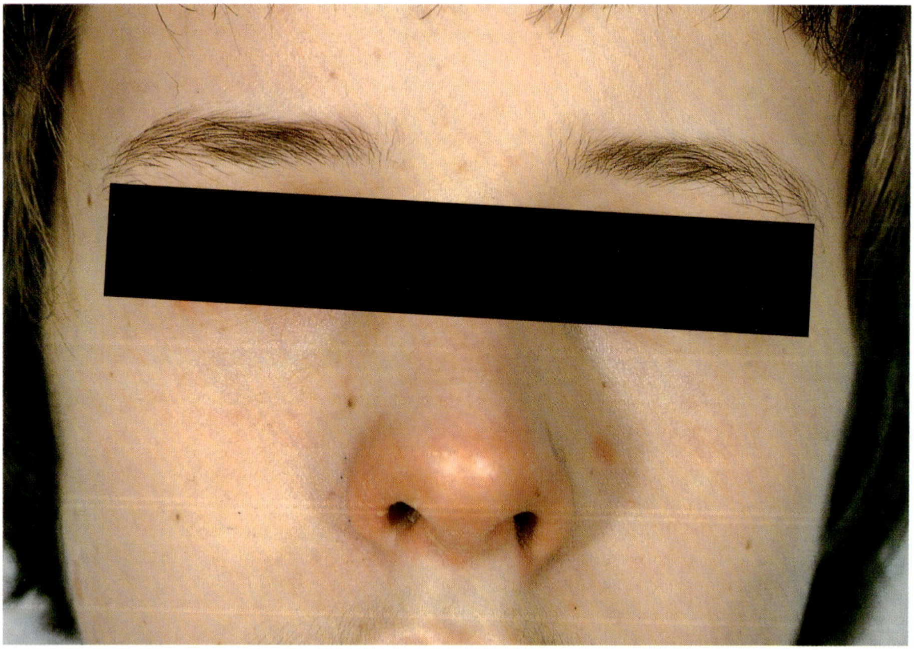

Abb. 62. Granulosis rubra nasi

Differentialdiagnose

Sarkoidose, Lupus vulgaris, seborrhoische Dermatitis, Rosazea.

Therapie

Nicht unbedingt erforderlich.
Bei Hyperhidrosis Ansudor Lotio, zum Abdecken Aknefug Emulsion.

Gynäkomastie

Ursache, Krankheitsbild und Diagnose

Eine Gynäkomastie kommt physiologisch bei fast einem Drittel der Jugendlichen vor und steht in Zusammenhang mit der hormonellen Umstellung in dieser Entwicklungsphase. Sie bildet sich von allein wieder zurück und bedarf keiner besonderen Therapie.
Abzugrenzen davon sind pathologische Brustdrüsenvergrößerungen, die sich im Laufe des Lebens durch hormonelle Dysregulationen oder hormonbildende Tumoren entwickeln. Auch extern angewandte östrogenhaltige Tinkturen können bei langfristigem Gebrauch zu erhöhtem Östrogenserumspiegel, letztlich zur Gynäkomastie und anderen Sexualstörungen führen. Ferner können Medikamente in ursächlichen Zusammenhang gebracht werden wie Spironolacton, Isoniazid, Digitalispräparate. Die männliche Brust nimmt eine halbkugelige Gestalt an, ist von derber Konsistenz und läßt sich auf der Unterlage verschieben. Der Warzenhof ist wenig vergrößert, die Brustwarze ist dunkler pigmentiert und ragt wie die weibliche mehr hervor. Vielfach zeigen sich auch feminine Züge bzw. Behaarungstyp und weitere Sexualstörungen.

Differentialdiagnose

Mamma-Ca, Leiomyome, im Rahmen von allgemeinen Erkrankungen (z. B. Nieren), Lymphome.

Therapie

Ausschaltung von Noxen.

Hämangiom

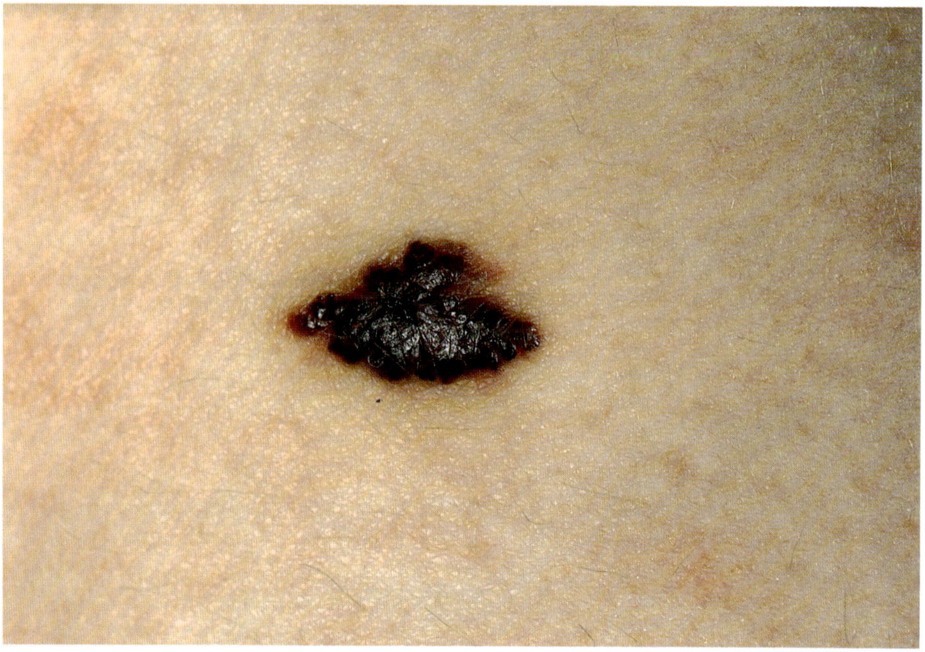

Abb. 63. Angiokeratom

Ursache, Krankheitsbild und Diagnose

Bei diesen von den Gefäßstrukturen ausgehenden Veränderungen (Gefäßektasien) handelt es sich um nävoide Fehlbildungen. Diese können nach dem Kaliber als kapillär (N. flammeus) oder kavernös (kavernöses Hämangiom) eingestuft werden. Die meist angeborenen oder in den ersten Lebensmonaten auftretenden und wachsenden Mäler sind in aller Regel harmlos, sollten aber unter bestimmten Umständen zu diagnostischen, bzw. therapeutischen Maßnahmen Anlaß geben:
Kavernöse Angiome, die im Augenlidbereich die Sehfähigkeit einschränken, bzw. an den Lippen die Nahrungsaufnahme behindern, sollten aktiv therapiert werden. Laterale Feuermäler des Gesichtes sollten auf weitere Störungen im okulo-cerebellaren Bereich (Augenarzt, Neurologe) hin überprüft werden. An den Extremitäten sollten in regelmäßigen Abständen orthopädische Untersuchungen erfolgen, um Längenwachstumsdifferenzen aufgrund arteriovenöser Anastomosen (Morbus Klippel-Trenauney) frühzeitig zu erkennen.

Sonderformen

1. Der **Naevus araneus** ist eine isolierte Gefäßproliferation eines Gefäßes mit pinselförmiger Austreibung von Kapillaren aus einem Zentralgefäß. Ursache: Leberleiden, idiopathisch

2. **Teleangiektasien** sind Gefäßerweiterungen ganzer Gefäßstämme, die im Gefolge einer Rosacea, eines Lupus erythematodes, nach langfristiger externer Steroidapplikation, bei Tumoren (Basaliom), aber auch ohne äußeren Grund auftreten können.

3. **Senile Angiome**: Im Laufe des Lebens am Stamm auftretende bis erbsgroße rote Tumoren (Gefäßektasien) ohne Malignitätszeichen

4. **Angiokeratom**: Zumeist relativ plötzlich auftretende, häufig exsudativ-schuppende, schwarze, keratotische Tumoren. Differentialdiagnose: Melanom!

Therapie

Naevus araneus, Naevus Unna, Teleangiektasien, Naevus flammeus: Therapie der Wahl: Laser-Koagulation, ansonsten elektrokaustische Verödung. Abdecken größerer Areale durch Covermark.
Kavernöses Hämangiom: Nur in Sonderfällen (s.o.) aktive Therapie: Anstoßbestrahlung 1–2 × 150 R, Dermopan-Stufe II (Cave Zahnleisten, Fontanellen, Mamillen, Epiphysenfugen, Schilddrüse, Genitale!). Ansonsten abwartende Haltung, wegen der (sich allerdings über viele Jahr hinziehenden spontanen Rückbildung). Alternativ wird eine kurzfristige orale Kortikoidtherapie (ca. 1 mg/kg Körpergewicht) empfohlen.
Morbus Klippel Trénaunay: Chirurgische Beseitigung arteriovenöser Anastomosen zum frühestmöglichen Zeitpunkt, um der drohenden Längenwachstumsdifferenz vorzubeugen. Bei bereits eingetretenen Längenwachstumsdifferenzen der Beine sollte ein Ausgleich über orthopädisches Schuhwerk erfolgen, um frühzeitigen Arthrosen vorzubeugen.

Hand- Fuß- Mundkrankheit

Ursache, Krankheitsbild und Diagnose

Diese von Coxsackie-Viren hervorgerufene Viruserkrankung tritt typischerweise in den Sommermonaten auf. Meist unter leichter Grippesymptomatik schießen an Handtellern und Fußsohlen vereinzelt stehende, wasserklare Bläschen unter mäßigem Juckreiz auf. Im Mund finden sich diese meist im Vestibulum oris, sind hier aber in der Regel schnell erodiert. Spontane Abheilung nach wenigen Tagen ist zu erwarten.

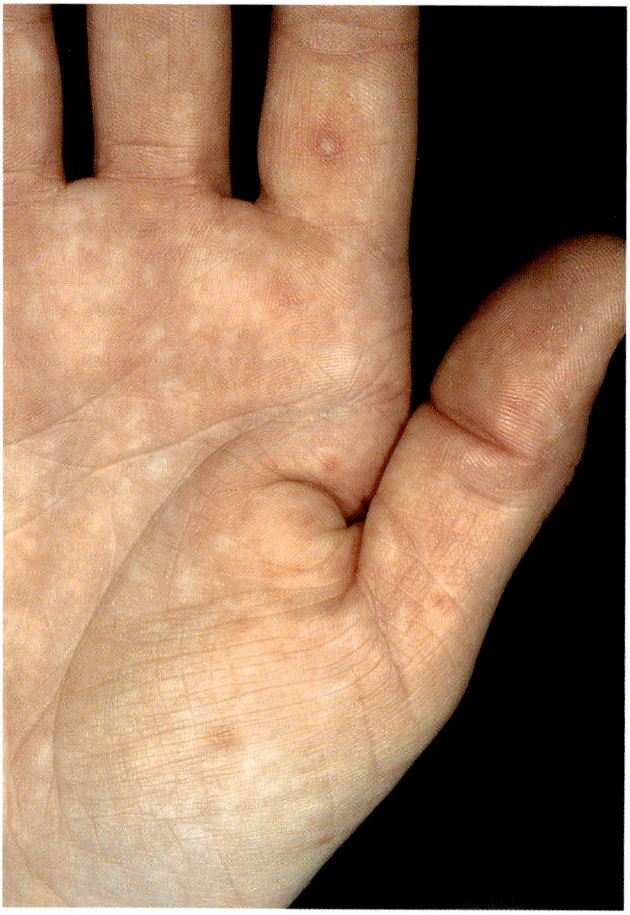

Abb. 64. Hand- Fuß-Mundkrankheit
Einzelne Vesikulae an den Händen. Gleichzeitig Auftreten auch im Mund- und Plantarbereich

Differentialdiagnose

Habituelle Aphthen, Herpangina, Herpes labialis, dyshidrotisches Handekzem.

Therapie

Nicht erforderlich.
Symptomatisch, z. B. Betaisodona Mundantiseptikum.

Hidradenitis suppurativa

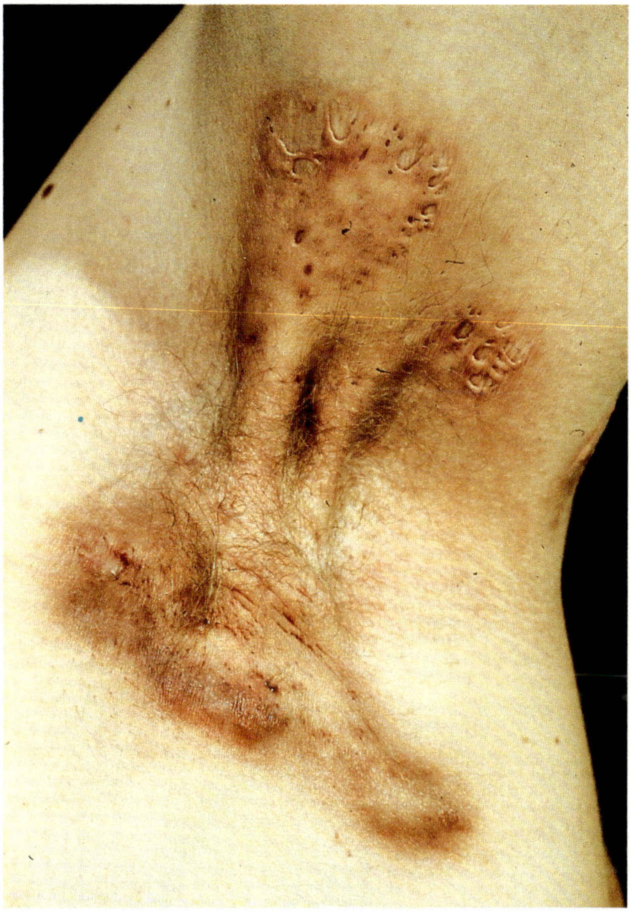

Abb. 65. Hidradenitis axillaris
Hier im Sinne einer Pyodermia fistulans sinifica. Einschränkung der Beweglichkeit durch Narbenzüge

Ursache, Krankheitsbild und Diagnose

Das Krankheitsbild wird heute als Teilsymptom der Akne tetrade aufgefaßt.
Staphylokokkeninfektion, für deren Entwicklung nicht selten eine lokale Traumatisierung (Schwitzen, Reiben, Scheuern von Kleidungsstücken, Epilationsversuche, Schweißblätter u.ä.m.) oder andere Hauterkrankungen (Skabies, Dermatomykosen, Pyodermien etc.) verantwortlich sind.
Die Hidradenitis wird vorwiegend im 2. bis 4. Lebensjahrzehnt beobachtet und tritt häufiger bei Frauen als bei Männern auf. Unter den Achselhöhlen finden sich zunächst

erbsen- bis haselnußgroße, halbkugelige Knötchen, welche kutan oder subkutan liegen; bei leichtem Jucken oder Spannungsgefühl verbreitern sie sich rasch, vereitern und dringen gegen die Oberfläche der Haut vor. Die Haut kann dabei die normale Farbe behalten oder sich bläulich-rot verfärben. Neue Knötchen treten auf, diese vergrößern sich und verschmelzen, so daß Neubildungen mit Abszedierungen abwechseln. Sie neigen zur spontanen Entleerung von dünnflüssigem Sekret. Die Umgebung ist meist infiltriert, teilweise auch der gesamte Achselhöhlenbereich, was mit großer Schmerzhaftigkeit und Temperaturerhöhung verbunden ist.
Zunehmende Vernarbung mit Ausbildung von Narbensträngen führt zu starken Bewegungseinschränkungen.
In der Regel ist zunächst eine Achselgrube befallen, im Verlauf der Erkrankung werden die Hauterscheinungen auch in der anderen Axilla bzw. an Körperregionen mit apokriner Drüsenversorgung festgestellt.

Differentialdiagnose

Furunkel, Tuberkulose der Axillardrüsen, Akne conglobata.

Therapie

Ichthyol-Verbände in Kombination mit Rotlichtbestrahlungen, möglichst Ruhigstellung des Armes in Abduktion, Stichinzision bei entsprechender Reife des Herdes. Eventuell Röntgen-Entzündungsbestrahlung. Bei ausgedehnter Erkrankung orale Medikation von Antibiotika wie Doxycyclin, möglichst nach vorausgegangener Bakterien- und Antibiotikaresistenzbestimmung. Bei Rezidiven Röntgen-Epilationsdosis und Suche nach begünstigenden Stoffwechselkrankheiten, besonders Diabetes mellitus. Eine großflächige chirurgische Abtragung der befallenen Hautareale ist in manchen Fällen unumgänglich.

Herpes simplex

Ursache, Krankheitsbild und Diagnose

Virusinfektion mit dem Herpes-simplex-Virus (HSV) Typ I oder II. Die Übertragung erfolgt durch Tröpfchen- oder Schmierinfektion, meist durch direkten Kontakt mit einem infektiösen Bläschen. Die Inkubationszeit beträgt 3 bis 4 Tage. Es ist zwischen einer Erst- und einer rekurrierenden Infektion zu unterscheiden. HSV I manifestiert

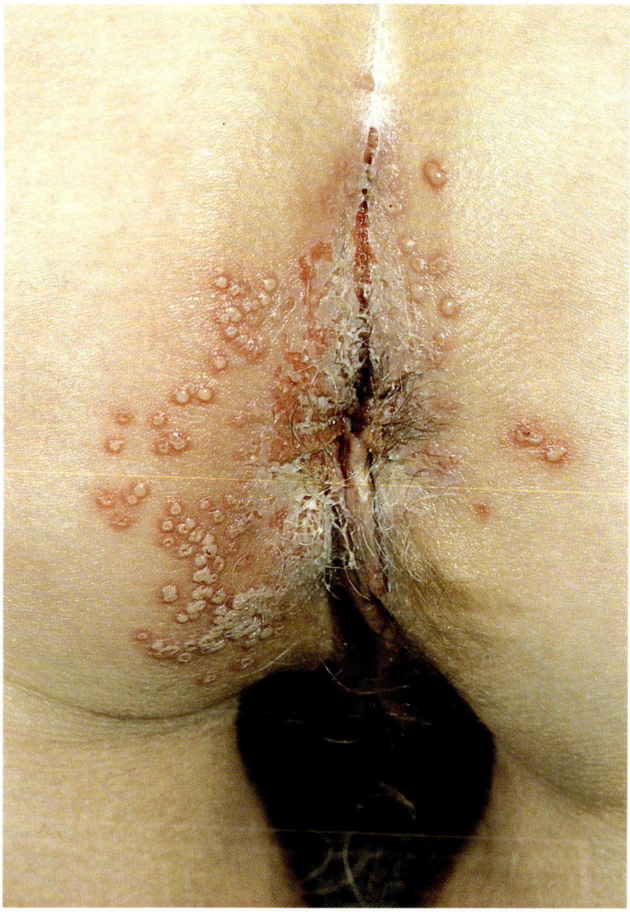

Abb. 66. Herpes analis
Permanente Herpeseruption bei einem Patienten mit HIV-Infektion

sich ganz überwiegend im Gesichtsbereich, die Infektion wird meist schon in den ersten Lebensjahren erworben. HSV II tritt vor allem im Genito-Analbereich auf, atypische Lokalisationen finden sich gerne an den Fingern. Infektionszeitraum meist Pubertät. Das Virus persistiert in den zugehörigen Ganglien und kann von dort aus lebenslang rekurrierend durch Provokationsfaktoren wie Traumen, Infekte, Menstruationen, intensive Besonnung oder auch Streß ausgeworfen werden.
Die Primärinfektion, die allerdings nur bei wenigen manifeste Symptome zeitigt, ist in diesen Fällen wesentlich ausgedehnter und inflammierter als die lokal meist engbegrenzten Rezidive. Zudem treten häufiger Allgemeinsymptome wie Fieber, Abgeschlagenheit, Lymphknotenschwellung u.ä. auf.
Vorzugsweise an Übergangsstellen von Haut zu Schleimhäuten kommt es nach anfänglichem Jucken, Brennen, nach Parästhesien oder einem Spannungsgefühl zur Entwicklung mehrerer zunächst einzeln stehender stecknadel- bis linsengroßer, kleiner bis prallgefüllter Bläschen (anfangs klar-seröse Flüssigkeit), die bald zusammenfließen, impetiginisieren und bald darauf platzen. Es werden auch Bläschengruppen

beobachtet, deren Blasendecke zu einer durchsichtigen, gelblichbraunen bis hämorrhagisch-schwärzlichen Kruste eintrocknen. Mehrere Krusten können zu einer größeren konfluieren, was besonders bei Sitz an der Lippe zu Einrissen führt. Die Krusten, bzw. Borken fallen nach etwa 10 bis 14 Tagen spontan ab. Tritt keine Sekundärinfektion zusätzlich auf, heilt der Herpes simplex nach 2 bis 3 Wochen narbenlos ab.

Sonderformen: Besonderer Aufmerksamkeit bedarf die HSV-Infektion an der Kornea (Herpes simplex corneae), da es zu erheblichen Narbenbildungen mit Sehverlust kommen kann. Der Herpes glutaealis zeichnet sich durch besondere Rezidivfreudigkeit aus, zudem «wandert» er über die gesamte Glutaealregion. Häufig kommt es zu einer erheblichen Lymphadenitis sowie neuralgischen, in die Beine ausstrahlenden Schmerzen, die wie eine Lumbago imponieren. Auch die atypisch lokalisierten HSV-Infektionen an den Fingern und Zehen können zu radikulären Symptomen und Lymphadenopathie führen (DD: Lymphom) (s. auch Abb. 41 und 49).

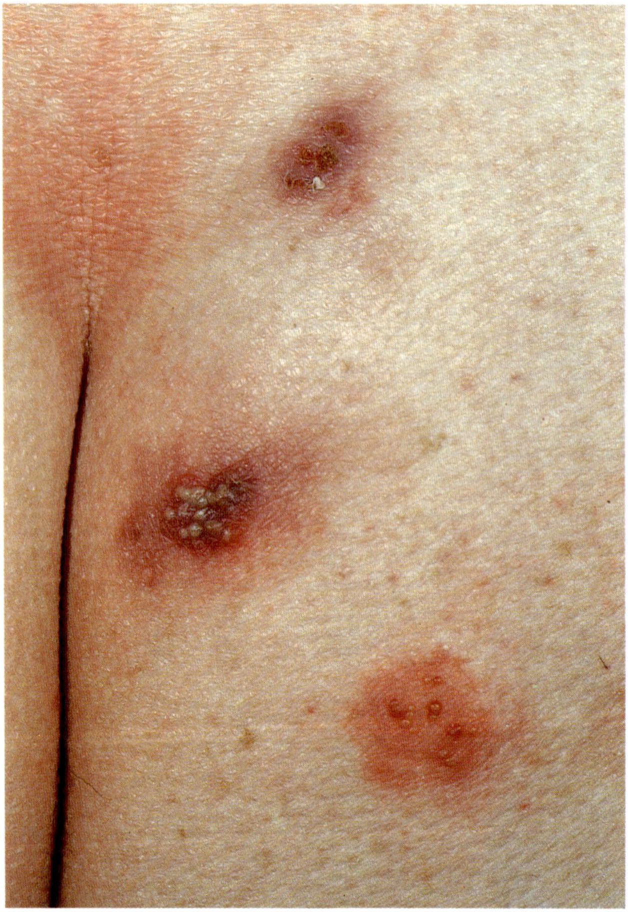

Abb. 67. Herpes glutaealis
Zosteriforme Anordnung dreier im Abstand von 14 Tagen aufgetretener Läsionen

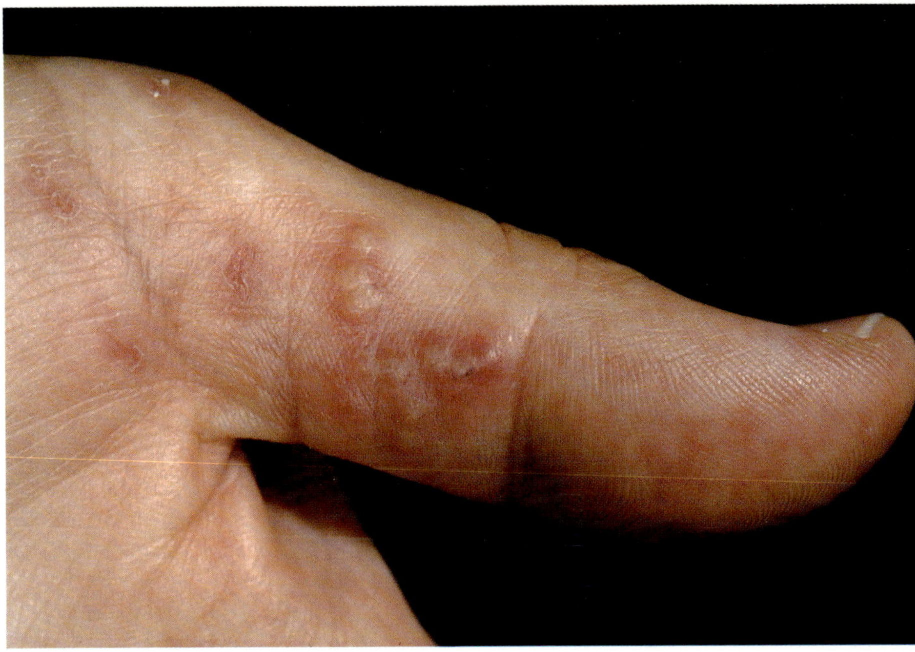

Abb. 68. Herpes simplex Typ II
Atypische Lokalisation mit begleitender Lymphadenitis

Differentialdiagnose

Impetigo contagiosa, Zoster, bei Lokalisationen am Genitale Ulcus molle und Lues. Erhebliche Schwellungen der regionären Lymphknoten sind möglich, jedoch sind diese beim Herpes simplex, im Gegensatz zur Lues, druckschmerzhaft.

Therapie

Die Therapie ist abhängig vom Beschwerdebild. Primärmanifestastionen, schwere rezidivierende Formen des Herpes analis oder glutaealis sollten mit Acyclovir (Zovirax^{R} 5 × 200 mg oral, in ganz schweren Fällen auch per Infusionen) angegangen werden. Für den Herpes corneae steht zusätzlich Zovirax-Augensalbe zur Verfügung. Leichte Rezidive sollten so früh als möglich, am besten schon bei Auftreten von Prodromalzeichen, lokal mit einer virostatischen Creme angegangen werden (z.B. Virunguent, Aedurid, Zovirax u.a.). Von der Substanz Tromantadin sollte man besser absehen, da sich eine erhebliche Sensibilisierungsneigung mit Ausbildung massiver Kontaktdermatitiden herausgestellt hat.

Da in der Regel nach 2 bis 4 Tagen die Virusvermehrung abgeschlosen ist, kann danach zur schnelleren Abheilung ein Hydrocortisonpräparat, evtl. kombiniert mit einem Antisepticum, appliziert werden (z. B. Sermaform, Terracortril).

Histiozytom

Ursache, Krankheitsbild und Diagnose

Gar nicht so selten auftretend, wie allgemein angenommen, findet sich das Histiozytom als knötchenförmiger, meist solitärer, sich derb anfühlender Tumor besonders im Bereich von Armen, Beinen und Stamm. Aber auch an anderen Lokalisationsstellen ist an das Vorliegen eines in die Tiefe gehenden, meist eine rötlich-dunkelbraune Farbe aufweisenden, vielfach mit Fibromen verwechselten Tumors zu denken, dessen Durchmesser ca. 1,5 cm beträgt und dessen Form rundlich ist. Die Herde stehen einzeln und überragen nur wenig das Hautniveau. Die Ursache ist ungeklärt. Histiozytome können Eisen oder Fett speichern, wodurch sich die z. T. erhebliche Variation in der Farbgebung erklärt. Subjektiv machen sie höchstens geringgradige Mißempfindungen, üblicherweise sind sie aber symptomlos.

Differentialdiagnose

Fibrom, Leiomyom, Naevuszellnaevus, malignes Melanom, Mastozytom, Xanthom, Kaposi-Sarkom.

Therapie

Diese besteht, wenn vom Patienten gewünscht, in einer Exzision in toto mit nachfolgender Histologie.

Histiozytosis X

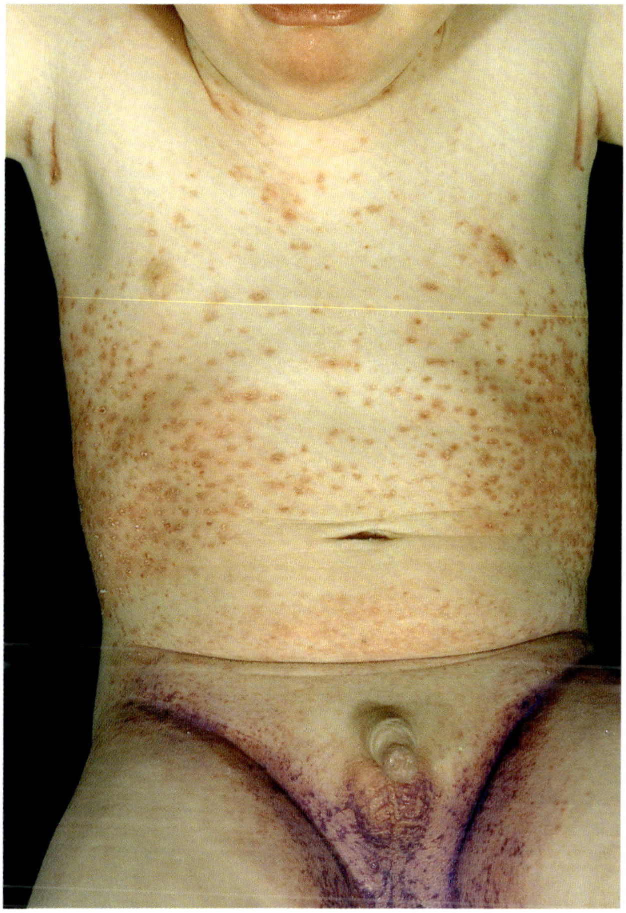

Abb. 69. Histiozytosis X
Abt-Letterer-Siwe
Erkrankung

Ursache, Krankheitsbild und Diagnose

Die Histiozytosis X ist eine maligne, von den Langerhanszellen ausgehende Erkrankung, die insgesamt selten ist. Akuten Verlaufsformen bei Babies (Abt-Letterer-Siwe-Erkrankung (ALS)) stehen mehr chronische Verläufe im Jugend- und Erwachsenenalter gegenüber (Hand-Schüller-Christian-Erkrankung (HSC), eosinophiles Granulom). Bei ALS treten plötzlich kleine rote Papeln und erythematosquamöse Hautveränderungen mit seborrhoischem Aspekt auf. Typisch sind ferner petechiale Blutungen und Purpura. Gleichzeitig Leber/Milzvergrößerung, Lymphadenopathie, Fieber. Im Gegensatz zur fast 100%igen Mitbeteiligung der Haut bei ALS sieht man diese bei HSC nur bei ca. $\frac{1}{3}$ der Patienten. Vorherrschend sind hier vor allem Erscheinungen, die der seborrhoischen Dermatitis ähneln (schuppende, gelbbraune Erytheme am Haaransatz sowie solche, die den Charakter einer intertriginösen Dermatitis haben). Typischerweise leiden diese Patienten unter einem Diabetes insipidus, einem Exophthalmus sowie gleichzeitigem Knochenbefall. Dieser ist auch Leitsymptom für das Eosinophile Granulom, das an der Haut zu rötlichen Knotenbildungen vor allem zentrofazial neigt, ansonsten ähnliche Veränderungen wie bei HSC.

Differentialdiagnose

Intertriginöse Ekzeme bakterieller, viraler und mykotischer Genese, seborrhoische Dermatitis, Psoriasis, Purpura, M. Darier, Pemphigus familiaris benignus Hailey-Hailey.

Therapie

Innerlich Zytostatika bei ALS und HSC, Knochenherde können röntgenbestrahlt werden.
Lokal entsprechend den Maßnahmen bei seborrhoischer Dermatitis. Bei nässenden intertriginösen Läsionen Einlegen eines Leinenstreifens und antiseptische Lotionen und Pasten bzw. Farbstoffe.

Hyperhidrosis

Ursache, Krankheitsbild und Diagnose

Quantitative Steigerung der normalen Schweißsekretion. Diese ist universell bzw. generalisiert oder lokalisiert zu beobachten. Sie wird ausgelöst durch starke Hitze, intensive Muskelanstrengung bei der Arbeit, Sport etc. und findet sich bei fieberhaften Erkrankungen, Hyperthyreosen, als Folge von Nervenerkrankungen (Tabes, Syringomyelie, Rückenmarksläsionen), Schwangerschaft, Tuberkulose, Rheumatismus, toxischen und pharmakologischen Substanzen wie Kokain, Nikotin, Salicylverbindungen, Kortison, Schlangen- und Fischgiften etc.
Die Störungen der Schweißdrüsenfunktionen finden sich nicht nur als generalisierte Hyperhidrosis, sondern individuell unterschiedlich an verschiedenen Körperstellen, insbesondere auf der Stirn und dem behaarten Kopf, auf der Mitte des Rückens und

der Brust, unterhalb der Achseln (Hyperhidrosis axillarum) und an den Füssen und Händen (Hyperhidrosis pedum et manuum). Hyperhidrosis manuum kann sowohl beruflich bedingt (Chlorkalk, Dauerwellenflüssigkeit etc.) als auch beruflich sehr hinderlich sein (Feinmechanik, Verkäufer, Goldschmied etc.).
Im Vordergrund steht bei der Hyperhidrosis pedum der oft sehr starke, wenig angenehme Geruch. Die Hornschicht der Füße ist aufgequollen und sieht «wurmstichig» aus, hier kommt es gerne zu Erosionen mit und ohne Dermatomykosen und in deren Gefolge zu rezidivierenden Erysipelen.

Differentialdiagnose

Quecksilbervergiftung, Ausschluß chronischer Erkrankungen (s.o.).

Therapie

Die innerliche Therapie richtet sich vorwiegend nach der auslösenden Noxe (Behandlung der Grundkrankheit). Zentral vegetativ dämpfende Pharmaka können in Einzelfällen günstig sein, auch die längerdauernde Einnahme von Ansudoral Dragees kann die Schweißneigung regulieren. Als wichtigste lokale Maßnahme hat sich Aluminiumchloridhexahydrat 15%ig in der Axillargegend, 30%ig palmoplantar bewährt. Die Patienten sollten angewiesen werden, abends die betroffenen Hautpartien einzureiben, auf Verschmutzung der Wäsche durch das Präparat sollte vorsichtshalber hingewiesen werden.

Rp.	Aluminiumchloridhexahydrat	15,0–30,0
	solve in aqua	
	Methylzellulose	2,0
	Aqua dest.	ad 100,0

Bei palmoplantarer Hyperhidrose hat sich in letzter Zeit auch das physikalische Verfahren der Jontophorese bewährt. In den Axillen kann als ultima ratio in therapieresistenten Fällen auch eine Exzision der schweißdrüsentragenden Areale erfolgen.
Die Sympathektomie ist absolut als Mittel der letzten Wahl anzusehen.

Hypertrichosis

Ursache, Krankheitsbild und Diagnose

Häufig rassisch bedingt (mediterraner Typ), oder als unerwünschte Wirkung lokaler (Glukokortikoide) oder interner Medikamente (z. B. Antihypertensiva: Minoxidil). Auch im Gefolge einer Porphyria cutanea tarda sowie hormonsezernierender Tumoren von Nebennierenrinde und Ovar, im Bereich von Hamartomen (Naevus pilosus) sowie Mißbildungen (Spina bifida). Letztlich sei als paraneoplastisches Syndrom eine Sonderform der Hypertrichosis, die Lanuginosis acquisita genannt, bei der es schlagartig zum synchronen Wachstum von Lanugohaaren am gesamten Integument kommt.

Therapie

Nach Ausschluß hormoneller und anderer Störungen und deren Behandlung können umschriebene, kosmetisch störende Hypertrichosen z. B. im Gesicht elektrisch epiliert werden. Großflächige Hypertrichosen können mit heißen Wachskompressen belegt und anschließend nach Erkalten des Wachses ruckartig epiliert werden.

Sonderform

Hirsutismus

Hierunter versteht man die Ausprägung eines männlichen Behaarungstypus bei Frauen und Kindern. Ursache ist die pathologische Androgenstimulierung der Haarfollikel durch androgenproduzierende Tumoren oder entsprechende Medikamente. Nicht in allen Fällen läßt sich eine Ursache für den Hirsutismus finden (idiopathischer Hirsutismus).

Ichthyosen

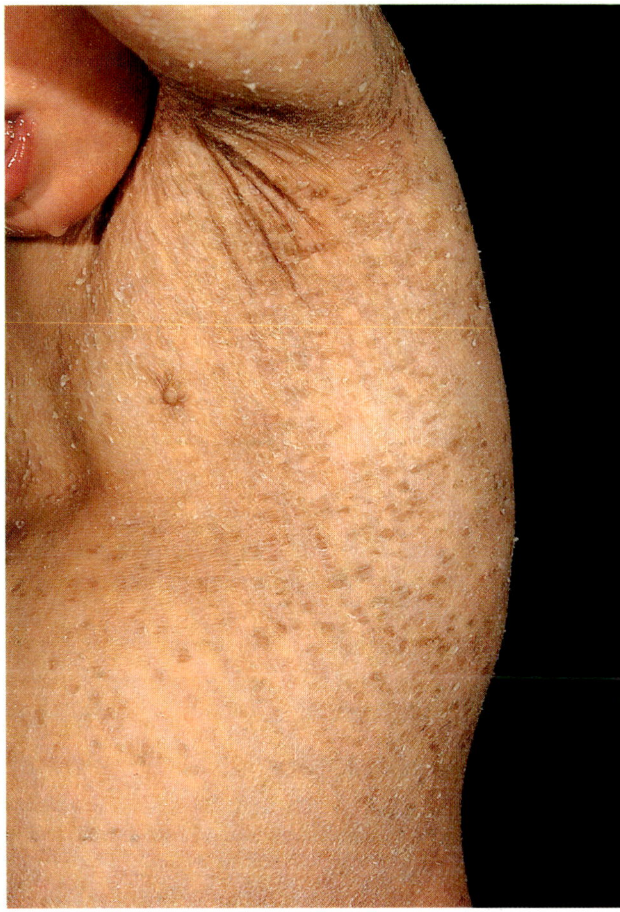

Abb. 70. Ichthyosis congenita

Ursache, Krankheitsbild und Diagnose

Ichthyosen sind eine Gruppe hereditärer Erkrankungen, die zu mehr oder weniger ausgeprägten Schuppenbildungen der Haut führen.

Ichthyosis vulgaris

Diese häufigste Variante der Ichthyosen tritt zumeist nicht gleich bei der Geburt, sondern erst einige Lebensmonate oder -jahre später auf, ist autosomal dominant vererbt (pos. Familienanamnese!) und spart typischerweise Ellenbeugen, Kniekehlen sowie Axillen aus. Das übrige Integument, einschließlich behaarter Kopf, Gesicht, Handteller und Fußsohlen, ist variabel von feinen bis groben, hellen bis dunkelgrauen Schuppen besetzt. Häufig finden sich assoziierte Symptome des atopischen Formenkreises wie Heuschnupfen, Ekzeme, Asthma o.ä. Besserung der Hauterscheinungen wird im Sommer beobachtet, während der Winter (kaltes, trockenes Wetter) eher Exazerbationen fördert.

Differentialdiagnose

Andere Ichthyosen, Dermatitis atopica.

Therapie

Aufenthalt im warmen, feuchten Klima (Urlaubsplanung), Salzbäder, harnstoffhaltige Salben (Basodexan, Widmer Carbamid), 2–5% Salicylvaseline, 60% Propylenglykol in Wasser (unter Plastikokklusiv-Folie).
Da es sich um eine hereditäre Erkrankung handelt, sind systemisch wirksame Therapeutika, wie Etretinat oder Isotretinoin sowie Methotrexat wegen ihrer Nebenwirkung in der Regel nicht tolerabel.

Weitere Ichthyosen

Meist schon bei der Geburt können eine Reihe weiterer, seltener Ichthyosen manifest sein, z.T. in hyperkeratotischer (x-gebundene Ichthyosen), z.T. in bullöser Form (lamelläre Ichthyose, epidermolytische Hyperkeratose, früher als bullöse, congenitale ichthyosiforme Erythrodermie bezeichnet). Eine spezielle Variante ist das sog. Collodium-Baby, bei der die Neugeborenen wie von einer pergamentartigen Membrane umgeben sind, sowie der sog. Harlekin Fetus (letale Verlaufsform).

Impetigo

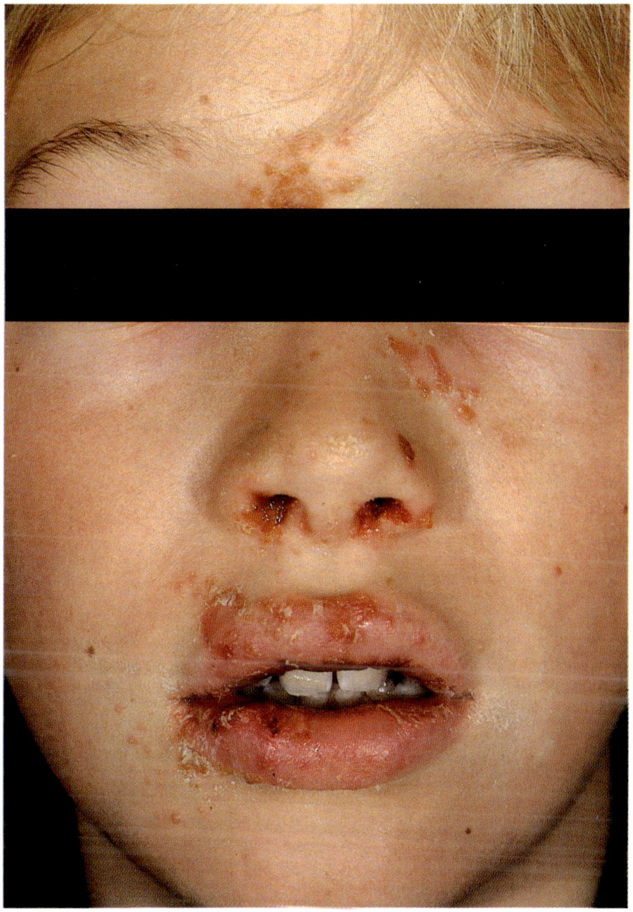

Abb. 71. Impetigo contagiosa

Ursache, Krankheitsbild und Diagnose

Staphylokokken-, Streptokokkeninfektion, die keine Beziehung zu den Hautanhangsgebilden aufweist. Ansteckungsgefahr vor allem unter Kindern.
Vornehmlich im Gesicht treten relativ flache Bläschen auf, die meist platzen bzw. aufgekratzt werden. Das Zentrum trocknet ein, es bildet sich ein runder oder serpiginöser Herd in raschem Wachstum unter Hinterlassung eines livid-roten Fleckes. Der Rand ist vielfach leicht gerötet. Typischerweise bilden sich honiggelbe Krusten auf den Läsionen. Während Streptokokken eher kleinere Bläschen induzieren, sind diese

bei Staphylokokkeninfekten meist größer. Maximalvariante: Staphylococcal scalded skin syndrom (SSSS), bzw. Ritter v. Rittershainsche Erkrankung (s. staphylogenes Lyell-Syndrom). Jedes Alter kann betroffen sein. Mit Vorliebe finden sich diese Herde aber bei Kindern um den Mund und die Nase herum und an den Händen. Sekundär kann die Impetigo bei vorbestehenden Dermatosen auftreten. So führt das Kratzen bei Pedikulosis, Seborrhoea oleosa capitis, bei Skabies, nach Insektenstichen etc. zum Auftreten von Pyodermien. Ist eine Impetigo sehr ausgedehnt, neigt sie zu Rezidiven oder ist sie therapieresistent, so ist zu eruieren, ob nicht eine andersartige Grunderkrankung vorliegt (Diabetes mellitus, Lymphogranulomatose, Leukämie etc.).

Differentialdiagnose

Folliculitis barbae, Tinea faciei profunda, Herpes simplex, bullöses Pemphigoid u.a.

Therapie

Grundsätzlich ist ausreichende Körperhygiene ratsam. Kleinere Herde lassen sich meist mit antiseptischen Cremes, z.B. Betaisodona, Linolasept etc. unterlegt mit einem Farbstoff gut angehen. Bei ausgedehnten Krankheitserscheinungen empfiehlt sich eine zusätzliche interne Antibiotikabehandlung, z.B. mit Megacillin, Neo-Erycinum o.ä., möglichst nach vorheriger Bakterien- und Antibiotikaresistenzbestimmung. Tetracycline bzw. Doxycycline sollten bei Kindern mit noch nicht abgeschlossener Zahnentwicklung vermieden werden.

Impetigo follicularis Bockhart

Ursache, Krankheitsbild und Diagnose

Staphylokokkeninfektion, meist Staphylokokkus aureus.
Als selbständiges Krankheitsbild wird die Impetigo follicularis Bockhart relativ selten beobachtet, meist entwickelt sie sich sekundär als Komplikation bestehender Dermatosen (Skabies, Neurodermitis, in der Umgebung von Furunkeln durch Keimverschleppung), nach Verabreichung teerhaltiger Salben, Öle, Pflaster, hautreizende Umschläge usw. Besonders gern treten die Pusteln an feuchten oder der Reibung ausgesetzten Körperstellen auf, so Axillen, Inguines, Submammärgegend bei Frauen, Gesäß bei Säuglingen, Motorradfahrern und Reitern.

Die Primäreffloreszenz imponiert durch eine an Haare gebundene, oberflächliche, follikuläre Pustelbildung. Die einzelnen Pusteln sind stecknadelkopf- bis höchstens linsengroß. In der Mitte sind sie von einem Haar durchbohrt. Sie entwickeln sich innerhalb kurzer Zeit zu einem kegelförmig bis steil aus der Haut herausragenden, mit gelblichem Eiter gefüllten Knötchen und sind von einem schmalen, roten Randsaum umgeben. Platzt das Knötchen oder wird es aufgekratzt bzw. geritzt, so entleert sich ein Tröpfchen dickflüssigen Pus. Das nachfolgende Serum erstarrt zu einer grün- bis braungelben Kruste. Uneröffnet trocknet die Pustel innerhalb von 5 Tagen ein. Stehen zahlreiche Pusteln nebeneinander, so ist die dazwischenliegende Haut diffus gerötet.

Differentialdiagnose

Follikulitiden durch andere Erreger (u.a. Candida albicans, Pseudomonas), Furunkel, Tinea profunda, Impetigo contagiosa, kleinpapulöse Syphilide sowie Akne-Pusteln und Whirlpooldermatitis.

Therapie

Eröffnung der einzelnen Pusteln und, nach Beseitigung des Eiterpfropfens, Auftragen einer antiseptischen Lösung oder Creme (z.B. Sol. Castellani farblos, Betaisodona, Linolasept, Wundgel Medice). Bei ausgedehntem Befall innerliche Antibiotikagaben, je nach Ausfall der Bakterien und Antibiotikaresistenzbestimmung, meist Tetracykline oder Doxycyclin.

Incontinentia pigmenti

Ursache, Krankheitsbild und Diagnose

Genodermatose mit X-chromosomal dominantem Erbgang (Letalfaktor für männliche Nachkommen).
Die Mädchen kommen unter dem Bilde einer Suberythrodermie zur Welt; vornehmlich an den Extremitäten finden sich lineär oder in Wirbelform angeordnete, wasserklare oder pustulöse Effloreszenzen, zusätzlich auch rote Papeln und Knötchen. Nach Abklingen der entzündlichen Veränderungen verbleiben bizarre Pigmentationslinien in den Prädilektionsstellen im Sinne einer postinflammatorischen Hyperpigmentierung zurück.

Auf Mißbildung am Zentralnerven- und Skelettsystem ebenso wie an den Zähnen und im Augenbereich ist zu achten.

Differentialdiagnose

Hereditäre Epidermolysen, bullöses Pemphigoid, Dermatitis herpetiformis Duhring, striäre Naevi.

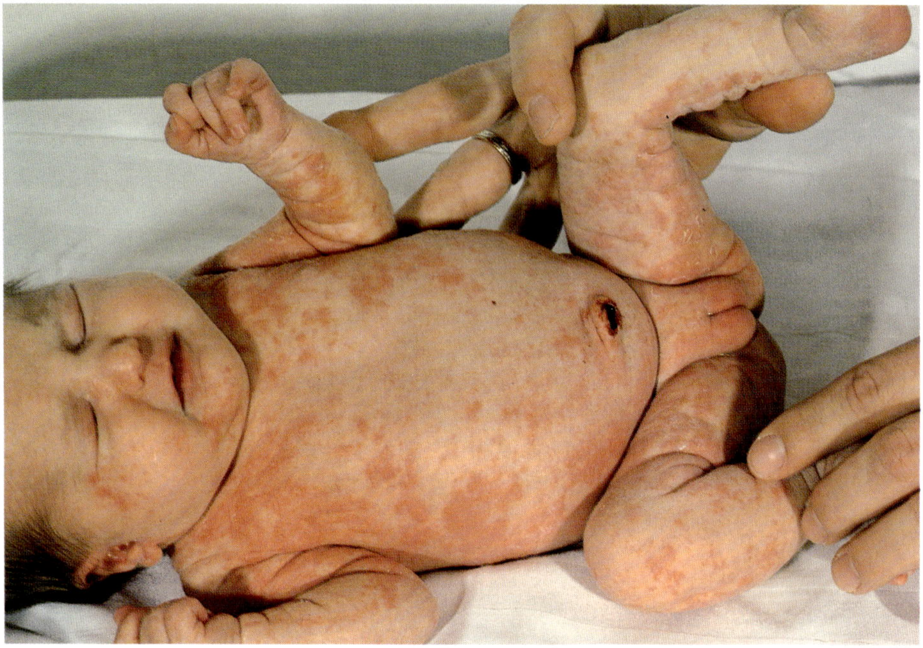

Abb. 72. Incontinentia pigmenti Bloch-Sulzberger

Therapie

Wegen des spontan heilenden Charakters sehr zurückhaltend, bei Bläschen und Pustelbildung austrocknende Maßnahmen in Form von antiseptischen Lotionen (Tannosynt Lotio) sowie Pasten, evtl. Farbstoffe. Nur in Ausnahmefällen intern Kortikosteroide.

Induratio penis plastica

Ursache, Krankheitsbild und Diagnose

Die Induratio penis plastica ist eine autosomal dominant auftretende Erkrankung, die nicht selten in Kombination mit einer Dupuytren'schen Kontraktur, seltener Keloiden und Mamillenfibrosen vorkommt. Meist in der zweiten Lebenshälfte entwickeln sich plattenartige, derbe, auf Druck wenig schmerzhafte Indurationen, die durch ihre Lokalisation am Penisstamm bei Erektion zu schmerzhaften Deviationen führen können.

Therapie

Die Induratio penis plastica ist eine Domäne der Röntgenbestrahlung. Durch 4 × 2 Herdbestrahlungen à 400 R im Abstand von 3 Monaten wird ein Fortschreiten der Erkrankung gestoppt, leider nicht immer ein Rückgang der Fibrose erreicht. Die intraläsionale Injektion von Superoxyddismutase (Orgotein) soll ebenfalls erfolgreich sein, ist aber ausgesprochen schmerzhaft und kann nur in Wurzelblock-Anästhesie erfolgen.
Vitamin E ist zwar in der Wirksamkeit umstritten, wird aber vielerorts angewandt (z.B. Evion, 2–5 Tabletten täglich über Monate).

Insekten und Haut

Ursache, Krankheitsbild und Diagnose

In kein anderes Krankheitsbild passende, besonders an unbedeckten Körperstellen lokalisierte, kleinfleckig gerötete und zentral etwas hämorrhagische, stark juckende Erscheinungen lassen u.a. den Verdacht auf den Kontakt mit Fliegen- oder Mückenarten aufkommen. Aus den anfangs fleckenförmigen Herden werden vielfach papulöse und urtikarielle Eruptionen, welche bei einzelnen tropischen Arten, z.B. Moskitos, von ausgedehnten Ödemen begleitet werden können.

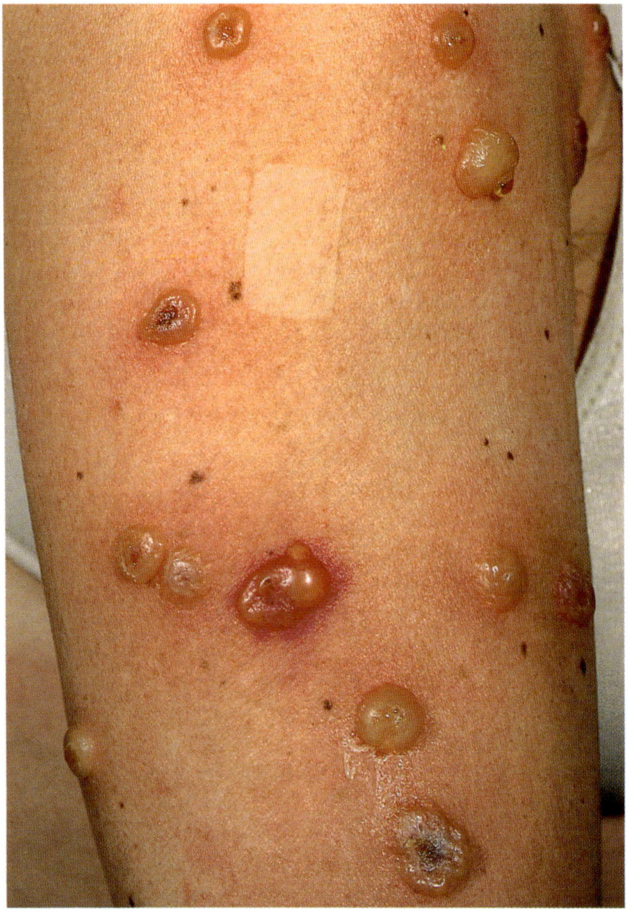

Abb. 73. Bullöse Insektenstichreaktionen

1 Pediculosis capitis

Die als Ursache in Frage kommenden Kopfläuse werden fast nur auf dem behaarten Kopf, auf dem sie Nacken- und Scheitelgegend bevorzugen, gelegentlich auch in den Barthaaren und Augenwimpern, aber nur ganz ausnahmsweise in den Schamhaaren angetroffen.

Je nach der Zeitdauer der Erkrankung sieht man die grauweißlichen bis hellbraunen, länglich gestalteten, eiförmigen, mattglänzenden Gebilde (Nissen) reihenweise in mehr oder weniger großer Zahl von der Basis nach der Spitze der Haare zu angeordnet. Besonders im Kindesalter anzutreffen. Der intensive Juckreiz führt zu anhaltendem Kratzen, wodurch es zu Exkoriationen und zur Entstehung ekzematöser Herde und durch Staphylokokkeninfektion derselben zur Bildung zahlreicher Pusteln oder weiterer impetiginöser Effloreszenzen kommt. Durch Absonderung reichlich seröser Flüssigkeit geht stärkere Borkenbildung mit Verklebung der Haare einher, so daß in vernachlässigten Fällen die ganze Kopfhaut mit einer dicken, blutig-tingierten Krustenmasse überzogen sein kann, welche in sich einem unentwirrbaren Knäuel verfilzter Haare birgt, in welchem es von Läusen und ihrer Brut wimmelt und zur Retention reichlichen, äußerst übelriechenden Sekrets führt (Weichselzopf: Plica polonica). Allgemein sind krustöse Ekzeme, Pyodermien sowie Pigmentation an der Nacken-/Haargrenze immer verdächtig auf Pediculosis capitis. Bei längerem Bestehen pflegen die regionären Lymphdrüsen anzuschwellen.

2 Pediculosis pubis

Die als Ursache in Betracht kommenden Filzläuse werden gewöhnlich nur durch den geschlechtlichen Verkehr übertragen, sie haften fast stets an den Haaren und können außer an ihrem Lieblingssitz, den Pubes, an allen behaarten Körperstellen – selbst den Zilien und Augenbrauen – gefunden werden (behaarter Kopf ist meist frei). Sie umklammern ungemein fest die Haare an deren Austritt aus den Follikeln und liegen so der Epidermis als kleine, gelbbraune Scheibchen oder Schildchen auf, von der sie auch mittels Pinzette nur schwer zu entfernen sind.
Besonders in der Bettwärme entfachen sie einen äußerst intensiven Juckreiz. Hin und wieder spärliche Kratzeffekte.. Nicht immer, aber doch häufig findet man in der Umgebung der Ansiedlung von Filzläusen auf der Haut hanfkorn- bis münzengroße blaßbläuliche bis blaßviolette Flecke = Maculae coeruleae = Tâches bleues, die nicht selten der erste Hinweis auf das Vorliegen einer Pediculosis pubis sind. Außer beim Koitus kann die Übertragung auch durch gemeinsame Benutzung von Bettwäsche, Wolldecken usw. erfolgen.

3 Pediculosis vestimentorum

Die in Betracht kommenden Pediculi corporis (Kleider- bzw. Körperläuse) bekommt man auf der Haut kaum zu Gesicht, da sie sich beim Entkleiden sofort in die Falten der Leibwäsche verkriechen, wo sie gewöhnlich hausen und ihre 200 bis 300 Eier ablegen. Nicht selten kleben sie ihre Nissen aber auch an die Achsel- und Schamhaare. Die Haut suchen sie gewöhnlich nur zur Nahrungsaufnahme auf, wobei sie stärkeren Juckreiz verursachen, welcher zu recht charakteristischen Kratzeffekten führt. Diese äußern sich in langgezogenen, häufig parallel verlaufenden strichförmigen Exkoriationen, die auch noch nach Abheilung typische streifenförmige, dunkelbraune Pigmentationen hinterlassen. Am deutlichsten sind sie an den Hautstellen ausgeprägt, auf welchen die Leibwäsche fest anliegt (Hals-, Schulter-, Taillengegend, Nates, seitl. Bauchpartien). Durch den Juckreiz und das Kratzen kommt es neben ekzematösen Herden zu mehr oder weniger stark ausgeprägten Pyodermien. Heutzutage findet man zwar kaum noch sich über Jahre hinziehende Erkrankungen, bei denen dann die Haut ein an Addison'sche Krankheit erinnerndes Aussehen angenommen hat. Die als weiße Flecke von der dunklen Umgebung abstehenden Narben der Kratzeffekte, sowie das Fehlen der Pigmentation an den Schleimhäuten lassen M. Addison ausschließen.
Als Überträger der Erreger des Fleck-, Rekurrens- und 5-Tage-Fiebers haben die Pediculi große Bedeutung erlangt.

4 Skabies

(s. dort)

5 Cimicosis und Culicosis (Flöhe und Wanzen)

Durch Stiche und Bisse in die menschliche Haut gibt es umschriebene lokale Reizerscheinungen. Diese entstehen vor allem dadurch, daß die Parasiten Sekret in die Haut absondern. Ist der Floh die Ursache, so findet man Roseola-ähnliche, stark hyperämische, einige Stunden bestehenbleibende Flecke, die im Zentrum – der Einstichstelle entsprechend – eine punktförmige Hämorrhagie aufweisen. Der Wanzenstich erzeugt häufiger Quaddeln, welche recht beträchtliche Größe annehmen, heftig jucken und brennen.

6 Bienen, Wespen, Hornissen

Werden Menschen von diesen Insekten in größerer Zahl überfallen und gestochen, so kann es zu schweren toxischen Erscheinungen sogar mit tödlichem Ausgang kommen. Bedenklich sind vor allem Stiche in die Mund- oder Rachenschleimhaut, weil es dabei durch hochgradige Ödeme (Glottisödem) zu Erstickungsgefahr kommen kann.
Bienen und Wespengiftallergie: siehe anaphylaktischer Schock S. 28.

7 Myiasis linearis (Larva migrans)

Erwähnenswert ist ferner ein durchschnittlich 1 mm großer Parasit, der Hautmaulwurf, welcher als Erreger eines typischen Krankheitsbildes gilt, der Myiasis linearis, welche am häufigsten in Rußland und Amerika, tropischen Regionen, aber nur ganz vereinzelt in europäischen Ländern zur Beobachtung gekommen ist. Das klinische Bild ist durch die Bildung eines dünnen, ½ bis höchstens 3 mm breiten, leicht erhabenen roten Streifens, der der Minierarbeit des Parasiten in Form eines Ganges entspricht, gekennzeichnet. Derselbe kann sich mit der Zeit über große Hautpartien erstrecken und dabei die verschiedensten Linien-, Serpentinen- und Zickzack-Formen annehmen. Das Ende des Ganges ist meist durch einen schwarzen Punkt gekennzeichnet, den man bei Lupenbetrachtung als die Larve erkennen kann. Innerhalb eines Tages legt eine solche Larve eine Hautstrecke von 1–15 cm zurück (s. Abb. 169).

8 Myiasis externa

Sonst kommen von Insekten noch Fliegenlarven, teils als Hautschmarotzer, teils als Hautparasiten, in Betracht, die krankhaften Hauterscheinungen bezeichnet man als Myiasis externa. Dieses Krankheitsbild kommt dadurch zustande, daß die Fliegen ihre Eier in Wundflächen der Haut ablegen, in denen sie ihre weitere Entwicklung zur

Larve durchmachen. Mit Vorliebe erfolgt die Eierablage in vernachlässigten, stark sezernierenden, übelriechenden Wunden und Geschwüren. Die Behandlung besteht bei der Ansiedlung der Larven in Wunden und Geschwüren in der Entfernung der Maden und zweckentsprechender ärztlicher Versorgung der Geschwüre.

9 Tungiasis (Sandfloh)

Der Sandfloh ist ein gefürchteter, in Südamerika, Afrika und Westindien vorkommender kleiner, etwa 1 mm langer Parasit, welcher sich in trockenem Sand in nächster Umgebung menschlicher Wohnstätten oder in solchen selbst aufhält. Das befruchtete Weibchen bohrt sich bei barfußgehenden Personen in die Epidermis der Füße und Unterschenkel ein, wobei es die Fußsohlen, die Zehen, die Interdigitalräume, die Haut unter den Nägeln bevorzugt. Während anfangs das Eindringen des Parasiten sich kaum bemerkbar macht, schwillt nach Verlauf einiger Tage unter der Entwicklung zahlreicher Eier im Uterus der Leib des Tieres kugelförmig bis zu Erbsengröße an, um als halbkugeliges Gebilde das Hautniveau zu überragen. Auch jetzt noch können – abgesehen von Juckreiz – stärkere subjektive und objektive Erscheinungen fehlen. Solche stellen sich auch weiterhin nicht ein, wenn der Floh seine Eier nach außen entleert, woraufhin er kurze Zeit später von selbst abzufallen pflegt.
Anders gestaltet sich das Bild, wenn durch stärkeres Kratzen infolge des Juckreizes das Tier verletzt wird und dabei die ausgequetschten Eier in das Hautgewebe gelangen. Dabei kann es unter meist sehr heftigen und qualvollen Schmerzen zu stärkerer lokaler Entzündung und Abszeßbildung kommen, an welche sich schwere phlegmonöse Prozesse, Lymphangitis, hartnäckige Geschwürbildungen, Gangrän, ja selbst Sepsis anschließen können.

Therapie

Während man bei den Läusen vor allem mit γ-Hexachlorcyclohexan- (Jacutin, Lindan-) Emulsion vielfach Erfolg hat, sollte doch die frühere Methode mit Cuprex erwähnt werden, bei der vor allem beim Kopflausbefall ein Kappenverband angelegt wird, der etwa 3–4 Stunden liegen bleibt. Die Haare werden danach mit Dermowas, Praecutan etc. und heißem Wasser gewaschen und mit einem engen Kamm mehrere Male durchgekämmt. Neuerdings hat sich auch ein Pyrethrumextrakt (Goldgeist forte, Jacutin N) wegen seiner relativ einfachen Anwendung bewährt. Schwerer als die Läuse lassen sich die Nissen entfernen. Hierfür eignen sich tägliche Waschungen mit heißem Essigwasser, Spiritus saponatus. Sind die impetiginisierten Haarveränderungen sehr ausgebreitet, ist es am besten, die Haare zu entfernen und mit einer Jacutin-Emulsion nachzubehandeln. Damit beseitigt man nicht nur Läuse und Nissen rasch, sondern auch die Ekzeme und die Pyodermien heilen schneller ab. Lokal wird man Antipyodermal-Salbe verordnen oder selten zu einem Breitbandantibiotikum oral greifen müssen.
Bei den **Kleiderläusen** muß man unbedingt die Kleider in strömendem, heißen

Dampf desinfizieren, Jacutin-Emulsion lokal auftragen lassen, öfter Reinigungsbäder mit Dermowas, Praecutan, Plesiocid etc. sollten folgen. Bei **Floh-** und **Wanzen**befall muß man das Ungeziefer bekämpfen und ausrotten, sowie lokal zu beruhigenden Maßnahmen greifen, wie:

Rp.	Calmitoli	1,0
	Lotio alba aquos RF	ad 100,0

ev. ein Antihistamin-Gel. In schweren Fällen kann man ein Antihistaminikum oral, bzw. ein Kortikosteroid lokal zusätzlich geben.
Bei der **Myiasis linearis** ist therapeutisch das sicherste Heilverfahren die Exzision eines größeren Hautstückes mit der ganzen Umgebung des aktiven Gangendes. Auch Kryotherapie ist möglich (Vereisung des wandernden Gangendes).
Bei der **Myiasis externa** besteht die Behandlung bei der Ansiedlung der Larven in Wunden und Geschwüren in der Entfernung der Maden und zweckentsprechender Versorgung der Geschwüre.
Beim **Sandfloh** kommt therapeutisch in erster Linie die operative Entfernung des Eindringlings in Betracht. Dabei muß aber kunstgerecht verfahren werden, damit nicht beim Eingriff der Leib des Flohes platzt und so austretende Eier in das umgebende Gewebe gelangen und die eben geschilderten schweren Komplikationen verursachen. Durch Auflegen von Terpentin, Äther, flüssigem Stickstoff kann man das Tier auch zuerst betäuben, abtöten und danach vorsichtig extrahieren. Besten Schutz bietet das Tragen geeigneter Fußbekleidung.

Kaposi-Sarkom (Sarkoma idiopathicum multiplex haemorrhagicum)

Ursache, Krankheitsbild und Diagnose

Beim Kaposi-Sarkom gilt es heute im wesentlichen 3 Varianten zu unterscheiden. Das ursprüngliche von Kaposi beschriebene Sarkoma idiopathicum multiplex haemorrhagicum, das vornehmlich bei älteren Männern besonderer ethnischer Herkunft (osteuropäische Juden, mediterraner Raum) zu beobachten ist, das endemisch in Afrika vorkommende und das im Rahmen der Infektion mit HIV-Viren auftretende Kaposi-Sarkom. Die beiden letzteren Formen betreffen vornehmlich jüngere erwachsene Männer und zeigen meist foudroyantes, disseminiertes Aufschießen von Sarkom-Knoten.
Kaposi-Sarkome sind maligne Proliferationen von Endothelzellen, die multifokal entstehen. Neu auftretende Herde sind demnach nicht als Metastasen anzusehen, sondern als eigenständige Proliferate aufzufassen.

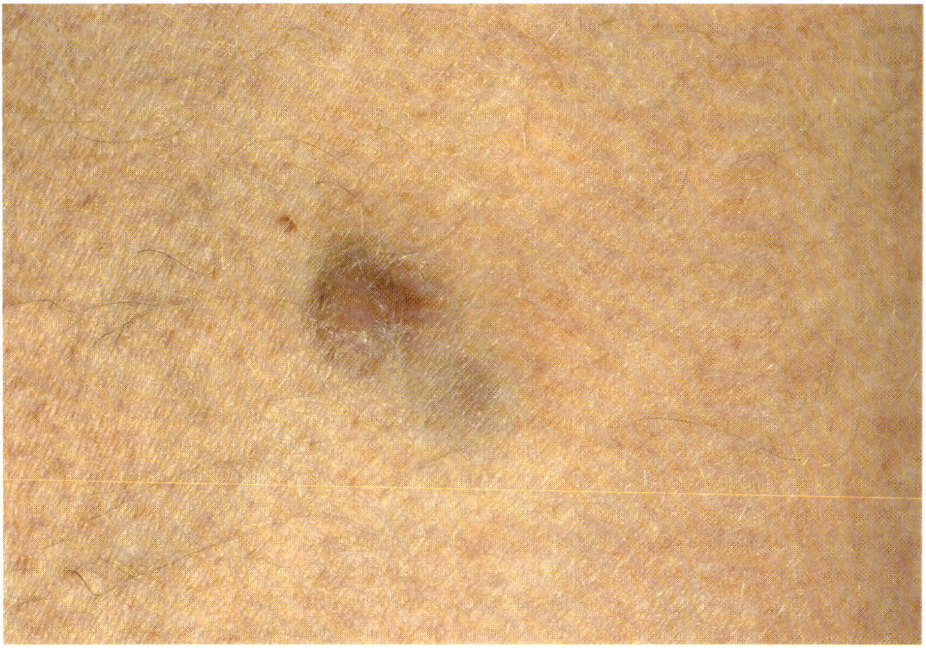

Abb. 74. Kaposi-Sarkom
Initialer Knoten mit hämorrhagisch verfärbter Umgebung (gefäßproliferativer Prozeß)

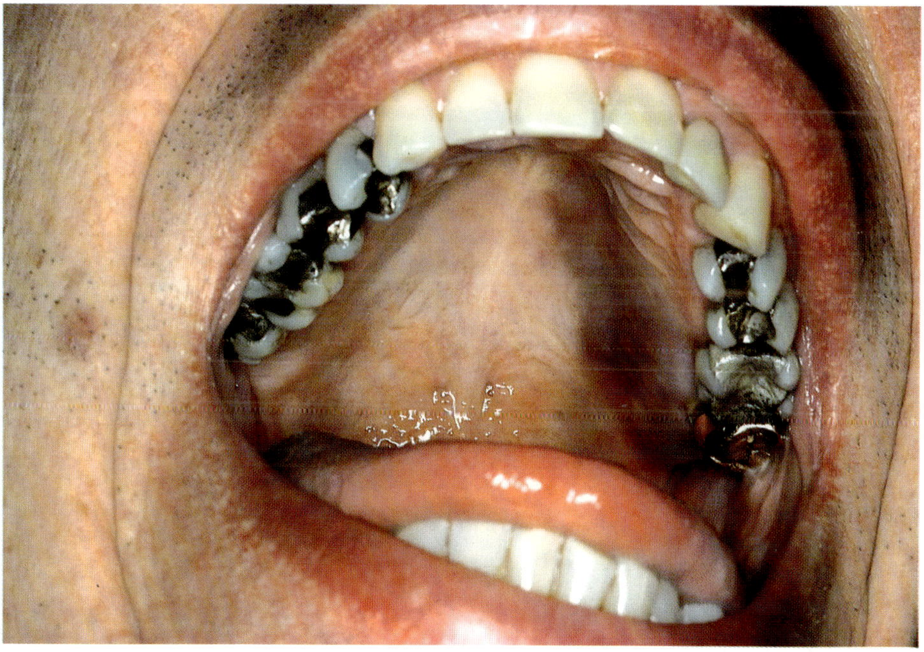

Abb. 75. Kaposi-Sarkom
Sarkomentwicklung am harten Gaumen, sowie an der Wange

1. Das ursprünglich von Kaposi beschriebene, recht charakteristische, bei Männern jenseits des 50. Lebensjahres häufiger als bei Frauen zu beobachtende Krankheitsbild beginnt mit symmetrisch angeordneten, derben, halbkugeligen und infolge von Gewebsblutungen dunkelroten, braun- bis blauschwarzen Knoten und ebensolchen diffusen, schmerzlosen Infiltraten an den Händen und Füßen, welche sich allmählich weiter auf die Extremitäten ausbreiten. Meist mehrjähriger Krankheitsverlauf, häufig sterben die Patienten an einer anderen Erkrankung, bevor es zu einer immer auch hier möglichen Generalisierung des Krankheitsbildes kommt.

Differentialdiagnose

Akroangiodermatitis, Naevus verrucosus, Lichen ruber verrucosus.

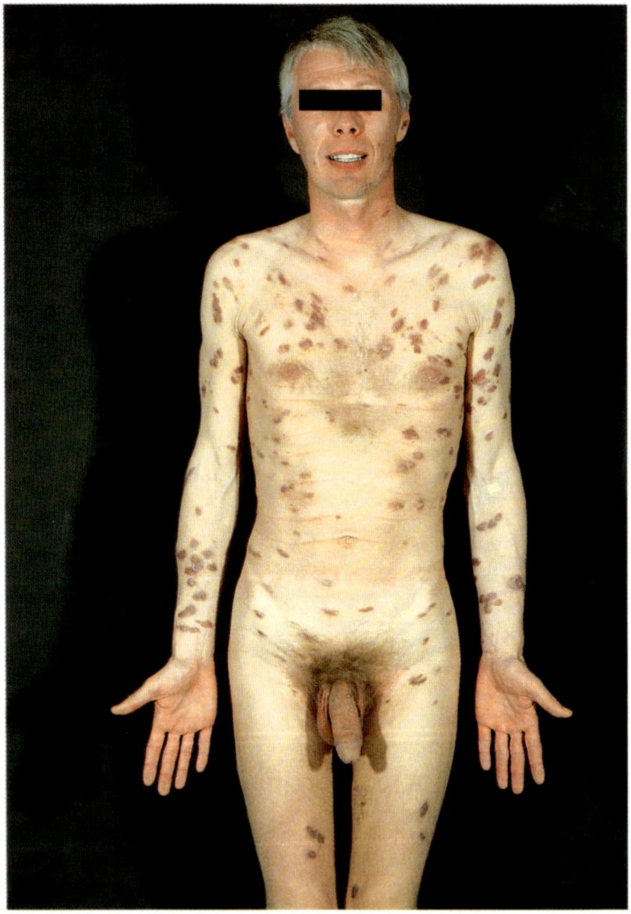

Abb. 76. Kaposi-Sarkom
Anordnung der walzenförmigen, generalisierten Tumoren in den Hautspaltlinien

Therapie

Möglichst radikale Entfernung der Tumoren, gegebenenfalls Röntgentherapie. Disseminierte Formen sprechen chemotherapeutisch vor allem auf Vinblastin an.

2. Die primär disseminiert auftretenden Kaposi-Sarkome im Rahmen des AIDS, aber auch anderer chronischer, mit Immunsuppression einhergehender Erkrankungen sind meist makulös, später papulös-nodöser Natur, haben eine recht charakteristische braunrote Farbe und die Tendenz, sich in den Hautspaltlinien als walzenförmige Tumoren anzuordnen. Bevorzugte Lokalisationen sind Kopf und Extremitäten, der Stamm wird häufig erst im späteren Verlauf der Erkrankung betroffen. Tumoren können ferner an der Mundschleimhaut, der Zunge, den Konjunktiven- ebenso wie an den Genito-Analschleimhäuten auftreten. Innere Organe, vor allem der Gastrointestinaltrakt, sind ebenfalls häufig betroffen (Proktoskopie!).

Differentialdiagnose

Schwierig vor allem bei Einzelherden: Histiozytom, Naevuszellnaevi, Naevus bleu, Hämatome, flache kavernöse Angiome, Lues II (papulosa), Hämorrhoiden, bowenoide Papulose. Charakteristisch für Kaposi-Sarkome ist aufgrund des gefäßproliferierenden Charakters der Tumoren ein zumeist bei genauer Inspektion nachweisbarer blau-gräulicher, feiner Randsaum, der ein hämatomartiges Aussehen aufweist.

Therapie

Exzision einzelner kosmetisch beeinträchtigender Tumoren (Gesicht) wird gelegentlich von den Patienten gewünscht. Röntgenbestrahlung und LASER haben nur palliativen Wert, ebenso die Monochemotherapie (Vinblastin). Günstigere Ergebnisse werden neuerdings nach Alpha-Interferon-Therapie berichtet, allerdings in den überwiegenden Fällen, wenn überhaupt, nur passagere Remissionen. Bei generalisierter Sarkomentstehung sind Polychemotherapiekonzepte erforderlich, die z.T. Remissionsraten von bis zu 80% aufweisen, allerdings auch nur ca. 1 Jahr Remissionszeit bewirken.

Karzinome der Haut
1 Basaliom (Basalzellenkarzinom)

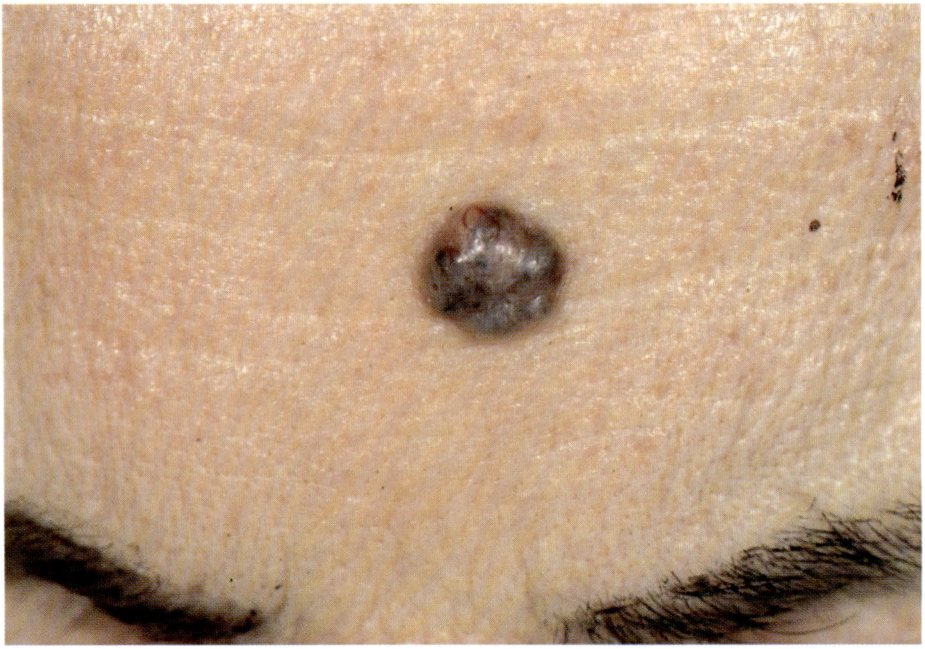

Abb. 77. Pigmentiertes Basaliom

Ursache, Krankheitsbild und Diagnose

Dieser vornehmlich in der zweiten Lebenshälfte auftretende Tumor entsteht de novo, leitet sich von den Basalzellen der Epidermis ab und ist von semimalignem Charakter, d.h. es findet lokal destruierendes Wachstum mit Übergriff auf Knorpel und Knochen, aber keine Metastasierung (von Ausnahmefällen abgesehen) in die regionären Lymphknoten oder hämatogen statt. Der Tumor ist zumeist in belichteten Hautarealen zu beobachten. Die Induktion von Basaliomen durch UV-Licht, hier UVB, konnte nachgewiesen werden. Auch chemische Kanzerogene wie Arsen (früher zur Therapie der Psoriasis eingesetzt) führen nach einer Latenzzeit von 15–20 Jahren zu multiplen (meist Rumpfhaut-) Basaliomen.
Morphologisch handelt es sich initial um ein hautfarbenes, selten pigmentiertes Knötchen, welches langsam peripherwärts unter zentraler Eindellung und früher Ulzeration weiterwächst. Der aufgeworfene Rand gewinnt somit das klassische Merkmal des

perlschnurartigen Randsaumes, der zudem häufig von Teleangiektasien durchzogen wird. Da der Tumor zwar langsam, aber beständig größer wird und destruierend andere Strukturen miterfaßt, kommt es zum Teil zu monströsen Bildern, die allgemein unter dem Terminus Ulcus terebrans zusammengefaßt werden. Am Rumpf wachsen die Basaliome zumeist nur sehr oberflächlich, sind aber durch den nicht selten erosiven Charakter von Krusten und Borken besetzt. Als Sonderform sei noch das sklerodermiforme Basaliom erwähnt. Im Gegensatz zu den vorhergenannten, scharf abgegrenzten Tumoren fällt hier eine makroskopische Abgrenzung wesentlich schwerer. Es handelt sich um plattenartig-narbige, zur umgebenden Haut langsam sich auflösende Läsionen, die in aller Regel an verschiedenen Stellen einzelne Tumorknötchen und Teleangiektasien erkennen lassen. Ulzeration ist hierbei eher selten. Die schlechte Abgrenzung zur Umgebung führt bei den nicht vollständig exzidierten Tumoren unweigerlich zum Rezidiv, weshalb besondere therapeutische Maßnahmen erforderlich sind (s. u.)

Differentialdiagnose

Pigmentierte seborrhoische Warze, Melanom, Spinaliom, Morbus Bowen, Adnextumoren, Naevus sebaceus senilis, atypische Molluscen, Narben, Hautmetastasen.

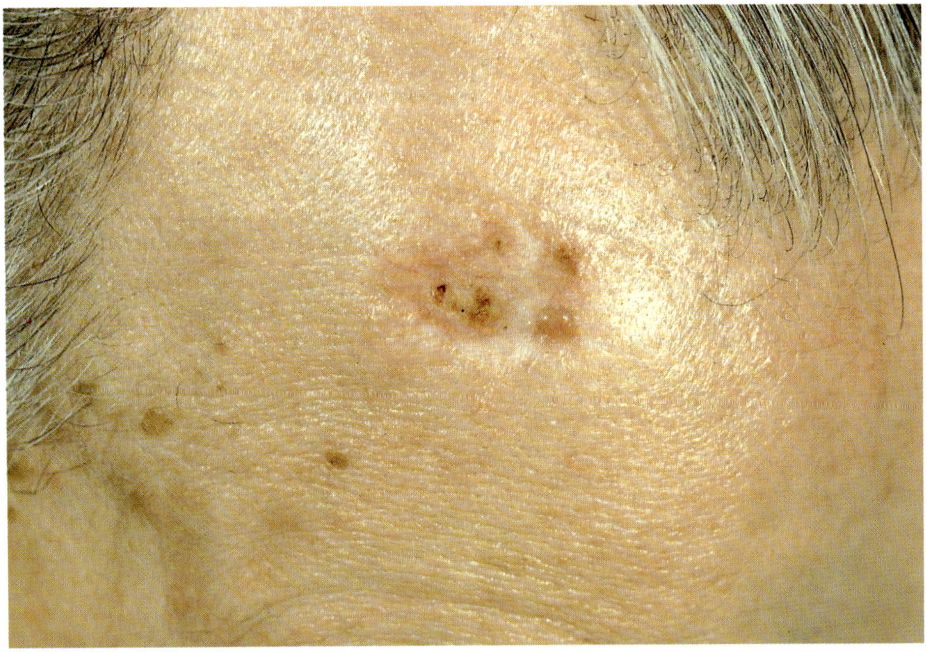

Abb. 78. Sklerodermiformes Basaliom

Therapie

Wenn immer möglich, chirurgische Exzision. Alternativ bei älteren Personen Strahlentherapie (10–12 × 400 R) oder Kryotherapie.
Sklerodermiforme Basaliome werden insbesondere bei Vorliegen eines Rezidivs am besten einer histologisch kontrollierten Exzision unterzogen, indem vom Rand und von der Tiefe mehrfach Biopsien direkt im Schnellschnittverfahren beurteilt werden. Liegen noch Tumoranteile in den Gewebsschnitten vor, wird an dieser Stelle weiteres Material bis zur Tumorfreiheit entnommen.

2 Spinaliom (spinozelluläres Karzinom)

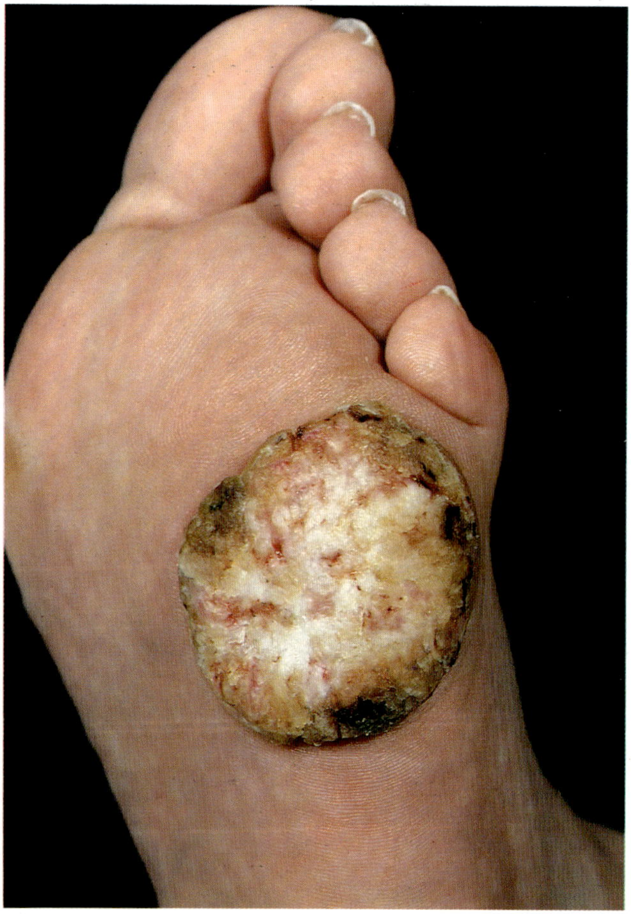

Abb. 79. Verrucöses Karzinom der Fußsohle

Ursache, Krankheitsbild und Diagnose

Dieser von entarteten Keratinozyten der Stachelzellschicht gebildete Tumor tritt analog zum Basaliom ebenfalls häufig im höheren Lebensalter auf und bevorzugt sonnenlichtexponierte Areale, was auf seine UV-Provozierbarkeit hinweist. Auch humane Papillomviren scheinen bei der Entstehung einiger dieser Tumoren Bedeutung zu haben. Im Gegensatz zum Basaliom entsteht das Spinaliom in aller Regel auf einer bereits seit längerer Zeit bestehenden Läsion, die als Präkanzerose bezeichnet wird. Am häufigsten sind dies Keratosis und Cheilitis actinica, Cornu cutaneum (meist schon initiales Spinaliom), chronisch vernarbende Dermatosen wie Lupus vulgaris und erythematodes, alte Narben und Röntgenoderme, Ulcus cruris sowie chemisch bedingte Läsionen wie z. B. Arsenkeratosen. Spinaliome zeigen zudem nicht nur lokal destruierendes Wachstum, sondern können auch metastasieren, wenn auch in wesentlich geringerem Prozentsatz, als dies für Plattenepithelkarzinome der Mundhöhle oder des Respirationstraktes bekannt ist. Verglichen mit dem Basaliom besteht auch eine beschleunigte Wachstumstendenz.
Im Vordergrund der Veränderung stehen starke Infiltrationen der Haut und rasches Tiefenwachstum. Klinisch sieht man verschieden große, derbe, knotige, nicht druckempfindliche, mit der Unterlage meist verwachsene Erhebungen, bisweilen auch Wucherungen papillomatöser Art. Es entstehen so je nach dem Sitz der Gebilde himbeer-, blumenkohl- oder hahnenkammartigen Wucherungen, deren Oberfläche durch tiefe Furchen zerklüftet ist. Verhältnismäßig frühzeitig kommt es zu zentralem, geschwürigen Zerfall, wobei die Geschwürränder wallartig erhaben, überhängend, knorpelhart und mit der Umgebung verwachsen sind. Der Geschwürgrund ist uneben, höckerig und blutet leicht.

Differentialdiagnose

Basaliom, Adnextumoren, Präkanzerosen s. o., Syphilis I.

Therapie

In erster Linie Exzision, Kryotherapie oder Röntgenstrahlen (10–12 × 400 R). Bei Lymphknotenbefall Lymphonodektomie, bei hämatogenen Metastasen Versuch der Chemotherapie (Bleomycin).
Prophylaktisch: Therapie der Präkanzerosen!

3 Sekundäre Hautkarzinome

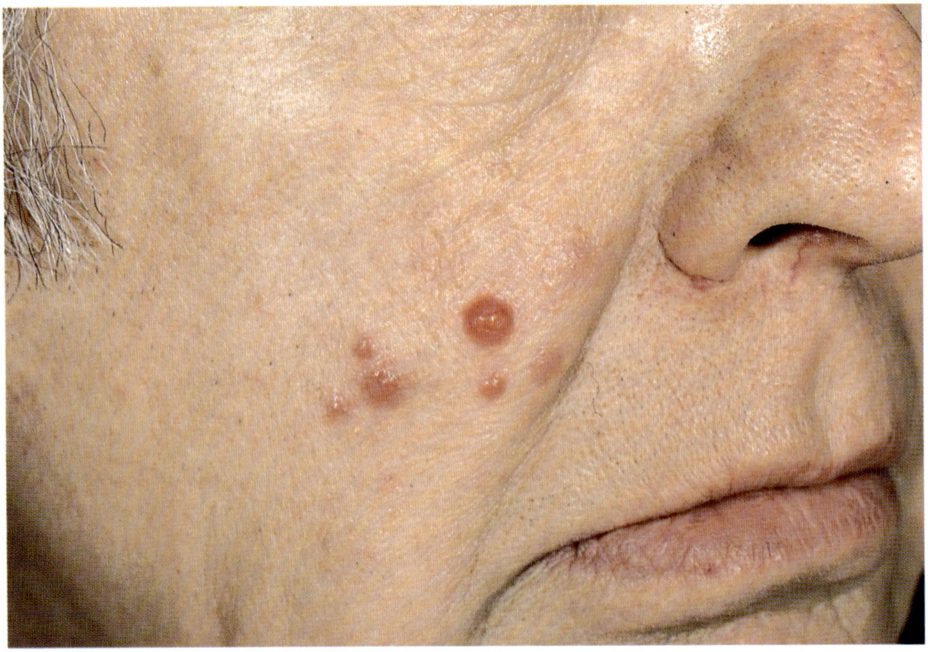

Abb. 80. Sekundäres Hautkarzinom
Cutane Metastasen eines Bronchialkarzinoms

Ursache, Krankheitsbild und Diagnose

Hautmetastasen treten bei vielen viszeralen Karzinomen (in der Reihenfolge des häufigsten Auftretens: Lunge, Mamma, Magen, Uterus, Rektum, Ösophagus, Leber, Pankreas) zumeist als solitäre, sehr derbe Knoten mit roter Farbe auf. Besonders häufig lokalisieren sie sich in den Bereichen des Kopfes, vor allem zentrofazial, können aber auch ubiquitär vorkommen. Nicht selten sind sie erstes Zeichen eines bis dahin nicht erkannten Tumors. Als Sonderform ist der Cancer en cuirasse anzusehen, bei dem es bei einem Mammakarzinom entweder über multiple Einzelmetastasen oder ein Erysipelas carcinoides zu einer förmlichen Einmauerung der Thoraxwand mit (häufig) ulzerierenden Tumormassen kommt. Das Auftreten von Hautmetastasen kann als Signum mali ominis betrachtet werden, die Patienten kommen meist innerhalb der nächsten 10–12 Monate ad exitum.

Differentialdiagnose

Adnextumoren, Lymphom, Spinaliom, Angiom u.a.

Therapie

Diese hat als erste Aufgabe die Primärtumorsuche, um den Patienten, falls noch möglich, einer chirurgischen Tumorreduzierung, Bestrahlung oder Chemotherapie zuzuführen.
Aus psychologischen Gründen wird man, falls der Eingriff nicht zu kompliziert ist, sichtbare Metastasen entweder chirurgisch, kryotherapeutisch, evtl. auch durch Röntgenstrahlen entfernen.

Keloide

Ursache, Krankheitsbild und Diagnose

Ursache, weitgehend unbekannt, wahrscheinlich genetische Disposition (familiäres Vorkommen). Traumen, wie chirurgische Eingriffe, Zerreißungen, Tätowierungen, Verbrennungen, Injektionen, Bisse, Vakzinationen etc. können ebenso wie chronisch entzündliche Dermatosen (Akne conglobata, Hidradenitis suppurativa, Fremdkörperreaktionen) eine Keloidbildung induzieren.
Das Keloid stellt sich als ein mehr oder weniger scharf umschriebener Tumor dar, welcher das Hautniveau bis zu etwa 1 cm Höhe überragt, sich sehr derb, ja hart anfühlt und verschiedenartige Gestalten und Formen annehmen kann. Meist handelt es sich um flach-erhabene, wulst- oder platten-,auch bandförmige Geschwulste von glänzend weißer, gelblicher oder auch rosaroter bis roter Farbe, mit glatter Oberfläche, welche häufig feine Teleangiektasien durchschimmern lassen. Recht charakteristisch sind in ihrem Aussehen spangen- oder bisquitähnliche Formen, welche sich mit krebsscherenartigen Ausläufern in die Umgebung verlieren. Die sich auf der Basis von Narben entwickelnden Keloide greifen oft auffallend weit auf das umliegende Gewebe über.
Die Prädilektionsstellen sind Sternal- und Schulterblattgegend, Hals, seltener Gesicht und Extremitäten. Sowohl die Prädilektionsstellen, wie auch die Bereitschaft zur Entwicklung der Keloide wechseln in Abhängigkeit vom Lebensalter. Ein klinischer Unterschied zwischen Spontan- und Narbenkeloid besteht nicht. Wahrscheinlich werden auch die Spontankeloide durch kleine Traumen oder Läsionen ausgelöst, die jedoch nicht Beachtung fanden. Nicht selten besteht erheblicher Juckreiz, gelegentlich auch Druckschmerzhaftigkeit.

Differentialdiagnose

Harte Fibrome, hypertrophe Narben, Leiomyom, Dermatofibrosarcoma protuberans.

Therapie

Die Therapie ist schwierig und vom Ergebnis her nicht immer befriedigend, da es sich bei Narbengewebe letztlich um einen Zustand handelt, der nicht mehr im Sinne einer Restitutio ad integrum zu beseitigen ist. Je nach Alter der Läsion wird man unterschiedliche Verfahren einsetzen. Handelt es sich um kleinere Bezirke, die noch nicht älter als ein Jahr sind, haben sich kortisonhaltige Aufklebfolien (Sermaca Folie) oder auch Unterspritzung mit kortikoidhaltigen Kristallsuspensionen (Volon A 10) gut bewährt. In solch frühen Stadien ist auch eine Röntgenbestrahlung (Dermopan Stufe 3 in 2- bis 3tägigem Abstand 5–6mal 300–400 R) gut möglich. Je länger das Keloid besteht, um so weniger wirksam werden die o.a. Maßnahmen. Bei ausgedehnten Keloiden hat sich in diesen Fällen auch die kryochirurgische Behandlung bewährt, da diese im Gegensatz zur Operation bzw. elektrokaustischen Abtragung nur selten zu einem Rezidiv führt, sondern eher weiche, flache Narben in dem Areal hinterläßt. Eine weitere Möglichkeit besteht auch in der Exzision eines Keloides mit anschließender Röntgenbestrahlung (s. oben). Bei Patienten mit bekannter Keloidneigung sollte im Anschluß an operative Eingriffe in gleicher Weise vorgegangen werden. Es hat sich aber auch die Applikation von Druckverbänden über mehrere Wochen und Monate auf die entsprechenden Narben bewährt.

Keratoakanthom

Ursache, Krankheitsbild und Diagnose

Unbekannt. Benigner, epithelialer Tumor, der sich vom supraseboglandulären Ausführungsgang ableitet.
Im Verlauf von meist wenigen Wochen bildet sich beim typischen solitären Keratoakanthom ein halbkugeliger Knoten von 0,5–2,0 cm mit einer zentralen Eindellung und gelblicher Verfärbung, die als derber Hornpfropf imponiert. Wichtiges klinisches Kennzeichen stellt stets das sehr schnelle Wachstum, meist innerhalb von wenigen Tagen, dar. Nach Wochen oder Monaten werden die Hornmassen abgestoßen, der Tumor bildet sich spontan zurück und heilt mit zarter Narbenbildung ab.
80% der solitären Keratoakanthome sitzen am Kopf und hier an Wangen, Nase, dann an Stirn, Schläfen und Ohren (zu 10% an den Armen). Auch Schleimhautbefall ist möglich. Die Hälfte der Patienten ist älter als 60 Jahre.

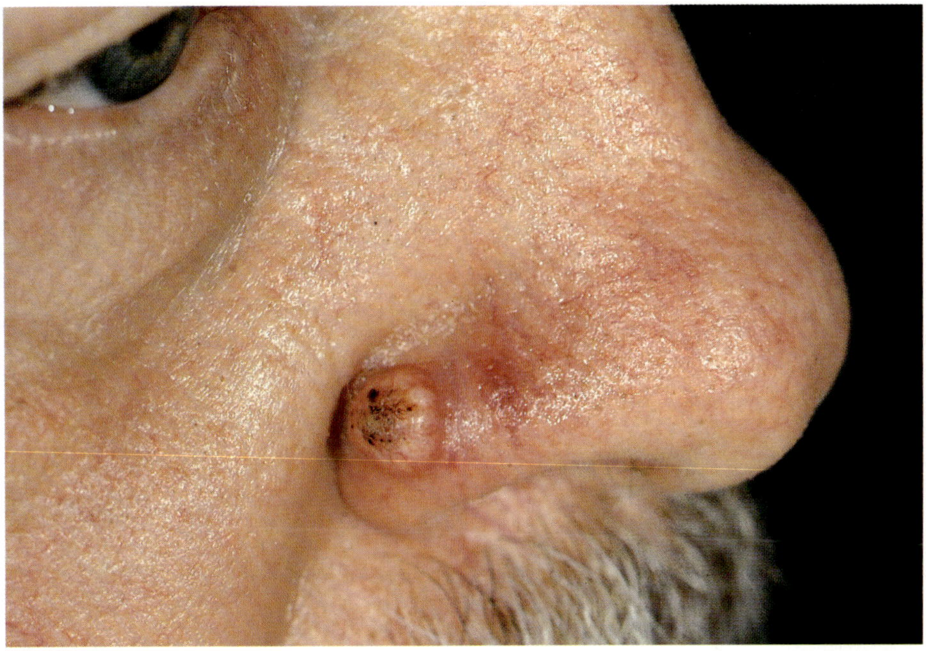

Abb. 81. Keratoakanthom

Differentialdiagnose

Spinozelluläres Karzinom, Molluscum contagiosum, Talgdrüsen-Adenom, Hautmetastasen.

Therapie

Aktives Vorgehen trotz spontaner Heilung ist in der Regel angezeigt. Am besten chirurgische Entfernung mit histologischer Untersuchung. Röntgenbestrahlung analog zum Spinaliom ist ebenfalls möglich. Rezidive kommen nicht ganz selten vor. Bei multiplen rezidivierenden Keratoakanthomen kann auch eine Therapie mit Isotretinoin versucht werden.

Keratoma palmare et plantare hereditarium diffusum (Unna-Thost)

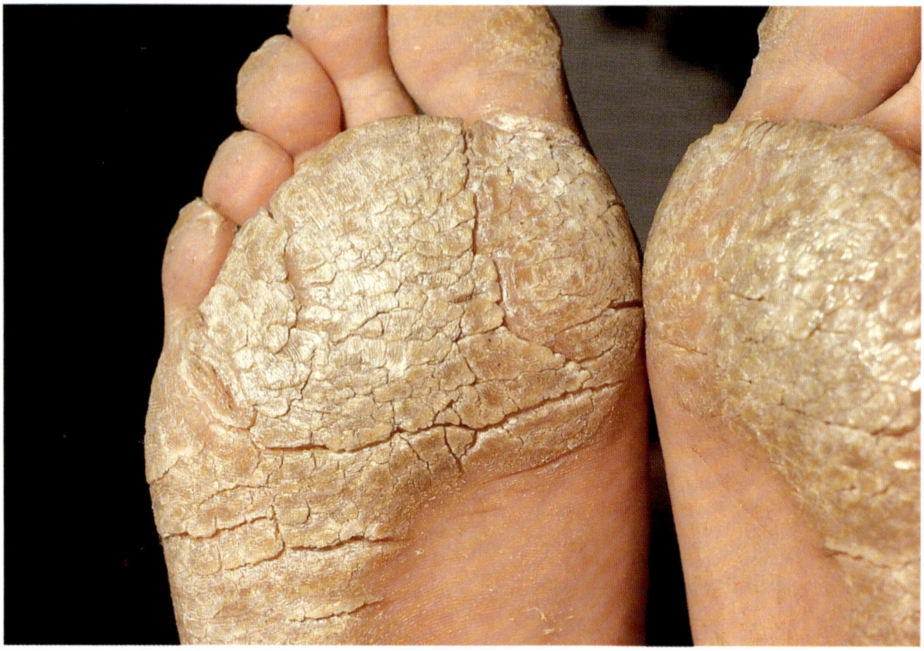

Abb. 82. Keratoma palmare et plantare hereditarium diffusum

Ursache, Krankheitsbild und Diagnose

Häufigste Variante dieser Gruppe angeborener Verhornungsanomalien, die in der Regel einen dominanten Erbgang aufzeigt. Beginn im 1. und 2. Lebensjahr. Symmetrisch an Handflächen und Fußsohlen schwielige, hornige Auflagerungen, die von mehr oder weniger stark ausgeprägten Rillen und Rissen durchzogen sind. Die Farbe hat einen eigentümlichen gelblichen Schimmer. Ein braun-rötlicher Saum umgibt die verhornte Partie. Meist besteht noch eine Hyperhidrosis, die die Hornplatte weicher macht. Gelegentlich ist die Bewegungsfähigkeit eingeschränkt.

Differentialdiagnose

Weitere Varianten hereditärer Keratosen wie Keratoma palmoplantare dissipatum; hyperkeratotisch-rhagadiformes Ekzem, Arsenhyperkeratosen, Tinea, Psoriasis, Tyrosinämie II, Keratoma sulcatum

Therapie

Eine Behandlung kann nur vorübergehende Erleichterung bringen. Die Abschälung der Hornmassen ist zu empfehlen, und zwar mechanisch durch 10%ige Salicyl-Vaseline und heiße Hand- und Fußbäder. Okklusiv-Verbände mit fetten, fluorierten Steroidsalben (z.B. Celestan-V-Salbe u.a.), auch Calmurid-Salbe, Carbamid + VAS, Basodexan.
Einpflastern mit Salicylguttaplast 60% kann versucht werden.
Die Therapie mit Retinoiden, insbesondere Etretinat, führt zwar in vielen Fällen zur Ablösung der Hornmassen, dennoch sind die Patienten häufig nicht besser gestellt, da die verbleibende Haut häufig sehr dünn, überempfindlich und von Rhagaden durchzogen ist. Dazu kommen die nicht zu unterschätzenden Nebenerscheinungen einer Dauertherapie bei einem hereditären Leiden.

Keratoma sulcatum

Ursache, Krankheitsbild und Diagnose

Infektion der Plantae, seltener der Palmae mit Korynebakterien.
Klinisch findet sich eine verdickte, meist leicht sulzig aufgetriebene, von vielen kleinen Kanälen und Furchen durchzogene Sohle. Gelegentlich können schmerzhafte Rhagaden auftreten. Hyperhidrosis besteht fast immer.

Differentialdiagnose

Keratoma palmoplantare, Tinea, rhagadiformes Hand- und Fußekzem.

Therapie

Für nicht zu enges Schuhwerk sorgen, evtl. Schweißneigung vermindern (s. Hyperhidrose).
Lokale Therapie mit tetracyclinhaltiger Lösung, Batrafen-Creme.

Keratosis actinica

Ursache, Krankheitsbild und Diagnose

Ursache dieser als Präkanzerose für spinozelluläre Karzinome (s. unter Karzinom) anzusehenden Keratose ist, wie der Name schon sagt, Sonnenlicht, insbesondere UV-B. Demzufolge treten die Läsionen mit zunehmendem Alter in den dem Sonnenlicht exponierten Hautarealen auf, vor allem an Stirn, Schläfe, Nase, Ohren, Hals, Unterarmen und Handrücken. Klinisch findet sich eine persistente, relativ festhaftende, hellgraue bis graubraune Schuppe, die einer mehr oder minder erhabenen rötlichen, runden bis ovalen, scharf umschriebenen Läsion aufsitzt. Atrophe Formen können leicht eingesunken erscheinen, hier ist die Keratose meist nur geringfügig ausgeprägt. Hypertrophe Formen (Maximalvariante: Cornu cutaneum) zeigen stets erhebliche Hyperkeratose und sind nicht selten bereits histologisch als incipiente Spinaliome zu erfassen.

Differentialdiagnose

Keratosis seborrhoica, Porokeratose, spinozelluläres Karzinom.

Therapie

Flache und atrophe Formen lassen sich kürettieren oder durch oberflächliche Kryotherapie beseitigen. Alternativ bei ausgedehnteren Herden ist 5-Fluoruracil in lokaler Anwendung (Efudix Creme) über 3–4 Wochen sehr wirksam. Hypertrophe Formen sollten besser exzidiert werden, um ein bereits incipientes Spinaliom adäquat mitzutherapieren.

Kontaktdermatitis

Ursache, Krankheitsbild und Diagnose

Kontaktdermatitiden sind zellulär vermittelte (T-Zellen), allergische Reaktionen (Typ IV), die 24–48 Stunden nach Einwirken des Allergens an der Kontaktstelle zu einer akuten Dermatitis führen. Früherer Kontakt mit dem Allergen ist Voraussetzung für diese Reaktion.

Als Allergene kommen eine Vielzahl in unserer Umwelt vorhandener Stoffe in Frage, zumeist kleinmolekulare Substanzen, die in Verbindung mit einem Hapten in der Epidermis zum Vollantigen werden, aber auch hochmolekulare Substanzen wie Proteine u.v.a. Das häufigste Allergen stellt wohl Nickel dar, welches bei ca. 5–10% der weiblichen Bevölkerung zu einer Nickelallergie führt (Ohrringe, Halsketten, Jeansknöpfe, Schuhschnallen, Instrumente, Geldstücke usw.). Allergien können im täglichen Umgang (s.o.) bei Hobby- und Gartenarbeiten, bei der Arbeit (s. Berufsdermatosen) oder auch iatrogen erworben werden (z.B. Sensibilisierung gegen ein Arzneimittel oder Salben, z.B. Ulcus cruris).

Hinweisend können auch die Lokalisation der Kontaktdermatitis sein, z.B. behaarter Kopf: Einwirken von Schampoos, Färbemitteln u.a., am Ohrläppchen oder Bauchnabel: Nickelhaltige Ohrringe, Jeansknopf usw., licht- und damit luftexponierte Hautareale: flüchtige Substanzen wie Epoxidharze oder Pflanzenbestandteile (Poison Ivy, Korbblütlerextrakte, z.B. Sesquiterpenlaktone).

Die subtile Anamnese (häufig auch mehrfach zu erheben!) ist der einzige Weg, vermuteten Kontaktdermatitiden auf die Spur zu kommen.

Klinisch stellt sich die akute Kontaktdermatitis als mehr oder weniger scharf begrenztes Erythem dar, welches durch das zelluläre Infiltrat und Ödem meist leicht erhaben ist und bei genauer Inspektion kleinste, stecknadelkopfgroße Vesikel aufweist. Sie ist in der Regel von erheblichem Pruritus begleitet. Stärkere Reaktionen unterscheiden sich vor allem in der Ausdehnung und vesikulösen Komponente, die als Bullae und nässende Erosionen imponieren.

Chronische Verläufe verlieren den exsudativen Charakter, der nur bei intensivem Neukontakt mit dem Allergen wieder sichtbar wird. Ansonsten entwickelt sich das Bild einer chronischen Dermatitis mit Schuppenauflagerungen, Lichenifikation und Rhagadenbildung.

Der zur Diagnosesicherung erforderliche Epikutan- oder Läppchentest zeigt im positiven Fall die oben beschriebene Ausprägung der akuten Kontaktdermatitis.

Differentialdiagnose

Toxische oder irritative Dermatitiden, akute und chronische Lichtdermatitiden, Dermatitis atopica, Erysipel, Herpes simplex, Zoster.

Therapie

Die prophylaktischen Maßnahmen bestehen in der strikten Meidung der Allergene, wobei dieses wegen des häufig ubiquitären Charakters (Nickel, Kaliumdichromat, Kolophonium, um nur 3 zu nennen) nicht immer sicher möglich ist.
Die lokale Behandlung der akuten Kontaktdermatitis wird man in der Regel mit einem fluorierten Kortikoid in Cremeform befriedigend lösen, nur bei exzessiven oder bullösen allergischen Reaktionen wird man auch intern (bis 40 mg) Methylprednisolon verabreichen. Antihistaminika sind selbstverständlich nicht in dem Maße wie bei den Histamin-vermittelten Typ I-Allergien wirksam, können aber dennoch zur Linderung des Juckreizes beitragen. Speziell eine akute Kontaktdermatitis bei Ulcera crurum sollte lediglich mit feuchten Kochsalzumschlägen behandelt werden (alle 30–60 Minuten wechseln), da die Applikation jeglicher Salben oder Cremes die Gefahr weiterer Verstärkung der Kontaktdermatitis beinhaltet, wenn eine Salbengrundlage- oder Stabilisatorallergie besteht. Diese können ebenfalls in der neuapplizierten Salbe vorhanden sein, ohne unbedingt deklariert sein zu müssen.
Chronische Ekzeme werden am besten mit fluorierten Kortikoiden in Salbenform, evtl. unter Zusatz von Salicylsäure, angegangen (z. B. Betnesalic, Diprosalic u. a.). Bei weiterer Vermeidung der Allergene klingt die Kontaktdermatitis schnell ab, so daß nur noch pflegerische Maßnahmen mit indifferenten Externa erforderlich ist.

Leiomyom

Ursache, Krankheitsbild und Diagnose

Leiomyome sind gutartige Proliferationen glatter Muskelzellen, die sich vom Musculus arrector pili (meist multiple), der Gefäßwandmuskulatur (meist solitär) oder glatten Muskelfasern der Genital- bzw. Mamillenregion (ebenfalls solitär) herleiten. Klinisch handelt es sich um bis erbsgroße, hautfarbene oder braunrote, feste Knötchen, die insbesondere an den Streckseiten der Unterschenkel, am Stamm und im Gesicht auftreten und erheblich druckschmerzhaft sein können.

Differentialdiagnose

Adnextumoren, Glomustumor, Fox Fordyce Erkrankung, Skrotalzysten.

Therapie

Exzision zur histologischen Abklärung einzelner Leiomyome, ebenso bei schmerzhaften Läsionen oder kosmetisch störenden Veränderungen.

Leiomyosarkom

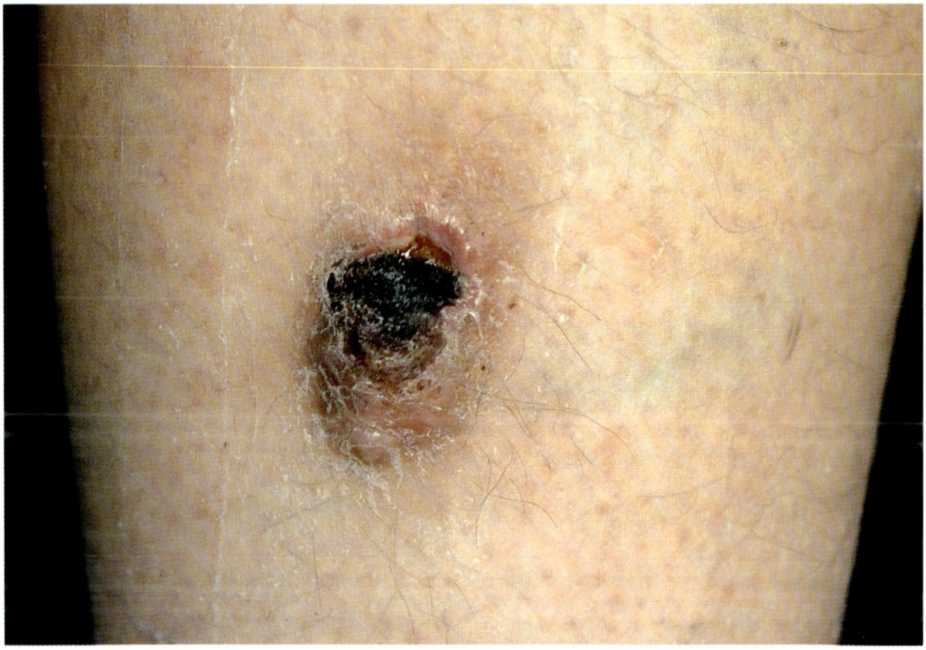

Abb. 83. Leiomyosarkom
Lokalisation: Unterschenkel

Ursache, Krankheitsbild und Diagnose

Seltenes Sarkom der glatten Muskulatur, von der Dignität ähnlich wie das Dermatofibrosarkom einzustufen, d.h. lokal aggressiv und rezidivfreudig, Metastasierung in den Lymphknoten oder anderen inneren Organen aber möglich. Insgesamt relativ selten.

Differentialdiagnose

Dermatofibrosarcoma protuberans, Basaliom, Adnextumoren u.a.

Therapie

Sehr großzügige Exzision mit mehreren Zentimetern Sicherheitsabstand ist erforderlich. Regelmäßige Nachuntersuchungen sollten zur frühzeitigen Erfassung möglicher Rezidive erfolgen.

Leukaemia cutis

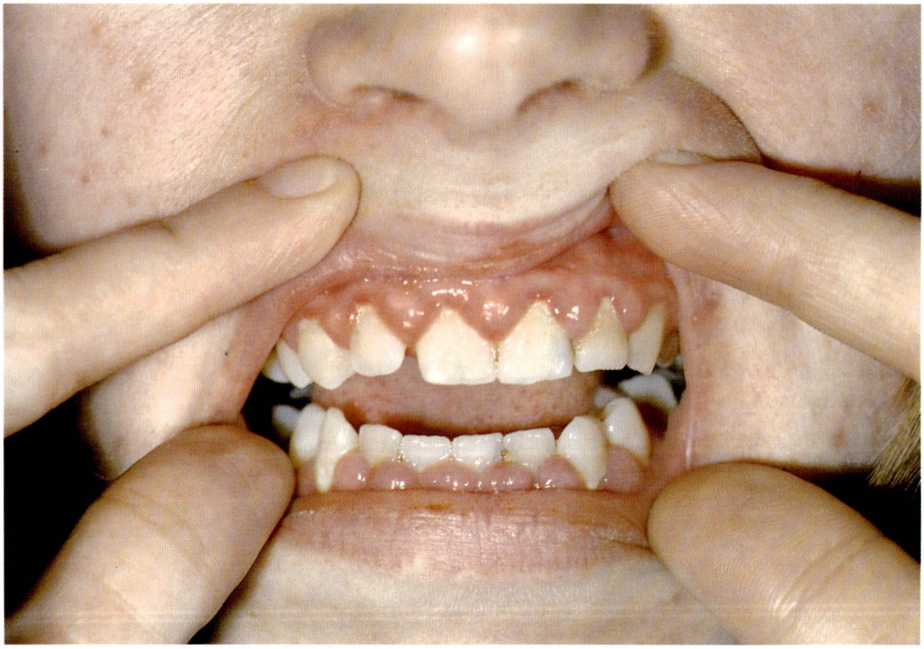

Abb. 84. Gingivahyperplasie
Durch leukämische Infiltrate bei lymphatischer Leukämie

Ursache, Krankheitsbild und Diagnose

Leukämische Infiltrate der Haut sind äußerst selten primäre Manifestationsformen der Leukose, sondern in aller Regel Proliferate, die in fortgeschrittenem Krankheitsstadium auftreten und demzufolge zumeist von schlechter prognostischer Bedeutung sind. Infiltrate lassen sich vornehmlich bei myeloischen, seltener bei lymphatischen Leukämien feststellen.
Die cutane Infiltration zeigt sich bevorzugt am Zahnfleisch (hyperplastische Gingivitis) und zentrofazial, hier meist als derbe, rot-violette, manchmal hämorrhagische, asymptomatische Papel und Knoten. Auch disseminierte Läsionen und Erythrodermie können vorkommen.
Darüber hinaus können als paraneoplastische Reaktionen bei Leukämie Sweet-Syndrom, Erythema nodosum, Erythema multiforme sowie Pyoderma gangraenosum vorkommen. Mit mikrobiellen Infekten (s. o.) muß jederzeit gerechnet werden.

Differentialdiagnose

Septische Vaskulitiden durch Bakterien, Pilze oder Viren als Folge der Chemotherapie.

Therapie

Diese richtet sich vornehmlich nach dem der Leukose angepaßten Chemotherapiekonzept. Begleiterkrankungen, insbesondere Infektionen, werden entsprechend symptomatisch therapiert.

Lichen nitidus

Ursache, Krankheitsbild und Diagnose

Der Lichen nitidus ist eine granulomatöse Dermatose unbekannter Ursache, enge Beziehungen scheinen zum Lichen planus (Koinzidenz in 5–10 % der Fälle) zu bestehen. Keine Alters- oder Geschlechtsdisposition.
Vornehmlich am Abdomen, an den Beugeseiten der Arme und am Penis finden sich meist hautfarbene, gelegentlich rot-bräunliche, asymptomatische kleine, nicht selten gruppiert und dichtstehende Papeln. Selten generalisiertes Auftreten, auch Nagelveränderungen kommen vor (Rillen, Furchen, Verdickungen, Grübchen).

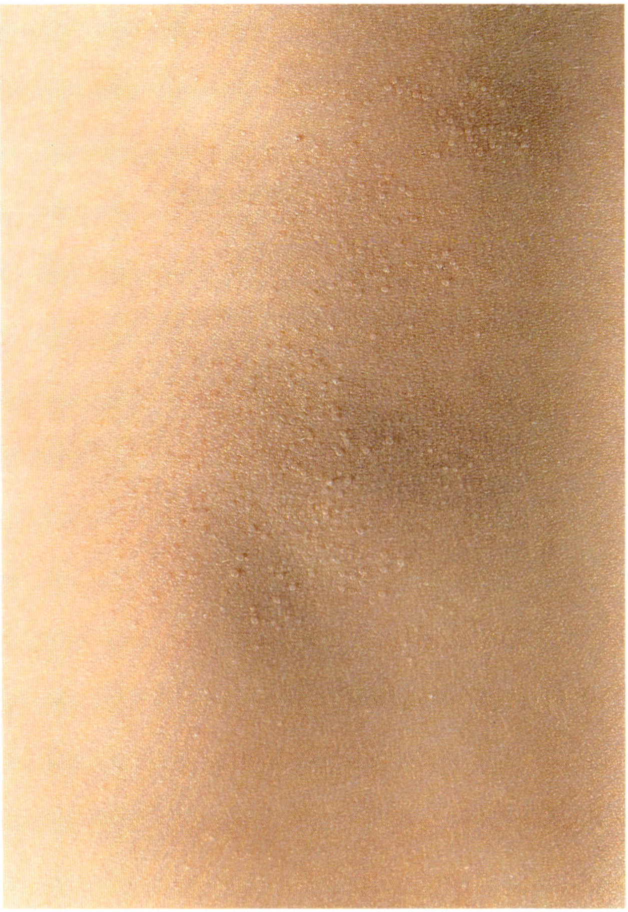

Abb. 85. Lichen nitidus
Stecknadelkopfgroße, hautfarbene Papeln am Rumpf

Differentialdiagnose

Lichen planus acuminatus, Milien, ektope Talgdrüsen, Condylomata acuminata.

Therapie

Spontane Abheilung nach mehrmonatigem Bestand ist die Regel. Lokale Steroidcremes oder -salben können das Abflachen der Herde beschleunigen. Systemische Kortikoide sind nur bei generalisiertem Befall zu erwägen.

Lichen ruber planus

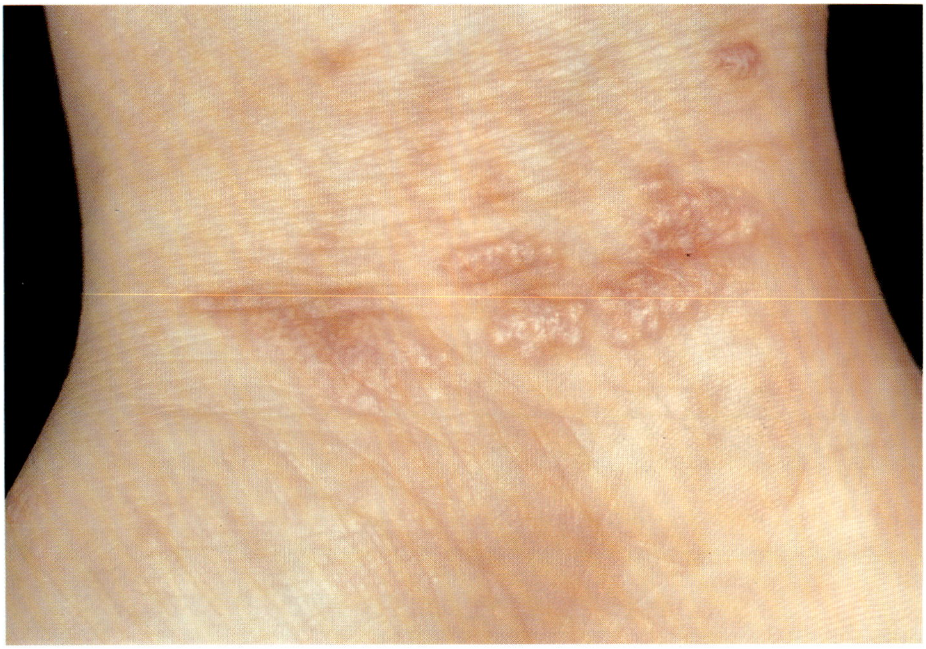

Abb. 86. Lichen ruber planus
Mit klassischer Wickham'scher Streifung

Ursache, Krankheitsbild und Diagnose

Es handelt sich hierbei um eine nicht kontagiöse, morphologisch und histologisch sehr charakteristische, papulöse, stark juckende Dermatose, deren Ursache unklar ist. Man hat an Virusinfektionen gedacht, andere Infektionstheorien aufgestellt, die Spannbreite erstreckt sich über Kombinationen mit neurologischen Ursachen bis zu psychischen Traumen. Tatsächlich tritt der Lichen ruber planus nicht selten bei übernervösen, zu hektischer Betriebsamkeit neigenden Menschen auf.
Das zu den papulösen Hauterkrankungen gehörende Krankheitsbild tritt vor allem im mittleren Lebensalter auf und zeichnet sich durch das Auftreten von Haut- und Schleimhauterscheinungen bei heftigem Juckreiz aus. An der Haut finden sich stecknadelkopf- bis erbsengroße, vieleckige oder rundliche, wachsgelbe bis rote Knötchen, die bei seitlicher Betrachtung ein opalschimmerndes, glänzendes Aussehen haben. Charakteristisch sind feine weißliche Streifen (Wickham'sche Zeichnung). Bei längerem Bestand findet man nicht selten festhaftende, feine, silberhellglänzende Schüpp-

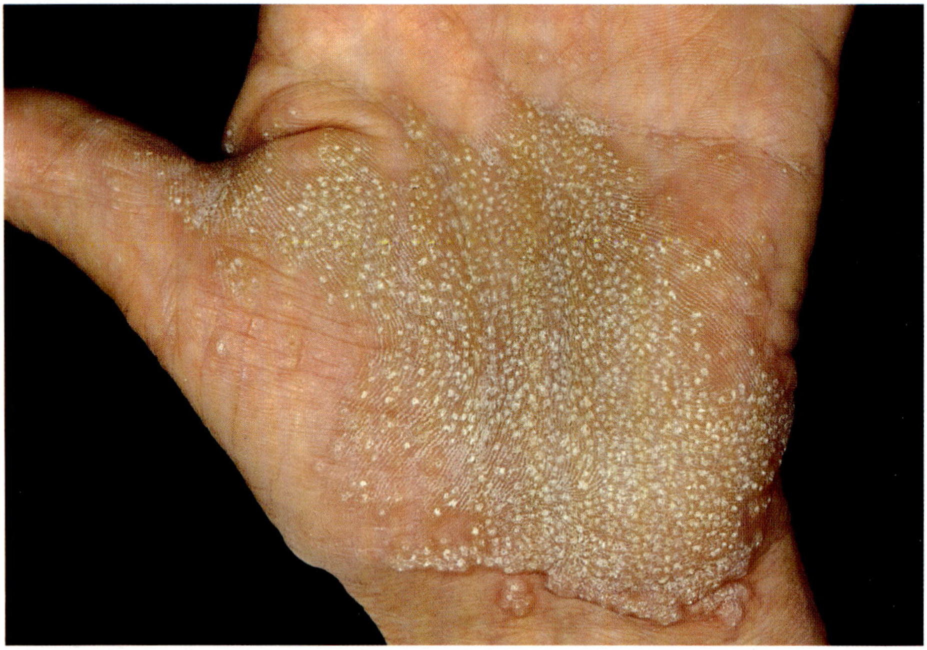

Abb. 87. Hypertropher Lichen ruber
Inverse Lokalisation

chen. Hauptlokalisationen sind die Beugeseiten der oberen und unteren Extremitäten (besonders gerne Handgelenksbereich) und das Genitale. Von den Schleimhäuten wird besonders die Mundschleimhaut befallen. Hier finden sich dann weißliche, silbergraue oder auch mattweiße, flache Placques mit der zarten, netzwerkähnlichen, weißlichen Zeichnung. Bei längerem Bestand kommt es nicht selten zu erosiven Veränderungen in diesem Bereich. Als Sonderformen des Lichen ruber planus werden angesehen: Lichen ruber verrucosus, Lichen ruber pemphigoides, Lichen ruber follicularis, Lichen ruber atrophicans.

Differentialdiagnose

Plane Warzen, Lichen simplex, lichenoide Syphilis, Lichen nitidus, Pityriasis rubra pilaris.
Bei alleinigem oder vorwiegendem Schleimhautbefall: Leukoplakie, Syphilis II, Lupus erythematodes, ektope Talgdrüsen (diese sind rosa-gelblich im Gegensatz zu den schneeweißen Lichen-ruber-Effloreszenzen), lichenoide Arzneimittelexantheme (Salvarsan, Antimalariamittel, Gold), M. Heck.

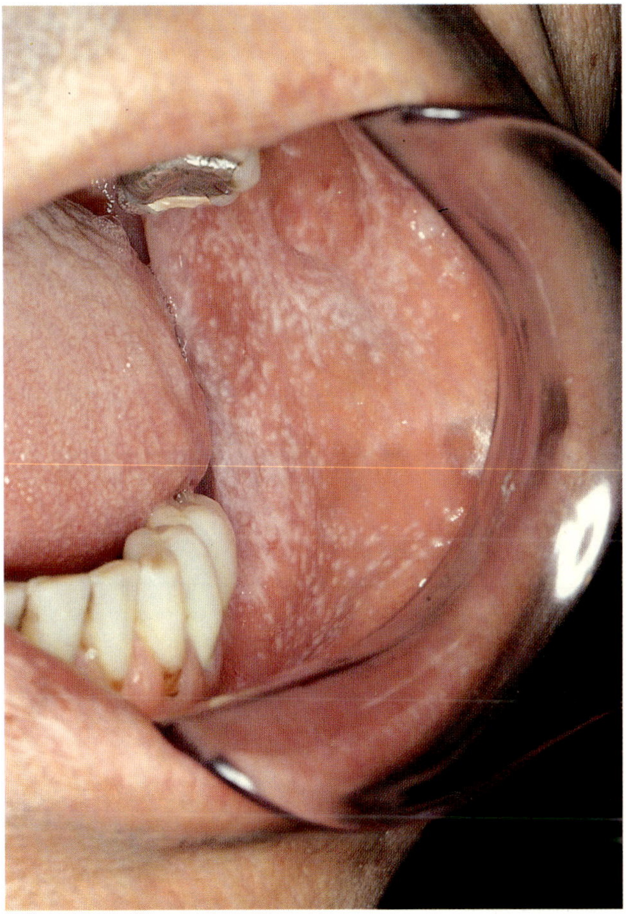

Abb. 88. Lichen planus mucosae

Therapie

Hier ist zu unterscheiden zwischen der allgemeinen und der lokalen Behandlung:

1. Allgemein (bei generalisiertem Befall): Prednisolon tägl. 15–30 mg über 2–3 Wochen, falls keine Besserung oder Rezidive eintreten, hat sich Etretinat (Tigason) 0,8 mg/kg Körpergewicht bewährt. Bereits nach wenigen Wochen läßt in den meisten Fällen der bis dahin hartnäckige und mancher anderen Therapie trotzende Juckreiz nach, und die Knötchen beginnen langsam zurückzugehen. Antihistaminika wie Hismanal, Repeltin forte, Teldane, Fenestil ret. u.a. können unterstützend gegen den Juckreiz wirken.

2. Lokal: 1–3% Calmitol oder 10–20% Tumenol-Zinkschüttelpuder, doppelt fluorierte (chlorierte) kortikoidhaltige Cremes bzw. Salben. Bei den meist therapieresistenten Mundschleimhautherden kann die intrafocale Injektion von Triamcinolonkristall-

suspension (Volon A 10), gemischt mit einem Lokalanästhetikum, versucht werden. Ferner glukokortikoidhaltige Haftsalben (Volon A) oder glukokortikoidhaltige Lutschtabletten (Betnesol V), 4 × täglich auf die befallenen Stellen legen und dort zergehen lassen. Beim Lichen ruber verrucosus haben sich neben lokalen Occlusivbehandlungen mit Steroiden (Sarmaka Folie) auch Röntgenbestrahlungen bewährt, in ganz hartnäckigen Fällen auch Tigason (0,8 mg pro kg).

Lichen sclerosus et atrophicus

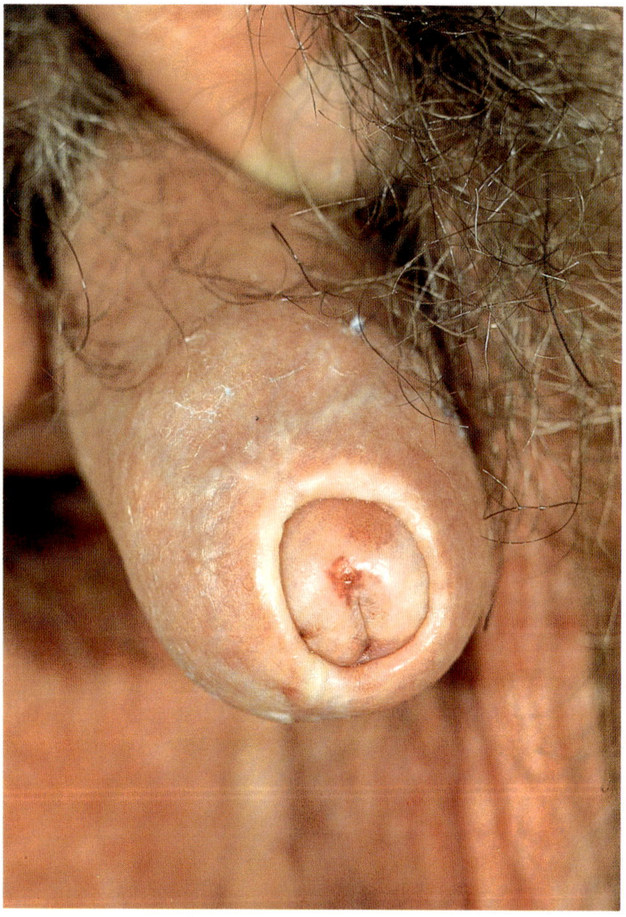

Abb. 89. Lichen sclerosus et atrophicus

Ursache, Krankheitsbild und Diagnose

Bereits im Kindesalter, zumeist aber erst im späten Erwachsenenalter entwickelt sich diese ursächlich unbekannte Erkrankung. Bei Frauen finden sich im 4. bis 6. Lebensjahrzehnt im Genitalbereich bei quälendem Juckreiz Schrumpfungsvorgänge, die zu einem charakteristischen Bild führen: Schwund der kleinen Labien, der Klitoris, Stenosierung des Introitus vaginae, die Haut wird hart, sieht weißlich oder scheckig aus und wird durch das Kratzen lichenifiziert. Zusätzlich treten umschriebene Hämorrhagien, zum Teil Bläschenbildung auf. Das Krankheitsbild gilt bei Frauen als obligate Präkanzerose!
Beim Mann schrumpft das Präputium, so daß es zu schmerzhaften Einrissen und späterer Phimosebildung kommt. Da der sklerosierende Prozeß auch die Glans penis mitbetrifft, ist eine Einengung des Orificium urethrae evtl. mit Harnretention möglich. Die Glans penis zeigt eine plattenartig verdickte, weißlich verfärbte Oberfläche, in der ebenfalls Hämorrhagien und Bläschenbildungen nachweisbar sein können. Lichen-sclerosus-Herde können auch gelegentlich am Stamm auftreten – sog. White spot disease – und können zu spritzer- oder plattenartigen, porzellanweißen Sklerosierungen unter Betonung der Haarfollikel führen. Auch generalisierte Erscheinungen kommen vor.

Differentialdiagnose

Vitiligo, Lichen Vidal, Morphaea, chronische Balanoposthitis.

Therapie

Beim Mann ist eine subtotale Zirkumzision als Mittel der Wahl anzusehen. Bei Einengung des Orificium urethrae muß dieses anschließend langsam bougiert werden.
Bei Frauen hat sich die fächerförmige intradermale Volon A 10-Injektion, gemischt mit Scandicain 0,5% ohne Adrenalin bewährt. Lokal Soventol-Gel oder Andantol-Gel, Volon A-Salbe, Celestan-V-Creme, Linoladiol.
Gute Ergebnisse lassen sich auch mit Testosteronpropionat 1–2% in Basiscreme erzielen. Der Juckreiz sistiert hierunter relativ bald. Cave Klitorishypertrophie!
Der Lichen sclerosus der Frau bedarf ständiger Beobachtung wegen der potentiellen kanzerogenen Entartung!

Lichen simplex chronicus Vidal

Ursache, Krankheitsbild und Diagnose

Dieses vielfach als Neurodermitis circumscripta bezeichnete Krankheitsbild mit seiner unbekannten Ursache findet sich gelegentlich in Zusammenhang mit Hepato- oder Cholezystopathien, sowie Verdauungsstörungen mit und ohne Obstipationen.
Im Vordergrund stehen bei heftigstem Juckreiz derbe, hanfkorngroße, runde, mehr flache und bei seitlicher Betrachtung etwas glänzende Knötchen, welche konfluieren und somit linsen- bis handtellergroße, lichenifizierte Herde bilden. Die Hauptlokalisationsstellen sind die Oberschenkelinnenseiten, der Nacken, die Schulterblätter, besonders auch die Unterschenkel und der weibliche Genitalbereich.

Differentialdiagnose

Lichen ruber planus, Lichen amyloidosus, Psoriasis vulgaris punctata, Prurigo nodularis.

Therapie

Lokalbehandlung mit Kortikosteroidsalben wie Linola H, Hydrodexan, Unterspritzung mit Volon A 10, gemischt mit einem Lokalanästhetikum. Am Unterschenkel wird man zweckmäßigerweise die Herde mit Triamcinolon unterspritzen und einen mehrere Tage liegenbleibenden Kreuzverband nach Pütter anlegen. Auf den Herd selbst gibt man eine 10%ige Tumenol- oder 2%ige Teerpaste. Eventuell kann ein solcher Herd auch mit der Röntgenkontaktbestrahlung angegangen werden. Vor allen therapeutischen Maßnahmen sollte aber die Suche nach den inneren Zusammenhängen stehen. Per os morgens ev. Antihistaminika (z. B. Hismanal, Tavegil, Fenistil u.a.) evtl. psychosomatische Beratung empfehlenswert.

Lichtdermatosen

Ursache, Krankheitsbild und Diagnose

Aus dem Strahlenspektrum des Sonnenlichtes interessiert den Dermatologen vor allem der UV-Bereich von 280 bis ca. 400 nm, also marginal UVC, UVB (280 bis 320 nm) und UVA-Licht. Diese Wellenlängen, vor allem UVA und UVB, können zum einen für therapeutische Zwecke genutzt werden, zum anderen aber auch akute und chronische Schäden der Haut bewirken, die selbst zu akuten Dermatosen führen, vorbestehende Erkrankungen verschlechtern oder sogar die Entwicklung von Präkanzerosen und Tumoren induzieren können (Keratosis und Cheilitis actinica, Spinaliom, Basaliom, Melanom u.a.). Von den eindeutig lichtprovozierbaren Dermatosen seien hier vor allem der Lupus erythematodes und die Dermatomyositis, Herpes, die Porokeratosen oder der Morbus Hailey-Hailey genannt, während bei anderen Erkrankungen negative Auswirkungen individuell möglich sind, siehe bei Akne, Neurodermitis, Pemphiguserkrankungen, Rosazea, Erythema exsudativum multiforme, auch die Psoriasis u.a. Von den lichtinduzierten Erkrankungen sind bereits an anderer Stelle Porphyria, Pellagra, Epheliden, Xeroderma pigmentosum sowie die anderen o.g. Tumoren besprochen. Im folgenden werden hier akute und chronische lichtinduzierte Dermatosen abgehandelt.

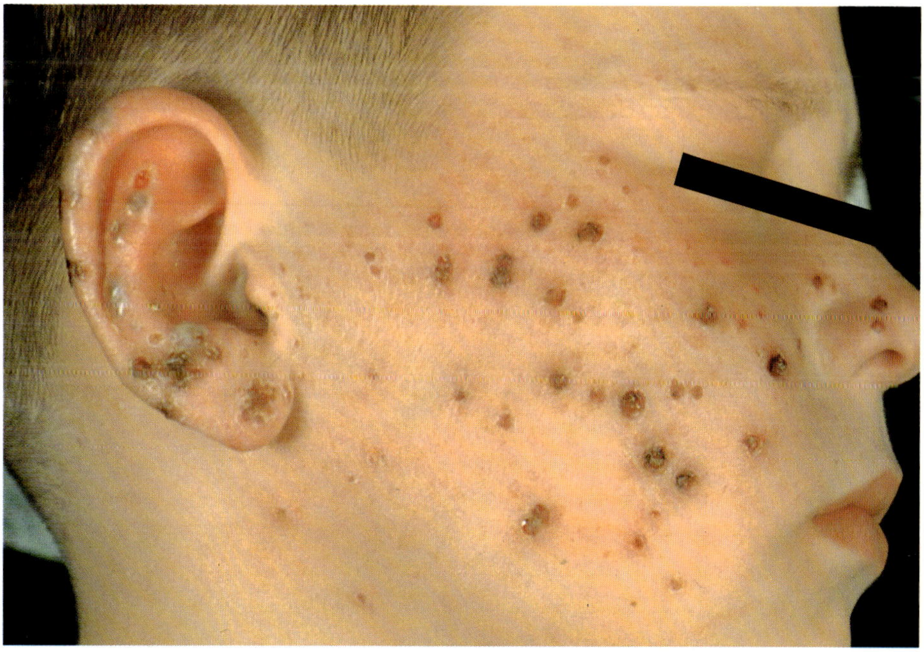

Abb. 90. Hydroa vacciniformia

Hydroa vacciniforme

Ursache, Krankheitsbild und Diagnose

Diese vornehmlich bei Kindern im 6. bis 12. Lebensjahr im Frühjahr bzw. Sommer auftretende akute Dermatose wird in Verbindung mit einer Enzymfehlfunktion der Urokaninsäure und UVA-Licht gebracht.
Zentrofazial schießen Gruppen von Vesiculae auf, die hämorrhagische, bald verkrustete Blasen aufweisen und unter Narbenbildung abheilen.

Differentialdiagnose

Polymorphe Lichtdermatosen, erythropoetische Protoporphyrie, Sommerprurigo Hutchinson.

Therapie

Die Läsionen heilen spontan, allerdings unter Hinterlassung von Narben, ab. Keine sichere Prophylaxe möglich. Lichtschutz. Bei akuten Läsionen lokale Antiseptika, um Superinfektion zu vermeiden.

Urticaria solaris

Ursache, Krankheitsbild und Diagnose

Relativ seltene Urticariaform, die durch UVB- und UVA-Strahlung hervorgerufen werden kann.
Meist tritt innerhalb weniger Minuten nach Strahlenexposition an exponierter Haut eine kaum länger als 1–2 Stunden anhaltende urticarielle Reaktion auf. Die Mißempfindungen sind eher brennend-juckender Natur. Gelegentlich können auch Allgemeinerscheinungen (Schockfragmente) auftreten.

Differentialdiagnose

Sonnenbrand, polymorphe Lichtreaktion, andere Urticariaformen.

Therapie

Am besten wiederholte Bestrahlung in niedrigen Dosen im Sinne einer «Lichthyposensibilisierung» mit der entsprechenden Wellenlänge.

Polymorphe Lichtdermatosen

Ursache, Krankheitsbild und Diagnose

Diese relativ häufige Lichtreaktion tritt zumeist in den ersten Lebensdekaden bevorzugt bei Frauen auf und hat einen typischen Frühjahrsgipfel sowie Rezidive im Sommer nach erneuter intensiver Strahlenbelastung. Es können aber auch Eruptionen nach jeglicher neuerlichen Exposition auftreten. Obwohl das klinische Bild sehr variabel ist, tritt doch bei ein und derselben Person immer wieder eine gleichartige Reaktion ein. Am häufigsten wird UVA als auslösende Ursache aus dem Strahlenspektrum gefunden, aber auch UVB, sogar in Einzelfällen sichtbares Licht können für die Reaktion verantwortlich sein. Das klinische Erscheinungsbild umfaßt papulös-ekzematöse, plaques-artig gerötete, sowie wasserklare, vesikulöse Effloreszenzen. Betroffen sind weniger das Gesicht, vielmehr Hals, Dekolleté, Nacken und Arme. Der Verlauf ist meist chronisch über viele Jahre wiederkehrend, Übergänge in persistierende Lichtreaktionen bzw. aktinisches Retikuloid sind beschrieben.

Differentialdiagnose

Lupus erythematodes, Kontaktdermatitis (vor allem durch aerogene Kontaktallergene), akute Dermatitis atopica.

Therapie

Prophylaktisch im Frühjahr vor erster stärkerer Besonnung wird UVA, PUVA oder auch Carotabene (3 × 25 mg) empfohlen. Bei zu erwartender Exposition ausreichender Sonnenschutz (Kleidung, Lichtschutzfaktor größer als 15).
Akute Erscheinungen lassen sich am besten durch lokale, bei schweren Reaktionen auch systemische Kortikosteroide (bis 16 mg Methylprednisolon) am schnellsten unterdrücken.

Phototoxische – photoallergische Reaktionen

Ursache, Krankheitsbild und Diagnose

Phototoxische Reaktionen sind vom Immunsystem des Organismus unabhängig, lassen sich daher letztlich bei jedem provozieren. Die wichtigsten Substanzen, die unter Lichteinfluß zu einer akuten, häufig blasenaufweisenden Läsion führen, sind Psoralene, Thiazide, Tetrazykline, Sulfonamide, Nalidixinsäure, sowie neuerdings einige nichtsteroidale Antirheumatika.
Photoallergische Reaktionen sind individuelle Reaktionen auf extern und intern angewandte Substanzen, die sich im Photopatchtest (belichteter Epicutantest) nachweisen lassen. Die Hauterscheinungen ähneln mehr denen einer akuten bis subakuten Kontaktdermatitis mit kleinen Papulovesikeln und ekzematösen Veränderungen.

Therapie

Meiden der in Frage kommenden Substanz, lokal je nach Schwere fluorierte kortikosteroidhaltige Cremes, Pasten oder in chronifizierten Fällen Salben.

Lippen- und Mundkrankheiten

Einleitung

Eine Reihe von Hautkrankheiten befällt nicht nur die äußere Haut, sondern als Enanthem auch die Lippen und sichtbaren Schleimhäute des Mundes mit krankheitstypische Merkmalen. Die Untersuchung der Schleimhäute gehört daher zu jeder dermatologischen Untersuchung.
Folgende Erkrankungen gehen mit Mundschleimhautveränderungen einher, sind aber bei den jeweiligen Kapiteln mitabgehandelt:

Herpes simplex
Zoster
Pemphigus vulgaris
Erythema exsudativum multiforme
Lichen planus
Lupus erythematodes
Fordyce'sche Erkrankung
Candidosen

Anomalien und Pigmentierungen

Schleimzysten

Ursache, Krankheitsbild und Diagnose

Entstehung aus mucoiden Drüsen der Schleimhaut, die nach Verlegung des Ausführungsganges durch die fortgesetzte Schleimproduktion zystisch umgewandelt werden, nicht selten traumatische Genese.
Meist an seitlichen Unterlippenpartien bis erbsen- und haselnußgroße, kugelige, derbelastische Knoten, die in das Vestibulum vorspringen.

Differentialdiagnose

Angiome

Therapie

Exstirpation

Lingua geographica (Exfoliatio areata linguae)

Ursache, Krankheitsbild und Diagnose

Unbekannt. Tritt in jedem Lebensalter auf, familiäres Auftreten möglich.
Am Zungenrücken mitunter am Rand grau-weiße Flecken, die sich vergrößern und konfluieren. Abstoßung der Papillae filiformes, wodurch es zur Bildung von roten, leicht eingesunkenen Herden kommt. Innerhalb dieser Bereiche erkennt man die Papillae fungiformes als kleine rote Knötchen. Die Unterseite der Zunge und die Wangenschleimhaut können mit ergriffen sein. Die Herde wechseln Gestalt und Größe mitunter von Tag zu Tag (Landkartenzunge). Die Patienten sind durch die Veränderungen mehr beunruhigt als beeinträchtigt. Nicht selten besteht Karzinophobie. Brennende Mißempfindungen werden höchstens bei sauren und scharfen Speisen beklagt.

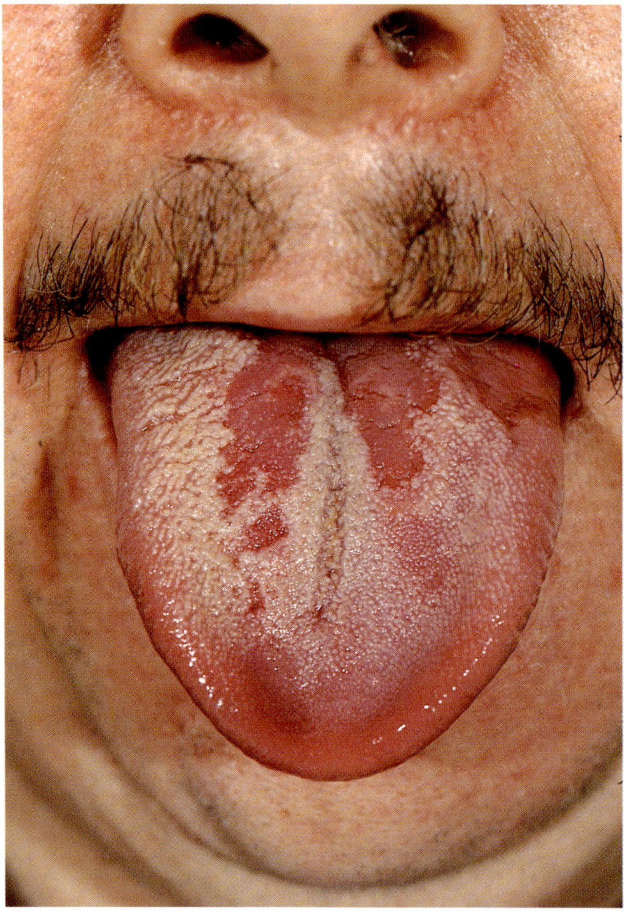

Abb. 91. Exfoliatio areata linguae (Landkartenzunge)

Differentialdiagnose

Möller-Hunter-Glossitis: hier konstanteres Bestehen mit Beschwerden (Blutbild), Candida glossitis, Lingua villosa, orale hairy Leucoplakie.

Therapie

Nur symptomatisch, z.B. Spülen mit Kamillosan oder Herviros.

Möller-Huntersche Glossitis

Ursache
Frühsymptom der perniziösen oder der hypochromen Anämie. Mitunter erstes Zeichen solcher Anämieformen.
Beginnend mit unscharf begrenzten, feuerroten Flecken und Streifen. Völlige Belagfreiheit der Zunge mit Atrophie der Papillen und Schleimhaut als Endstadium. Ein Zungenödem fehlt. Starkes Brennen mit Geschmacksstörungen. Über die hinausgestreckte Zunge das Anämisierungsphänomen (Arndtsches Zeichen). Vielfach ist auch die Mund- und Genitalschleimhaut befallen.

Differentialdiagnose

Lingua geographica.

Therapie

Behandlung der perniziösen Anämie mit Vitamin B 12.

Pigmentierungen

Ursache, Krankheitsbild und Diagnose

Anomalien der Mundschleimhaut treten in Form dunkelbrauner bis schwärzlicher Flecken und Streifen im Saumbereich der Wangen und am Zahnfleisch auf, so als Rasseneigentümlichkeit bei verschiedenen Völkern, als normale Melaninanhäufung oder als exogenes Pigment, z. B. durch Metalle (Hg-Bi-Stomatitis, Blei, sowie häufig durch Amalgamfüllungen). Die Silberstomatitis (Argyrie) zeigt mehr fleckige, graublaue Veränderungen bei grau-violettem Zahnfleischsaum. Ferner braunes, eisenhaltiges Pigment (Siderose), kohlehaltiges Material (Anthrakose), pflanzliche Ablagerungen (Lipochrome), Einsprengungen von Pulver, Staub u. a. m. (Tätowierungen), auch Medikamente, z. B. Resochin, können diffuse, bräunliche Gingivaverfärbungen hervorrufen.
Naevogene Veränderungen sind sehr selten als Naevi, häufiger bei hereditären Erkrankungen (Peutz-Jeghers Syndrom) am Lippenrot und auch in der Schleimhaut in Form von Lentigines lokalisiert. Thrombosierte Angiome können ebenso schwarz erscheinen, wie das an der Wangenschleimhaut seltene Melanom.
Diffuse Verfärbungen können bei Morbus Addison, Ikterus und Akanthosis nigricans (paraneoplastisch) auftreten.

Therapie

Soweit möglich Exzision oder im Sinne der Grundkrankheit. Häufig keine Therapie möglich.

Lingua nigra villosa (Schwarze Haarzunge)

Ursache Krankheitsbild und Diagnose

Pigmentierte Hyperkeratose der Zungenoberfläche durch dunkle Verhornung der filiformen Papillen, durch Medikamente, insbesondere Antibiotika, Nikotin u.a.m.

Therapie

Nach Absetzung der auslösenden Ursachen schwinden die Erscheinungen.

Abnorme Rötungen der Mundschleimhaut

Ursachen, Krankheitsbild und Diagnose

Abnorme Rötungen im Mund- und Rachenbereich finden sich bei Scharlach. Meist am ersten bis zweiten Krankheitstag treten ein Scharlachexanthem und Enanthem, nach weiteren 5–6 Tagen eine hochrote Himbeerzunge durch Anschwellen der Papillen auf. Die Zunge ist nicht belegt.
Bei Masern ermöglicht eine umschriebene Rötung der Wangenschleimhaut im Molarzahngebiet mit stippchenartigen, nicht abwaschbaren «Koplikschen Flecken» die richtige Diagnose auf der Schleimhaut.
Auch die Grippe kann von einer intensiven Schleimhautrötung des Mundes begleitet sein. Petechien können beobachtet werden.
Bei Mononukleose ist neben der Tonsillitis ebenfalls häufig ein eher großflächiges Enanthem zu beobachten. Varizellen ebenso wie der intraorale Zoster zeigen meist erosive Veränderungen, ebenso wie die Hand-Fuß-Mundkrankheit und die Herpangina Zahorsky.

Fixe Arzneimittelexantheme

Ursache, Krankheitsbild und Diagnose

Lippen oder Schleimhäute können ebenfalls Ort dieser allergischen Reaktion vom Artus-Typ (Typ III) sein.
Meist handelt es sich um münzengroße, scharf begrenzte, ödematöse Erytheme, die

sich zum Teil blasig, gelegentlich hämorrhagisch verändern, häufig pseudomembranöse Beläge zeigen. Im entzündungsfreien Intervall ist die schieferblaue bis bräunliche Hautpigmentierung (z. B. bei Mundwinkelherden) charakteristisch.

Therapie

Vermeidung der ursächlichen Medikamente. Bei akuten Veränderungen Stomahäsiv oder Volon A-Haftsalbe.

Lingua plicata (Lingua scrotalis)

Ursache, Krankheitsbild und Diagnose

Unbekannt. Gilt als dominant vererbbar und als Degenerationsstigma. Findet sich häufig bei Mißbildungen und psychischen Defekten. Außerdem Teilsymptom des Melkersson-Rosenthal-Syndroms.
Starke Furchenbildung in der medialen Längsrinne und davon ausgehend den Rippen eines Blattes vergleichbare Abzweigungen; auch Querfurchen. Randeinkerbungen durch die Zähne, da die Zunge meist etwas verdickt ist.

Therapie

Eine Therapie ist nicht bekannt.

Gingivitiden

Ursache, Krankheitsbild und Diagnose

Infektiöse Genese der Gingivitiden durch fusiforme Spirillen und Spirochäten, mechanisch durch Zahnstein. Örtliche Reaktionen bei Allgemeinkrankheiten wie Leukämien (s. Abb. 84) und Arzneimittelnebenwirkung (Nifedipin, Phenytoin), ferner mangelnde Mundhygiene, Schwangerschaft.
Gingivitis catarrhalis simplex: Schwellung des marginalen Zahnfleisches mit starker Rötung (Randgingivitis). Papillen imponieren als halbkugelige Vorwölbungen (Papillitis). Starke Blutungsbereitschaft, Fötor, Speichelfluß, Zahnstein.
Gingivitis gangraenescens: Grau-grünliche Verfärbung und Belegung des Zahnfleisches, das stark geschwollen ist. Papillen zerfallen, verbunden mit erheblichem Fötor (reichlich Zahnstein); übergehend in ein polymorphes Bild mit Ulzerationen und aphtenähnlichen Erscheinungen (Fibrinbeläge). Gelegentlich im Rahmen der HIV-Infektion (fusiforme Spirillen).
Gingivitis hypertrophicans: Zahnfleisch sattrot, tritt prall hervor. Keine Entzündung.

Therapie

Zahnarzt, Entfernung der Beläge und Konkremente, Mundhygiene durch Spülen mit antiseptischen Lösungen, evtl. Absetzen von Medikamenten.

Stomatitiden

Ursache, Krankheitsbild und Diagnose

Vernachlässigte Mundpflege, Nikotin- und Alkoholabusus, Zahnstein (Gingivitis), Prothesen (Stomatitis allergica), Schwermetalle wie Hg, Bi, Au. Als Begleiterscheinungen bei Diabetes und Avitaminosen (Skorbut, Pellagra), auch durch örtlich einwirkende Erreger (Herpesvirus, Diphtherie, Soor, Aktinomycose u. a. m.). Mitunter auch beim Weisheitszahndurchbruch (Dentitio difficilis).
Stomatitis simplex: Bei Schwermetallen anfänglich grauer bis grauschwarzer Saum am Zahnfleischrand (Hg-Bi-Saum), später weiß-graue Beläge des Zahnfleisches und der Wangenschleimhaut (Stomatitis catarrhalis auch auf der Zunge). Starker Speichelfluß, Schmerzen und Fötor, Bildung von «Dekubital-Geschwüren» im Zahnbereich, Kieferklemme, allgemein schlechter Zustand.
Bei Stomatitis ulcerosa membranacea (Angina bzw. Stomatitis Plaut-Vincenti) Ulzerationen am Zungenrand, Gaumen- und Tonsillargebiet mit grauen, nekrotischen Belägen.

Differentialdiagnose

Angina specifica (Lues II).

Therapie

Ausschaltung der Ursachen, Antibiotika, Sulfonamide, Vitamin B und C, Spülungen mit Kamillentee, Kamillosan.

Blutungen und Gefäßreichtum

Ursache, Krankheitsbild und Diagnose

Der Morbus Werlhof ist charakterisiert durch flohstichartige Purpura bis linsengroße, bläulich-rote Petechien auf der Schleimhaut, die Purpura rheumatica durch nebeneinander liegende Punktblutungen verschiedener Stadien.
Mehr flächenhafte Hämorrhagien sprechen bei Männern für eine Hämophilie.

Schwere hämorrhagische und nekrotisierende Schleimhautveränderungen (Stomatitis scorbutica) mit dunkellividroter, geschwollener Gingiva, verbunden mit dem Lockerwerden und Ausfall der Zähne und einem fötiden Geruch finden sich bei Skorbut.
Kleine disseminierte Flecke, oberflächliche Gefäßektasien und Knötchen auf der Schleimhaut, den Lippen, Wangen, dem Zahnfleisch, der Zunge und dem Gaumen, die besonders leicht und intensiv bluten, weisen auf Morbus Osler hin.
Von den Angiomen sei der Naevus flammeus mit seinen flächenhaften diffusen Gefäßektasien genannt. Er findet sich meist halbseitig über Lippen, Zunge, Wangen und Kiefer ausgebreitet. Die Hämangiome dagegen erscheinen mehr knotenförmig, umschrieben mit teils oberflächlichem, teils tiefem Sitz, demnach ist die Farbe wechselnd.
Der Naevus araneus ist ebenfals auf der Lippe und den Schleimhäuten anzutreffen, ähnliche Symptomatik findet sich auch bei progressiver Sklerodermie. Das Hämangioma senile findet sich im Lippensaumgebiet älterer Menschen als flach vorgewölbtes, meist linsengroßes bläuliches Gebilde.

Therapie

Bei Systemerkrankungen symptomatisch, bei Gefäßektasien und Naevi hat sich die Laser-Therapie heute bewährt.

Granuloma pyogenicum (s. auch S. 127)

Das Granuloma pyogenicum (pediculatum, teleangiectaticum) sitzt vorzugsweise an Lippen, Gaumen und Zunge.

Differentialdiagnose

Kapilläres Hämangiom.

Therapie

Exzision.

Lymphangioma circumscriptum superficiale

Lymphangioma circumscriptum superficiale findet sich häufig an Lippen, Wangenschleimhaut und besonders an der Zunge. Hier meist halbseitig an der vorderen Hälfte. Typisch sind die dabei auftretende Vergrößerung der Zunge (Makroglossie) und zahlreiche kleine, meist halbkugelige, glatte, durchscheinende, brombeerartige, dicht stehende Knötchen (froschlaichartige Pseudoblasen). Beim Anstechen entleert sich eine klare opale oder blutige Flüssigkeit.

Therapie

Falls möglich Exzision, ev. Laser.

Fleckenförmig-fibrinöse und blasenförmige Affektionen

Aphthen und Bläschenkrankheiten sind in diesem Kapitel zusammengefaßt, da das Milieu der Mundhöhle die Decke der Bläschen bald mazeriert und ein fast gleichartiger Fleck zurückbleibt.

Aphthen

Unter aphthösen Krankheiten seien hier genannt: Solitäraphthen, Stomatitis aphthosa, chronisch rezidivierende (habituelle) Aphthen, Stomatitis epizootica – Maul- und Klauenseuche –, Bednarsche Aphthen.

Stomatitis aphthosa (Gingivostomatitis herpetica)

Ursache, Krankheitsbild und Diagnose

Primärinfektion mit dem Herpes-simplex-Virus Typ I, meist Säuglinge und Kleinkinder bis zum 5. Lebensjahr betroffen, selten Erwachsene.

Chronisch rezidivierende (habituelle) Aphthen

Ursache, Krankheitsbild und Diagnose

Letztlich unbekannt. Nicht infektiös. Nach Aufregung, Intestinalstörungen, Menstruation, traumatischen Ereignissen, Streß, gelegentlich auch durch Nahrungsmittelunverträglichkeit (Tomaten, Nüsse u.a.) kommt es vornehmlich bei Erwachsenen zu einzeln stehenden, im Vestibulum oris lokalisierten Aphthen, die als ausgestanzte Ulzera mit gelblich belegtem Geschwürgrund erscheinen. Häufig sind die Patienten durch die brennende Mißempfindung bei dem lebhaft rezidivierendem Charakter der Läsionen erheblich in ihrem Wohlbefinden gestört. Dennoch läßt sich eine plausible Erklärung nicht immer geben.

Differentialdiagnose

Lues I, Herpes simplex, M. Behçet, Pemphigus vulgaris.

Therapie

Unbefriedigend. Betupfen mit 3%iger Tetracyclinlösung in Propylenglycol, Herviros, Spülen mit Thesit-Lösungen, Pinselung mit Gentianaviolett, evtl. Volon A-Haftsalbe. Methylprednisolon (Urbason 12–16 mg) kann vorübergehend Abhilfe schaffen, ist aber wegen der Nebenwirkungen nicht als Dauertherapie möglich.

Veränderungen am Oberflächenepithel der Zunge, Lippen und Mundschleimhaut

Der Zungenbelag ist vieldeutig und oft sekundärer Natur. Er kann verursacht werden durch Farbstoffe der Nahrung, Medikamente, Pilze und Bakterien. Auch eine Abhängigkeit zum Grade der Verhornung der Papillae filiformes (Lingua nigra) und dem Zungenuntergrund (Blutfülle, Reflexe u.a.) besteht. Massive Beläge sind immer zentral gelegen. Bei Abschilferung schimmert der Zungengrund durch. Bei akuten toxischen Infektionen ist der Zungengrund hochrot (Glossitis) verändert.
Die Vermehrung des Zungenbelages ist zu erklären durch: 1. Temperaturerhöhung, 2. Inaktivität der Zunge, 3. durch Austrocknung der Zunge, 4. Besiedelung mit Mikroorganismen (Leukozyten, Schleim, Speisereste, organische Substanzen und Ausscheidungen). Anscheinend spielen auch motorische, sensible und trophische Einflüsse eine Rolle (Zunge als Spiegel der Ernährung und des Magens).
Die die Mundschleimhaut und die Zunge treffenden lokalen, thermischen und chemischen Noxen haben Entzündungen, Erosionen und Beläge zur Folge. Gefährlich sind konzentrierte Säureverätzungen wie Salzsäure als Unfall- oder Suizidfolge. Alkaliulzerationen sind tiefgreifender und schmerzhafter. Sehr kalte und heiße Speisen sowie Reizwirkungen elektrischer Entladungen können akute und chronische Entzündungen bewirken.

Therapie

Ausschaltung von Noxen. Mundspülungen, symptomatisch mit Hervivos, Betaisodona u.a.

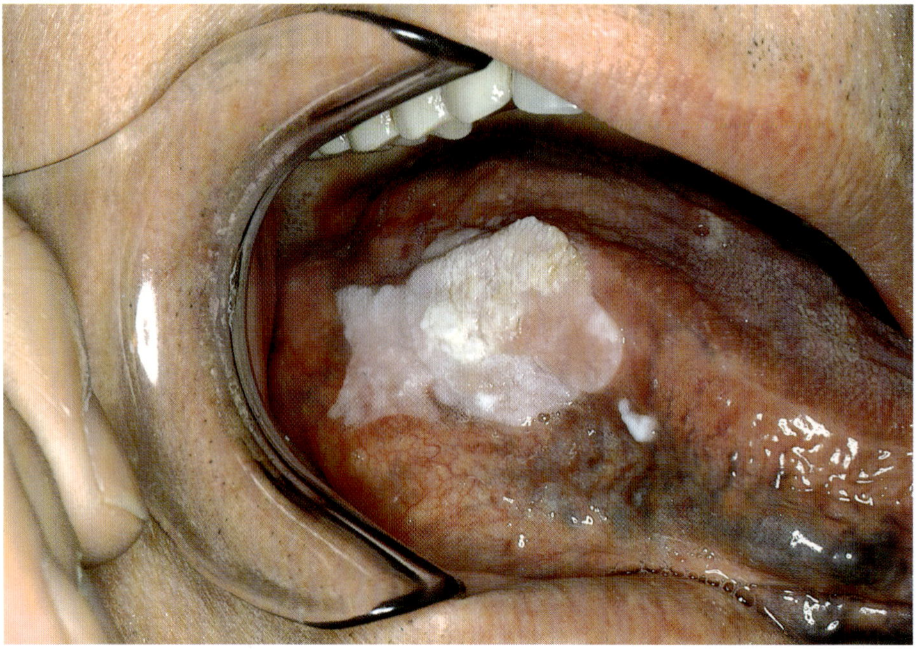

Abb. 92. Verrucöse Leukoplakie
Mit Übergang in ein Plattenepithelkarzinôm der Zunge

Ursache, Krankheitsbild und Diagnose

Chronische, mechanische, galvanische und chemische Reize (Nikotin) können zu einer epithelialen Gewebshyperplasie führen. Die Leukoplakie ist bei Männern 4mal so häufig wie bei Frauen.
Auf der Zungen- und Wangenschleimhaut, namentlich hinter den Mundwinkeln, weißliche oberflächliche Herde, die manchmal eine perlartige, schwartenartig glänzende Verfärbung annehmen. Form und Größe der Herde wechseln, ebenso die Begrenzung. Bei stark ausgebildeten Formen kommt es zu lederartigen Verdickungen dieser weißlichen Auflagerungen, die von Furchen und Rissen (pflastersteinartig) durchzogen sind. Mitunter Gefühl der Trockenheit und Steifheit der Schleimhaut. Chronischer Verlauf. Die keratotischen Herde bilden sich nicht zurück. Maligne Entartung nicht selten: vor allem bei verrucösen und erosiven Leukoplakien muß eine entsprechende Abklärung erfolgen.

Differentialdiagnose

Symptomatische Epitheltrübungen bei Schleimhautentzündungen verschiedener Krankheitsprozesse wie Lues II, Erythematodes, Lichen planus oris (mehr netzförmig), Pemphigus, Stomatomykosen, Schleimhautschwielen (in Höhe des Zahnschlusses, opaline Trübungen), Exfoliatio areata linguae (mehr wechselndes Aussehen), Raucherleukokeratose (mosaikartige Papeln bei starkem Rauchen), Morbus Darier (zentral gedellte Knötchen), orale hairy Leukoplakie (s. Abb. 6), M. Heck.

Therapie

Ausschalten aller Noxen (Nikotin!), Vermeidung von scharfen, reizenden Speisen. Bei verrukösen Veränderungen Exzision. Lokale Anwendung von Vitamin A-Säure kann versucht werden, Kryochirurgie.

Tumoren der Mundhöhle

Grundsätzlich können alle auch an der übrigen Haut vorhandenen Strukturen Anlaß zu benignen oder malignen Proliferationen geben. An dieser Stelle seien daher nur einige maligne Entitäten herausgestellt:

1. Lippenkarzinom
2. Zungernkarzinom
3. Wangen- und Mundbodenkarzinom
4. Tumoren im Bereich der Gingiva.

1 Lippenkarzinom

Krankheitsbild und Diagnose

Das Plattenepithelkarzinom der Lippe sitzt vor allem auf der Unterlippe und entwikkelt sich in aller Regel auf einer chronischen Cheilitis zumeist aktinischer Genese. Zuerst sieht man nur eine mit einer Kruste bedeckte Erosion, die sich sehr bald verhärtet und von derben, wallartigen Rändern umgeben wird, bald ulzeröser Zerfall. Eine Absiedlung von Metastasen in die regionalen Drüsen ist möglich. Die Lymphknotenschwellungen stellen allerdings manchmal nur eine begleitende entzündliche Reaktion dar. Probeexzision! Histologie!

Differentialdiagnose

Lues I (PA), Sitz vorwiegend in der Mitte der Unterlippe, Spirochätennachweis! Granuloma teleangiectaticum, meist stark gerötet und gestielt aufsitzend.

Therapie

Totalexzision oder Rö-Bestrahlung.

2 Zungenkarzinom

Krankheitsbild und Diagnose

Sitz am häufigsten an den Zungenrändern oder am Zungengrund.
Vom oberflächlichen Epithel ausgehend, entsteht zunächst ein harter, erodierter, plattenartiger Herd, der sehr bald ulzerös zerfällt. Die Ränder sind überhängend.
Kommt das Karzinom aus der Tiefe, so bilden sich schon sehr früh kraterförmige Geschwüre mit den für das Karzinom charakterischen harten Rändern. Der Zungenkrebs ist besonders bösartig. Der Geschwulstprozeß dauert selten über 1 Jahr, verbunden mit starken Schmerzen und Behinderung der Nahrungsaufnahme. Speichelfluß, fötide Nekrosen, Metastasen und Kachexie führen zu weiteren Komplikationen und zum Exitus.

3 Wangen- und Mundbodenkarzinom

Sie nehmen einen ähnlichen Verlauf. Sie entstehen häufig auf dem Boden einer entzündlichen Veränderung der Mundschleimhaut, z.B. einer Leukoplakie (s. dort), selten einem Lichen planus, bei Lues (Gumma) oder durch Tabakschädigung.

Differentialdiagnose

Lues, Tbc, Aktinomykose, Sarkom.

Therapie

Kombiniertes chirurgisches und chemotherapeutisches Vorgehen erforderlich.

4 Tumoren im Bereich der Gingiva

Proliferationen im Gingivabereich können rein hyperplastischer Natur sein (Gingivitis), aber auch heterogene, tumoröse Ursachen haben. In erster Linie müssen Leukämien und Non-Hodgkin-Lymphome, Adamantinome und Epulis sarcomatosa gigantocellularis bedacht werden.
Die Therapie liegt gewöhnlich in der Hand des Kieferchirurgen bzw. Onkologen.

Funktionelle Störungen

Glossodynie (Zungenbrennen)

Zungenschmerz und Brennen können als Symptom bei Moeller-Hunter-Glossitis, Plummer-Vinson-Syndrom, Costen-Syndrom, Diabetes mellitus u.a.m. auftreten. Es kann sich um fortgeleitete reflektorische Reizerscheinungen handeln, wie bei dentalneuralgieformen Beschwerden, bei Begleiterscheinungen von Leberparenchymschäden oder Magenleiden.
Auch örtliche Reize, chemische oder mechanische Einwirkungen können eine Rolle spielen. Die Beschwerden treten auch bei Hypo- und Avitaminosen auf, desgleichen bei perniziöser und hypochromer Anämie. Sie sind in Klimakterium, Gravidität und Alter häufig mit Hyperästhesien und Geschmacksstörungen verbunden. Dabei ist an Tabes, progressive Paralyse, an Neurosen und Tumoren des Schädels zu denken. Häufig treten die Beschwerden auch nach Zoster und latenter Tetanie auf.
Das Plummer-Vinson-Syndrom äußerst sich in Zungenbrennen (Glossitis) und Mundtrockenheit, Schluckbeschwerden, Schlundbrennen bei allgemeiner Schleimhautatrophie mit Eisenmangelanämie (Hautatrophie, Koilonychie) infolge verminderter Salzsäureproduktion der Magenschleimhaut sowie leukoplakieähnlichen Veränderungen, Mundwinkelrhagaden (Stomatitis angularis) und Cheilitis.
Das Sjögren-Syndrom tritt vorwiegend bei Frauen im Klimakterium auf. Es ist charakterisiert durch Austrocknen der Schleimhäute und durch eine Keratokonjunktivitis, durch Versagen der Speichel- und Tränendrüsen (Rhinitis sicca). Die Mundschleimhaut ist außerdem atrophisch und weist einen klebrigen, weißen Belag auf. Die Zunge ist geschwollen. Es finden sich Rhagaden an Zunge, Lippen und Mundwinkeln. Anzeichen einer chronischen Polyarthritis und hyperchromen Anämie folgen.
Eine der häufigsten Ursachen – insbesondere bei älteren Frauen – für brennende Mißempfindungen an der Zunge sind Karzinophobie, meist auf der Basis einer latenten Depression oder Psychose. Dieser Umstand sollte unbedingt bei der Abklärung somatischer Ursachen und deren fakultativer Therapie im Auge behalten werden, da durch extensive Untersuchungen und Therapie psychotische Patienten in ihrer Phobie und Depression bestätigt werden.

Differentialdiagnose

Alle o.a. Erkrankungen, Ausschluß allergischer Kontaktdermatitiden auf Prothesenmaterial.

Therapie

Beeinflussung der Grundkrankheit bei somatischer Ursache, psychiatrische Betreuung bei psychogenen Störungen.

Lupus erythematodes

Ursache, Krankheitsbild und Diagnose

Die Ursache dieser von Störungen der immunologischen Reaktion gekennzeichneten Erkrankung sind bis heute nicht geklärt. Der negative, das Krankheitsbild verschlechternde Einfluß des Lichtes ist zwar offensichtlich, die genauen Pathomechanismen aber unbekannt. Das weibliche Geschlecht – meist zwischen dem 20. und 40. Lebensjahr – ist häufiger befallen als das männliche. Man unterscheidet heute im wesentlichen 3 Formen, die sowohl klinisch-morphologische als auch prognostische Eigenheiten aufweisen: Der Lupus erythematodes chronicus discoides (DLE), der subakut cutane Lupus erythematodes (SCLE) und der akute-systemische Lupus erythematodes (SLE).

Lupus erythematodes chronicus diskoides (DLE)

Beim Krankheitsbild des DLE stehen als Kardinalsymptome Erythem, Hyperkeratose und Atrophie im Vordergrund. Die Hauterscheinungen finden sich vorwiegend an unbedeckten Körperteilen (Nase, Wangen, Ohren, behaarter Kopf, Hände).

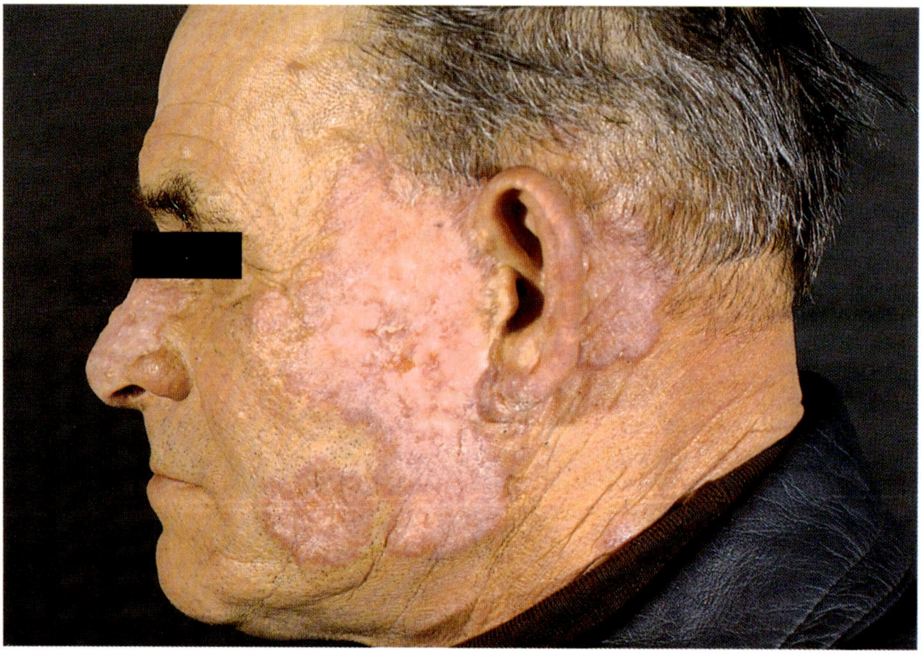

Abb. 93. Erythematodes chronicus discoides

Während sich im Beginn das Krankheitsbild nur in einem hyperämischen, gering schuppenden Fleck äußert, gestaltet es sich später, wie oben beschrieben, sehr charakteristisch. Es finden sich dann z. B. im Bereich des Nasenrückens, auf die Wangen übergreifend, in schmetterlingsähnlicher Form, größere oder kleinere, häufig runde, scharfbegrenzte, rote bis blaurote, scheibenartige Herde mit peripherer Wachstumstendenz, welche mit festhaftenden, grau-weißlichen Schuppen bedeckt sind. Diese schmerzen beim Abkratzen und können nur mit Mühe abgehoben werden, wobei sie auf ihrer unteren Seite an die Oberfläche eines Reibeisens erinnernde, zapfenförmige Fortsätze (Hornkegelchen) tragen, welche in die erweiterten Follikel eingepaßt sind. In der Umgebung der scheibenförmigen Herde finden sich Hyperkeratosen und Teleangiektasien.
Nach jahrelangem Bestand wird das Zentrum atrophisch (daneben Pigmentation und Gefäßreiserchen). In seltenen Fällen wird auch die Mundschleimhaut befallen (besonders Lippenschleimhaut). Infiltration des Fettgewebes kann als Lupus panniculitis vor allem an den Unterschenkeln vorkommen. Als Ausdruck der Reaktion am Haarfollikel kann sich eine vernarbende Alopezie (Pseudopelade) einstellen.

Differentialdiagnose

Lupus vulgaris, Granuloma eosinophilicum faciei, Tinea faciei. Mundschleimhaut: Lichen planus, Leukoplakie, Candidastomatitis. Panniculitis: nodöse Erytheme.

Therapie

Lichtschutz (Kleidung, Sonnencreme mit UV-B Lichtschutzfaktor 15, UV-A > 6).
Lokal Kortikosteroide, zur Nacht als Aufklebfolie (Sermaka).
Systemisch: (Hydroxy-)Chloroquin: Resochin 250 mg oder Quensyl 200 mg tägl.
Bei Therapieversagen kann auch Etretinat (Tigason ca. 0,5 mg/kg KG) versucht werden. Steroide intern sind nur selten nötig.
Übergänge in den SLE werden nur sehr sporadisch beobachtet, meist handelt es sich um einen chronischen, jahrelangen Verlauf.
Cave: Carcinoma in Erythematode.

Subakuter, cutaner Lupus erythematodes (SCLE)

Diese ca. 10–15 % aller LE-Manifestationen ausmachende Variante ist durch psoriasiforme, eher flach atrophische, häufig ringförmige Effloreszenzen gekennzeichnet, die besonders gerne an den oberen Extremitäten und im oberen Thoraxbereich zu finden sind. Auch ein multiformer Aspekt kann vorherrschend sein. Die Finger, insbesondere die Periungualregion, zeigen ebenso wie die Palmae verstärkte Rötungen, im Gegensatz zum DLE sind Lippen- und Mundschleimhaut häufiger mitbetroffen. Im Verlaufe der Erkrankung kann sich in 10–30 % der Fälle ein SLE zumindest mit Befall eines inneren Organes oder der Gelenke einstellen.

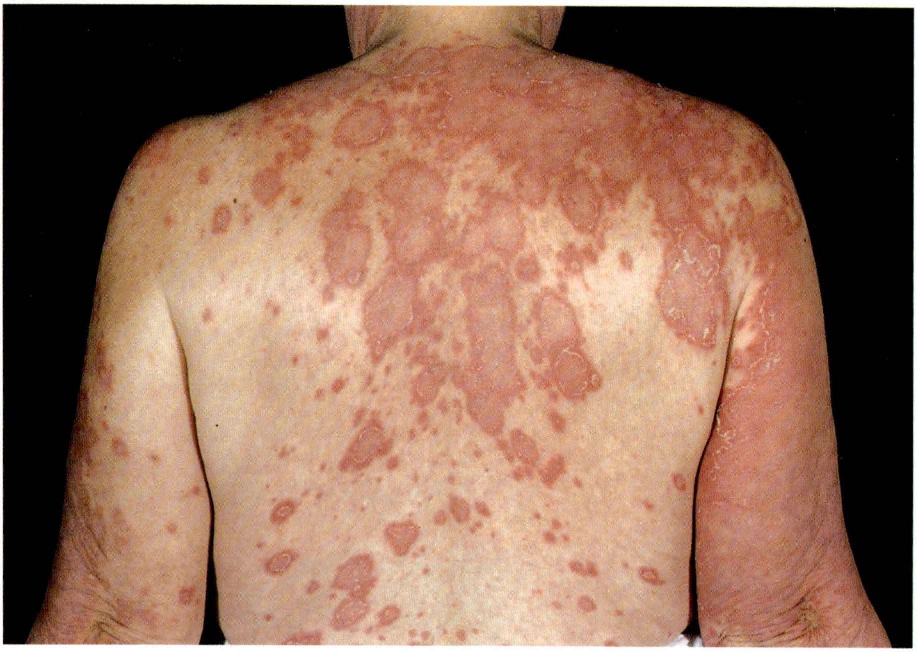

Abb. 94. Erythematodes
Subakut cutaner Lupus Erythematodes (SCLE)

Differentialdiagnose

Psoriasis, Tinea, Dermatomyositis, Lichen planus, Erythema exsudativum multiforme, polymorphe Lichtdermatose.

Therapie

Wie beim DLE, die Patienten zeigen aber häufig gesteigerte Lichtprovozierbarkeit mit akutem Aufflammen der Läsionen, so daß intern Kortikosteroide passager zum Einsatz kommen müssen.

Akuter systemischer Lupus erythematodes (SLE)

Bei dieser von schweren Allgemein- und Organsymptomen wie Fieber, Gelenkschmerzen, Pleuritis, Endo-Pericarditis, Glomerulonephritis u.a. gekennzeichnete Erkrankung sind die dermatologischen Veränderungen eher als Begleitsymptomatik einzustufen. Meist sind sie auch nicht sonderlich spezifisch: Es zeigt sich eine diffuse, manchmal schmetterlingsförmig angeordnete Rötung und Schwellung des Gesichtes sowie anderer, vornehmlich dem Sonnenlicht ausgesetzter Hautareale.

Differentialdiagnose

Polymorphe Lichtdermatose, Dermatomyositis, phototoxisch-photoallergische Reaktionen.

Therapie

Diese richtet sich ganz nach der inneren bzw. neurologischen Symptomatik. Hohe Dosen Kortikosteroide sowie Immunsuppressiva sind in der Regel erforderlich. Bei Nierenbefall ist Cyclophosphamid (Endoxan) Mittel der Wahl. Die cutane Symptomatik wird am besten lediglich mit indifferenten Cremes (Neribas, Linola, Basiscremes der verschiedensten Firmen) behandelt.

Lupus vulgaris

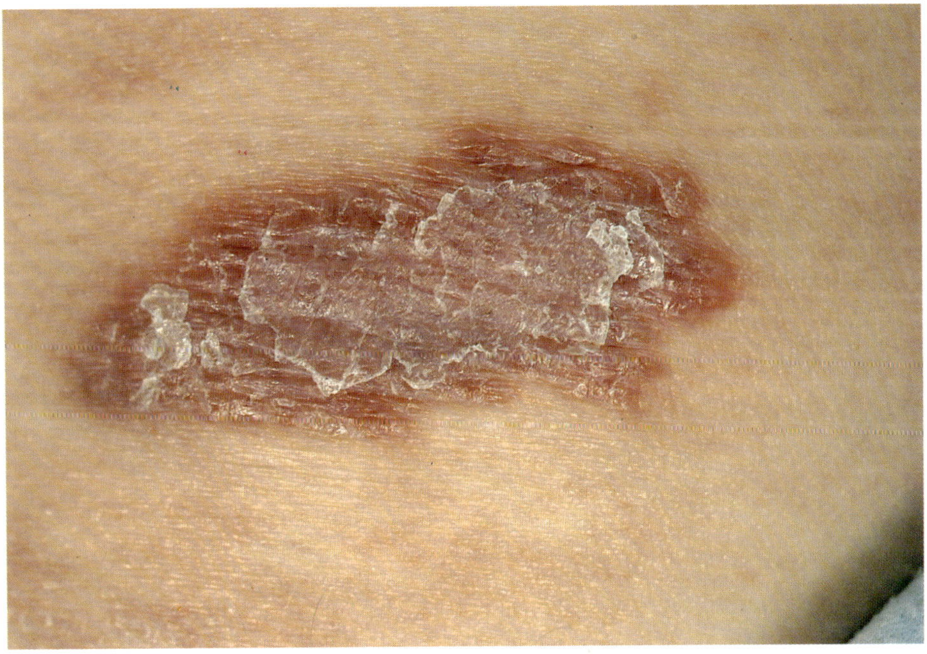

Abb. 95. Tuberculosis cutis luposa (Lupus vulgaris)

Ursache, Krankheitsbild und Diagnose

Hautveränderungen, die durch das Mycobacterium tuberculosis hervorgerufen werden. Heute insgesamt relativ selten.
Die Tuberculosis cutis luposa ist die häufigste Form der Hauttuberkulose und beginnt meist schon im Kindesalter. ⅓ nimmt seinen Anfang als Lymphknotentuberkulose (Kieferwinkel- und Halsdrüsen, sog. Tbc cutis colliquativa, Scrofuloderma).
Es handelt sich beim Lupus vulgaris um die normergische, damit erregerarme und kaum infektiöse Sekundärinfektion, die als Fleck beginnt, sich in ein rotbräunliches Knötchen umwandelt und von relativ weicher Konsistenz ist (Sonden-Phänomen pos.). Typisch ist die apfelgeleeartige Eigenfarbe bei Glasspateldruck. Die rotbraunen Knötchen sind mit Schuppen bedeckt oder können ulzerieren. Der bevorzugte Sitz ist das Gesicht, besonders akrale Areale (Nase, Kinn, Ohrläppchen) wegen der für die Mykobakterien günstigen, etwas niedrigeren Temperaturen. Grundsätzlich kann aber jede Stelle des Integumentes einschließlich der Schleimhäute (Tbc. luposa mucosae) betroffen sein. Der Lupus vulgaris heilt unter Hinterlassung einer atrophischen, straffen Narbenbildung ab, die wiederum Anlaß zur Entstehung von Karzinomen geben kann.

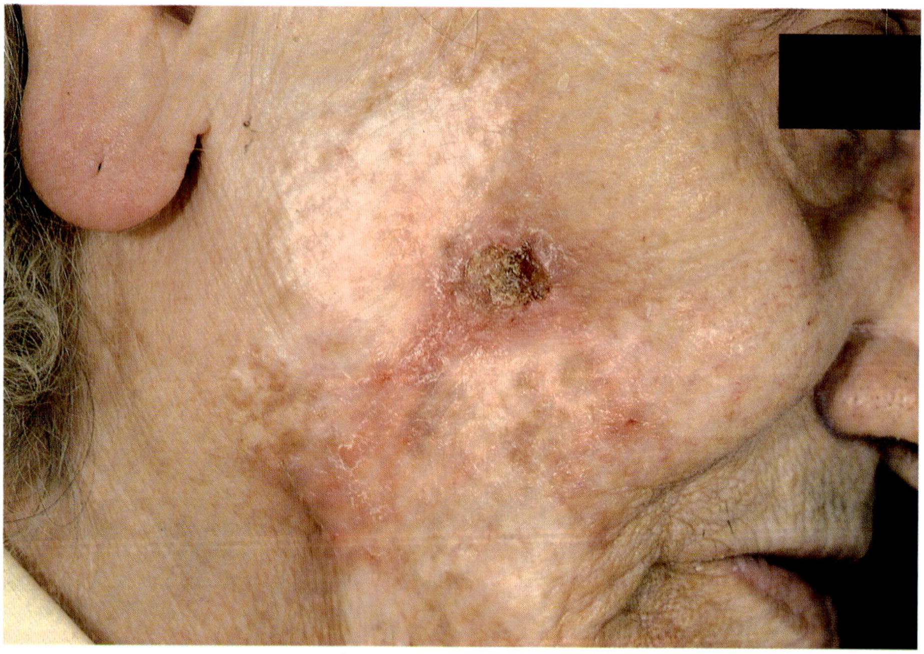

Abb. 96. Tuberculosis cutis luposa
Carcinoma in lupo

Differentialdiagnose

Lues III, Pilzerkrankungen, Aktinomykose, chronische Pyodermien, Sarkoidose, andere granulomatöse Dermatosen, Lupus erythematodes.
Neben den genannten umschriebenen Formen der Hauttuberkulose bestehen:

Tuberculosis verrucosa cutis

Solitär auftretende, braun-rote, warzenartige Hyperkeratosen, auch mit Abszessen, häufig bei Fleischern, Melkern und Tierärzten. Diaskopisch fehlt vielfach der apfelgeleeartiger Farbton (hyperergische Verlaufsform).

Differentialdiagnose

Verrucae, chronisch vegetierende Pyodermie, Ekthyma, M. Bowen.

Tuberculosis miliaria ulcerosa cutis et mucosae

Flache, oberflächliche Geschwüre mit zackigen, unterminierten Rändern, meist in der Mundgegend und auf der Mundschleimhaut, auch perianal.

Tuberculosis cutis miliaria generalisata

Stecknadelkopfgroße Knötchen oder Bläschen, z.T. hämorrhagischer Art, als Teilsymptom einer in alle Organe erfolgten miliaren Aussaat.

Therapie

Kleine kutane Herde können grundsätzlich exzidiert werden, nur bei Rezidiven ist eine Chemotherapie erforderlich.
Die Therapie richtet sich grundsätzlich nach der Ausdehnung der Erkrankung und wird entweder mit 3fach-Tuberkulostatika-Kombinationen (s.u.) oder wie für den Lupus vulgaris ausreichend mit einer INH- (Isonikotinsäurehydrazid-) Monotherapie durchgeführt. Nach allen Erfahrungen gibt es bisher keine Resistenz von M. tuberculosis gegen INH, so daß «Versager» der Langzeitbehandlung meist eher auf einer unzureichenden Compliance des Patienten basieren.

Tuberkulostatika

1 Isonikotinsäurehydrazid (INH)

Präparate: INH, Neoteben, Rimifon. Für alle Formen und Stadien der Tuberkulose, Kombinationsbehandlung mit anderen Tuberkulostatika wie Rifampicin und Myambutol. Die Anwendung ist oral, parenteral oder lokal möglich. Sie stellen die z.Z. wirksamsten Tuberkulostatika dar.
Dosierung: 5–8 mg/kg Körpergewicht, über den Tag auf 3–5 Einzeldosen von 100 bis 150 mg nach den Mahlzeiten verteilen.
Z.B.: Ein 60 kg schwerer Patient erhält als höchste Dosis täglich 0,6 g Neoteben = 3 mal 1 Tablette à 0,2 g. Gesamtmenge: 80,0 bis 100,0 bis 120,0 g.
Dauer der Behandlung: Etwa 1–2 Jahre.
Die Dauer der Behandlung richtet sich nach dem klinischen Bild. Bei klinischer Heilung sollte daher die Behandlung aus Sicherheitsgründen noch 1–2 Monate in auslaufender Dosierung fortgesetzt werden.
Als Nebenerscheinungen treten mitunter Parästhesien, Schwindelgefühl, Kopfschmerz, motorische Unruhe, Diarrhoen, Sodbrennen und Hautexantheme auf. Alkoholgenuß steigert die Nebenwirkungen.

2. Rifampicin, Streptomycin, Myambutol u.a.

Diese stehen für Kombinationstherapie zur Verfügung und kommen nur in Ausnahmefällen bei dermatologischen Läsionen in Frage. Interdisziplinäres Vorgehen ratsam.

Allgemeine Behandlung

In Verbindung mit anderen Heilmaßnahmen wird immer eine Kräftigung des Organismus und eine Anregung zur erhöhten Abwehrtätigkeit nützlich sein. Hierzu gehören: Diätetische und hygienische Maßnahmen, sowie helio-therapeutische Behandlung.

Lymphadenosis cutis benigna (Lymphozytom)

Ursache, Krankheitsbild und Diagnose

Auch für diese Erkrankung konnte ein ursächlicher Zusammenhang mit der durch Zeckenbiß übertragenen Spirochäte Borrelia Burgdorferi hergestellt werden. Dieses Krankheitsbild imponiert im wesentlichen durch 2 Erscheinungsformen:

1. Knotige Form: Umschriebene, weiche, oft ziemlich große Infiltrate von blauroter Farbe, von verdünnter Haut bedeckt, über diese halbkugelig hervorragend, evtl. ulzerös zerfallend.

2. Infiltrative Form: diffuse, das Gewebe durchsetzende Infiltration, bläulich-bräunliche Farbe, kaum das Hautniveau überragend, beim Palpieren gewisse Resistenz. Hauptlokalisationsstellen beider sind: Gesicht (besonders Ohren), Genitale, Axillen, auch Schleimhäute und die Konjunktiva können betroffen sein.

Differentialdiagnose

Infiltrate bei lymphatischer Leukämie, Sarkome, Morbus Boeck, eosinophiles Granulom, Lupus vulgaris.

Therapie

Bei kleineren Herden Exzision. Therapie der Wahl ist aber Penicillin (5–8 Injektionen Megacillin i.m. täglich, oder Tetracyklin 4 × 500 mg über 10 bis 14 Tage.

Lymphangiome

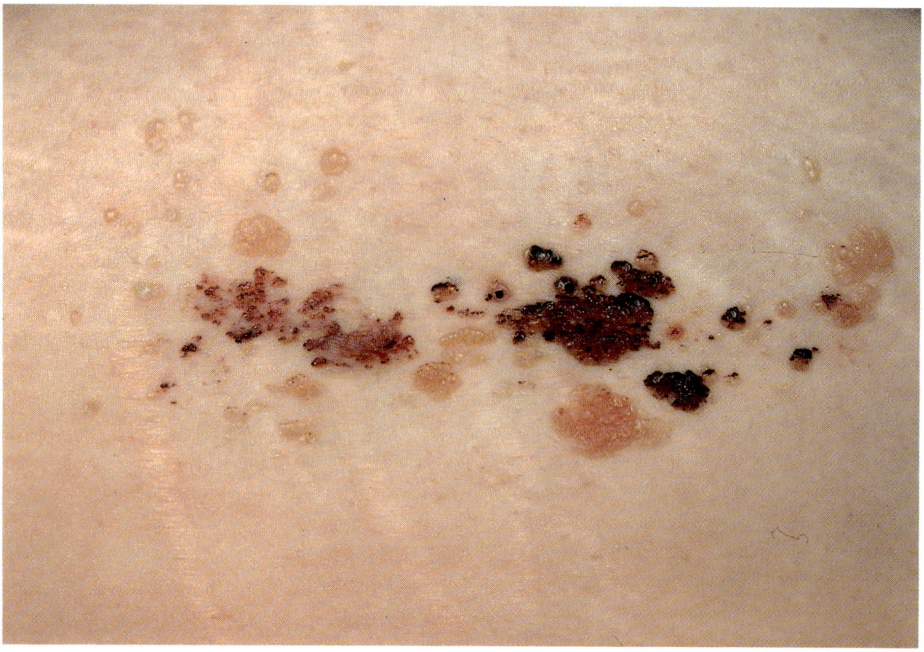

Abb. 97. Hämangiolymphangiom

Ursache, Krankheitsbild und Diagnose

Seltene, wohl als hamartom aufzufassende Erkrankung. Meist gruppiert, der normalen Haut aufliegende, stecknadelkopf- bis linsengroße Bläschen mit klarem oder sanguinolentem Inhalt (Hals, Gesicht, Zunge, Schulter-, Brustgegend). Häufig handelt es sich um Kombinationen aus Lymph- und Blutgefäßektasien. Es muß allerdings beachtet werden, daß es sich in der Regel um ein sog. Eisbergphänomen handelt, d.h. daß die Ausdehnung der naevoiden Veränderung größer ist, als oberflächlich zu erkennen.

Therapie

In erster Linie chirurgische Entfernung nach Feststellung der Ausdehnung des Prozesses. Auch eine Verödung der ektatischen Gefäße mit dem Laser ist heute möglich.

Lymphogranuloma inguinale

Ursache, Krankheitsbild und Diagnose

Durch Chlamydia trachomatis der Serotypen L 1–3 hervorgerufene, in unserem Land seltene, sexuell übertragbare Erkrankung, die gelegentlich bei Touristen, Handelsreisenden und Asylbewerbern aus Afrika, Südostasien und Südamerika vorkommen kann.
Zumeist lokalisiert sich im Genitalbereich eine flüchtige Papulovesikel, die ulzeriert und regionale Lymphadenitis hervorruft. Die Erkrankung neigt im weiteren Verlauf zu starker Sklerosierung der betroffenen Gewebe, so daß ausgedehnte genitoanale Strukturen, Oedeme bis hin zu pseudosarkomatösen Tumoren auftreten.
Begleitreaktionen können in Form von Erythema nodosum, Erythema exsudativum multiforme, Urtikaria und erhöhter Photosensibilität vorkommen.

Differentialdiagnose

Lues I, Ulcus molle, Herpes genitalis, Plattenepithelkarzinom.

Therapie

Tetrazykline oder Erythromycin 4 × 500 mg über mindestens 14 Tage, alternativ Doxycyclin 2 × 100 mg.

Lymphome (Non-Hodgkin Lymphome)

Ursache, Krankheitsbild und Diagnose

Non-Hodgkin-Lymphome mit cutaner Symptomatik können sich entweder von der B-Zellenreihe oder den T-Zellen ableiten, letztere werden unter Mykosis fungoides bzw. Sezary-Syndrom besprochen. Im Gegensatz zu den epidermotropen T-Zellinfiltraten sind die B-Zell-Lymphome deutlich von der Epidermis separiert und führen zumeist zu einzeln stehenden dicken Tumorzellinfiltraten in der mittleren Dermis sowie in der Subcutis. Primäre Herde liegen bevorzugt als solitäre Tumoren an den

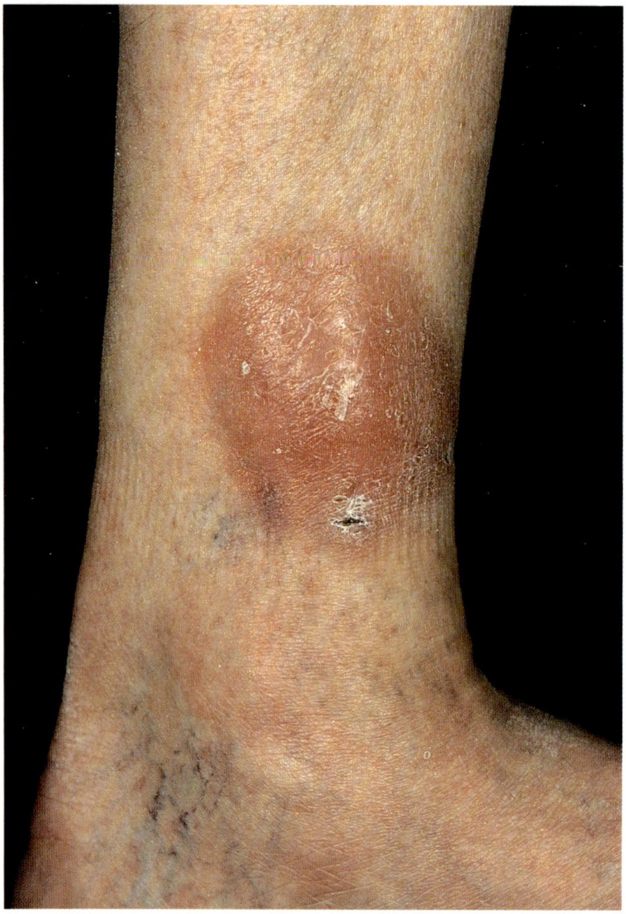

Abb. 98. Non-Hodgkin Lymphom
B-Zell-Lymphom histologisch vom Typ des zentrozytisch-zentroblastischen Lymphoms

Unterschenkeln vor, sind relativ derb und groß und haben zumeist eine braun-rote Verfärbung. Andererseits können auch primär multiple, dann meist kleinere Knoten an Stamm oder Extremitäten aufschießen. Die Prognose der B-Zell-Lymphome hängt im wesentlichen von dem Differenzierungsgrad der Tumorzellen ab, so daß hierzu eine genaue Analyse und Klassifikation nach der Gewebeentnahme erforderlich ist.

Differentialdiagnose

Granulomatöse Erkrankungen, Lymphozytome, Mastozytome, Metastasen anderer Tumoren, Kaposi-Sarkome, Lues II.

Therapie

Sie richtet sich ganz wesentlich nach der Klassifikation der Tumoren. Einzelne Herde sprechen meist recht gut auf Röntgenstrahlen an, während man bei disseminierten Herden, vor allem bei Lymphknoten- und Organbefall kaum um chemotherapeutische Maßnahmen herumkommt.

Malum perforans

Ursache, Krankheitsbild und Diagnose

Hierbei handelt es sich um ein polyätiologisches Symptom, welches z. B. durch periphere Neuropathien, durch Nerventraumen, im Rahmen eines Diabetes mellitus, einer Neurosyphilis (Tabes dorsalis), Syringomyelie u.a. vorkommen kann.
Klinisch finden sich unter der Ferse oder anderer Plantarlokalisation tiefreichende, schmerzlose Ulzerationen, die zumeist von einem kallösen, mit weißlichen Schuppen besetzten Rand umgeben sind. Durch Unterminierung dieser Ränder sind die Ulzera meist noch größer als durch die Inspektion erkennbar.

Differentialdiagnose

Verrucöses Karzinom, ulzeriertes amelanotisches Melanom, Drucknekrosen.

Therapie

Meist sehr schwierig, da von der Ursache her (Neuropathie) schlecht angehbar. Reinigung des Ulcus, Abtragung der kallösen Ränder, Lokaltherapie wie bei Ulcus cruris. Gelegentlich konnte eine Verbesserung durch Druckentlastung (Gipsverbände) gesehen werden. Zusätzlich wird man periphere Gefäßdilatatoren (s. Raynaud-Symptomatik) versuchen.

Melanodermitis toxica und Melanosis (Riehl)

Ursache, Krankheitsbild und Diagnose

Seltene Form von sekundären Hyperpigmentierungen, vorwiegend bei Arbeitern auftretend, die mit schlecht gereinigten Ölen zu tun haben (Schmieröl, Teer, Kohlenmelanose). Hauptsächlich an lichtexponierten Körperteilen wie Schläfen, Stirn, Wangen und an Halspartien sowie an den Armen lokalisiert. Die Erscheinungen beruhen wahrscheinlich darauf, daß Fetten und Schmieröl lichtsensibilisierende Teerderivate beigemengt sind (Toxidermie). Ähnliche Pigmentierungen wurden besonders bei Frauen nach den beiden Weltkriegen beobachtet. Riehl nannte diesen Zustand Kriegs-Melanosis. Die Ätiologie ist nicht geklärt. Einem symmetrischen, fleckenhaften Erythem folgen in Wochen flächenhafte schiefergraue bis dunkle Pigmentierungen mit mehr oder weniger starken keratotischen Auflagerungen.
Die heutige Ursache besteht meist in einer individuellen Überreaktion auf die nicht selten exzessive Anwendung von Kosmetika, die im Sinne eines Vaselinoderms zu schmutzig-grauer Hyperpigmentierung der Haut führen.

Differentialdiagnose

Chloasma.

Therapie

Eine ausführliche Erhebung der Anamnese, sowie Überzeugung des oftmals uneinsichtigen Patienten ist nötig, um die auslösende Ursache zu eliminieren. Danach heilen die bestehenden Hautveränderungen im allgemeinen von selbst ab, allerdings dauert dieses zumeist mehrere Wochen bis Monate (Patientenaufklärung!). Die Hautreinigung sollte ausschließlich mit lauwarmem Wasser oder sparsamer Anwendung saurer Syndets erfolgen. Am besten verzichtet man auf jedwede Anwendung von Cremes, Lotionen, Salben u.ä.

Melanom

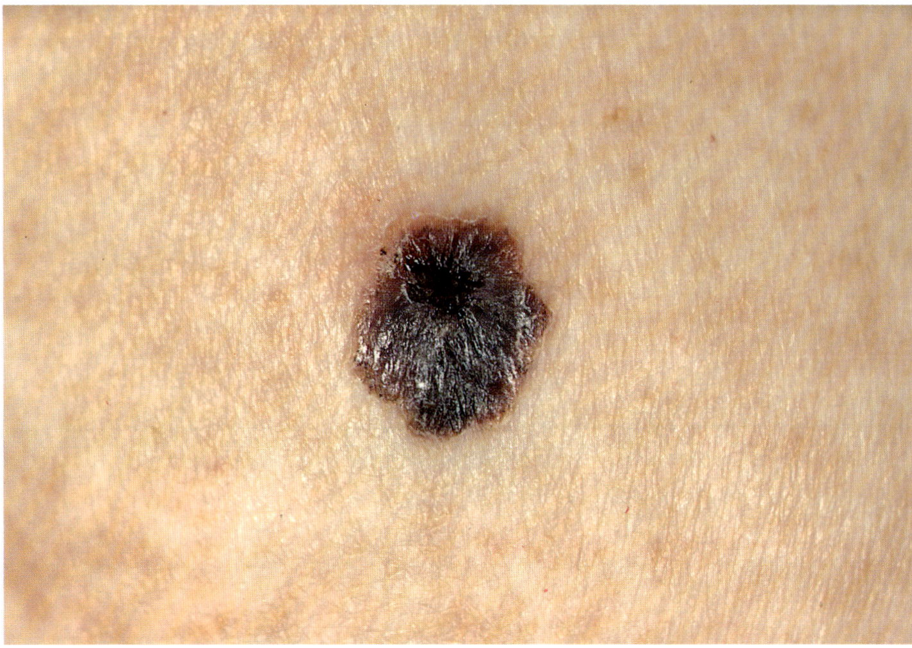

Abb. 99. Initiales malignes Melanom
Mit erythematösem Rand, Aufhebung der Hautfelderung und zentraler, oberflächlicher Erosion

Ursache, Krankheitsbild und Diagnose

Maligne Entartung epidermisständiger Melanozyten mit invasiver Wachstumstendenz und Metastasierung in Lymphknoten und andere Organe.
Das Melanom stellt derzeit wohl die größte Herausforderung für die Dermatologie dar, nicht nur weil es sich um die Hauterkrankung mit der größten Mortalitätsrate handelt, sondern vor allem auch wegen der in den letzten 30 Jahren beobachteten Inzidenzzunahme von 1–2 auf 9–12 Melanome pro 100000 Menschen in unserem Land, auf sogar über 20 in Ländern mit kaukasischer Bevölkerung und hoher Lichteinstrahlung wie Texas oder Australien. Melanome sind heute für 1–2% der Todesfälle bedingt durch Malignome jeglicher Art verantwortlich zu machen. Der Tumor kann in jedem Lebensalter auftreten, ist aber extrem selten bei Kindern. Der Hauptgipfel liegt in der 4. und 5. Lebensdekade mit Ausnahme des Lentigo maligna Melanoms, das bevorzugt bei über 60jährigen auftritt. Frauen sind insgesamt 2–3mal

häufiger als Männer betroffen, wobei dies vor allem auf Extremitätenmelanome zurückzuführen ist. Am Stamm gibt es dagegen keine Geschlechtspreferenz.
Klinisch unterscheidet man aufgrund morphologischer, aber auch bestimmter histologischer Kriterien im wesentlichen 4 verschiedene Melanomtypen:

1. Lentigo maligna Melanom (LMM)
2. Superfiziell spreitendes Melanom (SSM)
3. Noduläres Melanom (NM)
4. Akro-lentiginöses Melanom (ALM).

Diese Unterscheidung impliziert aber *keinerlei* prognostische Bedeutung, da zu dem gegebenen Zeitpunkt der unverzüglich zu erfolgenden Exzision allein die Eindringtiefe der Tumorzelle (siehe Prognose) entscheidend ist. Die unterschiedlichen Melanomtypen weisen zwar bestimmte biologische Eigenschaften bezüglich ihres Wachstums auf, die aber mit der Exzision abrupt enden, somit also nur anamnestische Hinweise über den *bisherigen* Verlauf zulassen.

1. Das LMM ist eine ganz bevorzugt in sonnenlichtexponierten Arealen auftretende Variante, die lange Zeit in einem auf die Epidermis beschränkten Wachstum verbleibt (früherer M. Dubreuilh). Die Läsionen sind zumeist von hellbrauner bis dunkelbrauner Farbe, eher flach-atrophisch und zeigen unregelmäßige Randbegrenzung auf. Papulöse oder nodöse Anteile sind verdächtig auf invasives Wachstum. Das LMM macht ca. 5–10% aller Melanome aus.

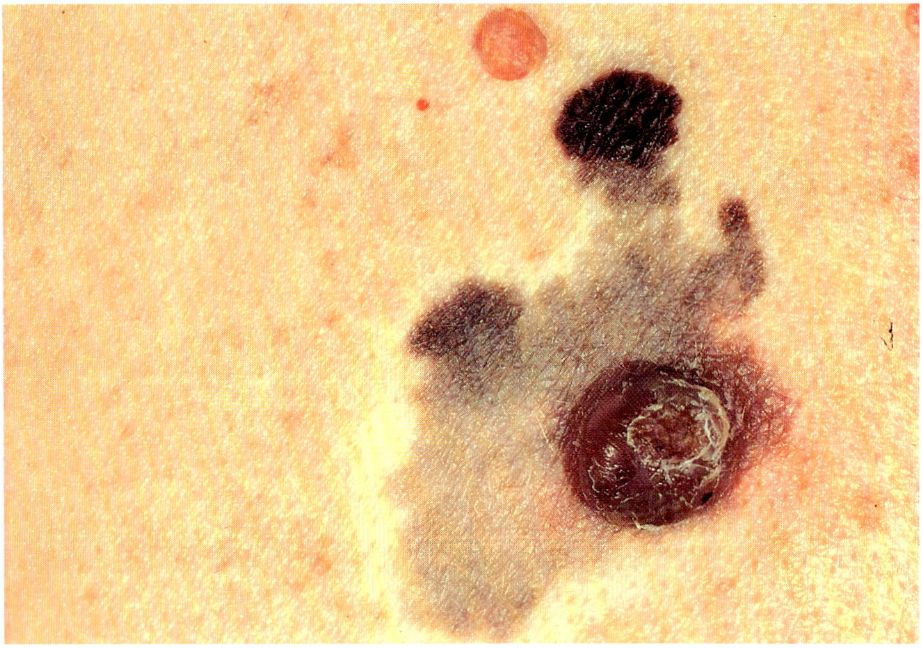

Abb. 100. Superfiziell spreitendes malignes Melanom
Mit sekundär nodulärem Wachstum und peritumoraler Regressionszone

Differentialdiagnose

Seborrhoische Keratose.

2. Das SSM ist der wohl «typischste» Vertreter der Melanome, der bevorzugt an den Extremitäten und am Stamm auftritt und 60–70% aller Melanome ausmacht. Auffällig ist die große farbliche Variationsbreite, die neben braun und schwarz auch rot (amelanotische Partien) oder gar weiß (sog. Regressionszonen) erscheinen kann. Die anfänglich flachen, horizontalwachsenden Tumoren führen zu einem charakteristischen polyzyklischen Randsaum, der aber bei genauer Betrachtung kleine, spikeartige Auswüchse zeigt. Auch epidermale Zeichen wie feine Schuppenauflagerungen können bei genauer Inspektion erfaßt werden.

Differentialdiagnose

Sehr charakteristisch, vornehmlich naevoide Läsionen müssen abgegrenzt werden.

3. Das NM ist die am schnellsten wachsende Variante dieses Tumors, die entsprechend frühzeitig zu invasivem Wachstum der Tumorzellen führt. Zumeist am Stamm, seltener an Kopf oder Extremitäten lokalisiert, macht das NM ca. 15–20% aller Melanome aus. Klinisch imponiert ein meist schwarz pigmentiertes Knötchen oder Knoten, der bei stärkerem Wachstum zentral nässen und ulzerieren kann. Amelanotische Knoten – sehr gerne an den Unterschenkeln – von rein roter Farbe werfen besondere differentialdiagnostische Schwierigkeiten auf. Liegt das Pigment sehr tief, kann der Tumor auch blauschwarz imponieren.

Differentialdiagnose

Seborrhoische Keratose, Granuloma pyogenicum, Blauer Naevus, Histiozytome, pigmentierte Basaliome.

4. Das ALM lokalisiert sich im wesentlichen an den Extremitäten, wobei besonders Palmae, Plantae und Nägel zu erwähnen sind. Diese Tumorform, die ca. 10–15% aller Melanome ausmacht, bildet sich besonders bei Farbigen aus. Vom Aspekt her ähneln sie am meisten dem LMM und SSM, haben aber häufig und frühzeitig noduläre Anteile, so daß eine Art Kombination vorliegt. ALM sind relativ häufig amelanotisch oder weisen stärkere Verhornungstendenzen auf. Besonderer Aufmerksamkeit bedürfen pigmentierte Nagelveränderungen. Hochgradig verdächtig auf tumoröses Wachstum sind bräunliche, unscharf begrenzte Verfärbungen, die auf den angrenzenden Nagelwall übergehen (Hutchinson-Zeichen).

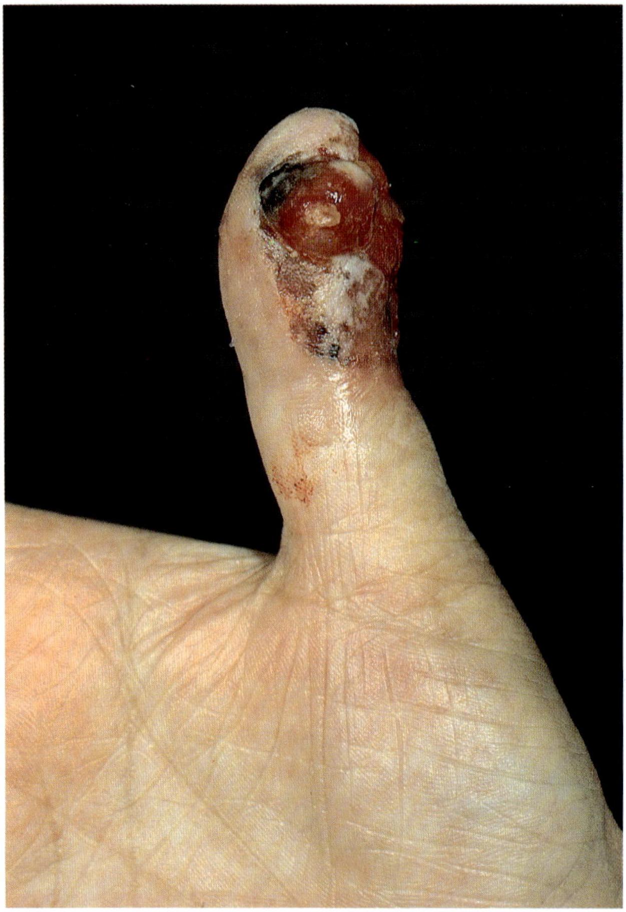

Abb. 101. Subunguales, akrolentiginöses malignes Melanom
Als chronische Paronychie über Monate behandelt

Differentialdiagnose

Verrucae vulgares, Carcinoma cuniculatum, Morbus Bowen (-Ca), subunguale Naevi, Glomustumor, subunguale Exostosen, Paronychie.

Therapie

Bei jeglichem auch noch so kleinem Melanomverdacht muß die entsprechende Läsion exzidiert und histologisch untersucht werden. Das frühere «Noli me tangere» hat zu fatalen Fehleinschätzungen und Verläufen geführt! Wenn möglich sollte allerdings immer eine Exzisionsbiopsie (mit kleinem Sicherheitsabstand) gewählt werden, um den Tumor in toto zu exzidieren. Bei histologischer Melanomdiagnose erfolgt innerhalb von 3–4 Wochen die großzügige Nachexzision mit 3 cm Sicherheitsabstand – die

Prognose wird durch dieses zweizeitige Vorgehen nicht beeinflußt. Abhängig von der Tumoreindringtiefe (s.u.) wird in manchen Kliniken eine prophylaktische Lymphonodektomie durchgeführt. Anschließend erfolgt engmaschige Kontrolle in zweimonatlichen, später längeren Zeitintervallen über 5–8 Jahre. Adjuvante Therapie (BCG, DTIC) wird heute kaum mehr durchgeführt.

Prognose

Diese ist entscheidend von der Eindringtiefe der Tumorzellen (Breslow) abhängig, wobei der Abstand vom Stratum granulosum bis zur untersten Tumorzelle gemessen wird. Melanome mit einem Breslow unter 0,75 mm sind von der Prognose her mit über 95% 8-Jahresüberlebenszeit am günstigsten. Sog. intermediäres Risiko mit Heilungsraten um 94% besteht bei einem Breslow von 0,76–1,49 mm, bzw. 78% bei einem Breslow von 1,50 bis 3,00 mm, sowie hohes Risiko bei noch dickeren Melanomen, bei denen die Überlebensquote auf 42% 5-Jahresheilung zurückgeht. Die aufklärungsbedingte bessere Früherfassung flacher initialer Melanome mit einem Breslow unter 1 mm hat zu einer Gesamtprognose aller Melanome von 85% 5-Jahresüberlebensrate geführt.
Frühzeichen für die Entstehung oder das Vorliegen eines Melanoms sind Farbvariationen bzw. Änderung der ursprünglich bestehenden Farbe. Zu achten ist nicht nur auf braun-schwarze oder blaue Töne, sondern auch rötliche und weißliche Veränderungen. Rötlicher Randsaum einer vorbestehenden Läsion deutet auf deren Inflammation als Ausdruck einer immunologisch bedingten Reaktion, ebenso das sog. Organgefühl, d.h. daß eine Läsion für den Patienten fühlbar wird.
Als weiteres Alarmzeichen müssen Änderungen der Konfiguration solcher Läsionen angesehen werden, die sich durch spikeartige Auswüchse, polyzyklischen Randsaum aber auch Änderung der Oberflächenstruktur (Verstreichung der Reteleisten, Schuppenbildung) bemerkbar machen. Nässen und Bluten findet sich meist schon bei länger bestehenden Läsionen mit größerer Eindringtiefe und ist somit nicht mehr als Frühzeichen zu bewerten.

Melkerknoten

Ursache, Krankheitsbild und Diagnose

Erreger ist ein Paravakzinevirus, das vom Euter kranker Kühe übertragen wird (Berufskrankheit). Inkubationszeit: 8–10 Tage.
Meist an den Fingern solitäre bis erbsengroße, halbkugelige braune bis braun-rote,

derbe Papeln mit glattem Epithelüberzug. Mitunter kommt es zu einer Blasenbildung. Keine Einschmelzung. In seltenen Fällen Erscheinungen durch Schmierinfektionen im Gesicht und an anderen Stellen des Körpers.

Differentialdiagnose

Melkerschwiele als Berufsstigma (auftretende Hyperkeratose), Lues I (PA), Fingerknöchelpolster (knuckle pads), Melkergranulationsknoten durch Kuhhaare (Gottron), Ecthyma contagiosum Orf.

Therapie

Spontanheilung in wenigen Wochen, Sulmycin-Salbe gegen sekundäre Infektionen.

Mikrosporie

Ursache, Krankheitsbild und Diagnose

Mikrosporon (M.) Audouinii (humaner Typ), M. canis und M. gypseum (animaler Typ) gelten als Erreger. Dieses äußerst kontagiöse Krankheitsbild mit einer Inkubationszeit von nur wenigen Tagen kann auch Erwachsene befallen, jedoch findet man es vorwiegend bei Kindern (besonders Knaben) meist vor dem 10. Lebensjahr; aber auch Säuglinge können befallen werden.

Die Lokalisation ist fast ausschließlich auf dem behaarten Kopf. Dort treten bis fünfmarkstückgroße, kreisrunde, seltener ovale, kahlerscheinende Flecke auf, welche scharf begrenzt und mit festhaftenden, feinen weißgrauen bis grauen Schüppchen (wie Aschestaub aussehend) bedeckt sind. Aus den kahl erscheinenden Stellen, in welchen kein intaktes Haar mehr zu finden ist, ragen 3–4 mm lange graue, pigment- und glanzlose, äußerst brüchige Haarbüschel hervor. Die Haut dieser großen Kahlstellen läßt nur sehr geringe, kaum sichtbare entzündliche Erscheinungen erkennen. Daneben kann man aber, wenn man durch Kurzscheren der Haare die Kopfhaut dem untersuchenden Auge freiliegt, meist über den ganzen Kopf verstreut zahlreiche ganz kleine, wunde, schuppende Fleckchen feststellen, in welchen überall schon erkrankte Haare nachweisbar sind. Mikroskopisch findet sich im Innern des Haares, welches von einer scheidenartigen Hülle dicht gedrängter und dadurch polyedrisch geformter sowie runder Sporen umgeben ist, ein reich verzweigtes Netz von Myzel-Fällen. Vom behaarten Kopf aus kann die Erkrankung auf die Haut des Halses sowie der anliegenden

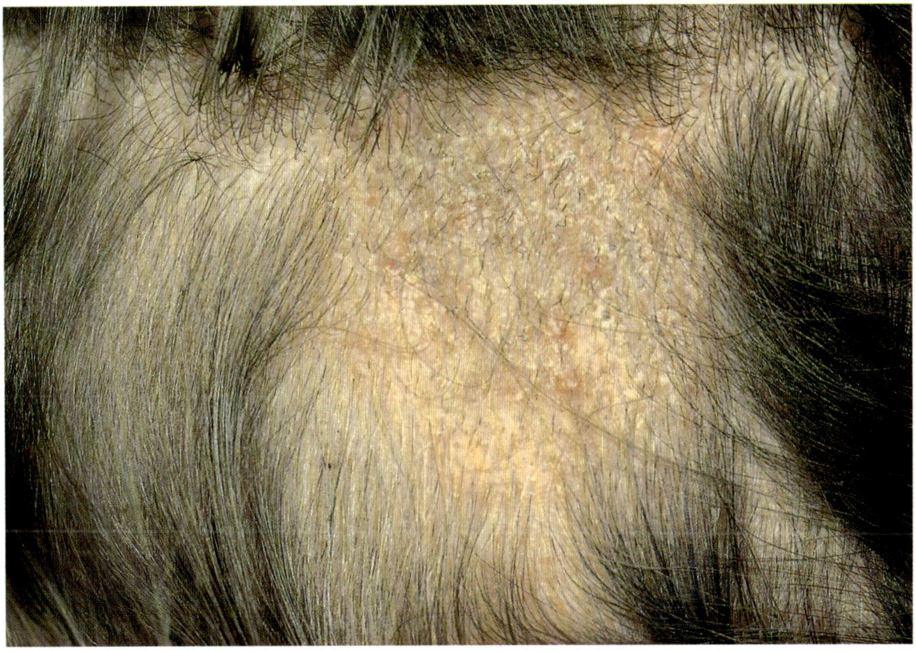

Abb. 102. Mikrosporie
Abgebrochene Haare («gemähte Wiese»), gelbgrünliche Fluoreszenz unter dem Woodlicht

Schulter- und Brustregionen übergreifen. Hier entwickeln sich dann kreisrunde Effloreszenzen mit entzündlichen Randpartien, welche in ihrem Aussehen ganz den oberflächlichen Formen der Trichophytie gleichen. Die Diagnose wird gestützt durch Betrachtung der Haare unter der Wood-Lampe. Die Mikrosporieherde fluoreszieren weißlich-grün. Diese Untersuchung eignet sich auch für Reihenuntersuchungen in Schulen und bei Haustieren (besonders Katzen).

Differentialdiagnose

Alopecia areata, Pseudopelade Brocq

Therapie

Entfernung der Resthaare, intern ist die Gabe von Griseofulvin (Likuden M, Fulcin S 2 × 2 Tabl. täglich) meist über mehrere Wochen erforderlich. Die lokale Behandlung erfolgt am besten durch Pinselungen mit Tinctura Arning (RF), Bifonazol (Mycospor), Clotrimazol (Canesten) oder Econazol (Epi-Pevaryl). Die früher vielfach angewandte Röntgenepilation dürfte ebenso der Vergangenheit angehören wie die Ölkappen. Außer den oben erwähnten Pinselungen kann man auch auf Cremes und Emulsionen übergehen, wobei z. B. Miconazol (Daktar), Epi-Monistat, Tolnaftat (Tonoftal) oder Oceral in Frage kommen. Um Rezidiven vorzubeugen und eine Dauerheilung zu gewährleisten, müssen monatelange Nachuntersuchungen unter Verwendung des Wood-Lichtes gemacht werden. Die Erkrankung ist seit kurzem nicht mehr meldepflichtig.

Milien

Ursache, Krankheitsbild und Diagnose

Hierbei handelt es sich um epidermale Retentionszysten, die spontan, häufig aber auch nach Traumen, Dermabrasio sowie bei Porphyria cutanea tarda, Epidermolysis bullosa und anderen Erkrankungen auftreten können. Vorwiegend sind sie im Gesichtsbereich (seitl. Wangen, Periorbita, Schläfen) lokalisiert. Die Knötchen sind stecknadelkopfgroß, weiß bis gelblich-weiß, derb und finden sich hauptsächlich bei jüngeren Erwachsenen, wobei das weibliche Geschlecht überwiegt.

Differentialdiagnose

Hidradenom, Xanthelasmen, perifollikuläre Fibrome, Kolloidmilium.

Therapie

Mittels eines kleinen Skalpells, einer Impflanzette oder einer Injektionskanüle wird die Oberfläche leicht angeritzt und der Inhalt herausgehoben. Kurzfristiges Auftragen von APD-Salbe oder Betaisodona Salbe.

Mollusca contagiosa

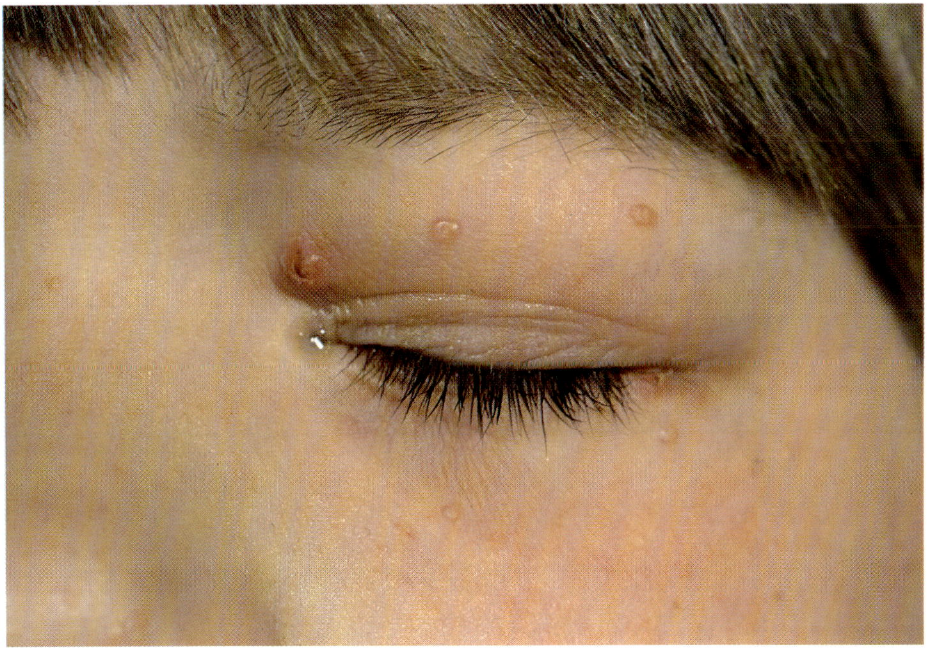

Abb. 103. Mollusca contagiosa

Ursache, Krankheitsbild und Diagnose

Virusinfektion mit einem quaderförmigen DNS-Virus gleichen Namens, das zur Gruppe der Pockenviren gehört. Mollusken oder auch Dellwarzen finden sich fast ausschließlich bei Kindern und Jugendlichen mit atopischer Diathese bzw. manifester Dermatitis atopica. In der Anamnese wird häufiger Besuch von Schwimmbädern, gemeinsames Benützen der Badewannen und Handtücher unter Geschwistern angegeben. Die Inkubationszeit liegt zwischen 17 Tagen und 20 Monaten.

Die Effloreszenz stellt sich als kleines, stets multipel auftretendes, stecknadelkopf- bis pfefferkorngroßes, halbkugeliges, glattwandiges, zuweilen auch seitlich septiertes, der Haut breit aufsitzendes, derbes Gebilde dar, dessen Kuppe etwas abgeflacht ist und in einer leicht gedellten Vertiefung eine Öffnung aufweist. Durch seitlichen Druck läßt sich der ganze Inhalt in Gestalt einer glänzenden, wachsartigen, gelappten Masse, das sogenannte Molluscumkörperchen, exprimieren. Die gelbliche bis blaßrosa Farbe weicht nur wenig vom Hautkolorit ab. Das Wachstum ist sehr langsam, und nur selten wird die Größe einer Erbse erreicht. Nach längerem Bestehen können sich die Mollusken spontan abstoßen. Prädilektionsstellen sind die Genitalgegend zwischen der vorderen und hinteren Axillarlinie einschließlich der Axilla. Bei Sitz an den Lidrändern erzeugen sie eine konjunktivale Reizung. In einzelnen Fällen werden die Effloreszenzen in großer Anzahl über den ganzen Körper verstreut angetroffen.

Differentialdiagnose

Milien, Verrucae, bei Riesenformen Fibrome und Basaliome.

Therapie

Nach Auftragen einer anästhesierenden Salbe (z.B. Emla-Salbe) für ca. 1 Stunde Abkratzen mit dem scharfen Löffel oder Anritzen der Knötchen mit dem Starmesser und Herausdrücken des gelappt-krümeligen Molluskum-Breis, Ätzung des Grundes mit Albotyl, Eisenchlorid, etc. APD-Salbenverbände, bei sehr dichter Aussaat Kohlensäureschnee, eventuell neuerdings auch Solco-Derman. Längere Nachbeobachtungen wegen kleinerer Rezidive notwendig.

Mondor'sche Erkrankung

Ursache, Krankheitsbild und Diagnose

Thrombotischer Verschluß von oberflächlichen Lymph- bzw. Blutgefäßen an der lateralen Thoraxwand, gelegentlich auch im Präputialbereich. Ursächliche Faktoren sind möglicherweise traumatische Einflüsse, häufig unklar.
Meist bei jüngeren Erwachsenen zeigen sich stricknadeldicke, derbe, besser tast- als sichtbare Stränge an der lateralen Thoraxwand, die besonders bei Elevation des Armes sichtbar werden. Beim Auftreten im Präputialbereich imponiert ebenfalls eine derbe, wulstartige Vorwölbung, die häufig proximal entlang des Penisschaftes tastbar ist. Beschwerden bereiten die Veränderungen selten, sie führen eher zur Beunruhigung der Patienten.

Differentialdiagnose

Lymphangitis (schmerzhaft, rot), Phlebitis saltans

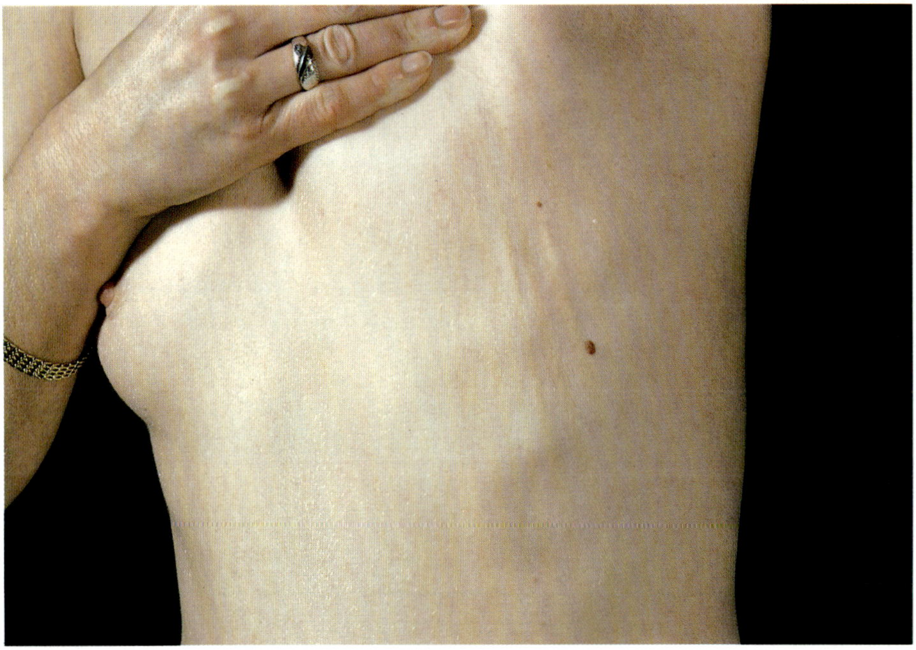

Abb. 104. Morbus Mondor
Stricknadeldicke, derbe Stränge am Rumpf

Therapie

Prinzipiell spontane Rückbildung nach einigen Tagen bis Wochen. Lokale Anwendung heparinhaltiger Salben haben eher psychisch beruhigenden Charakter. Evtl. intern Acetylsalicylsäure oder bei leichten Schmerzen Indometacin.

Mononukleose (Pfeiffer'sches Drüsenfieber)

Ursache, Krankheitsbild und Diagnose

Virale Infektion mit einem Virus der Herpes-Gruppe, dem Epstein-Barr-Virus.
Nach einer Inkubationszeit von 30–50 Tagen kommt es zu katarrhalischen Erscheinungen mit Fieber, Halsschmerz, Tonsillitis und Anschwellung der Halslymphknoten. Bei ca. 10–20 % der Patienten entwickelt sich ein makulöses, häufig sehr dicht stehendes, rubeoliform imponierendes Exanthem, welches sich am Stamm von proximal

nach distal ausbreitet. Auch an der Mundschleimhaut läßt sich meist ein petechiales Enanthem feststellen. Juckreiz besteht in mäßigem Ausmaß.

Differentialdiagnose

Arzneimittelexantheme, vor allem auch als Intoleranzreaktion auf Ampicillintherapie der Mononukleose und Trimethoprim-Sulfamethoxazoltherapie der Pneumocystis-carinii-Infektion im Rahmen der AIDS-Erkrankung. Röteln, exanthematische Pityriasis rosea, Lues II, Echo-Coxsackie-Virosen (Virusexantheme).

Therapie

Rein symptomatisch, da die Erkrankung von allein abklingt und kein spezifisch wirksames Virostatikum bekannt ist, Antipyretika, Bettruhe, evtl. Lotio alba.

Mycosis fungoides / Sézary-Syndrom

Ursache, Krankheitsbild und Diagnose

Mycosis fungoides (M.f.) – der Pleonasmus ist rein descriptiv und soll kein Hinweis auf eine Pilzerkrankung geben – und das Sézary-Syndrom werden heute in die Gruppe der Non-Hodgkin-Lymphome eingereiht. Es handelt sich in beiden Fällen um ein T-Zell-Lymphom, wobei die Proliferation der Gruppe der T-Helfer- (T_4-) Zellen zuzurechnen ist. Während die M.f. durch primäre Hautinfiltrate und erst in zweiter Linie durch Befall von Lymphknoten und inneren Organen gekennzeichnet ist, stellt das Sézary-Syndrom die primär generalisierte, erythrodermatische Variante der Erkrankung dar.
Die M.f. ist ein über viele Jahre sich hinziehendes Krankheitsbild, welches in der Regel charakteristische Stadien durchläuft. Das Stadium des sog. Prämykosids ist von heftigem Pruritus sine materia gekennzeichnet, kann aber auch in Form der großflächigen Parapsoriasis Brocq bzw. variegata (s. Parapsoriasis) bestehen. Das Stadium infiltrativum ist erreicht, wenn die Hautläsionen papulös bzw. plaqueartig erhaben imponieren und der histologische Nachweis von malignen T-Zellen in der Dermis, mehr aber noch in den sog. Pautrier-Abszessen der Epidermis gelingt. Das klinische Bild dieses Stadiums ist dennoch nicht sehr charakteristisch, da es häufig lediglich ekzemartigen Charakter aufweist. Auffällig sind aber in der Regel scharf begrenzte, gelegentlich psoriasiform anmutende Plaques, die von unveränderter Haut umgeben

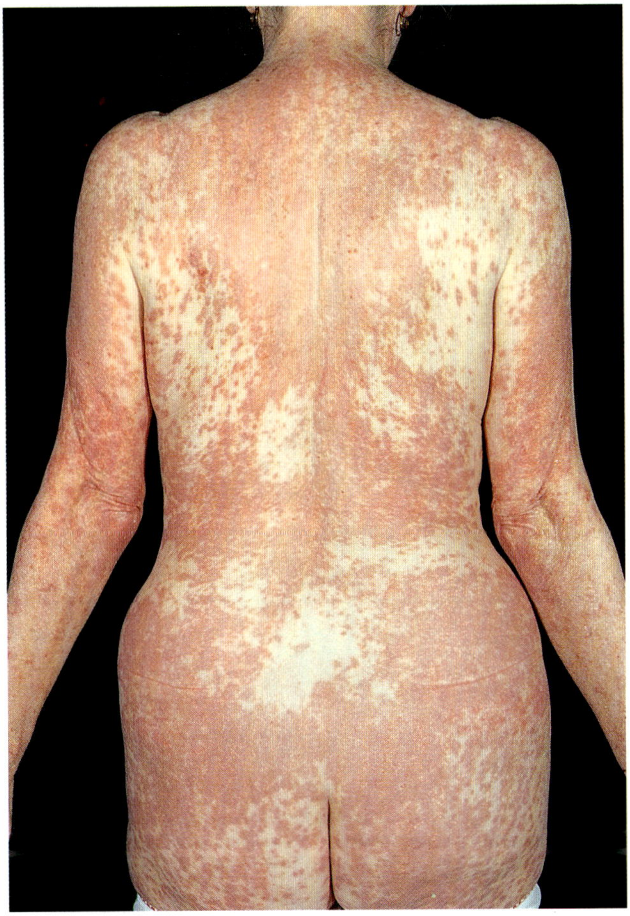

Abb. 105. Mycosis fungoides
Infiltratives Stadium mit sogenannten Nappes claires

oder unterbrochen werden (sog. Nappes claires). Das dritte Stadium der Erkrankung, welches gelegentlich auch einmal primär auftreten kann (M.f. d'emblée), ist von charakteristischer Tumorbildung gekennzeichnet, die letztlich namengebend für die Dermatose ist. Bei dieser handelt es sich um flache bis kugelige, breit oder gestielt aufsitzende, in der Größe sehr unterschiedliche Geschwülste von ziemlich weicher Konsistenz, roter bis blauroter Farbe, welche nach einigem Bestehen geschwürig zerfallen und deren tomatenähnliches Aussehen den Tumoren ein für die Krankheit sehr charakteristisches Gepräge gibt. Sie können in der Ein- und Mehrzahl vorhanden sein, spontan verschwinden und an anderen Stellen erneut auftreten. Im weiteren Verlauf der Erkrankung kommt es dann zu einer Infiltration der Lymphknoten sowie innerer Organe (Leber, Milz).

Das Sézary-Syndrom ist dagegen eine primär erythrodermatisch verlaufende Erkrankung, die typischerweise außer der generalisiert geröteten Haut palmoplantare, von Rhagaden durchzogene Hyperkeratosen zeigt. Im Gegensatz zur sekundären Erythrodermie bei M.f. (überwiegend dermales Infiltrat) hat die Erythrodermie beim Sézary-

Syndrom desquamativen Charakter durch massive Infiltration der Tumorzellen in die Epidermis. Das Allgemeinbefinden ist in der Regel stark eingeschränkt, es bestehen Fieber, Lymphknotenschwellung und eine periphere Aussaat der sog. Sézary-Zellen, die über 30% der peripheren Lymphozytenpopulation ausmachen. Entsprechend frühzeitig kommt es zu Infiltrationen von Lymphknoten und inneren Organen.

Eine weitere Besonderheit im Rahmen der T-Zell-Lymphome stellt die Woringer Kolopp-Erkrankung dar, bei der isolierte Infiltrate zumeist im Bereich der Unterschenkel auftreten.

Die Zuordnung der lymphomatoiden Papulose zu den T-Zell-Lymphomen ist nicht unumstritten, da die zumeist disseminierten, papulonodösen Läsionen selbstheilenden, aber auch rezidivierenden Charakter haben, so daß das Krankheitsbild auch als Pseudolymphom interpretiert wird.

Unter den Erkrankungen, die in mehr als 20% der Fälle in eine M.f. übergehen, seien nochmals die Parapsoriasis Brocq (großflächig) und die Parakeratosis variegata sowie

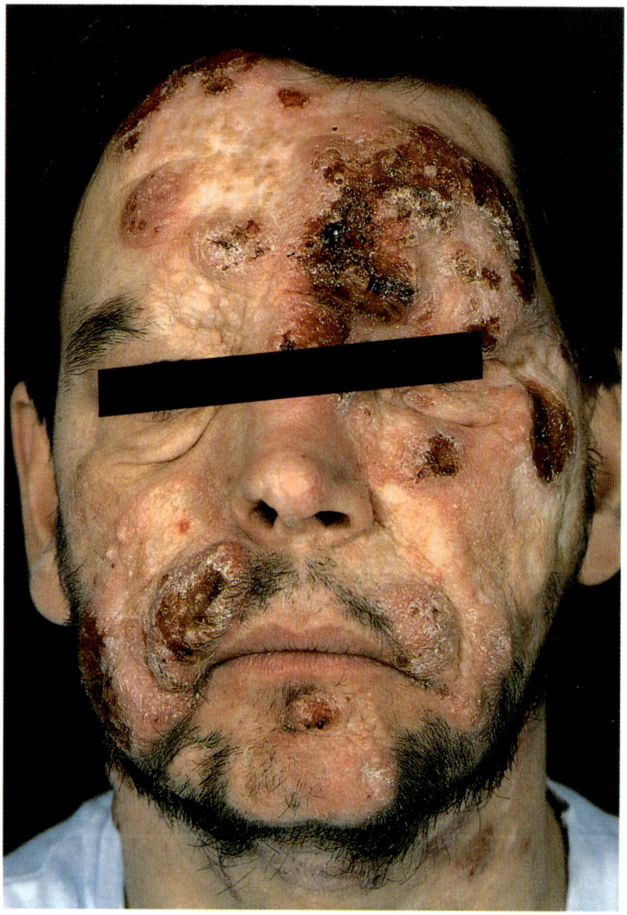

Abb. 106. Mycosis fungoides
Tumorstadium

das Krankheitsbild der Mucinosis follicularis genannt. Bei dieser handelt es sich meist um im Kopf-, Gesichtsbereich lokalisierte, gruppiert stehende, klare oder auch rotfarbene Papeln, die z. T. erheblichen Pruritus verursachen.

Differentialdiagnose

Parapsoriasis, Psoriasis, Tinea, ekzematöse Erkrankungen, aktinisches Retikuloid, andere Non-Hodgkin-Lymphome.

Therapie

Die Therapie der T-Zell-Lymphome ist entsprechend der Vielfältigkeit der Symptomatik ganz dem jeweiligen Stadium anzupassen. Dabei gilt der Grundsatz, die adäquaten Maßnahmen solange als möglich auszunutzen, bevor die nächstaggressivere Therapieform eingesetzt wird. Grundsätzlich wird man versuchen mit einer PUVA-Therapie zu beginnen, die über Röntgengrenzstrahlen zu Röntgeneinzelfeldbestrahlung, später auch Mega-Elektronen-Volt-Bestrahlung ausgedehnt wird. Erst danach sollten Zytostatica, beginnend mit Cyclophosphamid, und später erst Kombinationen eingesetzt werden. Die Erfahrungen mit Cyclosporin A und Interferon sind noch zu gering, um hier abschließend gewertet zu werden.

Myxoedema cutis (Prätibiales Myxoedem)

Ursache, Krankheitsbild und Diagnose

Anreicherung saurer Mucopolysaccharide in der gesamten Dermis. Ursache: Funktionsstörung der Schilddrüse, meist bei autoimmunologisch bedingter Hyperthyreose, später Hypothyreose. Die Haut wirkt trocken, alt, wachsartig, gedunsen, ohne aber nach Fingerdruck eine Delle aufzuweisen. Häufig auch flächenhafte, rötliche Verfärbung. Kaum Beschwerden seitens der Patienten.

Differentialdiagnose

Nodöse Erytheme, eosinophile Fasziitis, Stauungsdermatitis, Herzinsuffizienz.

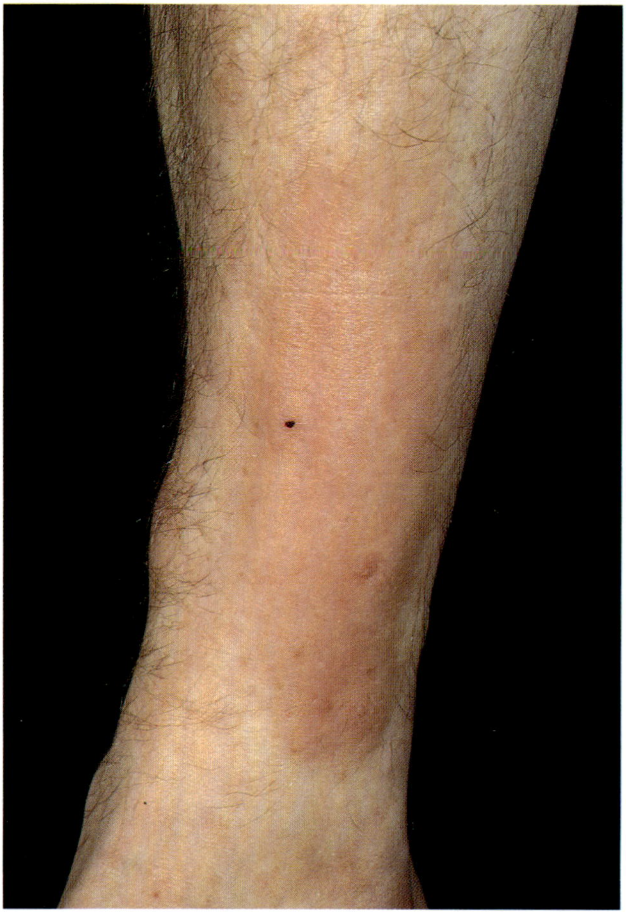

Abb. 107. Prätibiales Myxödem
Bei einer Patientin mit Hypothyreose

Zirkumskripte Myxoedeme bei Hyperthyreose

Asymptomatische, derbe, plattenartige, hautfarbene-gelbliche Infiltrationen, die aufgrund der Akkumulation saurer Mucopolysaccharide zu einer umschriebenen Anschwellung der Haut führen, die als orangenschalenartig prominentes Hautrelief hervorsticht.

Differentialdiagnose

Xanthome, Histiozytome.

Therapie

Substitutionstherapie mit einem Thyreoidea-Präparat, internistische Betreuung.

Naevi

Ursache, Krankheitsbild und Diagnose

Nävi sind angeborene oder erworbene Fehlbildungen der Haut, die primär benigner Natur sind. Allerdings können sich aus oder in Naevi Malignome bilden. Am besten unterscheidet man 3 Gruppen:
1. epidermale Naevi
2. Nävuszellen Naevi
3. organoide Naevi.

1 Epidermale Naevi

zeigen in ihrer Struktur lediglich Veränderungen in der Epidermis:

a. Epheliden s. S. 96

b. Cafe-au-lait-Flecken. (s. Abb. 112)
Diese sind homogene, hellbraune, scharfbegrenzte im Hautniveau gelegene Maculae, die solitär, aber auch als Teilsymptom des Morbus Recklinghausen (s. Neurofibromatose) ubiquitär am Integument vorkommen können. Mehr als 6 solcher Cafe-au-lait-Flecken sind zumindest verdächtig in Richtung einer Recklinghausenschen Erkrankung. Es handelt sich letztlich um eine reine Melaninvermehrung in den basalen Epidermisschichten ohne zelluläre Hyperplasie.
Therapie: Falls gewünscht, Exzision, keine Therapienotwendigkeit.

c. Solare Lentigines: Ähnlich den Epheliden handelt es sich zumeist um multiple, dicht beieinanderstehende, hell- bis dunkelbraune Flecken, die sich im Laufe des Lebens bei vielen Menschen in lichtexponierten Hautarealen (Gesicht, Hals, Dekolletée, Unterarmen, Handrücken) entwickeln. Im Gegensatz zu den Epheliden blassen diese zum Winter hin nicht ab, sondern behalten konstant ihre Farbe.
Therapie: Keine Therapie notwendig. Zur Bleichung der Haut können aus kosmetischen Gründen Neo Depigman o.a. Hydrochinone versucht werden.

2 Naevuszellnaevi (NZN)

NZN kommen praktisch bei jedem Menschen, wahrscheinlich genetisch gesteuert, in unterschiedlich großer Anzahl vor. Sie unterliegen einem Alterungsprozeß, der sich sowohl auf ihre Anzahl, wie ihr morphologisches Aussehen bezieht. Während ca. 1% der Neugeborenen (sog. congenitale) Naevi aufweist, die häufig mehrere Zentimeter im Durchmesser und zumeist homogen dunkelbraun pigmentiert sind (Maximalvariante: Neurokutane Melanose Tourraine), entwickeln sich im Jugend- und frühen

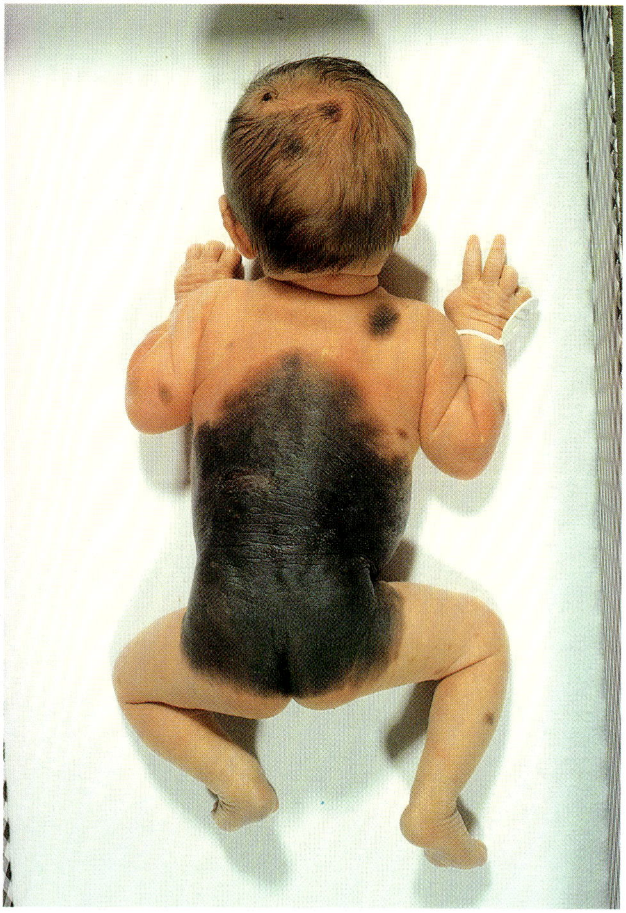

Abb. 108. Neurocutane Melanose Tourraine

Erwachsenenalter (möglicherweise hormonell gesteuert) hellbraune, wenige Millimeter große Flecken, die sog. Lentigo. Diese einreihige, basale Melanozytenhyperplasie kann in nestförmige Ansammlung der Naevuszellen übergehen, es entsteht der junktionale NZN, besser gesagt Melanozytennaevus. Der weitere Verlauf ist gekennzeichnet von Eindringen dieser Melanozytennester in die papilläre Dermis, dem sog. Compoundnaevus. Zu diesem Zeitpunkt werden die Naevi morphologisch leicht erhaben und bilden eine manchmal papillomatöse, manchmal haubenartige Oberfläche. Sind alle Melanozyten in die Dermis abgetropft, spricht man von einem dermalen Naevus, der weiteren Altersvorgängen wie Fibrosierung u.ä. unterliegt, bis letztlich im hohen Lebensalter praktisch kaum mehr NZN am Integument nachweisbar sind.

Therapie

NZN unterliegen einem besonderen Augenmerk, da immerhin 20% der Melanome mit einem Naevus assoziert sind, oder in ihm entstehen. Insofern sollten Naevuszellnaevi, die eines der nachfolgenden Kriterien aufweisen, prophylaktisch chirurgisch entfernt und histologisch untersucht werden:

1. Änderung der Farbe (heller oder dunkler)
2. Änderung der Größe bzw. Konfiguration
3. Änderung des Oberflächenreliefs (Verstreichung der Reteleisten, Schuppenbildung)
4. Entzündlich geröteter Randsaum
5. Organgefühl
6. Nässen und Bluten, dies sind zumeist schon Zeichen fortgeschrittenen Tumorwachstums.

Sonderform

Dysplastisches Naevussyndrom (DNS)

Von einem DNS spricht man beim Auftreten von multiplen, teils bizarr konfigurierten, teils spiegeleiartigen, unterschiedlich teils bis zu 2 cm großen, in der Farbe rötlichbräunlichen Naevi, die bei mehreren Mitgliedern in einer Familie vorkommen, wobei mindestens ein, häufig aber mehrere Familienmitglieder Melanome in diesen Läsionen entwickeln. Diese Tatsache bedarf natürlich ständiger Überwachung dieser Personen. Die Indikationsstellung zur Entfernung auch nur wenig suspekter NZN wird hier relativ großzügig zu handhaben sein.

Naevus bleu (N. coeruleus)

Hierbei handelt es sich um flache, manchmal auch leicht erhabene Maculae bzw. Tumoren, die von tiefblauer Farbe sind. Ursache hierfür ist tief in der Dermis lokalisiertes Melanin, welches dort entweder in dendritischen Nävuszellen oder aber in Makrophagen gelagert ist.

Therapie

Exzision.

3 Organoide Naevi

Hierunter sind alle Fehlbildungen subsummiert, die von anderen Strukturen der Haut ausgehen, wie z. B. Gefäßnävi, Naevi der ekkrinen und apokrinen Schweißdrüsen, der

Talgdrüsen usw. An dieser Stelle seien nur der Naevus flammeus und der Naevus sebaceus Jadassohn erwähnt.
Der **Naevus flammeus** ist eine Fehlbildung, gekennzeichnet durch flächenhafte, umschriebene, rote Verfärbung der Haut, die durch Gefäßhyperplasie und Ektasie zustande kommt. Praktisch jegliche Region des Körpers kann betroffen sein, von besonderer Bedeutung aber sind die Gesichtsfeuermäler. Zum einen, da sie mit gleichartigen Störungen im Auge bzw. Kleinhirn einhergehen können (Sturge-Weber-Syndrom), zum anderen wegen ihrer kosmetischen Beeinträchtigung.

Therapie

Heute am besten Gefäßverödung mit dem Argonlaser, ansonsten Abdecken mit wasserfesten Kosmetika, die auf den Hauttyp abgestimmt hervorragende Kaschierungsmöglichkeiten darstellen (z.B. Covermark).

Naevus sebaceus Jadassohn

Der Naevus sebaceus Jadassohn ist eine meist schon bei der Geburt vorhandene, in der Mehrzahl der Fälle im Bereich des behaarten Kopfes lokalisierte Fehlbildung der

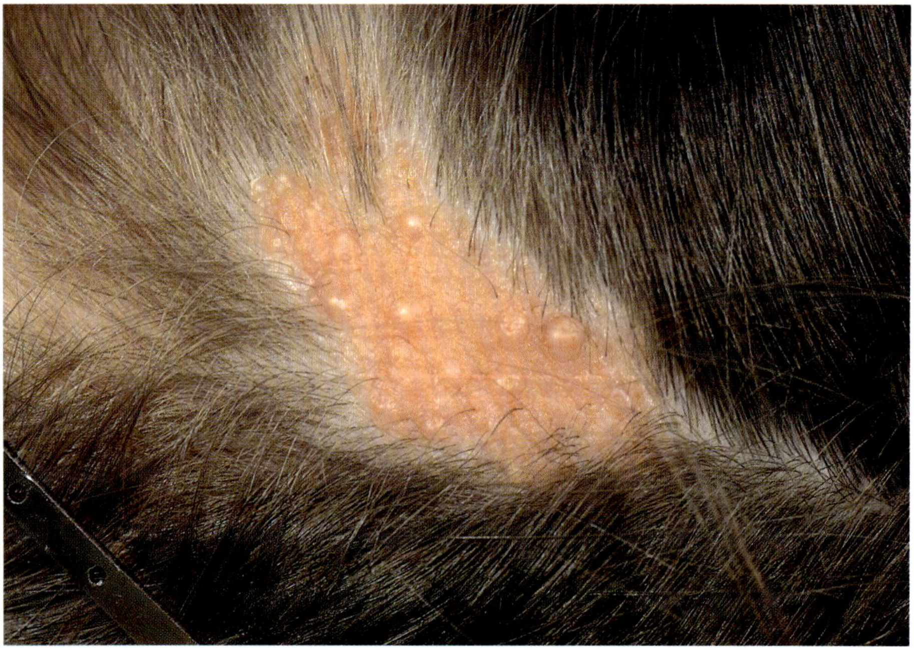

Abb. 109. Naevus sebaceus Jadassohn
Umwandlung der planen in eine papillomatöse Läsion bei einem 10jährigen Mädchen

Talgdrüsen, häufig kombiniert mit apokrinen Drüsen. Es findet sich anfangs eine scheibenförmige, gelbliche Kahlstelle, die mit Pubertätseintritt verrucös wird.

Therapie

Exzision solcher Herde ist frühzeitig anzustreben, da in ca. 15–20 % der Fälle bereits ab der 2. Lebensdekade Tumoren, insbesondere Basaliome auf einem Naevus sebaceus Jadassohn entstehen können.

Nagelveränderungen und Nagelerkrankungen Onychopathien

Krankhafte Veränderungen der Nägel beruhen vorwiegend auf pathologischen Veränderungen der Nagelmatrix und gelegentlich auch des Nagelbettes. Erkrankungen treten auch als Leiden «sui generis» oder häufig als Begleiterscheinungen bei Dermatosen, Superinfektionen, Allgemeinerkrankungen, Erbleiden und bei Störungen der inneren Sekretion auf.
Eine Klärung der Ursache von Nagelerkrankungen kann nur durch eine sorgfältige Erhebung der Anamnese und der Fahndung nach inneren und endokrinen Erkrankungen erreicht werden.
Das Wachstum des Nagels beträgt täglich ca. 0,01–0,05 mm. Das heißt, eine extrahierte Nagelplatte wächst bis zu einem vollständigen Nagel in etwa 5–6 Monaten nach. Ein Nagel wird am besten mit Hilfe einer Lupe nach dem Auftragen von Immersionsöl auf die Platte untersucht. Farbveränderungen des Nagels werden dabei gut sichtbar, wenn man unter die Fingerbeere eine Lichtquelle legt.
Bei der Beurteilung eines Nagels muß auf folgende Einzelheiten geachtet werden:

1. auf Form, Farbe und Oberflächenbeschaffenheit der Nagelplatte,
2. auf die Beschaffenheit der Nagelkonsistenz wie Verdickung, Verdünnung, Durchsichtigkeit, Splitterung, Schuppung und Bröckelung.
3. auf Veränderungen in der Ausbreitung, Ablösung der Platte sowie auf krankhafte Vorgänge in der Nagelumgebung.

Die Behandlung aller Nagelerkrankungen verlangt vom Patienten und vom Arzt große Geduld und Zeit, da jeder Behandlungserfolg durch das langsame Nagelwachstum erst in 2–4 Monaten sichtbar wird.

Formveränderungen der Nagelplatte

1 Uhrglasnägel

(mit Trommelschlegelfingern: hypokratische Nagelkrümmung)
Bei Herzkrankheiten, Bronchiektasen, Tbc und Leberleiden.

2 Koilonychie (Spoon-Nails)

Schüssel- oder löffelartige Eindellung der Nagelplatte mit zentraler Verdünnung.
Ursache: Eisenmangel, feuchte Arbeiten, alkalische Waschmittel u.a.m.
Therapie: Trockene Arbeit, Eisenpräparate, Gelacet, Nagellack (z.B. Fungiplex).

3 Megalonychie

Vergrößerung des Nagels, auch der Finger, z.B. bei Akromegalie.

4 Mikronychie

Verkürzung des Nagels als Anomalie oder artifiziell z.B. bei Nägelkauern.

Verfärbung der Nagelplatte

1 Leukonychie

Weißfärbung durch Luftbläschen in den Spalträumen zwischen den Lamellen der Nagelplatte (L. punctata (Glücksnägel), L. striata, L. totalis).

2 Reilsche Linie

Ist ein weißes transversal verlaufendes, distal wanderndes Querband, z.B. nach fieberhaften Erkrankungen und Vergiftungen.

3 Meessche Nagelbänder

Parallel zur Lunula verlaufender Querstreifen, z.B. nach Thallium- oder Arsenvergiftung, nach Röntgenstrahlen, Alkoholneuritis u.a.m.

4 Phäonychie

a. Braun-schwarz-Färbung des Nagels bei subungualen Tumoren, Blutungen und Pigmentzellnaevi unter dem Nagelbett (Melanonychie).
   Glomustumoren erscheinen mehr bläulich.
   Hämorrhagien sehen punkt- oder strichförmig aus.
b. Gelbliche Verfärbung der Nagelplatte muß an eine Psoriasis (Tüpfelung, Ölfleck) und an eine Pilzinfektion denken lassen.
   Sonderform: Yellow-Nail-Syndrom
   Gelbverfärbung der Nägel unbekannter Ursache, gleichzeitig bestehen häufig Bronchiektasien.
c. Grünliche Verfärbungen sprechen für eine Schimmelpilzinfektion oder Pseudomonas aeruginosa Infektion.

Deformitäten der Nagelplatte

1 Grübchen oder Tüpfelung

In der Nagelplatte treten bei Psoriasis auf, gelegentlich auch bei Ekzemen, bei Alopecia areata und Lichen ruber planus.

2 Querfurchen (Beausche Linien)

Sieht man nach schweren Erkrankungen, Intoxikationen, nach ACTH-Behandlung u.a.m.
Beim Säugling ist diese Erscheinung einige Wochen nach der Geburt als physiologisch zu bezeichnen.

3 Onychogryposis (Krallennagel)

Hyperkeratose mit unregelmäßigem Horn und krallenmäßigen Auswüchsen vor allem an den großen Zehennägeln älterer Patienten.
Ursache: Traumatisch (Schuhwerk), selten familiäre Grundlage.
Therapie: Nagelentfernung mit Zerstörung der Matrix oder konservativ durch regelmäßiges Schneiden, Fräsen oder Feilen des Nagels.

4 Onycholysis

Ablösung der Nagelplatte vom Nagelbett. Ursache: Pilzerkrankungen, Psoriasis, toxische Prozesse, bakterielle Infektionen, Ekzeme, Durchblutungsstörungen, Traumen oder chemisch-physikalische Einwirkungen.
Therapie: Ausschaltung der ursächlichen Störung, Gelatine (Gelacet), Preval Onyx.

5 Onychorrhexis

Rissigwerden und Splitterung der Nagelsubstanz in Längsrichtung.
Ursache: Exogene chemisch-physikalische Einwirkungen, z.B. Waschmittel bei Hausfrauen.
Innere Störungen.
Therapie: Meidung der Noxen, ursächliche Behandlung, Gelatine (Gelacet), Preval Onyx.

6 Onychoschisis

Horizontale, parallel zur Oberfläche verlaufende lamellöse Abspaltung der Nagelplatte.
Ursache: Innere und äußere Störungen, Vitaminmangel, Fehlernährung, Eisenmangel, Hyperkeratose, Anämie. Therapie: Gelatine (Gelacet), Meiden chronischer externer Noxen (Nagellack, Laugen, Seifen usw.)

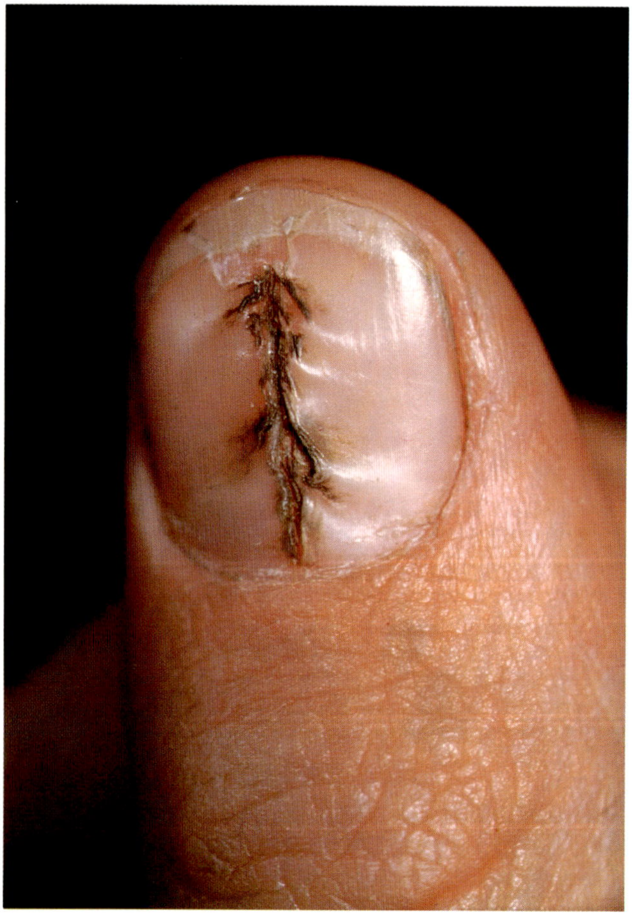

Abb. 110. Dystrophia unguium mediana canaliformis

7 Dystrophia unguium mediana canaliformis

Häufig am Daumennagel einhergehende, vom Nagelhäutchen bis zum freien Nagelende längs verlaufende, dachfirstartige Aufwerfung, Spaltung oder Kanalbildung der Nagelplatte.
Ursache: unbekannt, häufig familiär.
Differentialdiagnose: Traumatischer Nagelschaden.
Therapie: Versuch mit Preval Onyx, evtl. in Kombination mit Dermoxin-Lösung.

8 Altersveränderungen der Nagelplatten

Bei der Alterung treten Längsriffelungen, dachziegelartige Hornablagerungen, Verdickungen und Verdünnungen der Nagelplatte auf. Mitunter auch krallenartige Nagelbildungen (Onychogryposis).
Ursache: Alterung, Durchblutungsstörung und damit Ernährungsstörung, Hormonmangel.
Therapie: Versuch mit Gelatine (Gelacet) oder Kytta-Nagelkur, Substitution mit Hormonen, soweit Mangelzustände nachweisbar sind.

9 Psoriasis unguium

Bei der Psoriasis bilden sich Grübchen bzw. Tüpfelungen auf der Nagelplatte und gelblich-weißliche Verdickungen unter dem Nagel. Die Nagelplatte wird brüchig und hebt sich ab. Charakteristisch sind bräunliche Flecken unter der Nagelplatte (sog. psoriatischer Ölfleck).
Differentialdiagnose: Onychomykose.
Therapie: Injektionen von Volon- oder Celestan-Lösungen 1 mg 1 × wöchentlich, insgesamt 3 × nach Anästhesie unter den Nagel. Versuch mit Röntgenstrahlen. Gelatine (Gelacet).

10 Nagelmykose (s. S. 239) = Onychomykose

Häufig beginnend mit Verfärbung der Nagelplatte in den Randpartien. Hierbei breiten sich die Pilzelemente netz- oder gitterartig aus und stoßen strangartig in die proximale Nagelplatte vor.
Zur Diagnostik: Nativpräparat (Kalilauge); Pilzkultur.
Differentialdiagnose: Psoriasis unguium.
Therapie: Intern: Griseofulvin über Monate. Extern: Antimykotika, z.B. Moronal, Tonoftal-N, Pimafucort u.a.m., auch mit Okklusivverbänden (abends). Danach Abschaben der putriden-kranken Hornmassen bis ins Gesunde. Wochenlange Nachbehandlung.

Krankheiten der Nagelumgebung

1 Paronychia acuta und chronica (s. S. 249)

2 Eingewachsener Nagel (Unguis incarnatus)

Ursache: Schlecht sitzende Schuhe im Bereich der großen Zehe. Hierbei kommt es zu entzündlichen Veränderungen des Nagelwalles (akutes Panaritium, Paronychie). Hefe- und bakterielle Infektionen stets nachweisbar. Fingernägel zeigen seltener diese Erscheinungen.
Therapie: s. Paronychie

3 Warzen, subungual

Sitz von verrucösen Tumor-Kissen auf dem Nagelwall oder unter der Nagelplatte.
Differentialdiagnose: Koenensche Tumoren (Morbus Pringle).
Therapie: 1. chirurgische Entfernung mittels Elektrokoagulation, 2. Vereisung z.b. mit Stickstoff, 3. Versuch mit tägl. Bädern in einer 20–30%igen Kochsalzlösung.

Necrobiosis lipoidica diabeticorum

Ursache, Krankheitsbild und Diagnose

Die Necrobiosis lipoidica stellt eine granulomatöse, chronische Entzündung letztlich unbekannter Ursache dar, die eine auffällige Assoziation mit zumeist juvenilem Typ I Diabetes aufweist.
Besonders an den Streckseiten der Unterschenkel finden sich plattenartige, meist scharf begrenzte, narbig-atrophische Herde von braunroter Farbe, die zentral von gelblichem Farbton sind und randwärts Teleangiektasien erkennen lassen. Meist sind Frauen zwischen 30 und 60 Jahren befallen und nur in etwa zwei Drittel der Fälle ist ein Diabetes manifest. Häufiger läßt sich dagegen ein latenter Diabetes feststellen. Ausgedehnte, länger bestehende Herde können gelegentlich mit tiefen Ulzerationen einhergehen.

Differentialdiagnose

Morbus Boeck, Lues III, Granulomatosis disciformis chronica et progressiva, Granuloma anulare.

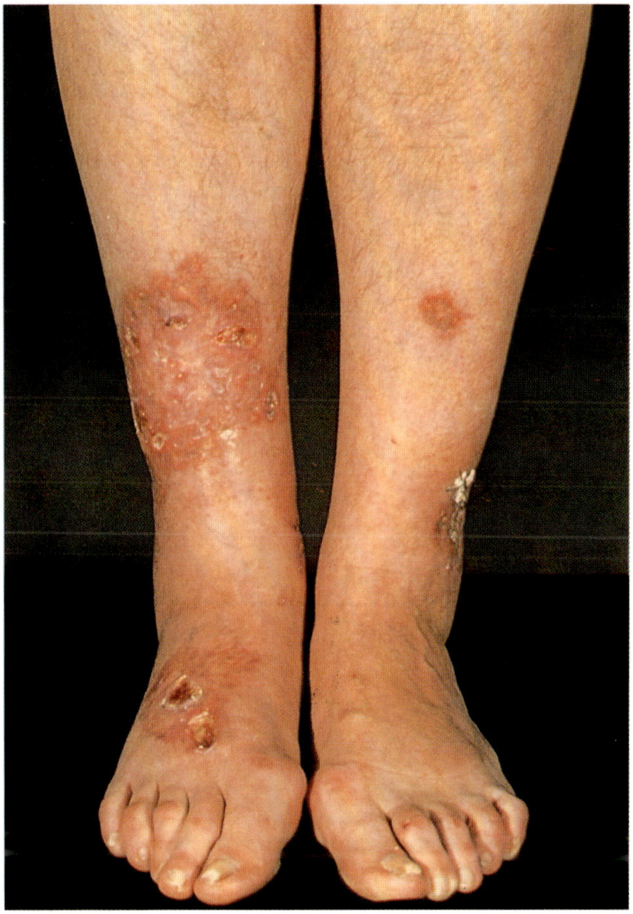

Abb. 111. Necrobiosis lipoidica diabeticorum
Mit Ulzerationen

Therapie

Bei einem Diabetes oder bei einer Hypertonie Behandlung des Grundleidens, ansonsten intrafokale Injektionen mit Volon A 10, verdünnt mit einem Anästheticum (1:1), sowie Kompressionsverbände nach Pütter, wobei vorher die Läsionen mit einer 3- bis 5%igen Salicyl-Kortikoid-Salbe abgedeckt werden, wie

Rp.: Acidi salicylici		0,9–1,5	
Linola H	ad	30,0	M.f. Ungt.

Neuerdings wurde in einigen Fällen auch eine günstige Beeinflussung mit Clofazimine (Lamprene), ca. 200 mg täglich, festgestellt.

Neurofibromatose von Recklinghausen

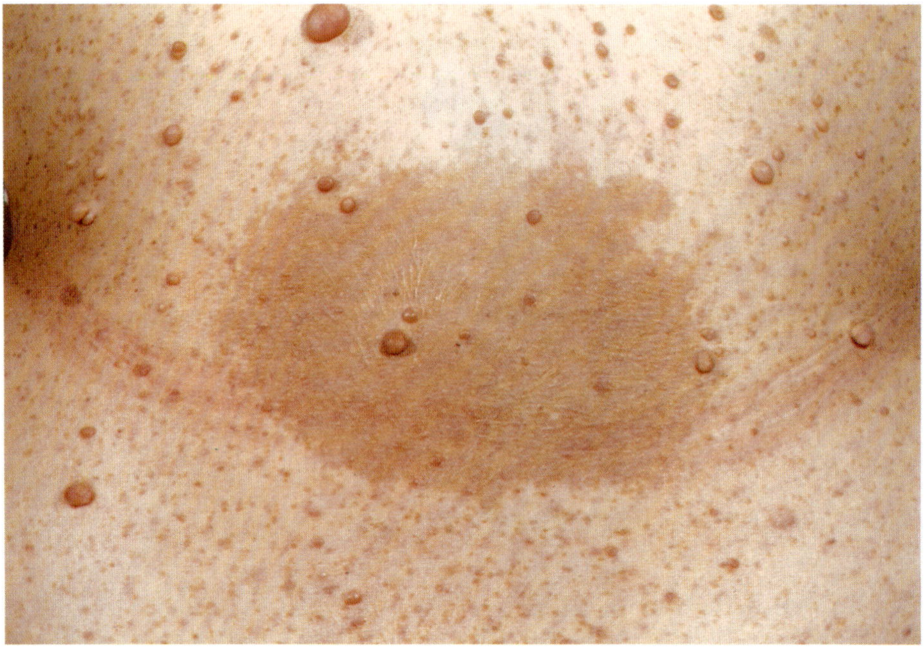

Abb. 112. Neurofibromatosis v. Recklinghausen
Café au lait Flecken und Neurofibrome

Ursache, Krankheitsbild und Diagnose

Autosomal dominante Erkrankung, die als sog. Phakomatose Veränderungen an der Haut, am Auge, Nervensystem u.a. aufweist.
Klinisch zeigen bereits die Neugeborenen einzelne Café-au-lait-Flecken, die in den ersten Lebensjahren zahlenmäßig zunehmen. Mehr als 6 solcher milchkaffeebrauner, flacher, makulöser, scharf umschriebener Veränderungen sind hinweisend auf eine – manchmal auch nur abortive Form – der Neurofibromatose. Im weiteren Verlauf treten ubiquitär am gesamten Integument Neurofibrome auf, die zahlenmäßig das ganze Leben über aufschießen und manchmal dicht an dicht das gesamte Integument besetzen. Es sind weiche, eindrückbare (sog. Klingelknopfphänomen), erbs- bis walnußgroße, asymptomatische, hautfarbene bis gelblich-bräunliche Knoten. Monströses Wachstum solcher Neurofibrome wird als Wammenbildung bezeichnet, die als lappige, überhängende weiche Tumormassen der Haut aufliegen, bzw. anhängen. Weiter-

hin finden sich häufig bräunlich gesprenkelte Pigmentierungen in den Axillen, Irisveränderungen sowie knöcherne Orbitadefekte, Tumoren im Berich des 8. Hirnnerven (Akustikusneurinome), ebenso können sich zumeist im Erwachsenenalter periphere Neurinome und Sarkomentwicklung einstellen.

Differentialdiagnose

Lentigo simplex, Fibrome, Adnextumoren (z.B. Hidrozystome).

Therapie

Nur symptomatische Exzision störender Neurofibrome möglich. Kontrolluntersuchungen zum Ausschluß von Entwicklung maligner Tumoren, bzw. Akustikusneurinomen.

Onychomykose

Ursache, Krankheitsbild und Diagnose

Pilzbefall der Nägel kann grundsätzlich durch Trichophytonarten, Candida Spezies oder auch einige Schimmel (z.B. Scopulariopsis brevicaulis) hervorgerufen werden.
Die Nägel werden im Gegensatz zu endogenen Dermatosen sukzessive erfaßt, so daß lediglich bei langjährigem Bestand alle Fuß- bzw. Fingernägel betroffen sind. Die Infektion von außen läßt sich auch durch die kontrovers zur Lunula vorliegenden Veränderungen aufzeigen. Die Nagelveränderungen selbst können sehr vielgestaltig sein: Farbveranderungen der Nagelplatte (von weiß bis schwarz reichend) sind ebenso anzutreffen wie bröckelige Hyperkeratosen und weitgehend dystrophisch abgebrochene Nägel.
Material zur Diagnostik sollte immer unterhalb des Nagels, möglichst weit proximal gewonnen werden. Gerade bei den Nägeln gilt, daß eine negative Kultur nicht unbedingt eine Mykose ausschließt!

Differentialdiagnose

Psoriasis, Lichen planus, twenty nail-Syndrom und andere Nageldystrophien (s. dort).

Therapie

Diese ist nach wie vor schwierig und langwierig. Die Extraktion der Nägel, gerade bei multiplem Befall, ist für die Patienten häufig unzumutbar. Die orale Therapie mit Antimykotika hat zwar Fortschritte gemacht, ist aber auch nur in ca. 50 % der Fälle erfolgreich. Grundsätzlich ist hierfür ein positives Kulturergebnis erforderlich, da die über Monate durchzuführende Behandlung bei Trichophytenbefall mit Griseofulvin, bei Candida und Schimmel mit Ketokonazol jeweils unter strenger Beachtung der Nebenwirkungen erfolgen muß. Als zusätzliche lokale Maßnahmen haben sich mechanische Ablösung der betroffenen Nagelareale mit einer Feile oder auch hochprozentige Harnstofflösungen bewährt. Gleichzeitig sollte eine lokale antimykotische Therapie mit den vielfältig zur Verfügung stehenden Cremes, Gels und Lösungen auch der angrenzenden Hautpartien erfolgen. Desinfektion des Schuhwerks z.B. mit Inzidin M-Spray ist weiterhin anzuraten.

Morbus Paget

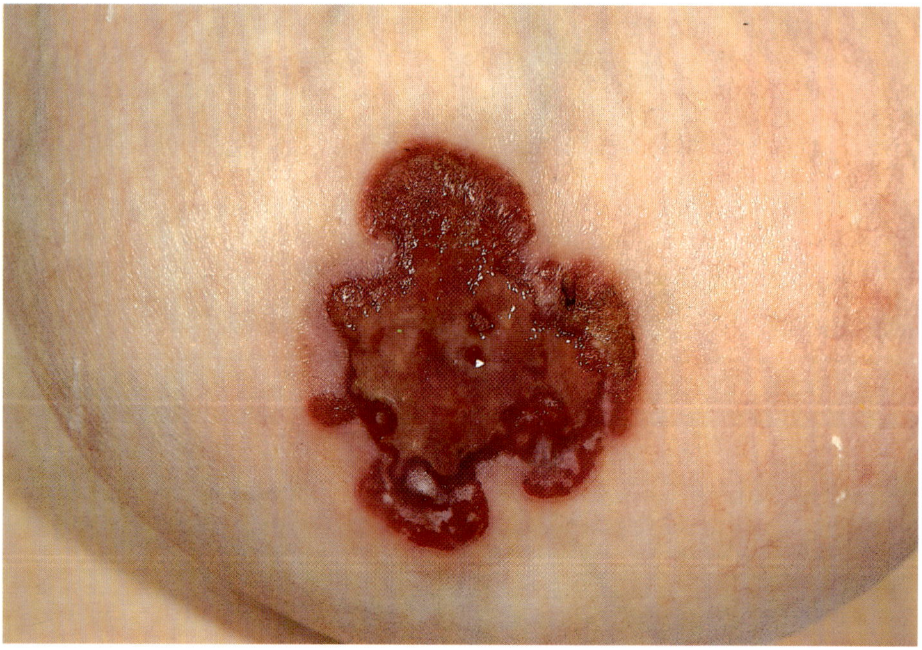

Abb. 113. Morbus Paget der Mamille
Intraduktales Mammakarzinom

Ursache, Krankheitsbild und Diagnose

Bei dem 1874 von Paget erstmals beschriebenen und seitdem nach ihm benannten Krankheitsbild handelt es sich um ein intraduktales, primär in den Milchdrüsenausführungsgängen lokalisiertes Mammakarzinom. Die Erkrankung beginnt bei Frauen von meist über 40 Jahren gewöhnlich unter dem Bild eines hartnäckigen, nässenden Ekzems an der Brustwarze und in deren Umgebung. Selten findet sich das Krankheitsbild an anderen Körperstellen wie in der Analgegend, in der Achselhöhle oder am Rücken (sog. extramammärer Paget). Der Verlauf ist äußerst schleichend, chronisch. Lange Zeit ist die Brustwarze mit einer hartnäckigen, immer wiederkehrenden Kruste bedeckt. Manchmal finden sich auch papillomatöse, teilweise verhornte Wucherungen.

Allmählich wandeln sich dann Warze und Warzenhof in eine scharf umschriebene, nässende, dunkelrote und teils krustenbedeckte Fläche um, die sich unmerklich, aber stetig weiter verbreitet. Dabei ist zuweilen der scharfe Begrenzungsrand erhaben.

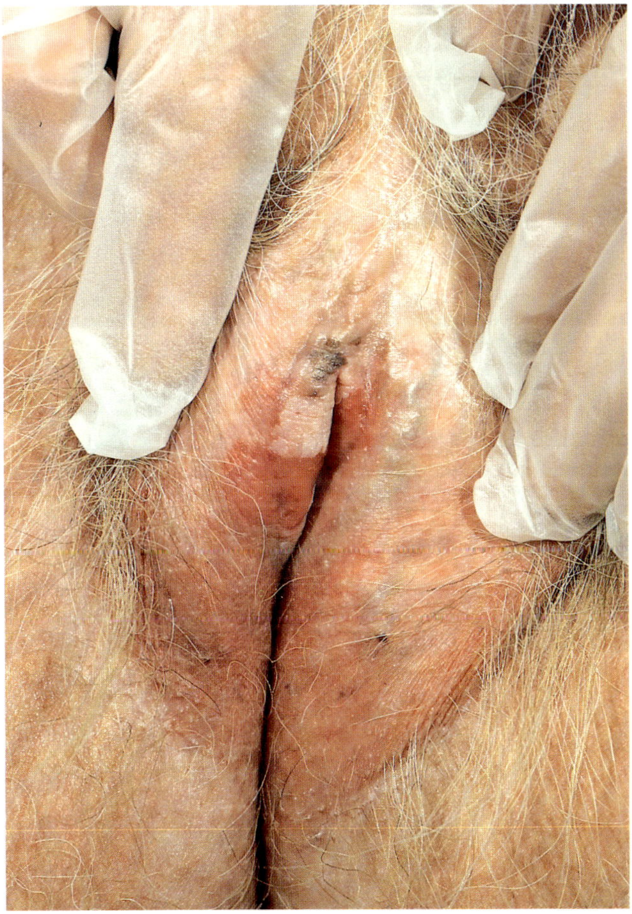

Abb. 114. Morbus Paget
Extramammäre Lokalisation

Streckenweise und zeitweilig besteht auf der erkrankten Hautfläche ein beständiger Wechsel von flachen Exfoliationen, Ulzerationen (besonders im Zentrum) und vorübergehenden Verhornungen. Im Verlauf von Jahren kann es zu beträchtlicher Ausdehnung des Krankheitsherdes kommen.

Differentialdiagnose

Mamillenekzem. Ist dies aber einseitig und trotzt es der üblichen Therapie, so sollte man unbedingt an einen Morbus Paget denken, eine Probeexzision mit nachfolgender Histologie machen. Brustekzeme sind meist doppelseitig und finden sich als Ausdruck einer Dermatitis atopica, einer Kontaktallergie (Büstenhalter und deren Farbe, Waschmittel derselben, Pullover direkt auf der Haut) oder Skabies, Morbus Bowen, ein Basaliom oder Psoriasis vulgaris sind auszuschließen.

Therapie

Radikale Operation des Herdes mit nachfolgender Histologie, bzw. partielle oder totale Ablatio der Mamma je nach Tumorausdehnung. Die Prognose ist günstig, wenn die Therapie frühzeitig eingeleitet wird. Die Behandlung und Nachbetreuung sollte in Zusammenarbeit mit einem Gynäkologen erfolgen.

Panarteriitis nodosa

Ursache, Krankheitsbild und Diagnose

Vaskuläre Systemerkrankung mit häufig letalem Verlauf, die in ca. 50% der Fälle (gelegentlich als Erstsymptom) mit Hautveränderungen einhergeht. Daneben ist aber auch eine günstigere, fast ausschließlich die Haut betreffende Variante, die Panarteriitis nodosa cutanea benigna, bekannt. Betroffen werden Patienten jeden Lebensalters, zumeist aber Erwachsene mittleren und höheren Alters.

Bevorzugt an den Unterschenkeln kommt es in asymmetrischer Anordnung zum Aufschießen gering schmerzhafter, knotiger, blaßroter bis braunroter, unscharf begrenzter Effloreszenzen. Auch bei den rein kutanen Formen bestehen zumeist erhöhte BSG und IgG-Vermehrung, bei Systemerkrankung Fieber, schlechtes Allgemeinbefinden.

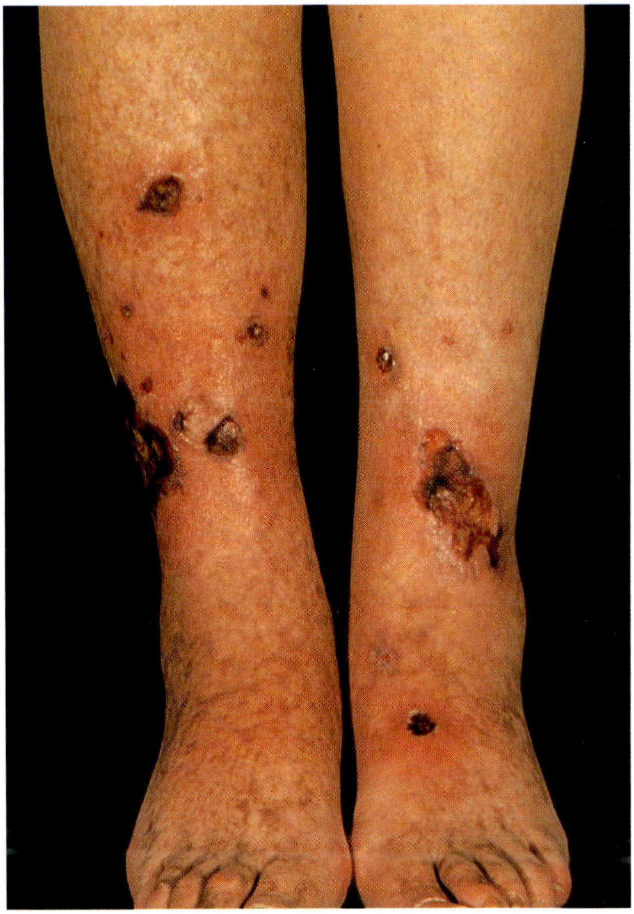

Abb. 115. Panarteriitis nodosa

Differentialdiagnose

Nodöse Vasculitis, Erythema nodosum, Erythema induratum Bazin, Arzneiexantheme.

Therapie

Bei Systemerkrankung ist Cyclophosphamid heute neben Kortikoiden das Mittel der Wahl. Die lokale symptomatische Behandlung wird sich auf Anwendung von kortikoidhaltigen Salben oder indifferenten Externa beschränken.

Bowenoide Papulose

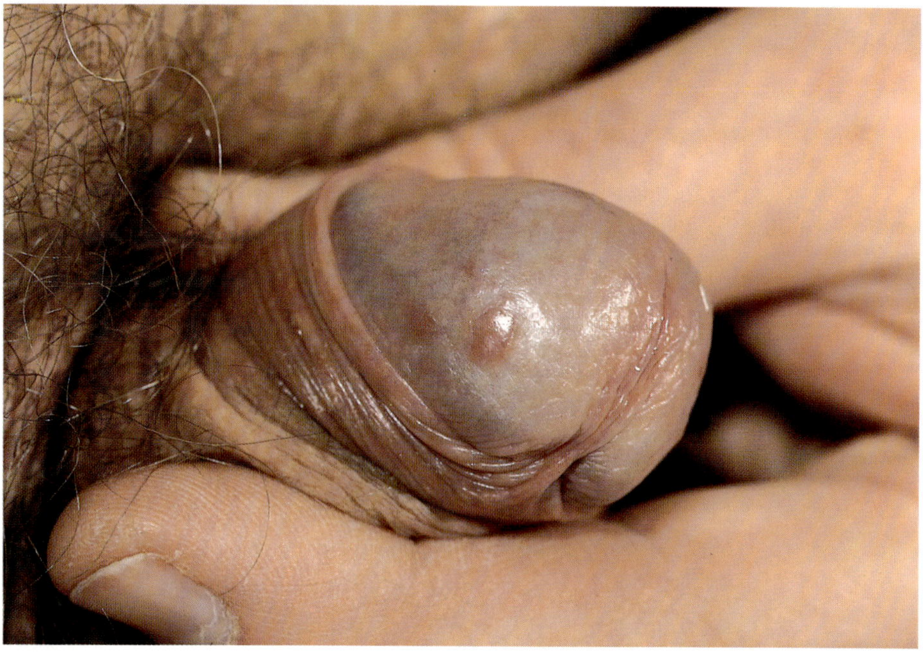

Abb. 116. Bowenoide Papulose

Ursache, Krankheitsbild und Diagnose

Virusinfektion mit Papillomviren vom Typ 16 und 18, die bei Frauen gehäuft an der Cervix uteri mit präinvasiven oder bereits invasiven Cervix-Carzinomen einhergeht, beim Mann zu charakteristischen Veränderungen im Penisbereich führt. Sexuelle Übertragung ist anzunehmen.

Die Veränderungen bei der Frau erscheinen im wesentlichen unter dem Bild der Ektopie der Cervix uteri, die kolposkopisch zu beobachten ist und zytologisch-virologisch abgeklärt werden muß, ferner als pigmentierte Papeln oder hautfarbene Tumoren.

Beim Mann treten zumeist an der Glans, seltener am Penisschaft kleine, asymptomatische, hautfarbene bis erythematöse Papeln und Plaques auf, die histologisch von einem M. Bowen praktisch nicht unterscheidbar sind.

Differentialdiagnose

Lues, Condylomata acuminata, Fibrome, ektope Talgdrüsen, M. Bowen.

Therapie

Partneruntersuchung.
Die Papeln sprechen auf Lokaltherapie praktisch nicht an, so daß Exzision, Elektrokaustik, evtl. Lasertherapie und Kryotherapie in Frage kommen.
Ansprechen auf Interferon bisher nicht eindeutig belegt.

Paraphimose

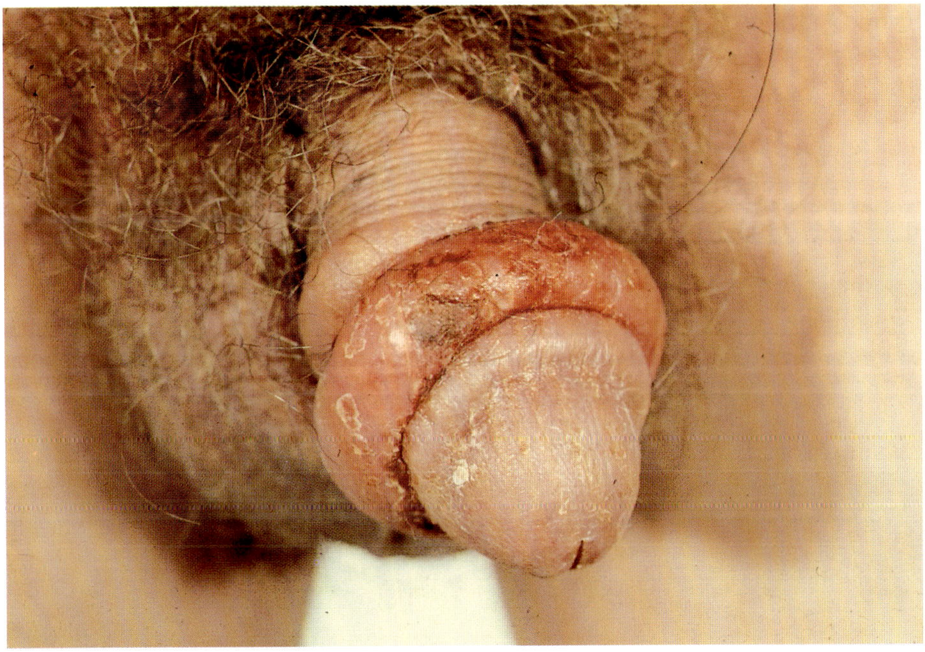

Abb. 117. Paraphimose
Spanischer Kragen

Ursache, Krankheitsbild und Diagnose

Notfallsituation, da durch Strangulation der Glans penis (spanischer Kragen) erhebliche Nekrosen auftreten können. Bei vorbestehender angeborener oder erworbener Phimose (chronische Balanoposthitis, Lichen sclerosus, postluetisch u.a.) kommt es durch Retraktion des Präputiums hinter den Sulcus coronarius dort zur Einschnürung mit anschließender ödematöser Aufquellung der Glans. Wegen der Schmerzhaftigkeit ist das Vorstreifen des Präputiums für die Patienten häufig selbst nicht möglich. Klinisch findet sich eine aufgetriebene Glans penis, an die sich ein ödematöser, nach einiger Zeit fibromatös-indurierter Wulst (spanischer Kragen) anschließt. Der eigentliche Schnürring liegt proximal davon und ist als tiefreichende Furche erkennbar.

Therapie

Im Frühstadium manuelle Reposition der Glans hinter den Schnürring, meist unter Peniswurzelblockanästhesie und Einspritzung von Hyaluronidase unter die Schnürfurche möglich. Durch multiple Perforation des span. Kragens mit einer Kanüle läßt sich das Ödem ebenfalls mechanisch herauspressen. Falls Reposition nicht mehr möglich ist, muß eine chirurgische Spaltung des Schnürrings erfolgen. Nach Säuberung der häufig superinfizierten Wundverhältnisse schließt sich die wegen der vorbestehenden Phimose sowieso erforderliche Zirkumzision einige Tage später an.

Parapsoriasis-Gruppe

Die Nomenklatur dieser durch parakeratotische Verhornung gekennzeichneten Entitäten ist ebenso wie ihre Dignität sehr unterschiedlich. Während die Pityriasis lichenoides acuta und chronica eher entzündlichen Charakter haben, tritt dieser bei der Parapsoriasis Brocq vom klein- und großfleckigen Typ sowie der Parakeratosis variegata hinter einen jahrelangen, eher chronisch-unterschwelligen Verlauf zurück. Die beiden letztgenannten Erkrankungen können bei mehr als 20 % der Erkrankten in ein Non-Hodgkin-Lymphom vom T-Zell-Typ (Mycosis fungoides) übergehen.

Parapsoriasis en plaques (Erythrodermie pityriasique en plaques disséminées Brocq).

Ursache ist unbekannt. Vorwiegend an Stamm und Extremitäten – unter Freilassung der Palmae und Plantae – entwickeln sich ohne Prodromalstadium flächige, meist streifenförmige Flecken von verschiedener Größe und Form. Die Farbtönung

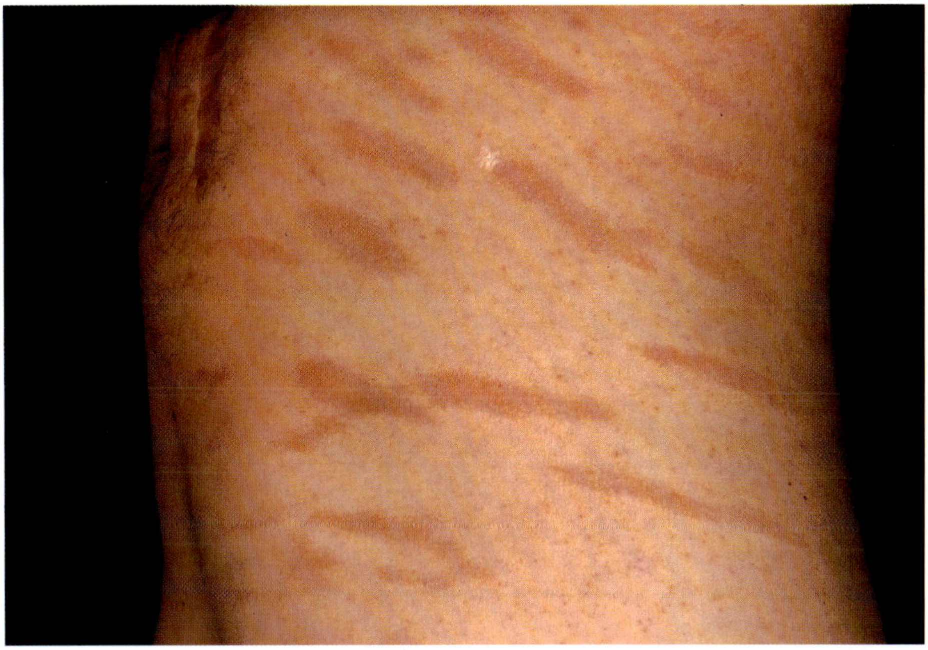

Abb. 118. Parapsoriasis en plaques Brocq

schwankt zwischen rötlicher und bräunlicher Farbe. Die einzelnen Flecken sind unscharf begrenzt und weisen eine feinfältige Haut auf, die mit feinen Schuppen bedeckt ist. Nicht selten finden sich Einstreuungen von runden, planen, stecknadelkopfgroßen lichten Knötchen. Die Hautveränderungen können über Jahre bestehen, sie sind jahreszeitlichen Schwankungen unterworfen. In einzelnen Fällen wird Juckreiz angegeben. Von besonderer prognostischer Bedeutung ist die Beurteilung der Anordnung der Effloreszenzen bzw. deren Ausdehnung. Die kleinfleckige, digitiforme Variante hat mehr streifenförmigen Charakter und eine quoad vitam ungetrübte Prognose. Dagegen ist die großflächige, bogig begrenzte Verlaufsform mit dem prognostisch ungünstigen Übergang in eine Mycosis fungoides belastet.

Differentialdiagnose

Seborrhoisches Ekzem, Mycosis fungoides im prämykosiden Stadium, Tinea corporis, Pityriasis rosea.

Therapie

Äußerst therapieresistent; Teilerfolge können bisweilen mit UV-Lichtbestrahlung, Salicyl-Schwefel-Salben oder indifferenten Salbengrundlagen sowie Balneum-Hermal-Bädern erzielt werden.
Bei der großflächigen Variante ist eine PUVA-Behandlung zu erwägen. Diese sollte durch Verlaufsbiopsien im Hinblick auf die Entwicklung eines infiltrativen Stadiums einer Mycosis fungoides ständig überwacht werden.

Parakeratosis variegata

Unbekannte Ursache. Ein äußerst seltenes und in seinem Erscheinungsbild uneinheitliches Krankheitsbild. In der Mehrzahl der Fälle handelt es sich um eine seit Jahren bestehende Dermatose, welche durch netz- oder streifenförmige Anordnung der 1–2 mm großen papulösen Effloreszenzen imponiert, die sowohl rundlich als auch polygonal sein können. Die Oberfläche der Knötchen ist flach, meist lichenoid und glänzend; in der Farbe gelb-rosa bis lividrot. Die Knötchen gehen teilweise in erythematöse, depigmentierte bzw. hyperpigmentierte oder atrophische Herde über, die von normaler Haut umschlossen sind. Die Schleimhäute werden nicht befallen. Auf der Haut finden sich weiterhin reichlich verästelte, hell- bis dunkelrote Teleangiektasien.

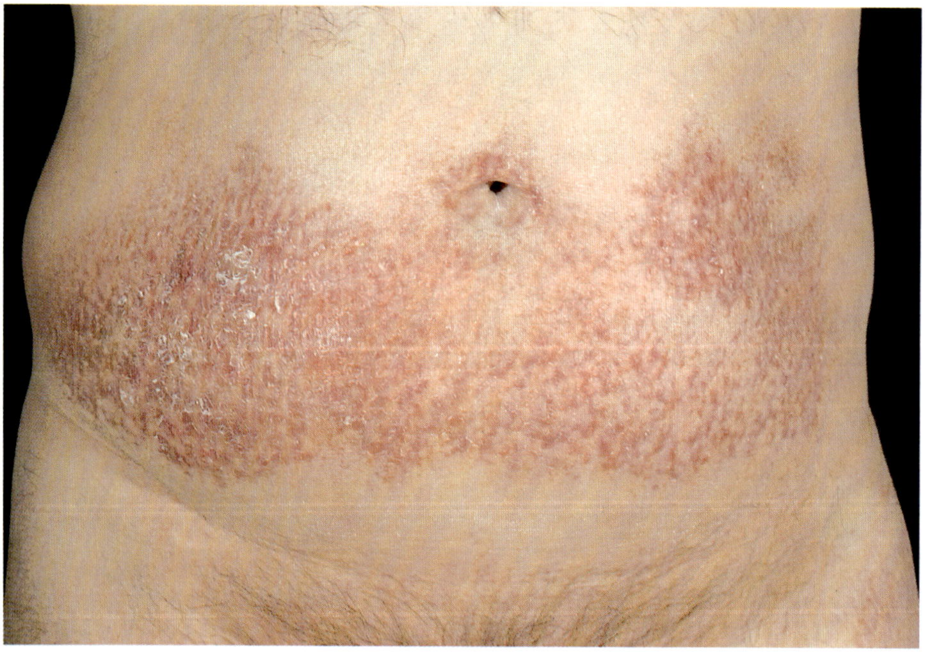

Abb. 119. Parakeratosis variegata

Das Krankheitsbild kann ohne wesentliche Änderungen über Jahrzehnte bestehen; bei mehr als 20 % der Patienten kann es aber zur späteren Entwicklung einer Mycosis fungoides kommen. Juckreiz besteht nicht.

Differentialdiagnose

Lichen ruber planus, Pityriasis lichenoides chronica, Mycosis fungoides (Abgrenzung oftmals erst durch (wiederholte) histologische Untersuchung möglich).

Therapie

Eine erfolgversprechende Therapie ist noch nicht bekannt. Verlaufsbiopsien sollten erfolgen, um möglichst frühzeitig einen eventuellen Übergang in ein T-Zell-Lymphom zu sichern, welches dann entsprechend zu therapieren wäre.

Paronychie

Ursache, Krankheitsbild und Diagnose

Eine durch Eitererreger (Strepto- und Staphylokokken, Kolibakterien, Enterokokken, Pyocyaneus) und Hefen verschiedener Art hervorgerufene Entzündung des Nagelwalles. Oftmals ist eine Verletzung der Kutikula des Nagels bei der Maniküre, bei Hausarbeit (auch pulverförmige Substanzen wie Reinigungs- und Spülmittel können sich im Nagelfalz festsetzen und bieten einen geeigneten Nährboden für Bakterien und Pilze), und bei Industriearbeiten u.a.m. vorangegangen. Häufig besteht gleichzeitig eine funktionell bedingte Durchblutungsstörung; die Betroffenen klagen zumindest über kalte, oft abgestorbene Finger, erhöhte Empfindlichkeit der Hände gegenüber niedriger Außentemperatur, auch über Handschweiß. Befallen werden vor allem Hausfrauen im dritten und vierten Lebensjahrzehnt. Man findet diese Affektion aber auch bei Sportlern und Industriearbeitern.
Der hintere Nagelwall ist zunächst rötlich bis blaurot verfärbt und schmerzt. Nach einiger Zeit entleert sich spontan oder auf Druck hin etwas Eiter. Unter Übergreifen auf die Umgebung, die stark entzündet erscheint, verdickt sich der hintere Nagelwall wieder und füllt sich darunter erneut mit Eiter. Dieser Zyklus wiederholt sich, bis schließlich die ganze Nagelplatte unterminiert erscheint. Es besteht die Möglichkeit der Übertragung von einem Nagel auf den anderen. Je nach Krankheitsdauer und Krankheitsbild unterscheidet man zwischen einer akuten, chronischen und ulzerös granulierenden Paronychie (Unguis incarnatus)

Differentialdiagnose

Psoriasis, Nageldystrophie bei Morbus Raynaud, diphtherische Paronychie, syphilitische Paronychie, Fingerekzem durch Desinfizientien (Sublimat, Formalin), durch Antibiotika etc., amelanotisches Melanom.

Therapie

Ausschaltung von Reizen auf den Nagelwall, Bakterien- und/oder Pilzuntersuchung, evtl. Resistenzbestimmung. Lokal warme Seifenbäder, Einträufeln von Azohellösung, Antipyodermal-Salbe (= Ungt. APD). Ichthyol- oder Hirudoid-Salbenverbände, seitliche Stichinzision und Einlage von Leucasekegeln o.ä. Entsprechend dem mikrobiologischen Befund antibakterielle bzw. antimykotische Behandlung.
Bei Unguis incarnatus hat sich folgendes Vorgehen bewährt: nach einem heißen Grüne-Seife-Bad Unterlegen der Nagelränder mit kleinen Wattestreifen, so daß der Nagelwall nach außen unten gedrückt wird und der permanente Reiz durch den in das Granulationsgewebe hineinragenden Nagel verhindert wird. Nur in aussichtslosen Fällen sollte eine Emmet'sche Operation mit Entfernung der seitlichen Nagelmatrix und des angrenzenden Granulationsgewebes erfolgen. Die reine Nagelextraktion ist meist zwecklos, da der vorwachsende Nagel wiederum in das zwischenzeitlich geschrumpfte Nagelbett eindringt und zum sicheren Rezidiv führt.

Pellagra

Ursache, Krankheitsbild und Diagnose

Avitaminose durch mehrere Faktoren des Vitamin-B-Komplexes und hier vor allem durch Nikotinsäureamid.
Endemisch in Italien, auf dem Balkan und in den USA.
Einseitige Maisernährung (Maismehlnährschäden) und Leberschäden; dadurch Sensibilisierung des Hautorgans gegenüber Sonnenlicht (aktinisch-toxische Dermatose).
Gastrointestinaltrakt: Durchfälle, Erbrechen, Achylie, Anazidität.
Zentral-Nervensystem: Neuralgien, Parästhesien, Lähmung.
Hautveränderungen: An den unbedeckten Hautstellen erythematöse Veränderungen mit starken Pigmentierungen, reibeisenartige, rauhe Schuppung und Hyperkeratosen.
Am Hals meist streifenförmige Verfärbung (Casalsches Halsband). In unseren Breiten saisongebundene (Frühling und Sommer) abortive Pellagra, sog. Pellagroide.

Differentialdiagnose

Landmannshaut, Porphyria cutanea tarda, chronische Photodermatosen.

Therapie

Nikotinsäureamid, z. B. Nicobion 1–2 Tabl. tgl.

Bullöses Pemphigoid

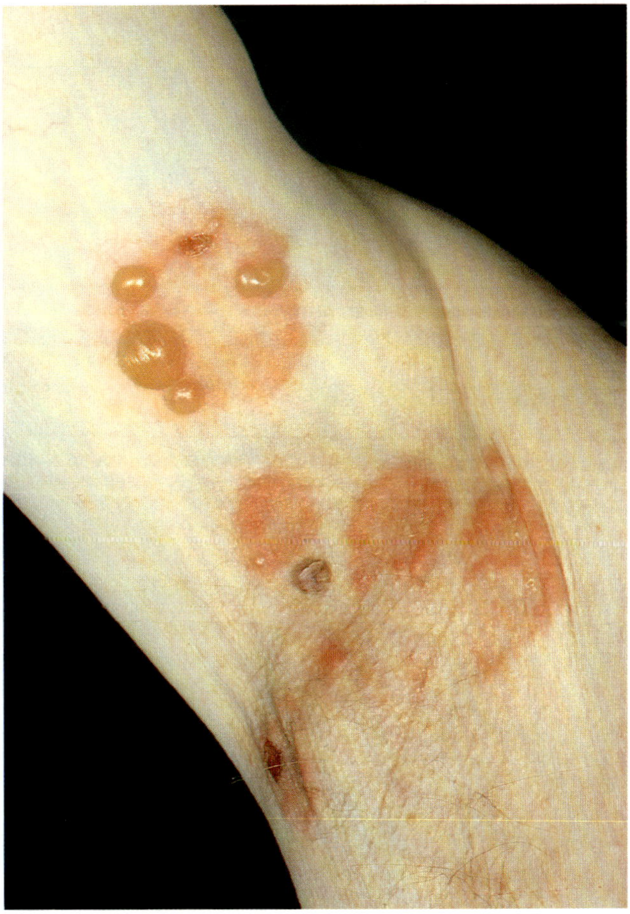

Abb. 120. Bullöses Pemphigoid

Ursache, Krankheitsbild und Diagnose

Erworbene, meist im hohen Lebensalter, selten bei Kindern auftretende autoimmunologisch gesteuerte, blasenbildende Erkrankung. Im Gegensatz zum Pemphigus lokalisiert sich die Blasenbildung innerhalb der Basalmembran der dermoepidermalen Junktionszone, sog. bullöses Pemphigoid-Antigen (IgG-Antikörper), und führt dort unter Komplementaktivierung (Entzündungszeichen) zu einer junktionalen Kontinuitätstrennung (histologische Blasenlage: subepidermal).
Klinisch finden sich bevorzugt an den Beugeseiten der Extremitäten, häufig aber auch generalisiert pralle, nicht in der Haut verschiebliche Blasen unterschiedlicher Größe, die zumeist unter erheblichem Pruritus in einem zuvor erythematösen, urtikariell leicht erhabenen Arael aufschießen. Mund- und Genitalschleimhautbefall kommen vor, sind aber etwas seltener als beim Pemphigus und nur ausnahmsweise isoliert zu finden.

Differentialdiagnose

Impetigo contagiosa (im Kindesalter!), Pemphigus, bullöse Insektenstiche, bullöser Lichen planus, Dermatitis herpetiformis Duhring.

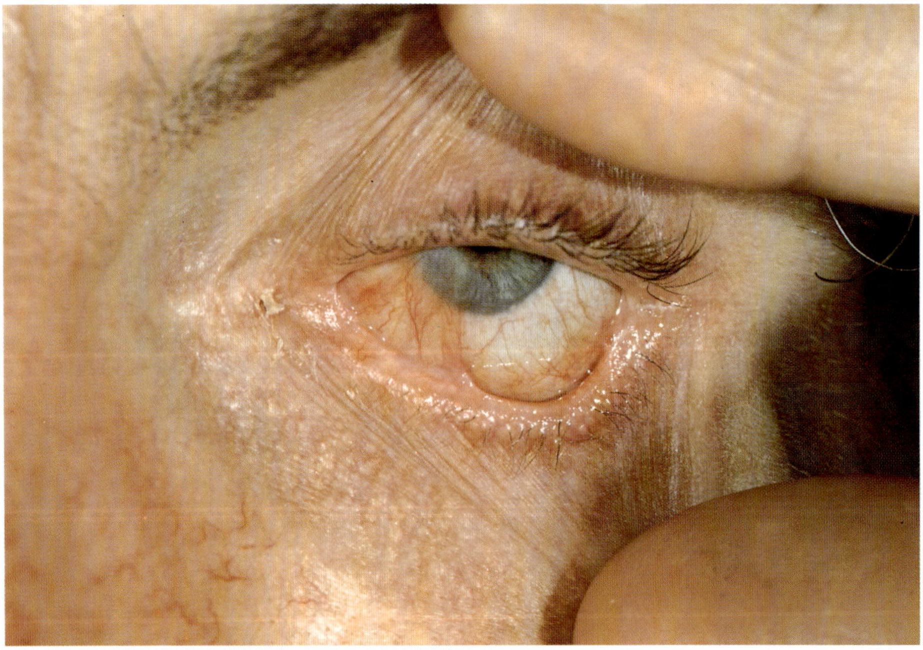

Abb. 121. Vernarbendes Schleimhautpemphigoid

Therapie

Häufig durch das hohe Alter, Zweiterkrankungen u.a. erschwert. Grundsätzlich kommen Kortikoide allerdings nur in Dosen von 40–100 mg zur Anwendung. Eine Morbostase tritt bei den meisten Patienten innerhalb weniger Tage bis Wochen ein, so daß die Dosis schneller als beim Pemphigus zu reduzieren ist. Als zusätzliche Maßnahmen sind Azathioprin (Imurek) ca. 100 mg, Diaminodiphenylsulfon (DADPS) 50–100 mg, neuerdings auch Erythromycin 1–2 g (wegen seiner antiinflammatorischen Wirkung) einsetzbar. Die Lokaltherapie erfolgt wie beim Pemphigus.

Sonderform

Vernarbendes Schleimhautpemphigoid

Der chronisch fortschreitende Entzündungsprozeß, der zum bullösen Pemphigoid analoge Immunphänomene aufweist, betrifft vor allem die Kunjunktiven, wo es zu sog. Pannusbildung mit Überwachsen über die Cornea mit drohendem Sehverlust sowie Narbenzügen kommt. Gelegentlich sind auch Nasen-, Mund-, Anal- und Genitalschleimhaut involviert.

Pemphigus familiaris chronicus benignus Hailey-Hailey

Ursache, Krankheitsbild und Diagnose

Autosomal-dominant vererbte, demnach nicht wie die übrigen Pemphigusformen durch autoimmunologische Phänomene hervorgerufene Erkrankung. Genodermatose mit Störung der zellulären Kohäsion der Keratinozyten, die in einer suprabasal lokalisierten, intraepidermalen Spalt- bzw. Blasenbildung resultiert.
Bevorzugte Lokalisation sind Hals, Axillen und Inguinal, bzw. Genito-Analregion, da mechanische Belastung ein wichtiges zusätzliches Agens bei der Manifestation der Läsionen ist. Diese bestehen meist nur anfänglich aus kleinen Bläschen, die schnell erodieren und zu flächenhaften, zentral häufig vegetierenden, nur noch randwärts von einzelnen Bläschen besetzten Veränderungen führen. Mazeration, Rhagadenbildung sowie Superinfektion mit Bakterien und Candidaspezies sind häufige Begleiterscheinungen.

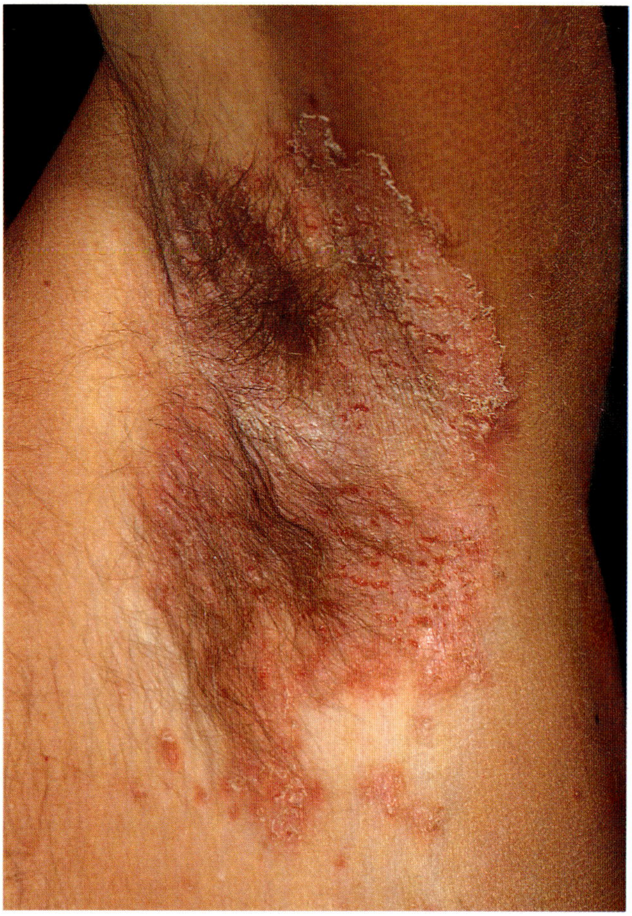

Abb. 122. Pemphigus familiaris chronicus benignus Hailey-Hailey

Differentialdiagnose

Intertrigo, Pemphigus vegetans, Histiozytosis X, Morbus Darier.

Therapie

Schwierig. Kortikoide intern sind meist wenig hilfreich (cave Langzeitnebenwirkung!). In manchen Fällen läßt sich eine Kontrolle mit aromatischem Retinoid (Tigason 25–50 mg tägl.) erreichen.
Lokale Maßnahmen bei stärkeren Vegetationen fluorierte Kortikoid-Cremes, unter Zusatz von Antiseptika, oder Antimykotika (z.B. Sermaform, Lokasalen Vioform, Alfason Fucidine, Candio Hermal comp. u.a.). Auch Röntgenstrahlen (Entzündungsdosen) können hilfreich sein.

Pemphigus

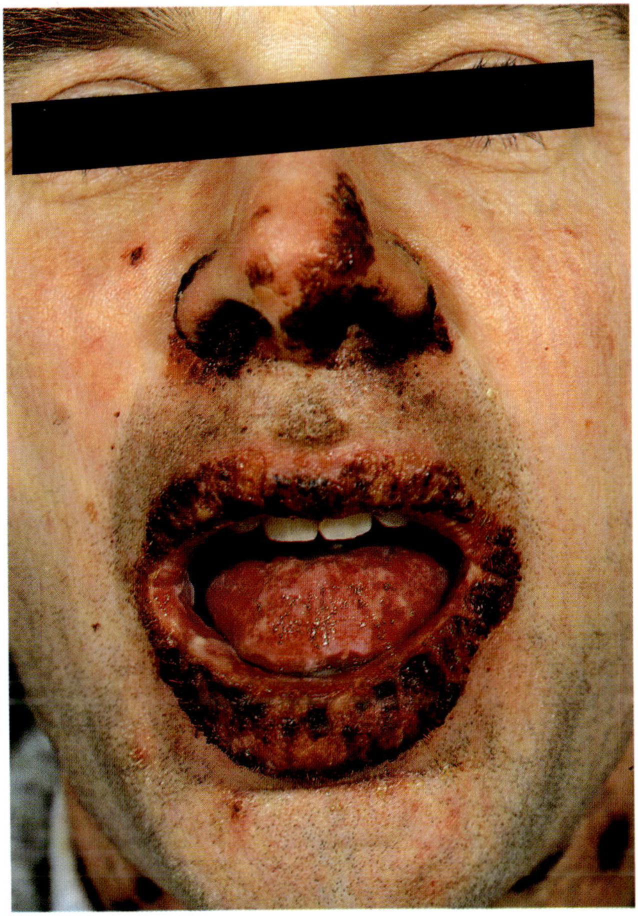

Abb. 123. Pemphigus vulgaris

Beim Pemphigus handelt es sich um eine Gruppe von 4 verschiedenen, durch erworbene, intraepidermale Blasenbildung gekennzeichnete Dermatosen. Abhängig von der Lage der akantholytischen Blasen unterscheidet man die suprabasal lokalisierten Pemphigus vulgaris und Pemphigus vegetans, im Gegensatz zu den subcornealen Pemphigus seborrhoicus sive erythematosus Senear Usher bzw. Pemphigus foliaceus.

1 Pemphigus vulgaris

Die Ursachen dieser gelegentlich bei Kindern, meist aber zwischen dem 40. und 60. Lebensjahr auftretenden schweren Erkrankung liegt an einer autoimmun ge-

steuerten Neubildung von gegen interzelluläre Substanzen gerichteten IgG-Antikörpern, die sich an die Glycocalix der Keratinozyten anheften und nach Lyse der Desmosomen zur akantholytischen Blasenbildung führen. Die Autoantikörper sind sowohl in der direkten Immunfluoreszenz (Nachweis im Gewebeschnitt als netzförmiges Aufleuchten der Keratinozytenmembran) als auch im Serum der Patienten in der indirekten Immunfluoreszenz (gleicher Test auf Kaninchenösophagus) nachweisbar. Zudem sind sie intrauterin transferierbar und gelegentlich für den passageren Neugeborenenpemphigus (bis zum Abbau der Antikörper) verantwortlich.
Klinisch finden sich schlaffe Blasenbildungen auf nicht veränderter Haut. Tangentialer Druck (Nikolski Phänomen) induziert Blasenbildung (Akantholyse!), ebenso lassen sich vorhandene Blasen in der Haut weiterschieben (Pseudo-Nikolski). Da die Blasen leicht vulnerabel sind, platzen sie sehr leicht, so daß ganz überwiegend Erosionen und verkrustete Läsionen vorliegen können. Besonderer Beachtung bedarf die Mundschleimhaut. Hartnäckige, großflächige, erosive Veränderungen an der Wangenschleimhaut, aber auch in der Nase und am Lippenrot sollten an Pemphigus denken lassen, da sich ca. 25% der Erkrankungen primär hier manifestieren und erst zu einem späteren Zeitpunkt Hauterscheinungen am übrigen Integument auftreten.

Differentialdiagnose

Bullöses Pemphigoid, Dermatitis herpetiformes Duhring, bullöse Arzneimittelreaktionen, bullöse Insektenstiche, bullöse Impetigo, sämtliche erosiven Stomatitiden.

Therapie

Die Erkrankung verlief vor der Kortisonära fast immer tödlich und ist auch heute noch eine Problemkrankheit, da die erforderliche hochdosierte und langfristige Kortikoidtherapie von mannigfachen Nebenerscheinungen gekennzeichnet ist (Cushing Syndrom, Diabetes, u.a.). Initial sind Dosen von 250–500 mg Methylprednisolon bis zum Sistieren der Blasenbildung erforderlich, erst danach langsame, über Monate sich hinziehende, schrittweise Dosisreduktion. Zusätzlich werden meist 100–200 mg Azathioprin (Imurek) gegeben. Neuere Therapiekonzepte umfassen Plasmapherese und Cyclosporin A.
Die lokale Behandlung beschränkt sich auf Anwendung von antiseptischen Lösungen, Cremes und Pasten (Vioform, Betaisodona, Farbstoffe) sowie Mundspülungen mit Thesit-Kamillosan sowie Betaisodona-Lösung.
Der Verlauf ist chronisch, Rezidive sind leicht möglich. Die Blasen heilen allerdings unter einer Restitutio ad integrum ab, da sie oberhalb der Basalmembran gelegen sind.

2 Pemphigus vegetans

Diese seltene Variante lokalisiert sich in die intertriginösen Räume und führt dort zu mazerierten, übelriechenden, vom Blasengrund ausgehenden, vegetierenden Wucherungen. Ebenfalls häufig Schleimhautbefall wie bei Pemphigus vulgaris.

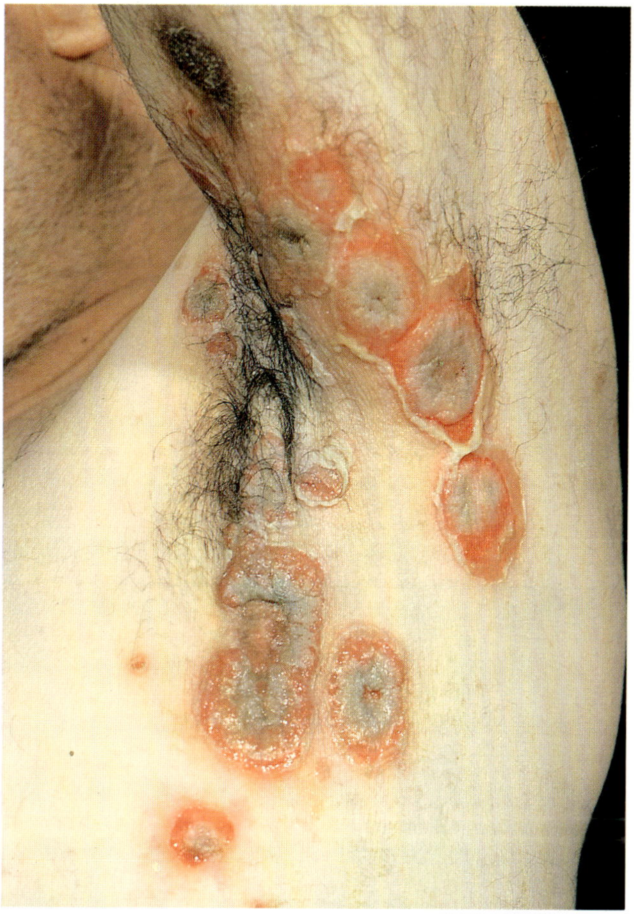

Abb. 124. Pemphigus vegetans

Differentialdiagnose

Intertrigo, Histiozytosis X, Acanthosis nigricans, Condylomata lata und acuminata. M. Hailey-Hailey.

3 Pemphigus foliaceus

Durch die hier subcorneal einsetzende akantholytische Blasenbildung lassen sich kaum Blasen an den Schleimhäuten oder am Integument nachweisen, sondern es kommt sofort zu erosiven, schuppigen, großflächigen, manchmal generalisierten Läsionen, die den typischen blätterteigartigen Charakter aufweisen.

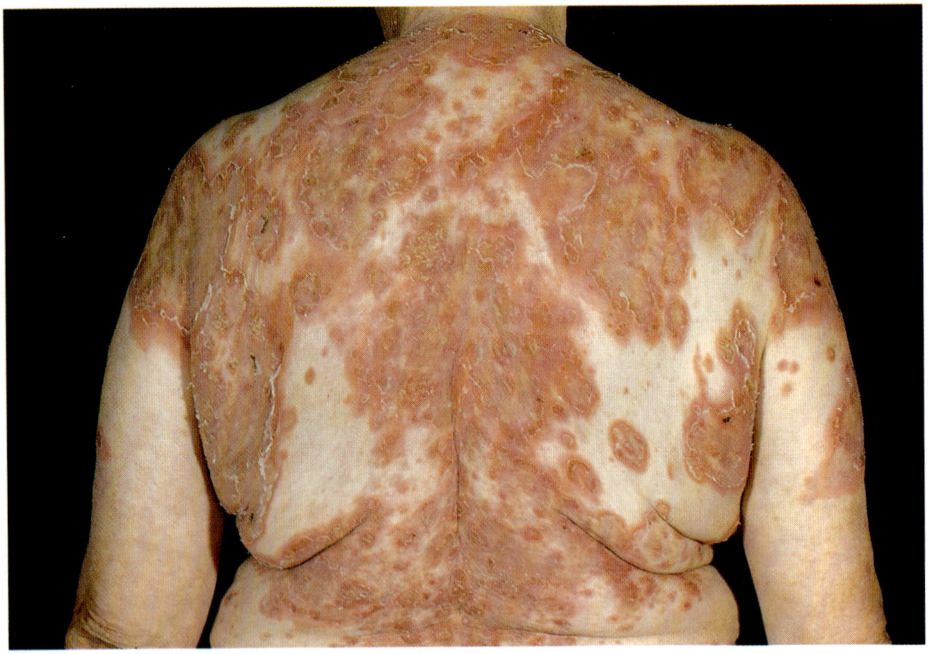

Abb. 125. Pemphigus foliaceus

Differentialdiagnose

Arzneimittelexanthem, Lyell-Syndrom.

Pemphigus seborrhoicus sive erythematosus

Diese ebenfalls subcorneal blasenbildende Pemphigusvariante weist insofern Besonderheiten auf, als diese betroffenen Patienten meist höheren Alters sind und die Läsionen vornehmlich in den zur Seborrhoe neigenden Hautarealen zu finden sind (Kopf, vordere und hintere Schweißrinne). Zudem lassen sich antinukleäre Antikörper im Serum dieser Patienten nachweisen, die die Erkrankung nosologisch in die Nähe des Erythematodes rücken.

Differentialdiagnose

Arzneimittelexanthem, seborrhoische Dermatitis.

Pfeiffer-Weber-Christian-Syndrom (Panniculitis nodularis non suppurativa)

Ursache, Krankheitsbild und Diagnose

Die Ätiologie ist unklar, die Therapie unbefriedigend. Man dachte an fokal-toxische, diätetische, endokrine und Stoffwechselfaktoren. Am häufigsten fanden sich Rheuma und Tonsillitiden als vorausgegangene oder begleitende Krankheiten, gefolgt von Nephritis, Morbus Hodgkin, Tuberkulose, Leberverfettung, Lebernekrose, Perikarditis oder Pankreatitis. Als Allgemeinerscheinungen finden sich Schüttelfrost, hohe Temperatur, Benommenheit, Nausea, schweres Krankheitsgefühl, erhöhte BSG, Leukopenie.

Es handelt sich klinisch um herdweise auftretende, weitgehend primär im Fettgewebe sich lokalisierende, akut einsetzende, symmetrisch ausgestreute, schubweise und unter Fieber über längere Zeiträume verlaufende Krankheitszustände, bei denen es sich um eine tiefknotige, subkutane, vielfach flächenhafte, chronische Entzündung mit bleibender Atrophie des Fettgewebes handelt, ohne daß es zu einer eitrigen Einschmelzung und zur Ulzeration kommt. Im mittleren Alter beiderlei Geschlechts, aber auch bereits bei Jugendlichen treten diese Erscheinungen besonders im Ober- und Unterschenkelbereich als kirsch- bis apfelgroße, derb-weiche, bei Druck nicht schmerzhafte Knoten auf, deren Umgebung hellrötlich bis bräunlich ist. Die Knoten kommen unter starken Fieberschüben und gehen unter Hinterlassung kahnförmiger Einziehungen zurück.

Differentialdiagnose

Lipogranulomatosis subcutanea, Lipogranuloma traumaticum, Panniculitiden bei Erythematodes (Lupus panniculitis), Pankreaskarzinom.

Therapie

Unter feuchten Kompressen und oralen Gaben von Antibiotika können Knoten und Temperaturen langsam zurückgehen. Werden die Antibiotika aber abgesetzt, kommt es vielfach zu erneutem Fieberanstieg. Unter diesen Umständen ist eine interne Behandlung mit z.B. Methylprednisolon (1 mg/kg Körpergewicht) unumgänglich. Zusätzlich evtl. Immunsuppressiva (Imurek 100 mg). Es bleiben letztlich kahnförmige Einziehungen an den früheren Herden zurück.

Pilomatrixom (Epithelioma calcificans Malherbe)

Ursache, Krankheitsbild und Diagnose

Dieser sich vom Haarfollikel ableitende Tumor tritt zumeist solitär in jedem Lebensalter, bevorzugt aber im Jugendalter auf. Zumeist findet sich ein bis 5 cm großer knochenharter, subkutan tastbarer Knoten, der keinerlei Beschwerden verursacht und an der Hautoberfläche keine Farbveränderung hervorruft. Die Dignität des Tumors ist gutartiger Natur, läßt sich aber nur histologisch nach Exzision des Tumors feststellen. Rezidive treten üblicherweise nicht auf.

Differentialdiagnose

Atherom, Lipom, Zysten.

Perniones

s. unter Erythrocyanosis

Pityriasis lichenoides chronica (Juliusberg)

Ursache, Krankheitsbild und Diagnose

Die Ursache ist unbekannt, gelegentlich lassen sich unterschwellige Entzündungen (Foci) z. B. in den Nasennebenhöhlen, Tonsillen etc. nachweisen. Es finden sich vor allem über Rumpf und Extremitäten ausgestreut zahlreiche, stecknadelkopf- bis linsengroße, hell- bis intensivrote, derbe, flache Knötchen, deren Oberfläche glatt und glänzend erscheint. Zumeist läßt sich eine weißliche, silberglänzende Schuppenauflagerung (Deckelschuppe) abheben, welche eine lebhaft rote, glatte, feuchte Erosion hinterläßt. Die Knötchen blassen spontan im Laufe der Zeit ab und gehen in eine

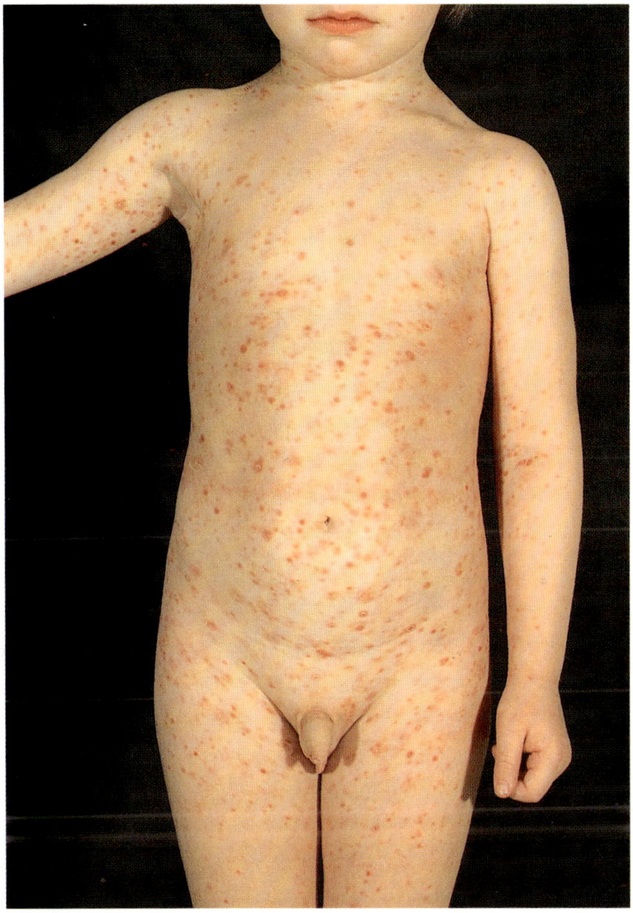

Abb. 126. Pityriasis lichenoides chronica Juliusberg

mehr gelblich- bzw. bräunlich-rote Tönung über. Narbenbildung oder Atrophie werden nicht beobachtet. Sehr häufig kommt es dagegen zur Entwicklung eines Leukoderms, das durch unscharfe Begrenzung und unterschiedliche Fleckengröße charakterisiert ist. Da immer wieder neue Knötchen aufschießen, finden sich alle Stadien der Erkrankung nebeneinander, wodurch sich ein recht polymorphes Bild zeigt.

Der Verlauf der Erkrankung kann sich über Jahre erstrecken. In seltenen Fällen werden neben Stamm und Extremitäten Gesicht, Handteller, Fußsohlen, Achselhöhlen, Genitale und Schleimhäute befallen. Das Allgemeinbefinden der Patienten ist nicht beeinflußt. Juckreiz besteht nur in wenigen Fällen und ist relativ gering. Vielfach kann auf Reiben eine Urticaria factitia bzw. Dermographismus ausgelöst werden. Je nach Akuität lassen sich anhand von schuppenden, hämorrhagischen oder vesikulösen Läsionen eine chronische bzw. subakute Verlaufsform unterscheiden. In Einzelfällen ist der Übergang zur Pityriasis lichenoides et varioliformis Mucha Habermann fließend.

Differentialdiagnose

Tuberkulide, Urticaria pigmentosa, Psoriasis, Lichen ruber planus, Pityriasis rosea. Vor allem ist die Verwechslung mit einer makulopapulösen Syphilis (II.) möglich, hämorrhagische Varizellen.

Therapie

Die Erkrankung ist relativ therapieresistent. Gelegentlich wurde über Behandlungserfolge mit Penicillin in hohen Dosen über 3–5 Wochen berichtet (Focussanierung?). Morbostatisch wirken Glukocorticoide in einer Dosis von 20–40 mg (Prednisolon). Häufig wirksam ist eine UVB-Bestrahlung, wobei die Bestrahlungstherapie im Hinblick auf Provokationen vorsichtig durchgeführt werden sollte. Vielfach sind auch klimatherapeutische Maßnahmen (Meer und Sonne) von Nutzen.

Pityriasis lichenoides et varioliformis acuta (Mucha-Habermann)

Ursache, Krankheitsbild und Diagnose

Die Ursache ist unbekannt. Sie wird von verschiedener Seite als Variante der Pityriasis lichenoides chronica angesehen; andererseits erhebt sich die Frage, ob es sich um eine Infektionskrankheit mit bisher unbekanntem Erreger handelt, da sie auf Antibiotika anspricht, oder um eine immunologisch vermittelte Reaktion auf einen bakteriellen Focus.

Die Erkrankung tritt eruptiv in jedem Lebensalter in Erscheinung, teilweise nach grippalen Infekten, aber auch aus vollem Wohlbefinden heraus. Bevorzugt an Stamm und den Extremitäten entwickelt sich ein polymorphes Exanthem. Es ist gekennzeichnet durch etwa linsengroße, bisweilen auch größere, papulosquamöse Effloreszenzen, die zum Teil hämorrhagische Bläschen tragen. Die einzelnen Herde sind von einem hellroten, entzündeten Randsaum umgeben und gehen meist sehr schnell in ein nekrotisches Stadium von braunroter Farbe über. Weitere Schübe folgen, die dann die Polymorphie des Krankheitsbildes bedingen. Das Allgemeinbefinden ist nicht wesentlich beeinträchtigt, teilweise werden Abgeschlagenheit, Kopfschmerzen, leichtes Fieber und Lymphknotenschwellungen angegeben. Die Krankheitsdauer beträgt ca. 4 bis 6 Wochen. Die Abheilung erfolgt unter Hinterlassung mehr oder weniger auffälliger Närbchen und fleckförmiger Leukoderme.

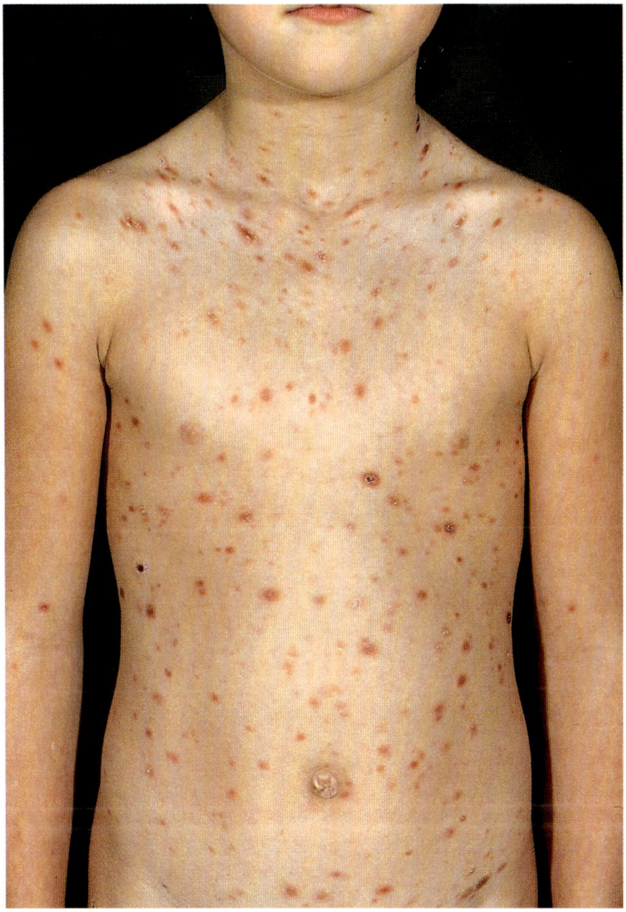

Abb. 127. Pityriasis lichenoides acuta et varioliformis Mucha-Habermann

Differentialdiagnose

Große Ähnlichkeit mit Varizellen, die jedoch im allgemeinen wesentlich akuter verlaufen; Pityriasis lichenoides chronica, Syphilis II.

Therapie

Penicillin oder ein Breitbandantibiotikum in Verbindung mit einem Kortikosteroid, Suche und Beseitigung von evtl. vorhandenen Fokalherden, lokal Hydrodexan, Teer-Linola-Fett, bei kleineren Herden Volon A-Spray, Dexamed-Spray, auch orale Photochemotherapie kann versucht werden.

Pityriasis rosea

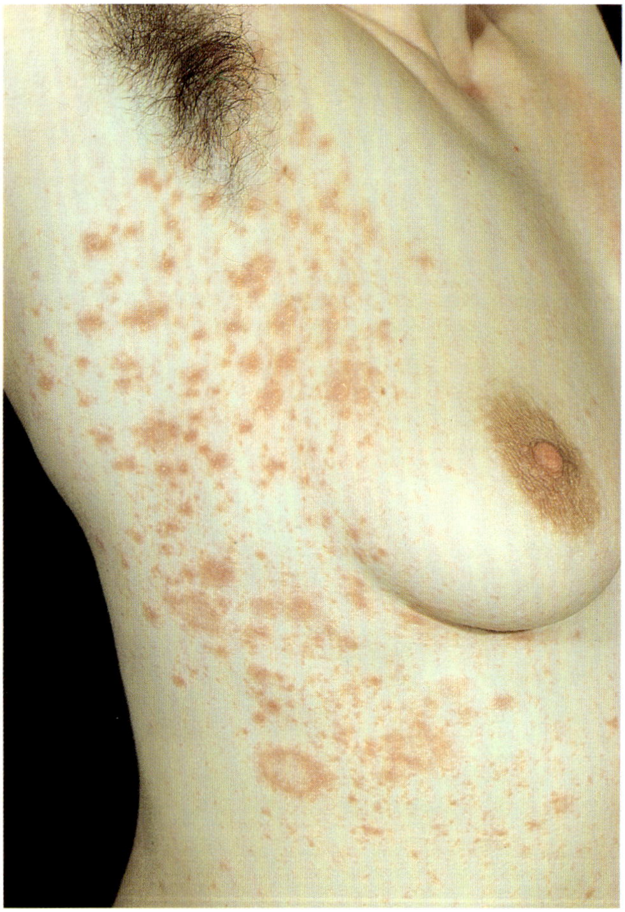

Abb. 128. Pityriasis rosea mit Primärmedaillon

Ursache, Krankheitsbild und Diagnose

Wenn auch die Ursache unbekannt ist, so wird vielfach eine infektiöse Therapie für wahrscheinlich gehalten.
Die Primäreffloreszenz (Primärmedaillon) sitzt typischerweise an Hals, Brustgegend oder inguinal. Einige Tage später entwickeln sich multiple, erythematöse Effloreszenzen, die Stamm und Extremitäten betreffen. Die regelmäßig den Spaltrichtungen der Haut folgenden Effloreszenzen sind ovale oder auch rundliche, erbsen- bis bohnengroße oder größere Scheibchen von lachsfarbenem, gelbrotem Farbton, wobei das

Zentrum gelblich, die Peripherie hellrot ist. Es findet sich ein gegen das Zentrum gerichteter Schuppensaum (Colorette). Das Hautniveau wird kaum überragt, es besteht mäßiger Juckreiz. Immer geht die Primäreffloreszenz (häufig der größte Herd) dem eigentlichen Schub voraus. Der Krankheitsverlauf ist im allgemeinen innerhalb weniger Wochen abgeschlossen.

Differentialdiagnose

Syphilis II, Tinea corporis, seborrhoische Dermatitis, Psoriasis vulgaris, Pityriasis lichenoides chronica, Parapsoriasis en plaques Brocq, Arzneimittelexanthem.

Therapie

Unter Vermeidung reibender Kleidung und unter dem Verbot von Bädern werden die befallenen Stellen morgens und abends mit 2% Calmitol – 10% Schwefel-Schüttelpuder (Calmitoli 2,0 – Sulf. praec. 10,0 – Lot. alba aquos RF ad 100,0) behandelt, dies besonders bei akuteren Erscheinungsbildern. Nach etwa 6 Tagen kann man auf ein 10%iges Schwefelzinköl (Sulfur praec. 10,0 – Zinc.oxyd. 20,0 – Ol.oliv. ad 100,0) übergehen. Bestehen die Herde schon längere Zeit, genügt vielfach eine 2%ige Salic.-Vaseline, jetzt können auch Bäder unter Zusatz von Balneum-Hermal und unter Verwendung von Praecutan und Dermowas eingesetzt werden. Bei starkem Juckreiz z.B. Hismanal als Antihistaminikum, nur selten wird man zu Kortikosteroiden greifen müssen. Dies besonders bei einer generalisierenden Form, hier wird man eine prompte Beeinflussung durch Volon A 40 i.m. erreichen, auch Höhensonnenbestrahlungen wirken günstig.

Pityriasis rubra pilaris

Ursache, Krankheitsbild und Diagnose

Die Ursache ist weitgehend unklar. Sowohl eine familiäre autosomal-dominante, vererbte Form wie auch eine acquirierte Form sind bekannt. Die frühere Verbindung mit einem Vitamin-A-Defizit wird heute in Zweifel gezogen.
Das Krankheitsbild ist durch etwa stecknadelkopfgroße, grauweißliche oder auch rötliche, derbe, konische, follikuläre Knötchen gekennzeichnet, welche auf ihrer Kuppe eine festhaftende Schuppe tragen. Die Haut weist eine trockene und reibeisenartige Beschaffenheit auf, die Knötchen stehen dissemiert oder gruppiert, auch können

sie zu mehr oder weniger großen, schuppenden Plaques konfluieren, denen ihre Zusammensetzung aus Einzelknötchen kaum mehr anzusehen ist. Verschiedentlich bestehen fließende Übergänge von stärkerer Ausbildung erythematöser Knötchen bis zu ausgesprochen erythrodermatischen Krankheitsbildern. Auffallend ist ein symmetrischer Befall. Pruritus ist eher ungewöhnlich und mild.
Besonders charakteristisch ist die Lokalisation auf den Streckseiten der 1. und 2. Fingerphalangen, sonst bevorzugen sie Handrücken, Streckseiten der Arme und Beine, Kopf, Hals, Rumpf. Die Knötchen können auch mit Ausnahme der Handteller und Fußsohlen überall auftreten. Andersartig sind die Veränderungen im Bereich des Kopfes. Als hervorstechendes Symptom ist die mehr oder weniger dickschichtige, teilweise gipsartige, pityriasiforme Kopfschuppung zu nennen, die auf das Gesicht, die Ohren und den Nacken übergreifen kann und dem gesamten Kopf wie eine Gipsmaske aufsitzt. Bei geringer Ausprägung der Erscheinungen zeigt sich ein diffus schuppendes Erythem. An den Handinnenflächen und Fußsohlen kommt es zur Verdickung der Hornschicht. Die Nägel zeigen ein schnelleres Wachstum und sind verdickt. Neben Transversalstreifen zeigen sich gelbliche Längsstreifungen.

Differentialdiagnose

Psoriasis, Lichen ruber acuminatus, Keratosis pilaris rubra.

Therapie

Die frühere Vitamin A-Applikation in hohen Dosen von täglich 100000 bis 300000 E über mehrere Wochen bis Monate hinweg wird heute durch die 13-cis-Retinsäure (Roaccutan) oder das aromatische Retinoid (Tigason) ersetzt (0,7 mg/kg Körpergewicht über mehrere Wochen). Verschiedentlich werden auch gute Behandlungserfolge mit fluorierten Glukokortikoiden beobachtet. Bei der lokalen Behandlung stehen ebenfalls fluorierte Kortikoide im Vordergrund. Bei kleineren Herden kann auch Cignolin (z. B. Psoradexan mite) versucht werden. Nur bei erythrodermatischen Verläufen kommen aggressive Substanzen wie Methotrexat in Betracht.
Eine UV-Therapie hat sich als wenig hilfreich erwiesen.

Pityriasis versicolor

Ursache, Krankheitsbild und Diagnose

Oberflächliche Infektion durch das Pityrosporon orbiculare, bzw. Malassezia furfur; geringe Kontagiosität. Die Pityriasis versicolor findet sich besonders bei Personen, die stark schwitzen (mittleres Lebensalter bevorzugt), und ist dadurch gekennzeichnet, daß sich keinerlei entzündliche Reaktionen zeigen. Der Erreger siedelt sich als reiner Saprophyt auf der Haut an, wobei Sternal- und Schulterblattgegend bevorzugt werden. Hier finden sich dann zahlreiche kleinere bis größere, meist stecknadelkopf- bis linsengroße Flecke, die konfluieren und dann eine flächenhafte, teilweise ringförmige Ausdehnung annehmen und eine vorwiegend hellgelbe bis dunkelbraune Farbe zeigen. Beachtlich ist die kleieförmige Schuppung der Herde, was differentialdiagnostisch hinsichtlich der Vitiligo betont sei. Die subjektiven Beschwerden sind bedeutungslos. Wesentlicher ist, daß diese Pilzrasen nicht dem Sonnenlicht ausgesetzt werden, da sich anstelle der gelblich-bräunlichen Versicolorstellen weiße Flecken bilden (Pityriasis versicolor alba).

Differentialdiagnose

Vitiligo (bei dieser fehlt das Hobelspanphänomen), Pityriasis rosea, seborrhoische Dermatitis, Parapsoriasis en plaques.

Therapie

Im Vordergrund stehen die Beseitigung der vor allem kosmetisch störenden Flecke sowie die Verhinderung der nicht seltenen Rezidive, was die Notwendigkeit einer längerdauernden und wiederholten Behandlung unterstreicht. Hierbei stehen zunächst im Vordergrund: Waschungen mit Selsun, Einreiben der Restherde mit Canesten, Mycospor, Epipevaryl PV oder

Rp.	Resorcini	5,0
	Acidi salicylici	3,0
	0l. Ricini	0,5
	Sulfur. praecipitati	10,0
	Eucerini anhydrici	ad 50,0.

Die oralen Gaben von Ketoconazol (Nizoral) sind nur bei ganz ausgedehnten, ständig rezidivierenden Fällen gerechtfertigt. Die Patienten sollten sich nach dem Waschen gründlichst abtrocknen. Bei übermäßiger Schweißbildung hat sich Ansudoral oder Aluminiumchloridhexahydrat 15%ig (s. Hyperhidrose) bewährt.

Porokeratosis

Ursache, Krankheitsbild und Diagnose

Die Ursache ist unbekannt, jedoch wird ein unregelmäßig autosomal-dominanter Erbgang beobachtet. Charakterisiert ist die Krankheitsgruppe durch die histologisch nachweisbare cornoide Lamelle, die rauchfahnenartig das Stratum corneum durch-

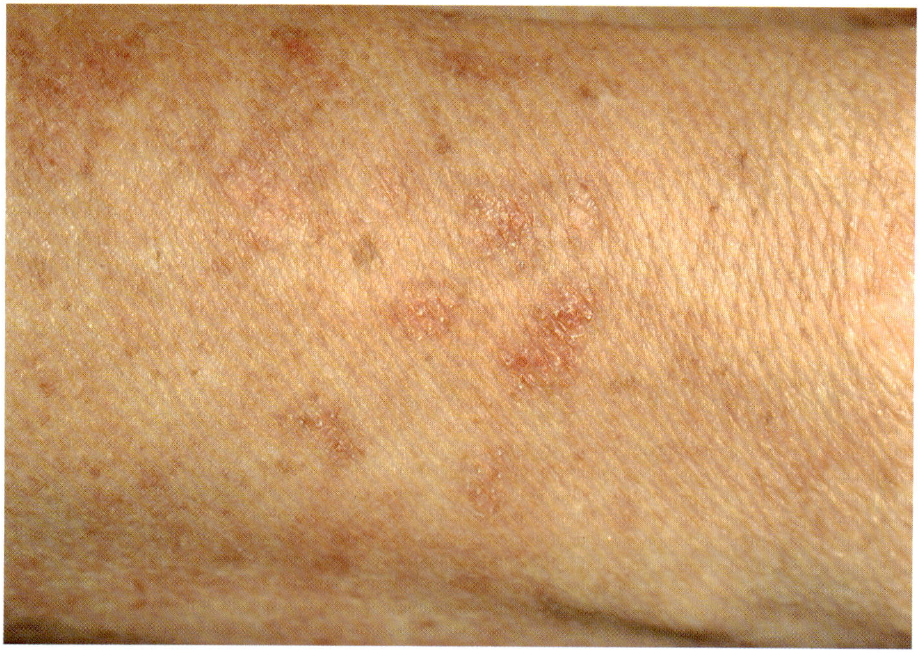

Abb. 129. Porokeratosis superficialis disseminata actinica Chernosky-Freeman

zieht. Besonders an den oberen und unteren Extremitäten, aber auch im Gesicht beobachtbar, finden sich verschieden große, von einer äußerst charakteristischen Umwallung begrenzte Herde, die vollständig geschlossene Figuren darstellen und deren Zentrum blaß und atrophisch, manchmal auch bräunlich ist. Die eine hornartige Konsistenz aufweisende Randzone von schmutzigbrauner Farbe fällt nach dem Zentrum hin steil ab, nach der Peripherie wird sie etwas flacher, sie ist leicht zerklüftet und gleicht einer langgezogenen Warze. Es finden sich polyzyklische und auch runde Herde, die nicht nur auf der Haut, sondern auch auf der Mundschleimhaut (Lippenschleimhaut, Wange, Zunge, Gaúmensegel, Zahnfleisch) vorkommen. In diesem Falle handelt es sich dann um rundliche, ovale, bogige, peripherwärts erythematöse, zentrale oder opake Flecke mit äußerst scharf begrenztem, vorspringendem Randwall – ähnlich einem sehr dünnen weißen Seidenfaden. Im Gegensatz zu den meist soliden solitären Herden bei Porokeratosis Mibelli lassen sich bei Porokeratosis superficialis eher atrophische, multiple, symmetrische Herde in lichtexponierten Hautarealen nachweisen.

Weitere Sonderformen sind die Porokeratosis palmaris, plantaris et disseminata sowie die lineäre Porokeratose.

Differentialdiagnose

Lichen ruber planus anularis, Morbus Darier, bezüglich Schleimhaut besonders Morbus Reiter, Lichen planus.

Therapie

Diese ist ziemlich unbefriedigend. Neben Vitamin-A-Säure in niedriger Konzentration kann man Versuche mit intraläsionalen Triamcinolon-Injektionen (Volon A 10) gemischt mit einem Lokalanästhetikum (1:1) machen. Ferner kommen hinzu: Thermokauter, Kohlensäureschnee, Exzision oder Laser, allgemein gesehen sind die Behandlungserfolge aber dürftig.

Porphyrie

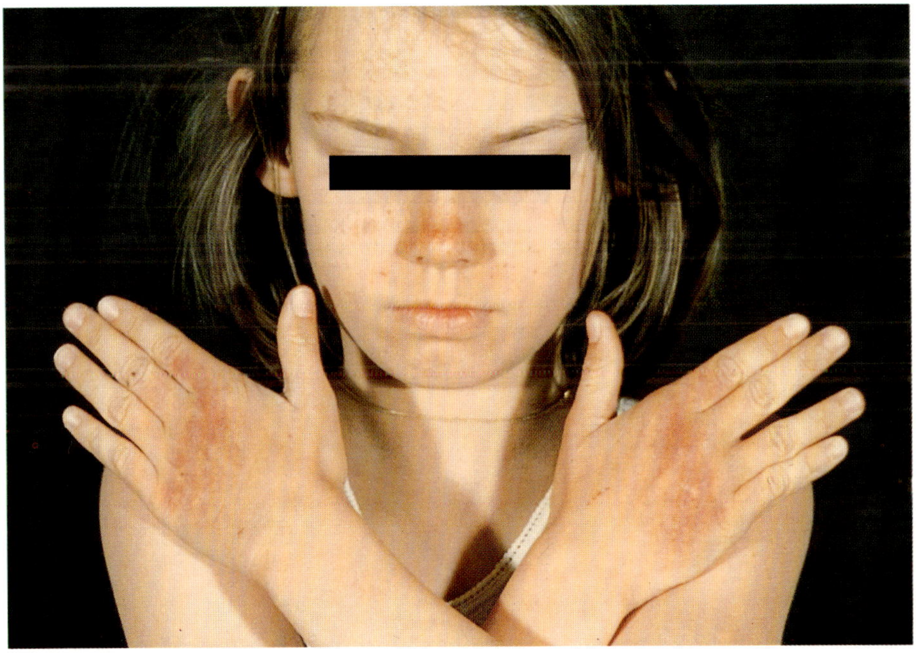

Abb. 130. Erythropoetische Protoporphyrie

Porphyrien sind anlagebedingte Störungen verschiedener Enzyme, die für die Häm-Synthese verantwortlich sind. Die Akkumulation nicht weiter verstoffwechselbarer Zwischenprodukte, wie z. B. Kopro- und Uroporphyrinogen, führt einerseits über eine Photosensibilisierung zu phototoxischen Hautreaktionen, andererseits zu Ablagerungen dieser Produkte bevorzugt in der Leber. Zwei Varianten seien an dieser Stelle besprochen, die erythropoetische Protoporphyrie sowie die Porphyria cutanea tarda.

Erythropoetische Protoporphyrie

Ursache, Krankheitsbild und Diagnose

Enzymdefekt: Ferrochelatase
Diese tritt vornehmlich bereits im Kindesalter in Erscheinung und führt an lichtexponierten Hautarealen, besonders auf dem Nasenrücken und den Handrücken, zu erythematösen, manchmal vesiculösen, flächenhaften Veränderungen, die auf der Nasenspitze wie eine traumatisch bedingte Abschürfung wirken. Orientierender Nachweis durch positive Erythrozytenfluoreszenz bzw. Rotverfärbung des Harns unter UV-Licht.
Beweis: Erhöhung von Protoporphyrien im peripheren Blut, sowie Erythrozyten und Faeces.

Therapie

Vor allem konsequenter Lichtschutz, UVA-Blocker (!), da das Absorbtionsmaximum der Porphyrien bei ca. 400 nm liegt. β-Carotin = Karotabene 3 × 1–2 Tabl./die Ionenaustauscher, z. B. Quantalan, haben keine prophylaktische Wirkung in Richtung Leberablagerungen, sondern kommen nur bei manifester Leberbeteiligung zum Einsatz. Bei akutem Krankheitsbild kurzfristiger Einsatz antiinflammatorischer Substanzen (Kortikosteroide), meist lokal ausreichend, nur bei bullösen Verläufen auch intern.

Porphyria cutanea tarda

Ursache, Krankheitsbild und Diagnose

Enzymdefekt: Wahrscheinlich Uroporphyrinogendecarboxylase.
Eine im Erwachsenenalter auftretende Porphyrie ist durch Akkumulation von vornehmlich Uroporphyrinogen und Eisen bei gleichzeitig bestehenden chronischen Leberschäden, meist schon Fibrosen oder Zirrhosen gekennzeichnet (alkoholisch oder viral bedingt, Östrogene, Hexachlorbenzol, TCDD).
Die Patienten berichten charakteristischerweise über eine in letzter Zeit vermehrt vulnerable Haut, vor allem an den Handrücken, wo sich kleine Erosionen, Krustenbil-

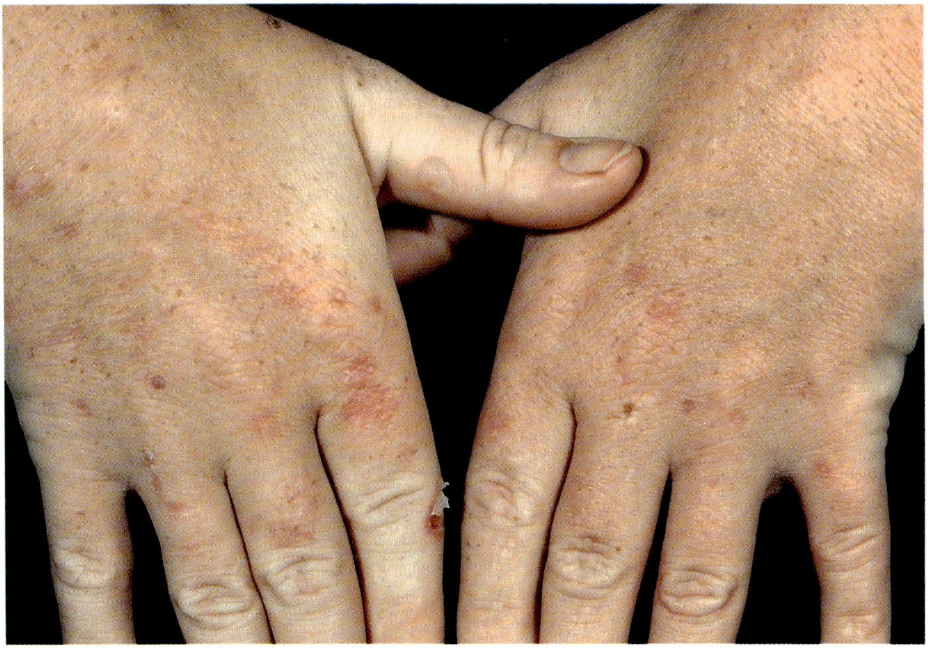

Abb. 131. Porphyria cutanea tarda

dungen, manchmal auch intakte Bläschen, flache hypopigmentierte Narben und Milien auffinden lassen. Das Gesicht kann in gleicher Weise betroffen sein, zusätzlich imponiert hier eine Hypertrichose, vor allem an den Wangen und lateralen Augenbrauenbereichen.

Differentialdiagnose

Polymorphe Lichtdermatose, Epidermolysen, Milien, Kontaktdermatitis, Traumen.

Therapie

Bei hohem Serumeisenspiegel hat sich die initiale Aderlaßtherapie (2 × 250 ml die Woche) bewährt, die entsprechend dem Abfall des Eisenspiegels in der Frequenz reduziert wird. Gleichzeitig beginnt man mit der Gabe von 2 × wöchentlich 125 mg Resochin, die als Langzeittherapie anzusehen ist (Augenarztkontrolle).
Die Ausschaltung von Lebernoxen (Alkohol) ist aber für jegliche Art von Therapie Grundvoraussetzung.

Prurigo-Gruppe

1 Prurigo acuta simplex, Strophulus infantum, Lichen urticatus

Ursache, Krankheitsbild und Diagnose

Ursache unbekannt, vermutet werden Verdauungsstörungen, Intoxikationen, alimentäre Überempfindlichkeit, Vermes, ohne daß hierfür gesicherte Untersuchungen vorliegen.
Charakterisiert ist die Dermatose durch wahllos verstreutes Auftreten von 1,0 bis 1,5 cm großen hellroten, ödematösen Knötchen, Seropapeln, die von einem erythematösen Hof umgeben sind und oft an der Kuppe ein Bläschen tragen. Starker Juckreiz. Meist sind die Effloreszenzen exkoriiert, so daß nur kleinere Erosionen oder Verkrustungen nachweisbar sind.

Differentialdiagnose

Skabies, Insektenstiche, Varizellen, Dermatitis herpetiformis Duhring.

Therapie

Lokal fluorierte Corticoide, intern Antihistaminika, Ausschaltung von möglichen Noxen bzw. Foci.

2 Prurigo subacuta adultorum, Urticaria chronica papulosa

Ursache, Krankheitsbild und Diagnose

Ursache unbekannt, des öfteren finden sich Störungen im Gastrointestinaltrakt (Gallensteine o.ä.). Charakteristischerweise geben die Patienten an, daß der unerträgliche Juckreiz erst sistiert, wenn der Knoten aufgekratzt und kraterförmig aus der Haut herausgehebelt wird. Die nur selten nachweisbaren Prurigopapeln finden sich vor allem zwischen den Schulterblättern sowie an den Streckseiten der Extremitäten. Meist imponiert ein buntes Bild aus Erosion, Krusten und flachen Narben, die von alten exkoriierten Herden herstammen.

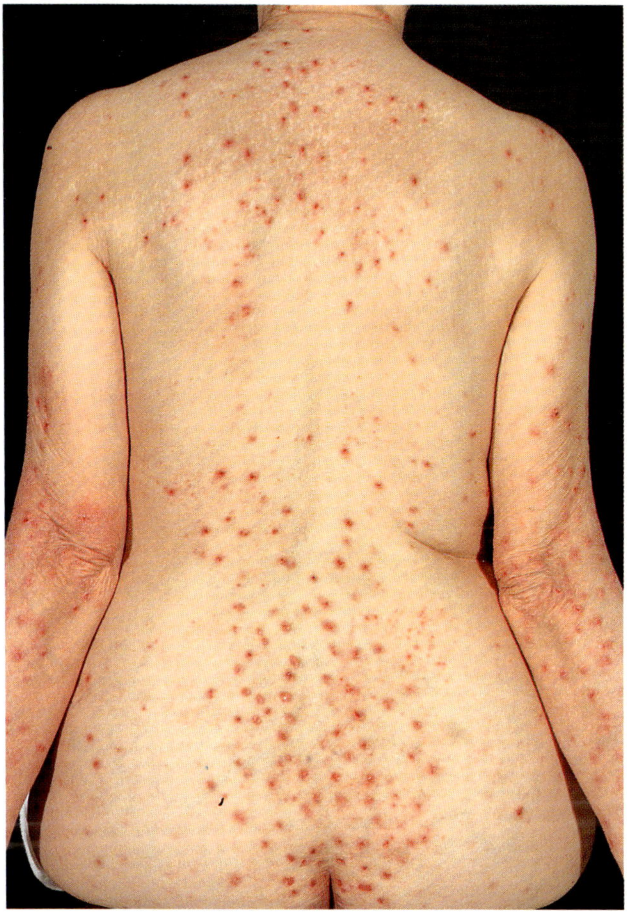

Abb. 132. Prurigo subacuta (Urticaria chronica papulosa)

Therapie

Sehr schwierig, wegen des rezidivierenden Charakters der Erkrankung undankbar. Nach Ausschaltung möglicher Zweiterkrankungen lokal mit doppeltfluorierten-chlorierten Salben (Dermoxin), Teeranwendungen, Tumenol u.ä. Aromatisches Retinoid (Tigason) hat sich nur in Einzelfällen als wirksam erwiesen.

3 Prurigo nodularis Hyde

Ursache, Krankheitsbild und Diagnose

Dieses wohl als Variante einer Dermatitis atopica aufzufassende Krankheitsbild betrifft vornehmlich ältere Erwachsene, Frauen häufiger als Männer. Die häufig ulzerierten, mechanisch alterierten Knoten finden sich disseminiert am gesamten Integument, meist in Verbindung mit chronischen Ekzemherden.

Therapie

Kaum zu beeinflussen, Exzision. Intrafokal: Injektionen mit Kortikoid-Kristallsuspension (Volon A), Röntgentherapie. Auch aromatisches Retinoid (Tigason) kann versucht werden.

4 Pruritus cutaneus sine materia

Ursache, Krankheitsbild und Diagnose

Mit dieser Bezeichnung wird kein pathogenetisch einheitliches Krankheitsbild erfaßt. Es dürfen darunter auch nur diejenigen Formen eines universellen oder lokalisierten Juckreizes zusammengefaßt werden, bei denen durch die Untersuchung der Haut keine klinisch definierbare Dermatose nachweisbar ist, die den Juckreiz auslösen könnte. Besteht jedoch der Pruritus länger, kann es infolge des Kratzens auch zu sekundären Hautveränderungen kommen, welche sich als strich- oder streifenförmige Kratzeffekte, lichenifizierte Ekzeme, Pyodermien, Furunkel u.a.m. äußern können. Zur Abklärung möglicher Ursachen unterscheidet man am besten generalisierten und lokalisierten Pruritus.

Pruritus generalisatus

Hierbei findet sich ein allgemeiner, universell auftretender Juckreiz von wechselnder Stärke und Dauer bzw. ununterbrochenem Bestand. Am stärksten wird er abends im Bett wahrgenommen. Die Haut weist anfangs nicht selten außer Kratzeffekten keine weiteren Veränderungen auf. Später nimmt sie eine mehr oder weniger ausgeprägte bräunliche Farbe an. Summarisch sollte man an folgende Ursachen denken: mechanisch-irritative Reize wie Reibungen durch Kleidungsstücke, Waschmittelrückstände in der Wäsche, Nylon- oder Perlonwäsche, Unsauberkeit, Seifenüberempfindlichkeit, ferner Infektionen durch Haustiere, Krätze, Läuse, Flöhe, Wurm- und Lamblienbefall, Arzneimittelnebenwirkungen. Besonderer Abklärung bedürfen mögliche innere organische Leiden wie Leberaffektionen mit und ohne Ikterus, Hepatitis, Diabetes mellitus, Magen-Darmstörungen, Gicht, Niereninsuffizienz (Urämie, Hypertonie) Leukämien, Mycosis fungoides, Lymphogranulomatose, Sarkome, Karzinome (bei letzteren ist der Pruritus ein prämonitorisches Symptom), Arteriosklerose (Pruritus senilis,

Altersatrophie der Haut), progressive Paralyse, Alkoholismus, abnorme Magensaftwerte, Fokalinfekte, innersekretorische Störungen, Gravidität, Klimakterium, Erkrankungen der weiblichen und männlichen Sexualorgane (Adnexitis, Prostatitis, Prostatahypertrophie), übermäßiger Genuß von Tee, Kaffee, Tabak, Bitterlemon. Auch der reine Kontakt zu Wasser kann Juckreizattacken gelegentlich provozieren, sog. aquagener Pruritus. Es gibt aber natürlich auch den rein psychogen ausgelösten Pruritus.

Therapie

Mit viel Geduld die Ursache suchen und ausschalten, Grundleiden abklären und behandeln. – Symptomatisch greift man gerne zu Antihistaminika per os (Hismanal, Teldane, Omeril, Atosil, evtl. abends Atarax). Bei therapieresistenten Fällen können Calciuminjektionen i. v., ebenso wie Eigenblutinjektionen i. m. versucht werden, auch wenn es kaum einen plausiblen Wirksamkeitsnachweis hierfür gibt.
Lokal Calmitolzinkschüttelmixtur, Volon-Schüttelmix, Crotamitex Salbe, Mediphon-Puder, Plesiocid-Bäder. Auch eine Therapie mit Röntgengrenzstrahlen hat gelegentlich Erfolg. Bei Dialysepatienten hat sich eine SUP-Ganzkörperbestrahlung als besonders wirksam erwiesen.

Pruritus localisatus

Hier dominiert der anogenitale Pruritus, wobei der Pruritus ani häufiger beim Mann, der P. genitalis häufiger bei der Frau beobachtet wird.
Klinisch finden wir beim Pruritus ani einen meist geröteten bis ekzematös veränderten Analring, anfangs nässend, reich an Rhagaden, Pyodermien in der Umgebung. Ursächlich sollte man forschen nach chronischer Obstipation, chronischer Kolitis, ganz besonders nach Hämorrhoiden, Prostatitis, Prostatahypertrophie, Fissuren, Fisteln, Schleimhautpolypen, Vermes und Candidiasis. Der besonders quälende Pruritus genitalis am Mons pubis, der evtl. auf die Genitokruralfalten, Oberschenkel und das Perineum übergehen kann, zeigt wechselnde Erscheinungsbilder von Rötung und Schwellung bis hin zur Lichenifikation. Ursächlich sollte man hier besonders an einen Fluor verschiedenster Genese, besonders durch Trichomonadenbefall, Adnexerkrankungen, Korpus-Karzinom, Myome, Uterusverlagerungen, Gravidität und hormonelle Umstellungen denken. Vielfach finden sich eine beginnende Kraurosis vulvae, ein manifester oder latenter Diabetes mellitus, Hormonstörungen und Organleiden, wie diese beim generalisierten Pruritus näher erörtert wurden. Nicht selten stehen aber psychische Ursachen ganz im Vordergrund, wie Sexualstörungen, Unbefriedigtsein in der Ehe, Abneigung gegen den Partner, Kontaktstörungen, etc.

Therapie des Pruritus ani

Klarstellung und Behandlung der Ursachen, insbesondere Würmer, Hämorrhoiden, Pilze. Bei Beachtung einer reizlosen Kost und einem weichen Stuhlgang sollte die Hämorrhoidenbehandlung mittels der Proktoskopie und Verödung durchgeführt werden. Bei entzündlichen Formen: Pinselungen oder feuchte Umschläge mit Plesiocid, Pinselungen mit Tinctura Arning, Calmitolzinköl oder einer Tumenol-Salbe. Die Rhagaden werden mit 10%igem Argentum-nitricum täglich betupft und anschliessend ein Mulläppchen eingelegt, auf welches man dünn Linola H geben kann. Nach dem Stuhlgang sollte weder Papier noch Seife verwendet werden, sondern am besten Waschen mit lauwarmem Wasser, Praecutan, Dermowas und anschließend o.a. Pinselungen und Salbenauftragungen. Öftere Sitzbäder mit Plesiocid, ggf. innerlich ein Antihistaminikum sind förderlich.

Therapie des Pruritus genitalis

Besonders nach Trichomonaden und nach Hefen suchen, entsprechende orale Behandlung mit Arilin, Clont, Moronal-Ovula und lokal Dexamed-Spray, anschließend Mediphon-Puder. Förderlich ist bei einer Lichenifikation die fächerförmige, intradermale Gabe von Volon-A-Kristallsuspension, gemischt mit einem Lokalanästhetikum. Auch die lokale Anwendung von Linoladiol kann hilfreich sein.

Psoriasis vulgaris

Ursache, Krankheitsbild und Diagnose

Die Psoriasis ist eine Krankheit mit ererbter Disposition. Ca. 2% der Bevölkerung der Bundesrepublik Deutschland hat eine Disposition oder manifeste Schuppenflechte. Der genaue Modus ist nicht bekannt. Man spricht jedoch von einem polygenen Vererbungsmodus mit Schwellenwerteffekt. Faktoren, die zur Manifestation der Psoriasis führen, sind vielfältig und nicht spezifisch. Gipfel für die Erstmanifestation der Erkrankung liegen um das 20. und um das 65. Lebensjahr. Die jugendliche Erstmanifestation überwiegt weit, es gibt jedoch noch Erstmanifestationen der Erkrankung im hohen Lebensalter. Assoziationen der Psoriasis mit bestimmten HLA-Typen sind bekannt. Insbesondere sind die jugendlichen Psoriasisformen überproportional mit HLA-B17 und Cw6 assoziiert. Auch scheint bei der HLA-Konstellation eine Verbindung zwischen Psoriasis und Arthritis zu bestehen. Offenbar infolge der genetischen Disposition kommt es zu zahlreichen, aber nicht spezifischen Aberrationen im Stoffwechsel. In letzter Zeit werden insbesondere Abweichungen im Arachidonsäurestoff-

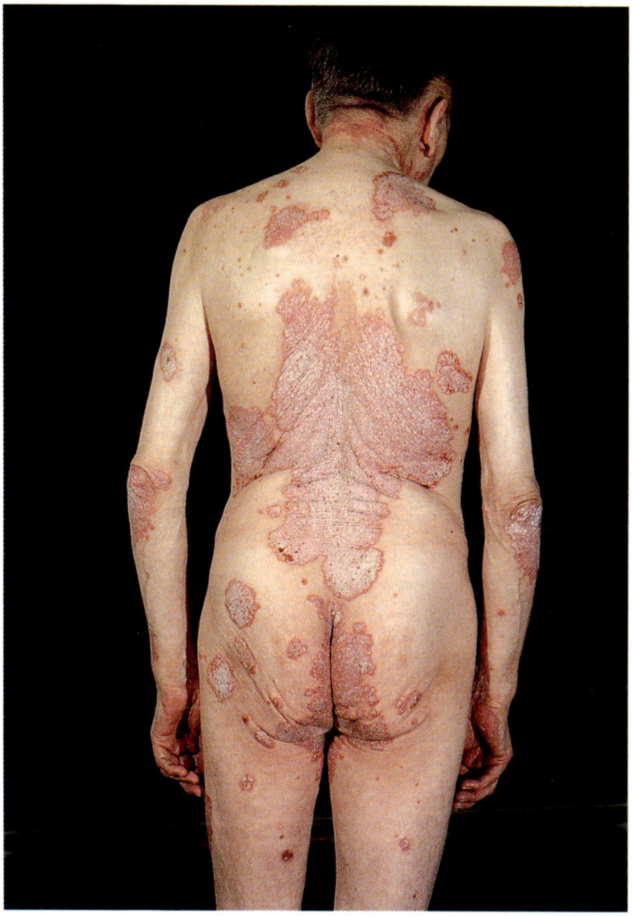

Abb. 133. Psoriasis vulgaris
Chronisch stationäre Verlaufsform an klassischen Prädilektionsstellen

wechsel und der daraus resultierenden Kaskade der Entzündungsmediatoren beschrieben.

Gelenkbeteiligungen bei Psoriasis liegen klinisch und radiologisch in etwa 7% der Fälle vor. Mittels Technetiumphosphat-Skelettszintigraphie soll sich eine charakteristische Osteopathie sogar in 90% aller Patienten mit Psoriasis finden lassen. Die einzelnen Herde sind durch asbestähnliche, silberhell glänzende, leicht ablösbare Schuppungen gekennzeichnet. Nach Entfernung der Schuppen stößt man auf ein feucht glänzendes, zartrosa Häutchen und nach dessen Entfernung tritt die diagnostisch wichtige petechiale Blutung auf.

Köbnersches Phänomen: unspezifische Reize (Kratzen, Schaben usw.) provozieren neue Psoriasis-vulgaris-Herde. – Die psoriatischen Effloreszenzen sind entweder in Punkt-, Münzen-, Ring- oder Girlandenform angeordnet. Häufig bildet sich aus der anulären Form durch Zusammenfließen mehrerer Ringe die Psoriasis geographica. Relativ selten ist der ganze Körper befallen (Psoriasis generalisata). An den Prädilektionsstellen – Streckseiten der Extremitäten, behaarter Kopf und Kreuzbeingegend –

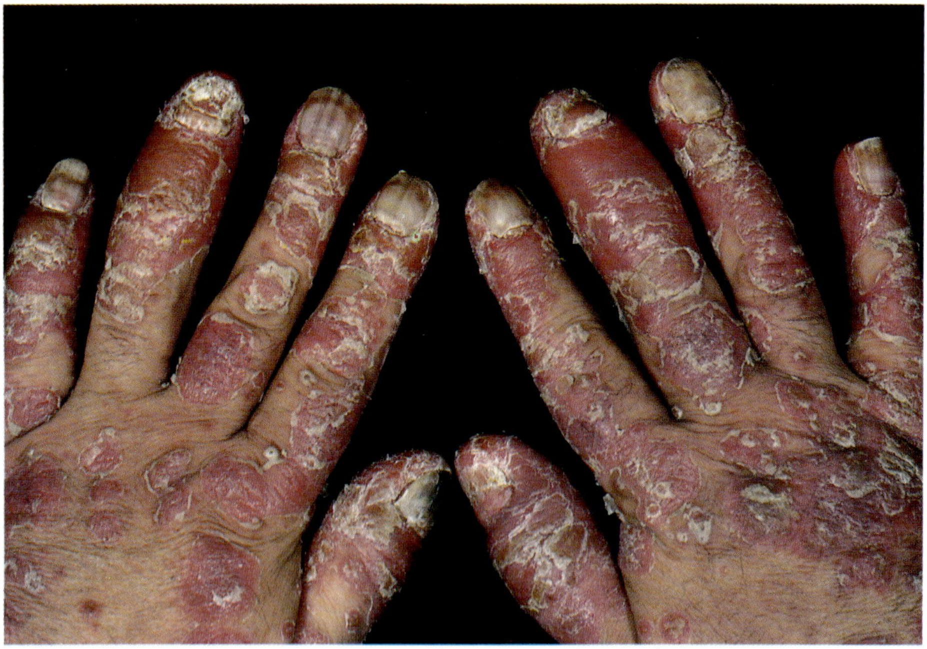

Abb. 134. Psoriasis arthropathica
mit schwerer inflammatorischer Psoriasis

imponieren die Psoriasis-Herde meist als umschriebene, das Hautniveau etwas überragende, runde bis ovale Scheiben von hellroter Farbe.
Abweichungen vom üblichen klinischen Bild bieten die meist eruptive Psorasis exsudativa im Kindesalter sowie die Psoriasis pustulosa palmoplantaris (Typ Barber) und generalisata (Typ v. Zumbusch). Auch die Nägel können befallen werden. Es finden sich entweder punktförmige Vertiefungen (Tüpfelung) in der Nagelplatte, Längs- und Querstreifungen oder eine brüchige, verdickte Nagelplatte infolge darunterliegender Hornmassen. Der sogenannte Ölfleck kennzeichnet die subunguale Psoriasis des Nagelbettes. Gleichzeitig mit den Hauterscheinungen treten manchmal Gelenkbeschwerden auf, welche analog einer Polyarthritis nicht selten zu Gelenkversteifungen führen.
Alle Gelenke können ergriffen werden und alle Gelenkteile (Kapsel, Knorpel, Knochen und periartikuläres Gewebe) können in den Prozeß miteinbezogen werden. Wenn auch die Arthropathia psoriatica bei gleichzeitig bestehender Nagelpsoriasis, bei universieller oder pustulöser Psoriasis häufiger beobachtet wird, können, wenn auch seltener, die Gelenkkomplikationen auch bei den übrigen Psoriasisformen auftreten. Sind die Psoriasiseffloreszenzen abgeheilt, finden sich an ihrer Stelle häufig Depigmentierungen, welche einige Wochen bis Monate bestehen bleiben können (Leukoderma psoriaticum).

Differentialdiagnose

Lichen ruber planus, Pityriasis rosea, seborrhoische Dermatitis, Lupus erythematodes, Tinea corporis und Syphilis (psoriasiformes Exanthem: Beugeseiten, derbes, braunrotes Infiltrat, keine petechiale Blutung, weniger ausgeprägte Schuppung, Seroreaktionen positiv). Bei der pustulösen Psoriasis vulgaris: Impetigo herpetiformis, pustulöse Arzneimittelexantheme, superinfizierte Dyshidrose, Tinea profunda.

Therapie

Hier ist zu unterscheiden zwischen einer lokalen und einer innerlichen Therapie.
Bei der lokalen Therapie stehen auch heute noch Salicyl-Salben in steigender Konzentration (2–10%) sowie Dihydroxyanthranol (Cignolin), Vaseline, häufige Bäder unter Zusatz von Balneum Hermal, Plesiocid, Waschungen mit Praecutan, Sebopona etc. im Vordergrund. Zur Standardtherapie der Psoriasis gehört heute die Anwendung ultravioletter Strahlen. Bei ausgedehnten exanthematischen, nummulären oder zirzinären Formen findet die Phototherapie mit selektierten UV-Spektren (SUP) Anwendung. Eine genaue Dosimetrie ist dabei nicht möglich. Es empfiehlt sich, jeweils knapp unter der Erythemschwelle zu bestrahlen. Eine relativ häufige Frequenz von nicht unter drei Bestrahlungen je Woche in der Initialphase ist anzustreben.
Für lokalisierte Herde an besonderen Körperstellen befinden sich auch Sondergeräte im Handel, z.B. in Form des Aqua-SUP zur Bestrahlung der inversen Formen bzw. spezielle Psoriasiskämme zur Bestrahlung des behaarten Kopfes.
Bei hartnäckigen, vor allem aber erythrodermatischen bzw. pustulösen Verlaufsformen empfiehlt sich die Verstärkung der Lichteinwirkung (UVA) durch einen Photosensibilisator, insbesondere 8-Methoxypsoralen (Meladinine). Dieses kann lokal oder systemisch angewendet werden. Zu beachten ist bei der lokalen Anwendung als Lösung oder Emulsion die geringe therapeutische Breite, welche nicht selten zu bullösen Strahlenreaktionen führt. Bei der systemischen Anwendung von Psoralen ist es für die Praxis wichtig, daß die maximale Wirkung der Bestrahlung erst nach 48 bis 72 Stunden eintritt und damit bei täglicher Bestrahlung eine erhebliche Kumulation auftritt. Es sollte deshalb nach jeweils zwei Bestrahlungen an aufeinanderfolgenden Tagen ein Tag Bestrahlungspause eingelegt werden. Auch sollte eine Dosissteigerung in der Regel einmal in der Woche, höchstens aber zweimal in der Woche vorgenommen werden. Die früher vermuteten Risiken der Photochemotherapie an Haut und Auge scheinen kalkulierbar. Ein konsequenter Lichtschutz der Augen an den Bestrahlungstagen ist dringend angeraten. Die Kanzerogenität scheint aber auf besondere Risikofälle, z.B. bei Vorbehandlung mit Arsen oder ionisierenden Strahlen, beschränkt zu sein. In der praktischen Anwendung hat es sich gezeigt, daß sowohl SUP-, als auch PUVA-Therapie mit den üblichen Lokaltherapien der Psoriasis, wie Salicylsäure, Dihydroxyanthranol oder Glukokortikoiden kombinierbar sind, allerdings müssen noch vorsichtigere Dosissteigerungen vorgenommen werden.
Eine weitere Kombinationsmöglichkeit besteht in den intern anwendbaren Retinoiden, speziell Etretinat (Tigason). Dieses hat sich insbesondere bei pustulösen Formen

der Psoriasis sehr bewährt. Da die Anwendung von Tigason jedoch nicht risikolos ist und ein besonderes Fingerspitzengefühl verlangt, sei hierzu auf die entsprechenden Fachinformationen verwiesen.
Das gleiche gilt für die interne Gabe von Methotrexat. Dieses sollte auf wenige klinische Sonderfälle beschränkt werden. Das gleiche gilt auch für die interne Behandlung mit Glukokortikoiden, da häufig schwere Exazerbationen nach Absetzen der Steroide bis hin zu pustulösen Schüben beobachtet werden.
Bei lokalisierten Herden sind Okklusivverbände mit Kortikosteroidsalben angebracht. Kleinere Herde sprechen auch gut auf intradermale Injektionen mit Volon A 10 kombiniert mit einem Lokalanaesthetikum an. Seit einigen Jahren hat sich auch die ambulante Cignolinbehandlung als durchführbar erwiesen. Dieses als Minutentherapie beschriebene Verfahren wird folgendermaßen durchgeführt: Der Patient trägt zu Hause eine 2%ige Salicylvaseline, angereichert mit 0,5%, 1% oder 2% Cignolin auf die betroffenen Hautareale auf. Dies wird zuerst mit der niedrigsten Konzentration über 10 Minuten, dann 20 Minuten, danach mit den höheren Konzentrationen durchgeführt. Anschließend wird die Vaseline mit einem saugfähigen Tuch abgewischt, intensiv mit Wasser und Seife gereinigt (cave Verschmutzung der Waschbecken!) und anschließend für den Rest des Tages eine indifferente Pflegesalbe aufgetragen. Die Patienten sollten auf die Verschmutzung der Wäsche durch das Salbengemisch hingewiesen werden, bei richtiger Anwendung lassen sich aber ausgesprochen gute Therapieeffekte erzielen. Als Fertigpräparate stehen u.a. Psoradexan oder Psoralon MT in verschiedenen Konzentrationen zur Verfügung.

Purpura

Ursache, Krankheitsbild und Diagnose

Die purpurische Effloreszenz ist eine rote Macula, die sich auf Glasspateldruck hin nicht verändert und eine Größe von ca. 2–5 mm im Durchmesser aufweist. Purpura ist Ausdruck einer Störung der Thromboyztenzahl (Thrombozytopenie) oder Thrombozytenfunktion, deren Ursache hereditär oder acquiriert, deren Lokalisation umschrieben oder generalisiert sein kann.
Purpura ist das klinische Korrelat einer der drei Pathomechanismen, die unter dem Oberbegriff «hämorrhagische Diathese» zusammengefaßt werden. Die beiden anderen sind bedingt durch vaskuläre Störungen bzw. Koagulopathien (Gerinnungsfaktormangel).
Vor umfangreichen Laboruntersuchungen sollten folgende Purpuraformen ausgeschlossen werden: Purpura in sonnengeschädigter Altershaut, Purpura progressiva pigmentosa, akute Purpura durch exzessive Flüssigkeitsaufnahme und konsekutiven intravaskulären Druck, artefizielle Purpura (z.B. durch Unterdruck, iatrogen induziert z.B. durch EKG-Elektroden).

Thrombozytopenie

Diese tritt hereditär beim Wiskott-Aldrich-Syndrom auf, welches mit Dermatitis atopica, Infekten, Anämien und Immunglobulindefekten einhergeht.
Am häufigsten sind Thrombozytopenien aber immunologisch konditioniert, z.B. postinfektiös, als sog. idiopathische Thrombozytopenie, und bei Kollagenosen, vor allem Lupus erythematodes, Sjögren-Syndrom und mixed connective tissue disease (MCTD) zu finden, seltener bei Arzneimittelreaktionen auf Sulfonamide, Chinin oder Chinidin. Nichtimmunologische Ursachen liegen bei toxischen Reaktionen, intravasaler Gerinnungsstörung oder auch Kasabach-Meritt-Syndrom (Thrombozytenverbrauch in Riesenangiomen) sowie bei mit Splenomegalie einhergehenden Erkrankungen.

Störungen der Thrombozytenfunktion

Am häufigsten wird diese im Rahmen postinfektiöser Immunreaktionen an Thrombozyten in Verbindung mit Thrombozytopenie gesehen.
Hereditär tritt eine Thrombozytenfunktionsstörung beim v. Willebrandt-Jürgens Syndrom auf, die zwar autosomal dominant, aber in der klinischen Symptomatik äußerst variabel vererbt wird. (Störung der qualitativen bzw. quantitativen Faktor VIII-Produktion führt zu gestörtem Adhäsionsverhalten der Thrombozyten.)

Differentialdiagnose

Palpable Purpura (Leukozytoklastische Vaskulitis), Fabry-Syndrom, Angiome, Morbus Osler, Capillaritis alba, Purpura pigmentosa progressiva.

Therapie

Akute Thrombozytopenien können durch Fibraccel alle 6 Stunden intravenös bis zur Überwindung der Krise gehalten werden. Thrombozytenkonzentrate sind bei immunologisch bedingter Thrombozytopenie sinnlos.

Purpura pigmentosa progressiva

Ursache, Krankheitsbild und Diagnose

Diese vornehmlich bei jüngeren Erwachsenen auftretende Dermatose wurde früher in engem Zusammenhang mit der Einnahme bromhaltiger Schlafmittel gesehen (sog.

Adalin-Purpura). Nach deren Eliminierung vom Arzneimittelmarkt daher heute eher selten. Ursächlich häufig völlig unklar liegt dem Geschehen pathogenetisch eine Kapillaritis zugrunde. Klinisch finden sich aufsteigend von den Unterschenkeln hinauf bis zum Gesäß, selten generalisiert, anfangs petechiale Purpuraeffloreszenzen, die rekurrierenden Charakter haben. Da die aus den Kapillaren ausgetretenen Erythrozyten abgebaut werden, tritt bald an den hochrot-frischen Effloreszenzen eine bräunliche, ebenfalls punktförmige Pigmentierung auf. Meist besteht nur bei neuerlichen Eruptionen geringer Juckreiz.

Differentialdiagnose

Purpura anderer Genese, palpable Purpura (Vaskulitis), diabetische Siderose der Haut, Stauungsdermatitis, Varikosis.

Therapie

Keine effektive Therapie bekannt außer höhere Dosierung von Kortikosteroiden, die aber gemessen an der Krankheitsschwere inadäquat ist. Calcium Rutinon wird empfohlen, ein eindeutiger Wirkungsnachweis besteht aber ebensowenig wie für Vitamin C. Hautpflege mit indifferenten Cremes bzw. Salben (Basodexan u.a.).

Pustulöse Dermatosen

Ursache, Krankheitsbild und Diagnose

Pustulöse Erkrankungen können primärer und sekundärer Natur sein. Primäre Pusteln sind sterile, leukozytäre Abszesse, die sich follikelgebunden oder an adnexfreien Hautstrukturen abspielen können. Sekundäre Pustulosen sind als Impetiginisierung vorbestehender dermaler Veränderungen, wie z.B. Superinfektion von Blasen, aufzufassen.

Primäre Pustulosen treten vor allem im Rahmen der Psoriasis als lokalisierte oder generalisierte Verlaufsform auf (s. dort). Eosinophile Leukozyten treten besonders bei Pustulosen im Neugeborenenalter z.B. bei Erythema toxicum neonatorum, der infantilen Akropustulose, aber auch der Incontinentia pigmenti auf. Generalisierte, pustulöse Arzneimittelreaktionen finden sich dagegen vornehmlich bei älteren Erwachsenen. Pustulösen Aspekt kann ferner das Sweet-Syndrom (Akute febrile neutrophile

Dermatose) vermitteln, ebenso das Pyoderma gangraenosum bzw. die Dermatitis ulcerosa.

Sekundäre Pustulosen, also letztlich Pyodermien, treten vor allem im Gefolge von dyshidrotischen Handekzemen, Herpes, Varizellen und Zoster, bullösen Insektenstichen, Follikulitiden, Tinea profunda, Miliaria, Pemphigoid und Dermitis herpetiformis Duhring auf.

Diagnostik und Therapie richten sich nach der jeweiligen Grundkrankheit (s. dort).

Pyoderma gangränosum

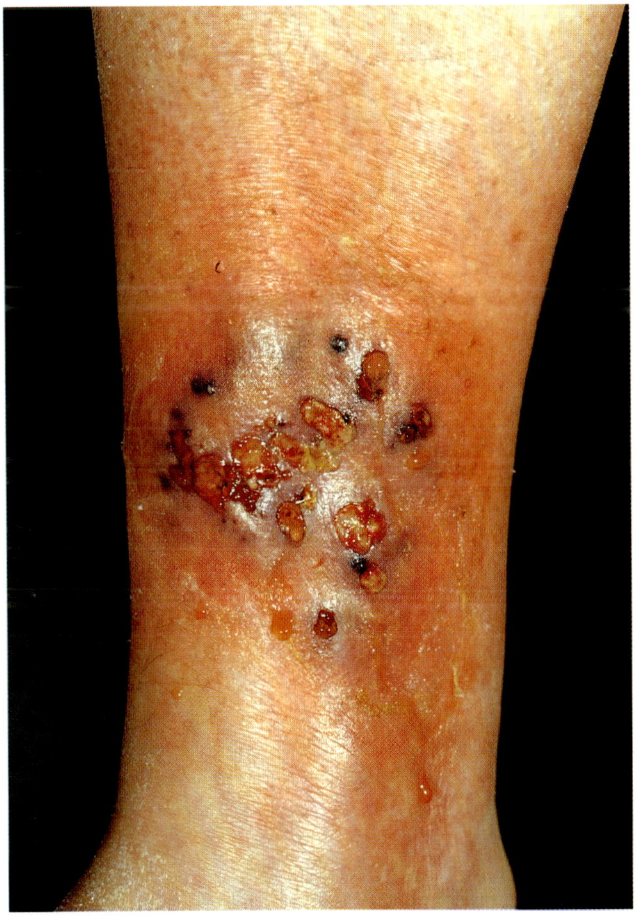

Abb. 135. Pyoderma gangraenosum
Eruptive Frühphase

Ursache, Krankheitsbild und Diagnose

Akut einsetzende, schwere, mit Nekrosenbildung einhergehende Hautentzündung, die besonders häufig bei jüngeren Patienten in Assoziation mit Morbus Crohn, Colitis ulcerosa, aber auch anderen chronischen, internen und neurologischen Leiden, gelegentlich auch isoliert auftreten kann.
Vornehmlich an den Unterschenkeln, darüber hinaus aber auch an jeder anderen Lokalisation tritt ein plötzlich aufschießendes rötliches Infiltrat auf, welches schnell peripherwärts unter zentraler Ulzeration fortschreitet. Während zentral hämorrhagisch-nekrotisierende Veränderungen im Vordergrund stehen, ist der Rand der Läsionen mehr wallartig aufgeworfen und kann von kleinen Vesiculae oder Pusteln durchsetzt sein. Nach deren Platzen verbleiben kryptenartig den Rand unterminierende, flache Ulzerationen. Die Herde können einzeln oder multipel auftreten, ihr Durchmesser beträgt häufig mehrere Zentimeter, die Geschwürtiefe kann ebenfalls 1–2 cm betragen. Das Auftreten eines Pyoderma gangraenosum ist meist mit einer Verschlechterung bzw. einem Rezidiv der Grunderkrankung verbunden.

Differentialdiagnose

Ulcus cruris, nodös-ulzerierende Vaskulitiden (Erythema induratum), ulzerierte Necrobiosis lipoidica, schnell wachsende Karzinome und Lymphome, Leishmaniose, Angiosarkom.

Therapie

Initial 40–80 mg Methylprednisolon, bei Colitis ulcerosa Azulfidine. Zusätzlich sind häufig Immunsuppressiva wie Azathioprin 100 mg (Imurek) erforderlich.
Lokaltherapie wie bei Ulcus cruris.

Raynaud-Syndrom

Ursache, Krankheitsbild und Diagnose

Vornehmlich bei Frauen auftretende, anfallsweise einsetzende Durchblutungsstörung, meist der Finger, seltener der Zehen. Die Reaktion ist durch die konsekutive Trias weiße, blaue, rote Verfärbung der Finger gekennzeichnet, die den pathophysiologischen Ablauf der Reaktion widerspiegelt: Spasmus der Arterien, Öffnung der Arte-

rien bei noch fortbestehender Behinderung des venösen Abflusses, reaktive Hyperämie. Diese auch physiologischerweise bei massiver Kälteeinwirkung ablaufende angiospastische Reaktion, die ca. 5–10 Minuten nach Abschluß der Kälteeinwirkung beendet wird, ist bei Patienten mit Raynaud-Syndrom auf 20, manchmal mehr als 30 Minuten verlängert.
Primäre Raynaudsymptomatik ohne jeglichen Hinweis auf auslösende oder begleitende Erkrankungen wird von sekundären unterschieden, die als Vorläufer bzw. Begleitsymptom vieler Erkrankungen, vor allem des Formenkreises der Kollagenosen (Sklerodermie, Lupus erythematodes, Dermatomyositis, Panarteriitis, Polyarthritis) auftreten. Ferner müssen lokale Faktoren wie Wirbelsäulenschäden, Halsrippen, Scalenus-anterior-Syndrom, Narbenzüge, neurologische Schäden, Therapie mit Zytostatika (Vincristin, Bleomycin), sowie mechanische Belastungen (Arbeiten mit Preßlufthammer u.ä.) bedacht werden.

Therapie

Vermeidung der Kälte- und Nässeexposition, Vermeidung aller zu Gefäßspasmen führenden Noxen, in erster Linie Nikotin, aber auch Antihypotonika u.ä. Lokal können Heilbäder (Pernionin) oder Salben mit gefäßerweiternder Wirkung (Rubriment, Akrotherm, Isoket-Salbe) versucht werden. Als systemische Therapie kommen Nifedipin, Prazosin, Verapamil, Ketanserin u.a. in Frage.
Cave: Raynaud-Symptomatik kann Frühsymptom einer sich manchmal erst Jahre später einstellenden schweren Systemerkrankung wie Lupus erythematodes oder Sklerodermie sein. Daher sollte eine gründliche Untersuchung und Verlaufsbeobachtung dieser Patienten erfolgen.

Reitersche Krankheit

Ursache, Krankheitsbild und Diagnose

Chronische, zum psoriasiformen Dermatosenkreis zählende Erkrankung, die vornehmlich bei jungen Männern, häufig nach urethralen Infekten mit Gonokokken oder Chlamydien, gelegentlich auch nach gastro-intestinalen Infekten auftritt (häufige Assoziation mit HLA-B27).
Das klinische Bild ist charakterisiert durch eine unspezifische Urethritis, Balanitis circinata paraceratotica, durch polyarthritische Beschwerden im Fuß- und Kniegelenk und durch eine Konjunktivitis.
Bei 10% der Patienten treten Hauterscheinungen auf mit keratomartigen Auflagerungen an Fußsohlen und Handflächen (Keratoma blenorrhagicum), wie auf der Glans

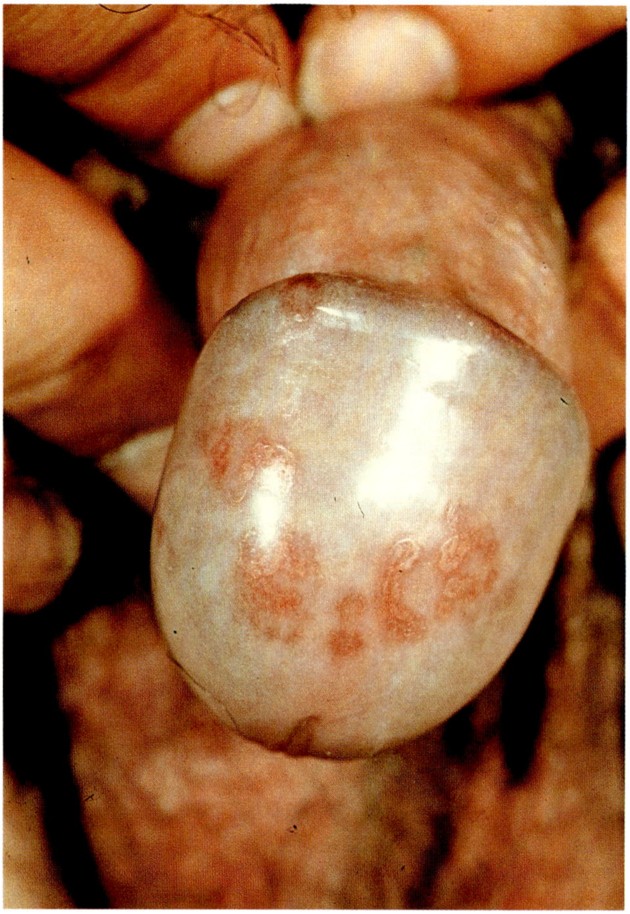

Abb. 136. Morbus Reiter: Balanitis circinata

penis (Balanitis circinata). Ferner subunguale Hyperkeratosen mit Splitterungen und Ablösung der Nagelplatten. Gelegentliche Temperaturerhöhungen.
Häufige Rezidive (ca. 60%) und chronischer Verlauf.

Differentialdiagnose

Psoriasis arthropathica, rheumatische Erkrankungen, Urethritis, Konjunktivitis. Grundsätzlich sollte bei Balanitis junger Männer das Vorliegen dieses Krankheitsbildes ausgeschlossen werden.

Therapie

Intern Kortikoide oder ACTH, Indometacin (Amuno) und andere Antirheumatika (z.B. Piroxicam: Felden). In schweren Fällen auch Methotrexat.

REM-Syndrom (retikuläre erythematöse Muzinose)

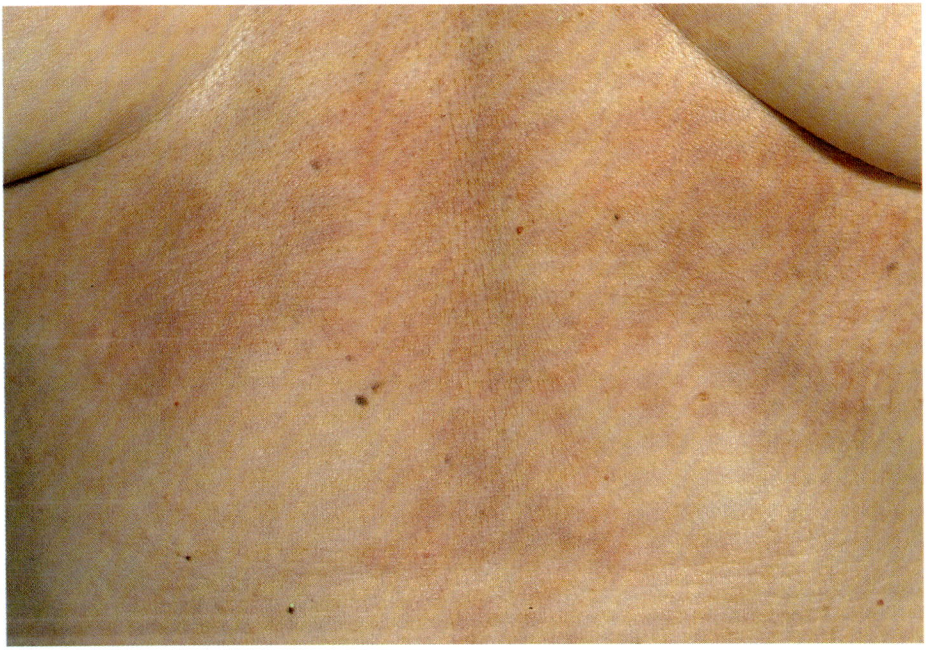

Abb. 137. REM Syndrom: Retikuläre erythematöse Muzinose

Ursache, Krankheitsbild und Diagnose

Relativ seltenes, vor allem jüngere Frauen betreffendes Krankheitsbild unbekannter Ursache, das als histologisches Korrelat eine Akkumulation von Muzin in der Dermis aufweist.

Im Bereich der vorderen und hinteren Schweißrinne, vor allem auch submammär in der Area epigastrica treten flächenhafte, netzförmig konfigurierte (retikuläre) Rötungen auf, die den Patienten außer der kosmetischen Beeinträchtigung keinerlei Beschwerden bereiten.

Differentialdiagnose

Seborrhoische Dermatitis, Intertrigo, Psoriasis

Therapie

Als wirkungsvolle Therapie haben sich Chloroquinderivate (Resochin 250 mg täglich) erwiesen. Leider ist eine Dosisreduktion oftmals von einem Rezidiv gefolgt. In diesen Fällen sollte keine weitere Therapie erfolgen, um nicht wegen einer harmlosen Dermatose unerwünschte Wirkung einer Dauertherapie durch dieses Präparat in Kauf nehmen zu müssen.
Lokale Therapie mit Steroiden ist wirkungslos.

Rhinophym

Ursache, Krankheitsbild und Diagnose

Dieses Krankheitsbild ist in aller Regel kombiniert mit einer Rosazea, bei der Individualfaktoren, seborrhoische Konstitution sowie Labilität des Gefäßnervensystems im Gesicht diskutiert werden (s. Rosazea). Fast nur bei Männern zur Beobachtung kommend, finden sich zwei Formen:
b. Rhinophyma fibrosum angiectaticum (Gefäßerweiterungen, verdickte und harte Nase),
a. Rhinophyma hypertrophicum (Hypertrophie der Talgdrüsen und Fibrose): Hierbei fehlt die venöse Stauung, weshalb die Farbe weniger livid ist, die Oberfläche ist uneben, knollig, von tiefen Einziehungen durchsetzt, die Follikel sind erweitert und aus ihnen läßt sich eine übelriechende Talgmasse ausdrücken.

Therapie

Im Frühstadium wie bei Rosazea (s. dort). Hypertrophische Stadien sind lediglich der chirurgischen Abtragung der Knoten und Knollen auf der Nase mit Messer oder Diathermieschlinge zugänglich. Zur Modulation anschließend hochtouriges Schleifen.

Rosazea

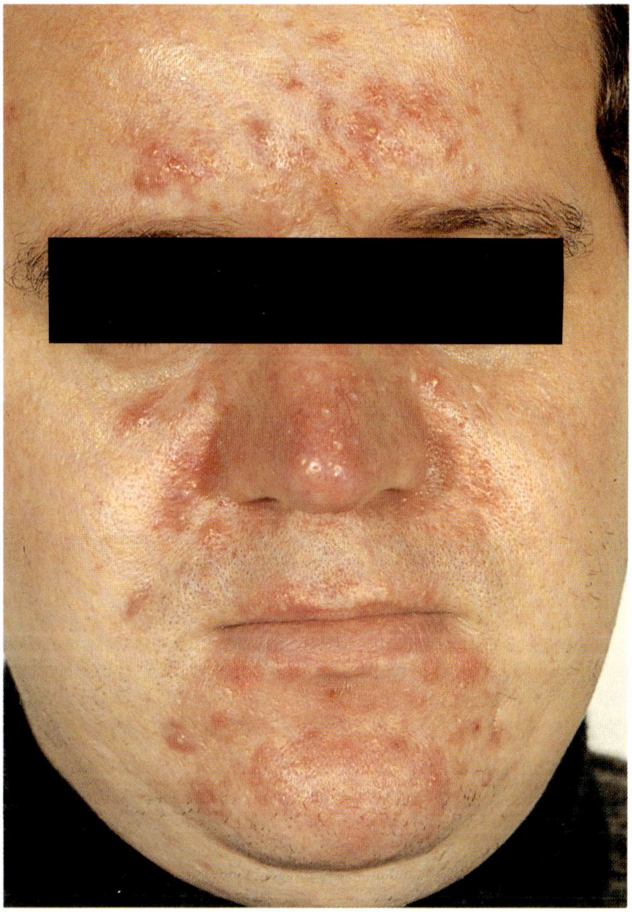

Abb. 138. Papulopustulöse Rosazea

Ursache, Krankheitsbild und Diagnose

Die Rosazea ist eine vornehmlich Erwachsene ab dem 30. Lebensjahr betreffende Erkrankung, deren Ätiologie weitgehend unklar ist. Weder eine besondere Vasoinstabilität, noch die angeschuldigte Milbe Demodex folliculorum hielten entsprechenden Untersuchungen stand. Die Ähnlichkeit mit den seborrhoisch-akneiformen Erkrankungen legt zwar eine Beziehung nahe, ist aber ebensowenig bewiesen, wie negative Einflüsse seitens des Verdauungstraktes.
Klinisch erscheint die Rosazea zentrofazial lokalisiert in unterschiedlichem Bild:

Rein erythematösen, von feinen Teleangiektasien gekennzeichneten Verläufen stehen solche mit zusätzlich papulo-pustulöser Komponente gegenüber. Analog zur Akne werden schwerste, mit Abszessen und Knotenbildungen einhergehende Formen als Rosacea conglobata bezeichnet. Komedonen sind allerdings nie zu finden. Ferner können granulomatöse Plaques und als Sonderform die tuberkuloide Rosazea auftreten, bei der zumeist gelbbräunliche, stecknadelkopf- bis erbsgroße Knötchen ebenfalls zentrofazial in relativ großer Zahl aufschießen.
Besonders bei Männern ist die Rosazea häufig mit einem Rhinophym (s. dort) assoziiert.
Achten sollte man auch auf okuläre Beteiligung, die sich als Konjunktivitis, gelegentlich auch als Iritis bemerkbar macht.

Differentialdiagnose

Periorale, rosazeaartige Dermatitis, akneiforme Arzneimittelexantheme, seborrhoische Dermatitis, beginnender Erythematodes, papulöser Morbus Boeck, lupoide Rosazea, Perniosis im Gesichtsbereich, Carcinoid-Syndrom.

Therapie

Diese richtet sich natürlich nach dem klinischen Bild. Vielfach werden Metronidazol per os (250 mg/tägl. über 10 bis max. 20 Tage) oder auch Tetrazykline (3 × 250 mg/die), sowie lokal Metronidazol 2%ig in Linoladiol oder Wolff-Basis-Creme für ausreichend betrachtet.. Bei schwerer Rosacea conglobata Roaccutan in einer Dosierung von 0,5–1 mg/kg Körpergewicht über 10–20 Wochen.
Zum Waschen Syndets, Praecutan, Dermowas, Sebopona, anschließend bei leichteren Fällen Betupfen mit Akne-Medice, Aknefug-Emulsion, Aknichthol, etc. Man kann aber auch abends lediglich eine 10%ige Tumenol-Schüttelmixtur auftragen:

Rp.	Tumenolammonii	10,0
	Lot. alba aquosa RF ad	100,0.

Prophylaktisch sollte dem Patienten geraten werden, heiße Getränke, scharfe Speisen und Alkoholika zu vermeiden, da diese über eine obligate Gefäßerweiterung zu einer Verschlechterung der Rosazea führen können.
Teleangiektasien lassen sich gut mit dem Laser oder der Elektrodissekation angehen, so daß passager ein kosmetisch günstigeres Ergebnis zu erzielen ist. Sollten bei einem Patienten zusätzlich manifeste Störungen im Gastrointestinalbereich oder andere sanierungsbedürftige Foci vorliegen, sollten diese entsprechend therapeutisch angegangen werden, da sie ebenso wie psychogener Streß chronische Dermatosen negativ modulieren können.

Sarkoidose (Morbus Besnier-Boeck-Schaumann)

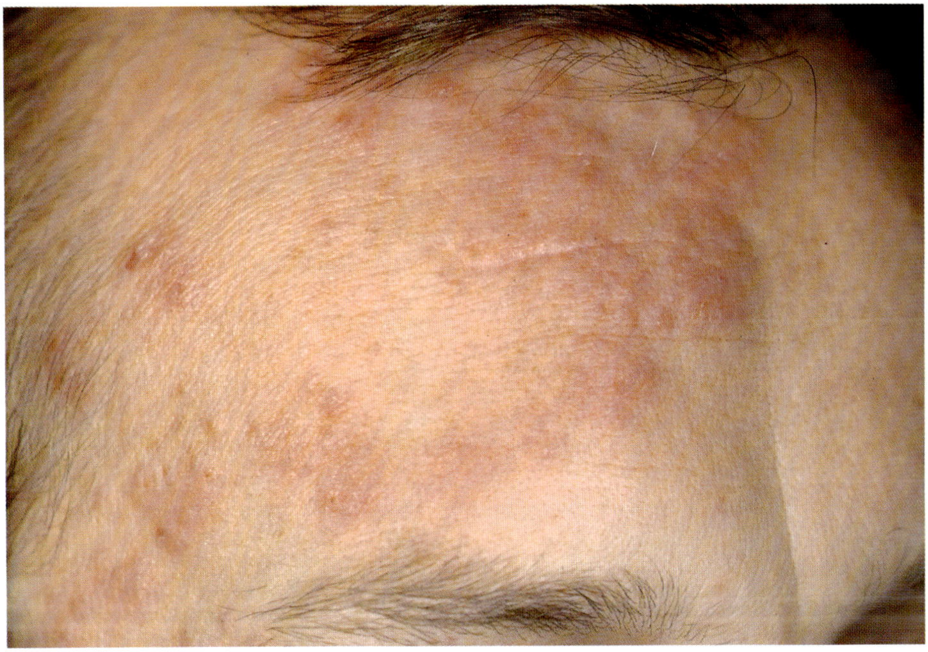

Abb. 139. Sarkoidose (Morbus Boeck)

Ursache, Krankheitsbild und Diagnose

Unbekannt. Chronische Systemerkrankung bei Menschen des mittleren Alters ohne wesentliche Beeinträchtigung des Allgemeinbefindens. In 50% der Fälle mit Hauterscheinungen einhergehend. Früher vermutete Beziehungen zur Tuberkulose haben sich nicht bestätigt.
Verschiedene Varianten der Hautveränderungen und zwar kleinknotige, großknotig-anuläre und flächenhaft-infiltrierte Formen geben der Erkrankung ein recht vielfältiges Bild. Die Manifestation im bradytrophen Gewebe (Narbe) ist bemerkenswert.

Kleinknotige, disseminierte Form

Sitz vorwiegend im Gesicht und auch an den Schleimhäuten mit stecknadelkopfgroßen bis erbsengroßen, braun-rötlichen, lichenoiden Papeln, häufig in Gruppen angeordnet. Diaskopisch nicht wegdrückbar. Verwaschener grau-gelber Farbton. Gelegentlich ringförmige Anordnung der Knötchen (anuläre Form). Bei Rückbildung oberflächliche Atrophien und lupusähnliche Pigmentierungen (Boeck-Flecke).

Differentialdiagnose

Lupoide Rosazea, Granuloma anulare, Lymphom

Großknotige Form

Sitz vorwiegend an Nasenspitze, Rücken, Wangen und Ohrläppchen, aber auch am Stamm und an den Extremitäten mit erhabenen, knotigen, auch scheibenförmigen Veränderungen, die zentrale Rückbildung zeigen. Nach längerem Bestand charakteristische Teleangiektasien. Kein ulzeröser Zerfall. Diaskopisch ein lupoides Infiltrat. Kein positives Mandrin-Phänomen. Lupus pernio ist eine Variante mit meist im Gesicht sitzenden, tiefblau oder schiefergrau aussehenden Knoten, die an Perniones erinnern.

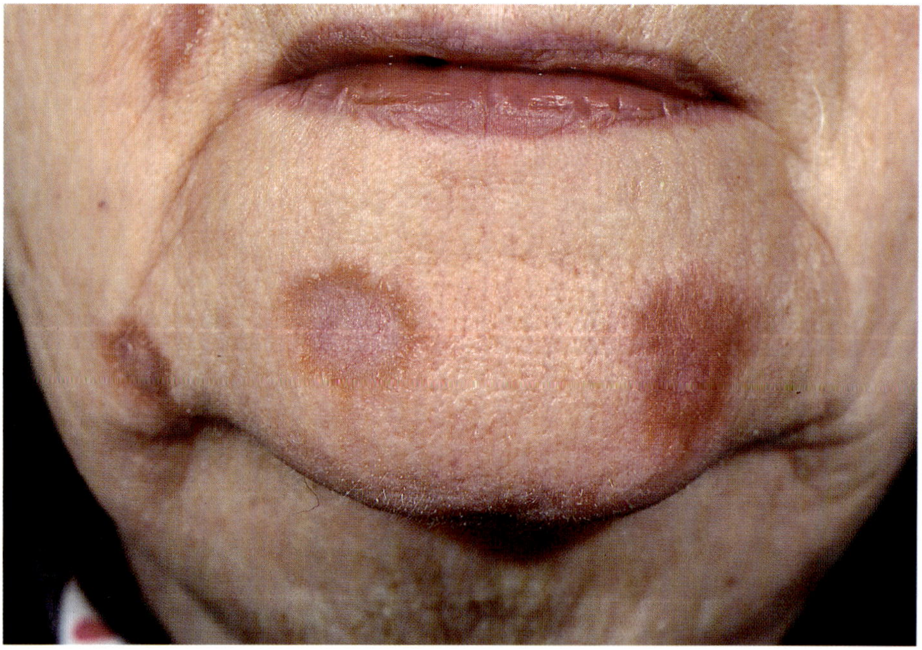

Abb. 140. Sarkoidose (Morbus Boeck)

Differentialdiagnose

Schwimmbadgranulom, Lymphozytom, Necrobiosis lipoidica disseminata, Granuloma anulare, Lupus vulgaris, Granuloma eosinophilicum faciei.

Flächenhaft infiltrierende Form

Sitz im Gesicht mit bläulich-rötlichen, unscharf begrenzten, sich über das Hautniveau leicht vorwölbenden, flächenhaften Infiltraten. Die Haut erscheint gespannt und mit Teleangiektasien versehen. Zentrale Einsenkung und Atrophie ist möglich. Diaskopisch eine sepiafarbene Tönung.

Differentialdiagnose

Lymphome, Lepra.

Organveränderungen

Meist primär als Initialsyndrom auch ohne Hautveränderungen (interne Sarkoidose). Lungenveränderungen bzw. Lymphknotenschwellungen des Mediastinums; Knochenveränderungen wie Ostitis multiplex cystoides (Kreibich-Jüngling) der Endphalangen. Augensymptome (Konjunktivitis, Iridozyklitis, Chorioiditis), auch Milz, Leber, Herz, Nieren, Nervensystem u.a.m. können betroffen sein. Zur Sicherung der Diagnose ist immer eine genaue allgemeine Untersuchung notwendig.
Löfgren-Syndrom: Erythema nodosum, Fieber, bihiläre Lymphknotenvergrößerungen.

Therapie

Spontanheilungen möglich.
Lokaltherapie in Form von fluorierten Kortikoidexterna (Nerisona, Deprisone, Florone, Betnesol V, Topsym, Dermoxin), Aufklebfolien (Sermaka) oder Kristallsuspension-Unterspritzung (Volon A). Nur bei disseminierten Formen intern Kortikoide. Tuberkulostatika zeigen wenig Wirkung.

Sarkome

Ursache, Krankheitsbild und Diagnose

Bösartige Geschwülste, die sich von mesenchymal konditionierten Strukturen, vornehmlich der Dermis herleiten. Insgesamt relativ selten.

Dermatofibrosarcoma protuberans	s. S. 72
Leiomyosarkom	s. S. 171
Kaposi Sarkom	s. S. 154

Angiosarkome

Bevorzugter Sitz dieser zumeist düsterroten, in fortgeschrittenem Stadium tumorös, knotig erhabenen, hochmalignen Sarkome sind Kopf- und Halsbereich. Eine Sondervariante stellt das Stewart-Trewes-Syndrom dar, welches als Postmastektomie-Lymphangiosarkom bezeichnet wird. Dieses entwickelt sich 10–20 Jahre nach Mastektomie und Axillenausräumung auf dem Boden der chronisch ödematös gestauten Extremität.

Therapie

Radikale Exzision kleinerer Tumoren, evtl. als mikroskopisch kontrollierte Chirurgie, Bestrahlung hat nur palliativen Wert. Rezidive leider sehr häufig.

Seborrhoe

Ursache, Krankheitsbild und Diagnose

Diese Überproduktion der Talgdrüsen findet sich nicht selten familiär im Sinne einer genetischen Disposition oder als Ausdruck einer Stoffwechselstörung bzw. Allgemeinerkrankung und tritt in zwei Formen auf:

1 Seborrhoea oleosa: Neben dem behaarten Kopf sind vor allem die talgdrüsenreichen Stellen der Sitz vermehrter Talgabsonderungen, die Haut sieht wie mit einer glänzenden Fettschicht überzogen aus, die Haare weisen einen hohen Fettgehalt auf.

2 Seborrhoea sicca: Außer der vermehrten Fettbildung kommt es hier noch zu Schuppenauflagerung, welche sich in Form kleiner Hornplättchen abstoßen. Die Farbe ist meist schmutzig-braun. Entfernt man die Schuppen, findet sich eine rötlich entzündete Effloreszenz.

Differentialdiagnose

Seborrhoische Dermatitis, Psoriasis vulgaris capitis.

Therapie

Waschen der Haare alle 2–3 Tage mit Praecutan, Dermowas, Ichto-Cadmin, Selsun, Sebopona, neuerdings Squamasol-Gel. Hinzu kommen Einreibungen im behaarten Kopfbereich mit Sebohermal, Celestan-V crinale, Alpicort, innerlich 3 × 3 Dragees Ichtraletten oder Sulfur Coloo D 3.

Skabies

Ursache, Krankheitsbild und Diagnose

Die Krankheitserscheinungen werden durch das Eindringen der Krätzemilbe (Acarus scabiei, Sarcoptes hominis) in die Haut hervorgerufen. Die Übertragung der Infektion von Mensch zu Mensch erfolgt meist durch innige Berührung zweier Körper, wie es besonders beim Zusammenschlafen in einem Bett oder Sexualkontakt der Fall ist. Eine weitere Übertragungsmöglichkeit besteht noch durch das gemeinsame Benützen von Bett- oder Leibwäsche skabieskranker Personen.
Prädilektionsstellen sind in erster Linie die Interdigitalfalten sowie die seitlichen Flächen der Finger, ferner die Beugeseiten der Hand- und Ellenbogengelenke, die Axillarfalten, die nähere Umgebung des Nabels, der innere Fußrand, bei Frauen die Mamille, bei Männern das Präputium, die Glans penis und das Skrotum. Es sind dies vor allem Stellen mit dünner, zarter Haut. Weiter lokalisieren sich die Milben aber auch noch mit Vorliebe in den Hautregionen, welche durch enges Anliegen von Kleidungsstücken häufig gerieben werden oder einem ständigen Druck derselben ausgesetzt sind, wie dies z. B. bei Frauen in der Taillengegend, bei Männern durch Anliegen der Hosenträger an den Schultern, bei Personen mit sitzender Lebensweise in der Glutaealgegend der Fall ist. Kopf und Gesicht werden nur in Ausnahmefällen (bei Säuglingen durch Stillen) befallen.

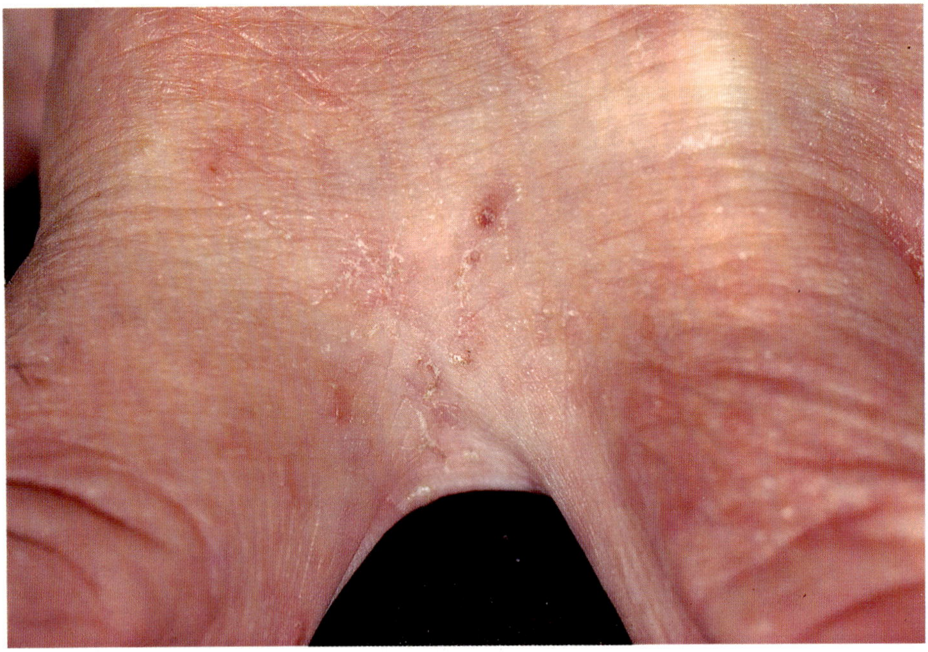

Abb. 141. Scabies
Interdigitale Papeln und Gänge

Im Beginn der Erkrankung findet man hauptsächlich an den Prädilektionsstellen gerötete, winzige Knötchen, an deren Spitze sich ein Blutkrüstchen findet. In anderen Fällen sieht man Bläschen, an deren Decke ein Milbengang verläuft. Die Milbengänge bilden das charakteristische Symptom. Die von den Milben befallenen Patienten leiden unter einem ungemein heftigen, nachts einsetzenden, den Schlaf schwer störenden Juckreiz. Dieser führt zu fortwährendem Kratzen, dadurch kann es zu zahlreichen Kratzeffekten mit nachfolgenden Pyodermien kommen.
Der Nachweis der Milben gelingt am besten nach oberflächlicher Abtragung eines Milbenganges mittels eines Skalpells oder feiner Lanzette mit nachfolgender mikroskopischer Untersuchung.

Scabies norwegica

Als Sonderform der Scabies ist die heute seltenere Scabies norwegica (Borkenkrätze) anzuführen. Diese entsteht nach jahrelanger Infektion mit der Krätzemilbe durch immer dicker werdende Krustenauflagerungen, die auch im Gesicht und auf der behaarten Kopfhaut lokalisiert sind. In manchen Fällen können die hornartigen Auflagerungen den ganzen Körper panzerartig umgeben. In ganz schweren Fällen werden auch die inneren Organe in Mitleidenschaft gezogen, und schwere Schädigungen führen schließlich zum Exitus letalis. In den Krusten und auch direkt auf der Körperoberfläche findet sich ein außerordentlich großer Milbenreichtum, der eine enorme Infektiosität der Erkrankung bedingt, die noch durch das ständige Verstreuen von Schuppen und Krusten erhöht wird. In der Umgebung derartiger Kranker kann es zu Epidemien kommen. Zumeist leiden die Betroffenen an einem gestörten Immunsystem.

Andere Krätze-Arten

Der Vollständigkeit halber seien noch einige Krätzearten angeführt, die sich bei Tieren oder auf Nahrungsmitteln finden: Die Pferdekrätze (Erreger: Acarus equi) wird von räudekranken Pferden übertragen und imponiert durch eine Aussaat stecknadelkopfgroßer, follikulär-gebundener, stark juckender Knötchen auf urtikariell verändertem Grund.

Außerdem gibt es die Katzenkrätze; die Parasiten können sich jedoch nicht auf der menschlichen Haut ansiedeln. Ähnliche Hauterscheinungen werden durch Räude der Hunde, Füchse, Goldhamster hervorgerufen. Die Hühner- oder Vogelmilbe (Dermanyssus gallinae bzw. avium) befällt den Menschen bei Versorgung von verseuchten Hühnerställen u.ä.m. Auf der Haut entsteht ein erythematöses oder kleinpapulöses Ekzem mit heftigem Juckreiz, das vor allem an nicht bedeckten Körperstellen zu finden ist. Die Milben selbst bleiben nur kurze Zeit auf dem menschlichen Körper und

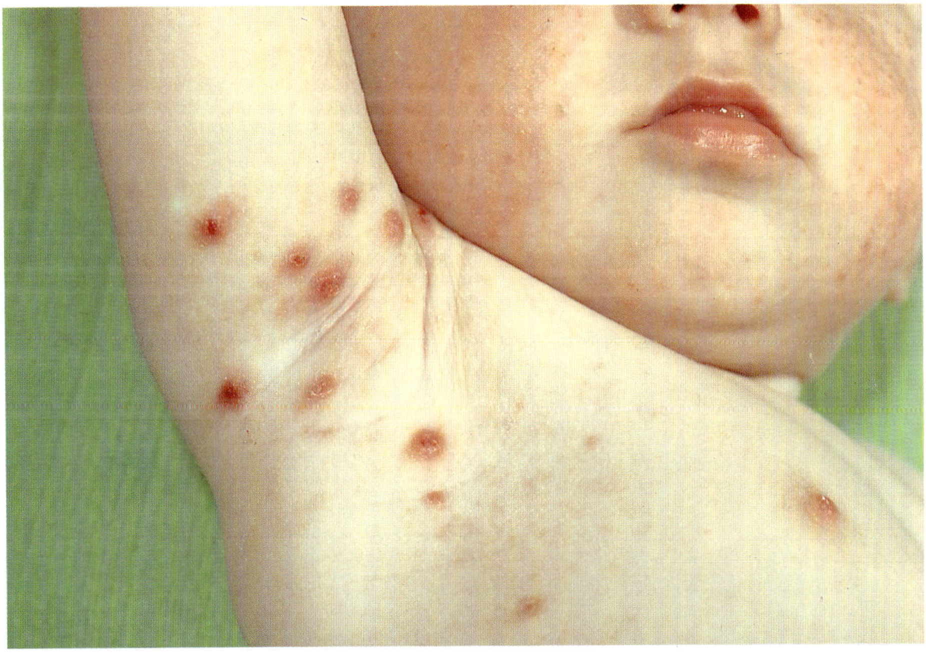

Abb. 142. Scabies
Postskabiöses, noduläres Ekzem

sind meist nicht mehr nachweisbar. Die beste Therapie besteht in der Desinfektion verseuchter Ställe, Käfige und Nester unter Anwendung von Insektiziden.
Die sogenannte tropische Rattenmilbe findet sich auch in Europa bei Ratten und Mäusen; sie kann auch den Menschen befallen. Die sogenannte Krämerkrätze wird durch Milben hervorgerufen, die auf Käse, getrockneten Früchten, Vanilleschoten u.ä.m. leben. In diesem Zusammenhang sind auch noch die Heu- oder Erntekrätze und die sogenannte Getreidekrätze zu erwähnen, zusammengefaßt unter Trombidiose. Die sogenannten Laufmilben finden sich an Gräsern, Sträuchern, Weinstöcken, Blumen, sie sind jahreszeitlich gebunden auftretend und machen vielfach strophulusartige Hautveränderungen an bedeckten und unbedeckten Hautarealen.

Differentialdiagnose

Prurigo simplex, Strophulus, Urtikaria.

Therapie

Im Vordergrund der lokalen Möglichkeiten stehen Crotamiton, Benzylbenzoat und γ-Hexachlorcyclohexan (Jacutin), früher gab man Mitigal oder eine 20–30%ige Schwefelsalbe. Nach einer dreitägigen Anwendung erfolgt ein Vollbad mit Wechsel der Leib- und Bettwäsche. Bei Kindern und in der Gravidität sollte man Benzylbenzoat (z.B. Antiscabiosum Mago) oder Crotamitex anwenden. Man kann auch die zuletzt getragene Wäsche 5–7 Tage auslüften, die Milben überleben höchstens 12–24 Stunden. Finden sich gleichzeitig Pyodermien oder Ekzeme, so werden diese nach den üblichen Methoden angegangen. Findet sich nach gründlicher Durchführung der Krätzekur ein weiterhin anhaltender Juckreiz, so ist differentialdiagnostisch eine Reizung durch Schwefel bzw. Jacutin, ein postskabiöses Ekzem, zuletzt ein Rückfall zu erwägen, dann an Ping-Pong-Infektionen denken und alle infizierten Stellen und Personen mitbehandeln. – Die Therapie der Trombidiosen erfordert meist eine indifferente Lokaltherapie mit Zinkschüttelmixturen, Antihistamin-Gelen etc.

Sklerodermie

Ursache, Krankheitsbild und Diagnose

Sklerodermie stellt in erster Linie eine Beschreibung – «harte Haut» – dar, die bei unterschiedlichen Prozessen meist als Endzustand erreicht wird, z.B. Lichen sclerosus, Narben, vernarbende Dermatosen wie Lupus vulgaris u.a.

Sklerodermie als eigenständiges Krankheitsbild kommt im wesentlichen in 2 Varianten zum Ausdruck:

1. der zirkumskripten Sklerodermie = Morphaea
2. der progressiven Sklerodermie.

Repräsentiert die Morphaea eine benigne, meist nach einigen Jahren spontan zum Stillstand kommende, auf die Haut beschränkte Erkrankung, stellt die progressive Sklerodermie eine Haut- und später innere Organe erfassende Systemerkrankung dar, die in schweren Verläufen zum Tode des Patienten führen kann. Die Ursache beider Varianten ist bisher ungeklärt; es werden heute vornehmlich vaskuläre Faktoren diskutiert, die über eine Aktivierung des Immunsystems (Lymphokinproduktion von Lymphozyten) letztlich eine Stimulation der Fibroblasten induziert, die für die morphologisch charakteristischen Hautveränderungen der Fibrose und Sklerose durch Überproduktion von Kollagen verantwortlich ist. Obwohl einige Hinweise auf gemeinsame pathogenetische Mechanismen beider Varianten vorliegen, werden sie doch nacheinander wegen ihres weitgehend unterschiedlichen klinischen Bildes, aber auch ihrer unterschiedlichen Prognose abgehandelt.

Zirkumskripte Sklerodermie (Morphaea)

Diese Form der Sklerodermie tritt vornehmlich im Kindes- und Jugendalter, gelegentlich aber auch bei älteren Menschen auf. Von den verschiedenen Varianten seien hier

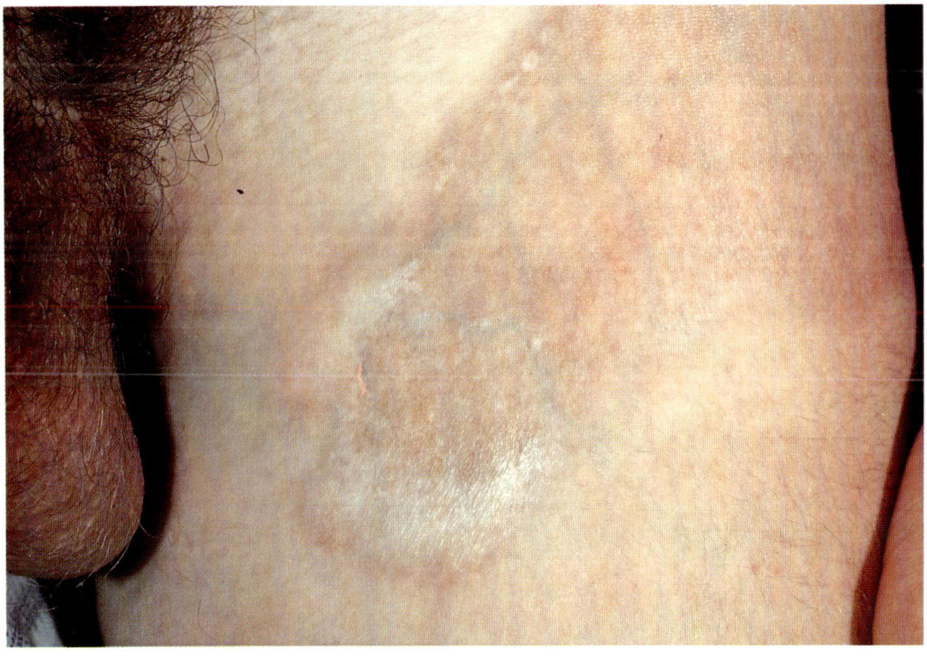

Abb. 143. Morphaea (zirkumskripte Sklerodermie)

vor allem die plaqueartige, solitär oder disseminiert auftretende Morphaea, die bandförmige und generalisierte Form genannt.
Der klassische Morphaea-Herd zeigt eine zentrale, porzellanweiße, derbe Abblassung der Haut, die von einem lila-rötlichen Randsaum umgeben ist (sog. lilac Ring). Solche Herde finden sich solitär, disseminiert, manchmal konfluierend in ovalärer, runder oder auch polyzyklischer Form vor allem am Stamm. Die Plaques können gelegentlich auch atrophische Areale aufweisen, sind gerade im Anfangsstadium häufig nur rötlichbräunlich gefärbt. Die oben beschriebene zentrale Sklerose stellt sich erst später ein. Beschwerden bestehen selten, gelegentlich verursacht der inflammierte lilac Ring Pruritus. Die bandförmige zirkumskripte Sklerodermie findet sich vor allem bei Kindern an den Extremitäten, wo es zu streifenförmigen, weißlich-sklerosierten Läsionen kommt. Diese können bei Überbrückung von Gelenken zu deren Bewegungseinschränkung führen. Weiterhin lassen sich muskuläre Beteiligungen in diesen Arealen finden, was auf den tiefgreifenden Charakter der Läsionen hinweist. Die sog. Sklerodermie en coup de sabre wird als Sondervariante dieser bandförmigen Sklerodermie am Scheitel aufgefaßt, wo eine manchmal tiefreichende Furche von der Stirn auf den behaarten Kopf übergreift und zur Atrophie der Haut unter Verlust der Adnexe (also auch der Haare) sowie des angrenzenden Knochens führt (röntgenologisch erfaßbar).
Die generalisierte Morphaea steht der progressiven Sklerodermie relativ am nächsten, da neben geringgradiger Ösophagus und Lungenfunktionsstörungen häufig auch die typischen immunologischen Parameter wie ANF – allerdings niedrig titrig – nachweisbar sind. Allerdings sind die Akren ebenso wie das Gesicht sowohl von der Sklerose als auch von funktionellen Störungen wie Raynaud-Symptomatik weitgehend ausgespart.

Differentialdiagnose

Postinflammatorische Hyperpigmentierung, vernarbende Prozesse, Lichen sclerosus, progressive Sklerodermie, eosinophile Fasziitis.

Therapie

Ein gesichertes Therapiekonzept liegt nicht vor. Da die Erkrankung zu Spontanheilungen neigt, werden «Therapieerfolge» leicht fehlinterpretiert, dies gilt wahrscheinlich auch für die häufig über 14 Tage durchgeführte Penicillin-G-Behandlung. Einzelerfolge werden ferner unter Procain, Resochin, Azulfidine u.a. gesehen, ohne daß sich diese Ergebnisse in größeren Studien bestätigen ließen. Bei der seltenen bandförmig-mutilierenden Variante sollen angeblich hochdosiert Kortikoide und Imurek wirksam sein (cave: meist Kinder!).
Insgesamt gilt wohl der Grundsatz, daß bei einer benignen Erkrankung nur solche Therapeutika zulässig sind, die bei Nutzen–Risiko Abwägung nicht per se zu einer unverhältnismäßigen Schädigung der Patienten führen können.

Progressive Sklerodermie

Diese auch als systemische Sklerose bezeichnete Erkrankung tritt vorwiegend bei Frauen in der 4.–5. Lebensdekade auf, kann aber auch bereits Kinder erfassen. Vorläufer der Erkrankung ist in über 90 % eine funktionelle, angiospastische Gefäßregulationsstörung (Raynaud-Symptomatik). Erste Krankheitszeichen treten in Form von ödematösen Schwellungen der Finger und des Gesichtes auf, die bald eine fibrotische Organisation erfahren (Ödemsklerose). Funktionelle Störungen wie Unfähigkeit zum Faustschluß bzw. Einschränkung der Mimik sind die Folge. Schreitet die Erkrankung fort, entwickelt sich die sog. Sklerodaktylie, bei der durch fibrotische Organisation und Schrumpfung eine bis zur Starre führende Bewegungseinschränkung (dermatogene Kontraktur) eintritt. Im Gesicht treten typischerweise Mikrostomie, Verdickung des Zungenbändchens, Xerostomie und Verschmälerung des Nasenskelettes auf. Ferner stellen sich im weiteren Verlauf Teleangiektasien, gelegentlich über Gelenkvorsprüngen Calcinosen ein (s. Abb. 21). Zusammen mit der meist nachweisbaren

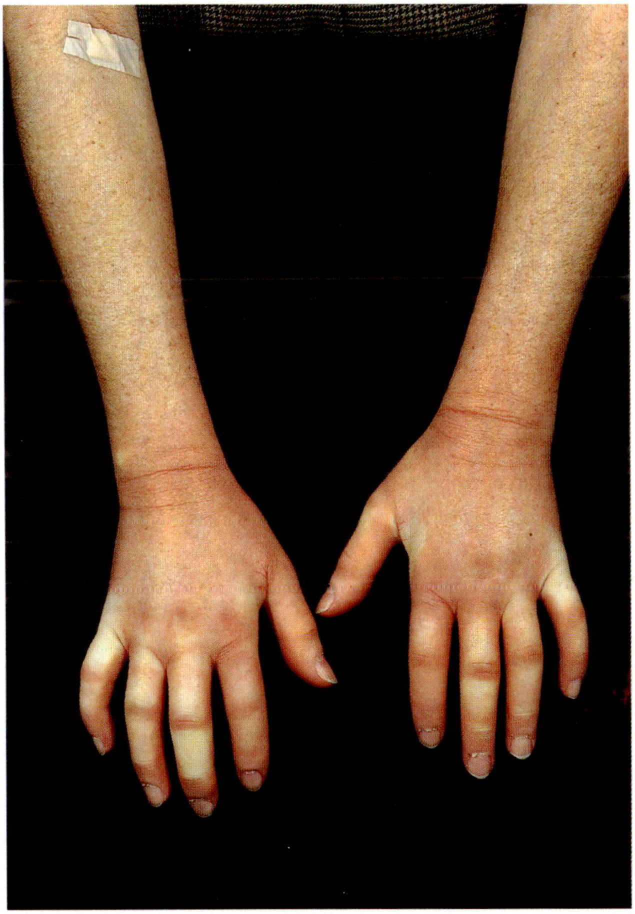

Abb. 144. Progressive Sklerodermie
Ödemsklerose der Hände

Ösophagusmotilitätsstörung macht diese Variante das sog. CREST-Syndrom aus (*C*alcinosis, *R*aynaud-Symptomatik, *Ö*sophagusbeteiligung, *S*klerodaktylie, *T*eleangiektasien). Das CREST-Syndrom ist ferner meist mit Antizentromer-Antikörper im Serum der Patienten vergesellschaftet und geht mit eher chronischem, langsam progredientem Verlauf einher. Patienten mit Sklerodermieformen, die auf die Unterarme oder dem Stamm übergreifen, hier häufig mit großflächigen Hyperpigmentierungen, Verlust der Haare und dermatogenen Gelenkkontrakturen einhergehen, entwickeln dagegen häufiger manifeste Beteiligung der Erkrankung an inneren Organen, vornehmlich der Lunge (bibasiläre Fibrose mit konsekutiver, restriktiver Lungenfunktionsstörung sowie Cor pulmonale), des Herzens (Rhythmusstörungen, Herzmuskelfibrose) und der Niere (terminales Nierenversagen und Hypertonie). Die konsumierende Erkrankung geht mit starkem Gewichtsverlust bis zur Kachexie einher, die Patienten werden bei generalisierender Hautsklerose förmlich in ihrer eigenen Haut eingemauert. Ferner können erhebliche Begleitmyositiden mit schwerem Muskel-

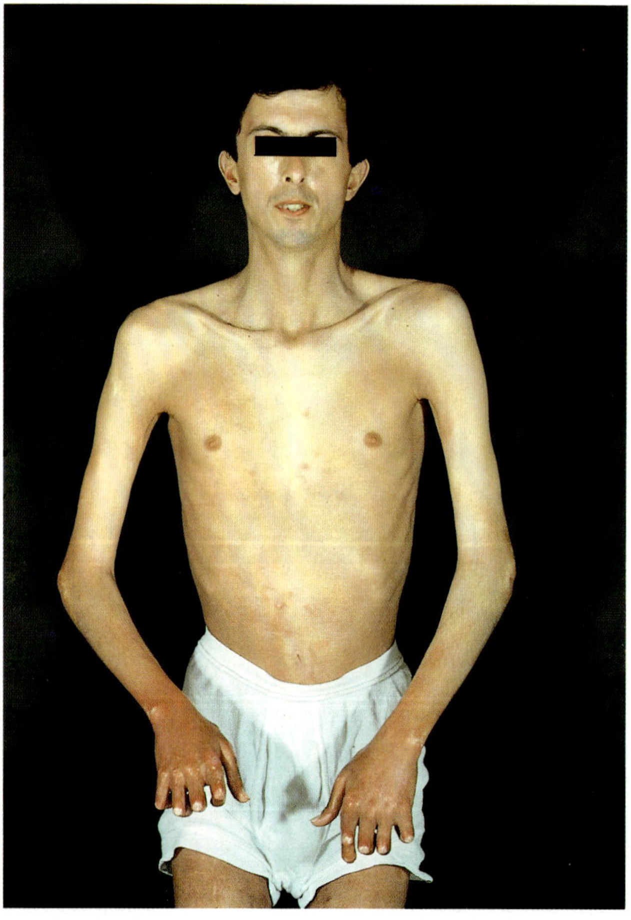

Abb. 145. Progressive Sklerodermie
Generalisierte Sklerose mit dermatogenen Kontrakturen und Hypermelanose der Haut

schwund auftreten. Von den bereits erwähnten immunologischen Phänomenen sei nochmals auf die z.T. hochtitrigen ANF hingewiesen, von denen besonders der nukleoläre Typ relativ spezifisch ist, ebenso wie der Scl 70-Antikörper, der prognostisch ungünstig mit häufigem Lungenbefall der Patienten einhergeht.

Differentialdiagnose

Im Frühstadium Raynaud-Syndrome anderer Genese, Lupus erythematodes, mixed connective tissue disease (MCTD), rheumatische Erkrankungen, Dermatomyositis.

Therapie

Eine wirkungsvolle Therapie ist bis heute nicht gefunden. Wirkungsnachweise in kontrollierten Studien konnten weder d-Penicillamin, noch Resochin, Spironolacton, Immunsuppressiva oder Kortikosteroide erbringen. Somit bleibt nur die symptomatische Therapie vor allem in jeglicher Form physikalischer Anwendung, um die Beweglichkeit von Haut und Gelenken so intensiv wie möglich zu fördern (Massage, Bewegungsübungen, Stangerbäder, Lymphdrainage usw.). Die Patienten sollten Kälte- und Nässeexposition unbedingt vermeiden, längerfristige Aufenthalte in konstant warmen Gegenden sind zu empfehlen. Bei Auftreten von Organstörungen müssen die zuständigen Fachkollegen frühzeitig konsultiert werden.
Neue Therapieansätze wie Interferon y und Cyclosporin A sind noch nicht genügend erprobt, um eine Einschätzung ihrer Wirksamkeit zum gegenwärtigen Zeitpunkt zuzulassen.

Syringome, Hidradenome

Ursache, Krankheitsbild und Diagnose

Benigne, nävoide Tumoren embryonalen Ursprungs, die sich von Schweißdrüsenausführungsgängen ableiten. Entwickeln sich vorwiegend bei Frauen am Ende des 1. und 2. Lebensjahrzehnts.
Stecknadelkopf- bis linsengroße hautfarbene, weißlich bis gelblich bis bräunliche Knötchen, die vorwiegend an den unteren Augenlidern lokalisiert sind. Treten diese relativ abrupt und multipel, evtl. auch am übrigen Integument auf, werden sie auch als eruptive Hidradenome bezeichnet.

Differentialdiagnose

Xanthome, Milien, Lues II, Verrucae planae.

Therapie

Zerstörung der einzelnen Knötchen durch Elektrokoagulation, chirurgische Entfernung, Laser.

Syphilis

Ursache, Krankheitsbild und Diagnose

Spirochätose, hervorgerufen durch Treponema pallidum. Bekanntermaßen die klassische Infektionskrankheit der Haut, die durch ihr vielgestaltiges Erscheinungsbild differentialdiagnostisch bei praktisch allen Dermatosen (und auch Erkrankungen anderer Organe) ausgeschlossen werden muß. Die Syphilis ist zahlenmäßig mit dem Auftreten der Immunschwäche AIDS zwar deutlich zurückgegangen (Schutz durch Präservative, geringere Promiskuität), dieses darf aber keinesfalls zu ihrer Vernachlässigung aus oben genannten Gründen führen! Die Syphilis erscheint in 3 unterschiedlichen Stadien an der Haut, bevor sie im unbehandelten Fall in eine Neurolues (Tabes dorsalis oder progressive Paralyse) übergeht.

1. Stadium (Ulcus durum)

Der Primäraffekt tritt 3 Wochen nach Infektion an der Eintrittspforte des Erregers in den Organismus auf, dies ist zu 90 % genitoanal, 10 % extragenital (Lippen, Mamillen u.a. Lokalisationen). Aus einem kleinen rotbraunen Knötchen entwickelt sich nach kurzer Zeit eine geschwürig zerfallene Läsion, die typischerweise hart (Ulcus durum) und schmerzlos sowie von einem gelblich speckigen Geschwürgrund gekennzeichnet ist (s. Abb. 57). Einige Tage später entwickelt sich eine derbe, mäßiggradige Anschwellung der Lymphknoten, die im Gegensatz zur bakteriellen Lymphangitis schmerzlos und nicht einschmelzend verläuft (Primärkomplex).

Differentialdiagnose

Ulcus molle, ulzeröse Balanitis anderer bakterieller Genese, Herpes genitalis, Ulcus vulvae acutum Lipschütz, Aphthen, Plattenepithel-Karzinom, Tuberkulose, Lymphogranuloma inguinale.

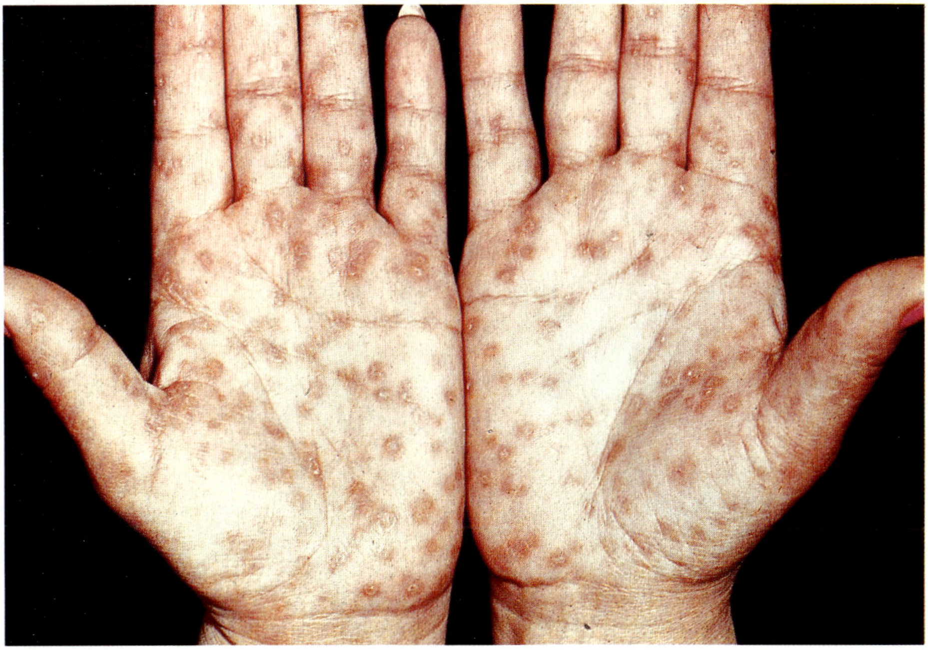

Abb. 146. Syphilis Stadium II
Maculo-papulöses Palmarexanthem

2. Stadium (Syphilide)

Ca. 6 Wochen post infectionem tritt nach spontaner Abheilung des Primäraffektes ein kurzes katarrhalisches Durchgangsstadium (leichte Kopfschmerzen, Heiserkeit, leichte Gelenkschmerzen) auf, welches von verschiedenartigsten Hautsymptomen gefolgt ist.
Initial erscheint zumeist ein flüchtiges roseoliformes, stammbetontes Exanthem, welches nach kurzer Regression erneut, jetzt aber unter deutlicheren, bräunlichen, nicht juckenden, mukulopapulösen Effloreszenzen wiederkehrt. Das Bild kann auch psoriasiformen oder vesikulösen Charakter annehmen. Palmae und Plantae können ebenso mitbetroffen sein wie die Genitalschleimhaut. Hier finden sich klassischerweise nässende Papeln und Plaques sog. Condylomata lata. An der Mundschleimhaut findet sich dagegen eher ein rauchgrauer Belag (Plaques opalines). Insgesamt sind die Effloreszenzen im frühen 2. Stadium (bis 1 Jahr p.i.) symmetrisch angeordnet. Sie jucken, dies gilt für alle syphilitischen Veränderungen, *nicht*!
Eine generalisierte Lymphknotenschwellung läßt sich in Form meist kleiner, relativ derber Lymphknotenvergrößerungen tasten («Schwiegervaterhandgriff»: Tasten der kubitalen Lymphknoten), sowie Tonsillitis (Angina) specifica.

Differentialdiagnose

Pityriasis rosea, Pityriasis lichenoides, Tinea corporis, Varizellen, Typhus, makulopapulöse Arzneimittelexantheme, Psoriasis, Lichen ruber, flache Kaposi Sarkome, an den Palmae bei Farbigen rassisch bedingte Pigmentierungen, an der Wange Lichen ruber, Candidastomatitis, genital Condylomata acuminata.
Alopecia und Paronychia specifica kann zu diffusem Haarausfall bzw. Entzündungen der Nagelränder führen (DD siehe entspr. Kapitel).
Nach ca. 1 Jahr neigen die im Rezidiv auftretenden Hautveränderungen zu asymmetrischer Anordnung, die Herde sind infiltrierter und weisen eher granulomatösen, rotbräunlichen Charakter auf. Differentialdiagnostisch stehen jetzt Sarkoidose, Tuberkulose, Granuloma anulare u. a. granulomatöse Erkrankungen im Vordergrund. Nach spontaner Regression der Herde verbleiben häufig depigmentierte Areale (Leukoderma syphiliticum).

3. Stadium (tuberoserpiginöse Syphilome und Gummata)

Dieses tritt ca. 3–5 Jahre post infectionem auf. Entsprechend der Infiltrationstiefe der syphilitischen Herde findet man oberflächlich tuberoserpiginöse Veränderungen, bzw. tiefe (heute sehr selten) penetrierende Gummata (klassischer Sitz am Gaumen). Tube-

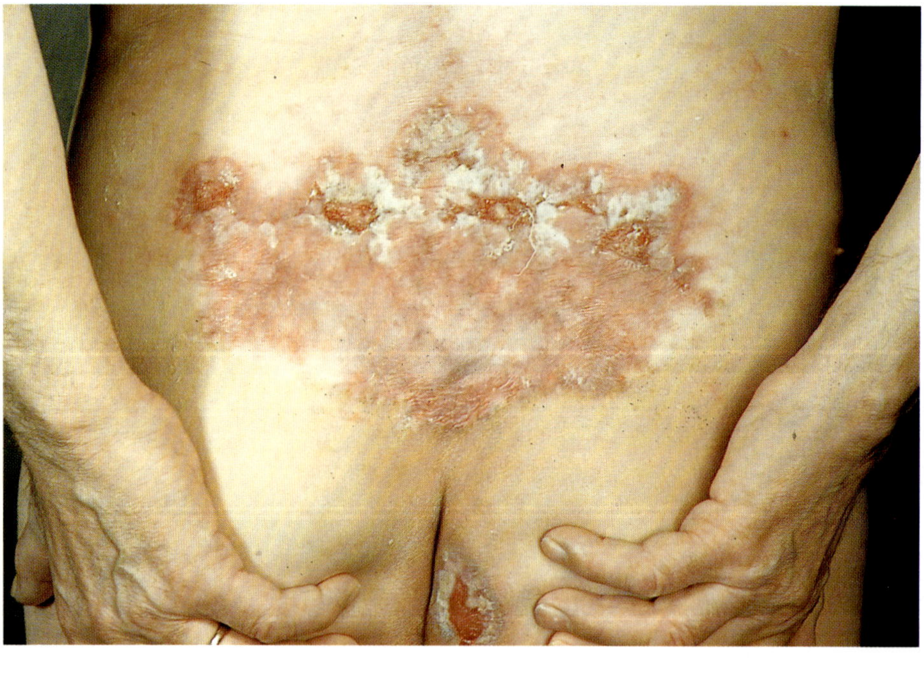

Abb. 147. Syphilis Stadium III
Tuberoserpiginöse Läsion

roserpiginöse Herde haben einen girlandenartigen, häufig aufgeworfenen, schuppenden Rand mit langsam progredientem, zentrifugalen Wachstum, während zentral z. T. ulzeröse, z. T. narbig abgeheilte Veränderungen zu finden sind. Häufig zentrofaziale bzw. axiale Anordnung, keine symmetrischen Herde.

Differentialdiagnose

Chronische Tinea, Tuberkulose, Karzinome, Sporotrichose, Lymphome.

Diagnostik

Primärstadium Spirochätennachweis im Dunkelfeld, ab 5. bis 6. Woche serologische Syphilisreaktionen.

Therapie

Die Syphilis spricht nach wie vor sicher auf Penicillin an, Resistenzentwicklungen sind bisher nicht bekannt.
Therapie im 1. Jahr: 2 × 2 Injektionen 1,2 Mill. E Benzathinpenicillin im Abstand von 1 Woche (es wird nach amerikanischen Richtlinien auch die einmalige Doppelinjektion für ausreichend gehalten – Präp. Tardocillin). Die tägliche Injektionsbehandlung (auch am Wochenende!) kann mit Penicillin G 1 Mill. E über 14 Tage erfolgen.
Bei Penicillinallergie 14 Tage 4 × 500 mg Erythromycin oder Tetracyclin.
Therapie bei länger als 1 Jahr bestehender Syphilis: 3 × 2 Injektionen Tardocillin im Abstand von 1 Woche, 21 Tage Penicillin G per injectionem täglich, 30 Tage 4 × 500 mg Erythromycin oder Tetracyclin.

Schwangerschaftsdermatosen

Ursache, Krankheitsbild und Diagnose

Während der Schwangerschaft kann eine Vielzahl von vorbestehenden Dermatosen eine Verschlechterung, aber auch eine Verbesserung erfahren. Eine sichere Vorhersage ist selbstverständlich nicht möglich, da individuell auch genau gegenteilige Entwicklungen als erwartet eintreten können. Darüber hinaus treten einige Dermatosen ganz bevorzugt, sogar ausschließlich während der Schwangerschaft auf. Verbesserung während der Schwangerschaft wird vor allem bei folgenden Dermatosen beobachtet: Akne, Psoriasis, Sarkoidose, Morbus Fox-Fordyce. Eine Verschlechterung tritt häufig bei Pityriasis rosea, Erythema exsudativum multiforme, systemischem Erythematodes, Candida-Infektionen, Trichomonaden-Infektionen, Lepra, Porphyria cutanea tarda, Neurofibromatose, Dermatitis atopica, Angiophakomatosen, Morbus Darier, Ehlers-Danlos-Syndrom, Melanom Stadium II auf.

Hyperpigmentierungen

Gesteigerte Melaninogenese ist eine der häufigsten physiologischen Schwangerschaftsveränderungen. Pigmentierung der Linea alba, der Mamillen, der Genitoanalregion, der Axillen, Chloasma im Gesicht.

Melanozytäre Veränderungen

a. Naevi können in der Schwangerschaft deutliche Pigment- und auch Größenzunahme erfahren, grundsätzlich ist aber nicht von einer erhöhten Melanomfrequenz in der Schwangerschaft auszugehen.
b. Primäre Melanome in der Schwangerschaft werden analog zu jedem anderen Melanom behandelt. Eine Abruptio ist nicht indiziert. Verglichen mit anderen Melanompatienten tritt keine erhöhte Metastasierungsrate auf. Allerdings sollte eine erneute Schwangerschaft nicht vor Ablauf von 3–5 Jahren eingegangen werden.
c. Metastasierende Melanome haben eine vergleichsweise schlechtere Prognose, hier vor allem kürzere Lebenserwartung. Eine Abruptio ist anzuraten.

Vaskuläre Veränderungen

Bedingt durch den physiologischen Wachstumsprozeß des Uterus bzw. der Placenta ist die Schwangerschaft mit einer erhöhten Stimulierbarkeit der Gefäßproliferation verbunden. Ausdruck dessen sind Palmarerythem, Spider Naevi, Angioma serpiginosum, Gingivitis, Granuloma teleangiectaticum unter dem Bilde molluskoider Granulome.
Alle diese Veränderungen zeigen in der Regel spontane Regression spätestens nach Ende der Schwangerschaft. Allzu störende Einzelläsionen können aber auch z. B. mit dem Laser angegangen werden. Varikosis und Hämorrhoidalleiden s. entspr. Kapitel.

Bindegewebsveränderungen

Striae distensae (s. S. 314)

Fibroma pendulans

Diese können in relativ großer Zahl bevorzugt am Hals und in den Intertrigines auftreten. Falls erforderlich, Abtragung durch Scherenschlag.

Impetigo herpetiformis

Diese seltene, vorwiegend während des letzten Drittels der Schwangerschaft beobachtete Dermatose wird heute als Sonderform einer pustulösen Psoriasis verstanden. Häufige Assoziation mit Epithelkörperchendysregulation (Hypocalcämie) sowie Hypalbuminämie. Das klinische Bild ist gekennzeichnet von figurierten oder disseminiert auftretenden, infiltrierten Plaques, die randwärts von zentrifugal sich ausbreitenden Pusteln dicht besetzt sind. Bevorzugte Lokalisation sind Axillen, Hals, Inguinalregion, später auch disseminiertes Auftreten.

Therapie

Kortikosteroide hochdosiert intern. Rezidive häufig. Erhöhtes fötales Mortalitätsrisiko.

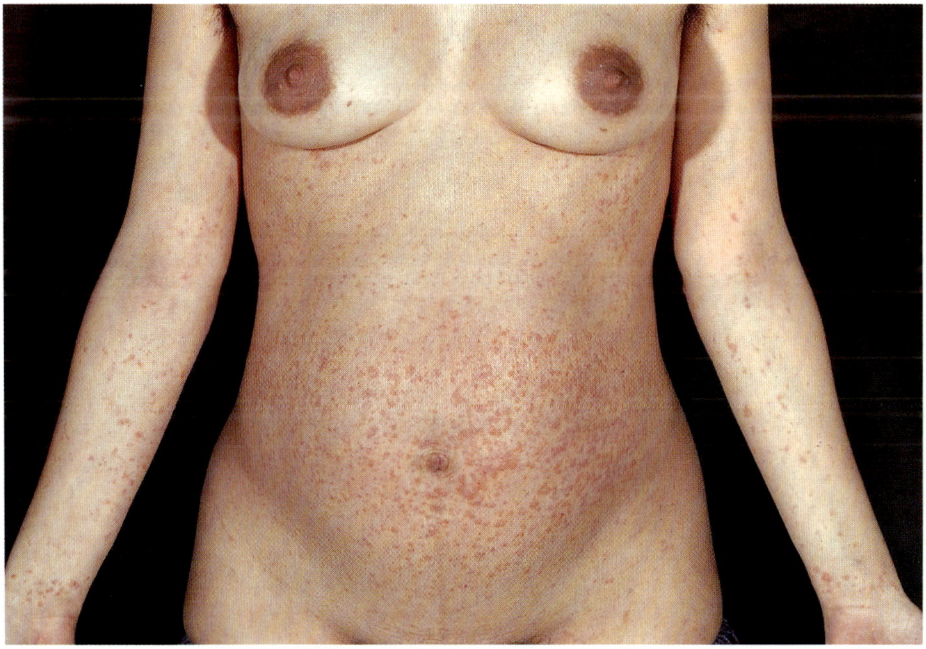

Abb. 148. PUPPP: Pruritic urticarial papules and plaques of pregnancy
Typischer Beginn im Bereich des Bauchnabels

PUPPP (Pruritic Urticarial Papules and Plaques of Pregnancy)

Diese Schwangerschaftsdermatose tritt zumeist während der letzten Wochen der Schwangerschaft auf. Es entwickeln sich primär am Unterbauch, häufig in den Striae distensae, stark juckende kleine Papeln und Plaques, die urtikariell erhaben sein können. Vom Bauch aus kann Ausbreitung vor allem auf die Extremitäten erfolgen. In nachfolgenden Schwangerschaften ist in der Regel kein Rezidiv zu erwarten.

Differentialdiagnose

Exazerbation einer Dermatitis atopica, initialer Herpes gestationis.

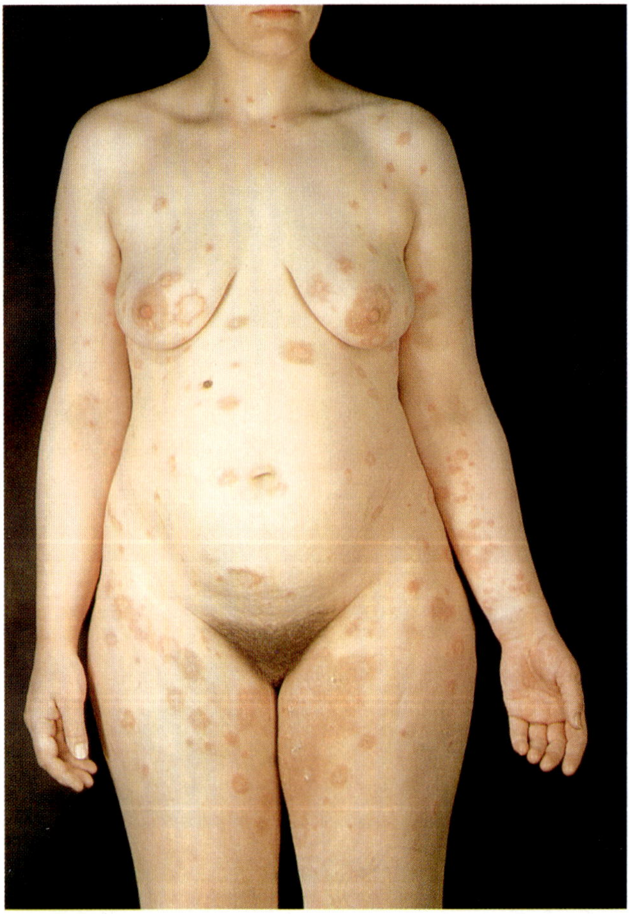

Abb. 149. Herpes gestationis

Therapie

Da spontane Abheilung nach Geburt des Kindes einsetzt, nur symptomatisch. Lokal Kortikosteroide, Antihistaminika bringen kaum Linderung.

Herpes gestationis

Herpes gestationis ist keine Infektionskrankheit, sondern eine autoimmunologisch konditionierte, blasenbildende Dermatose, die sich im 2. und 3. Trimenon sowie als Exazerbation, aber auch als Erstmanifestation direkt nach Beendigung der Schwangerschaft manifestieren kann.
Klinisch erscheinen initial vor allem am Abdomen erythematös-urtikarielle Plaques, die von exzessivem Juckreiz begleitet sind. Die Läsionen können sich zu polyzyklischen, von Vesikeln und Blasen besetzten, landkartenähnlichen Infiltraten ausweiten. Der entscheidende diagnostische Hinweis sind lineäre Komplement C_3- und IgG-Ablagerung (letztere in nur ca. 50 %) insbesondere im Bereich der bullös aufgetriebenen Papillenspitzen.

Differentialdiagnose

PUPPP, Dermatitis herpetiformis Duhring, bullöses Pemphigoid.

Therapie

Kortikosteroide in Dosen um 20–40 mg, lokal Lotio alba, evtl. kortikoidhaltige Lotionen.

Schwimmbadgranulom

Ursache, Krankheitsbild und Diagnose

Atypische Mykobakteriose, hervorgerufen durch M. marinum. Betroffen werden vor allem Menschen, die gewerblich oder hobbymäßig mit Aquarien, Zierteichen, Swimmingpools usw. zu tun haben. Vornehmlich an den Fingern, Handrücken, gelegentlich auch an den Unterarmen treten rötlich-bräunliche Knötchen auf, die zu größeren

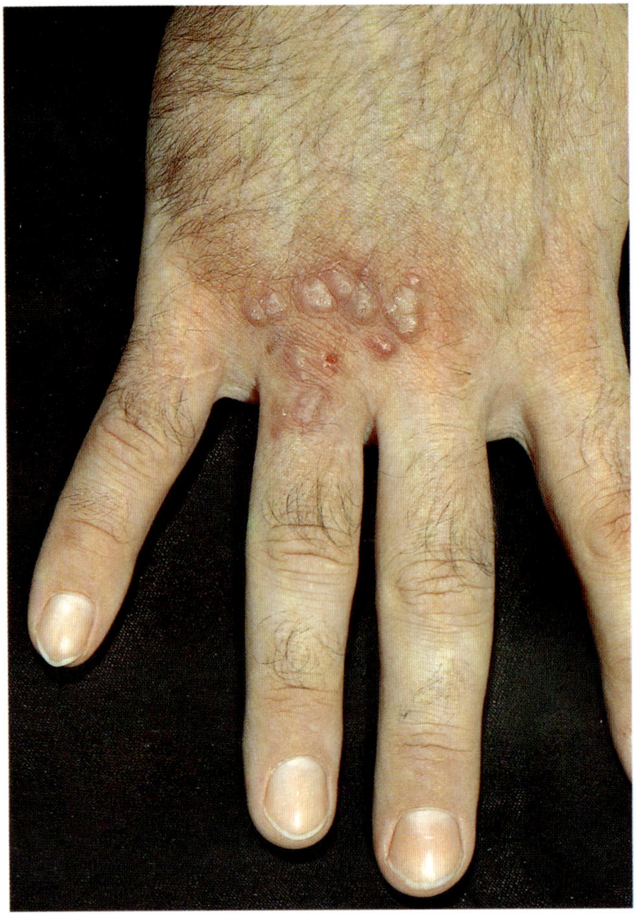

Abb. 150. Schwimmbad-granulom
Mykobakteriose durch M. Marinum

Aggregaten zusammenfließen, ulzerieren oder eine verrucöse Oberfläche annehmen können. Die Anamnese ist hier fast entscheidend, da sich die Erreger nur selten histologisch oder kulturell nachweisen lassen.

Differentialdiagnose

Lupus vulgaris, Sarkoidose, Granuloma anulare, Sporotrichose, Nokardiose, Verruca vulgaris.

Therapie

Tetracycline 4 × 500 mg sind Therapie der Wahl, meist über mehrere Wochen durchzuführen. Auch Doxycyclin 2 × 100 mg, ferner DADPS, Isoniazid oder Lamprene.

Stauungsdermatitis

Ursache, Krankheitsbild und Diagnose

Entsprechend dem höchsten orthostatischen Druck sind vornehmlich die abhängigen Körperpartien, in erster Linie die Unterschenkel betroffen bei Personen, die Störungen ihres venösen Refluxes (Varikosis, postthrombotisches Syndrom) aufweisen. Die Entwicklung von Ulcera crurum in derartigen Arealen ist permanent drohend. Sogenannte id-Reaktionen bzw. Streuherde vornehmlich an den Streckseiten der oberen Extremitäten sind häufige Begleitphänomene. Die beiden morphologischen Grundtypen sind:

1. der erosiv-nässende Typ
2. der erythematös-squamöse Typ.

Während sich beim erstgenannten Typ vorwiegend gleichmäßig glatte, glänzende feuchte Flächen finden, ist die 2. Form mehr oder weniger umschrieben, manchmal auch serpiginös und mit bzw. ohne Krustenauflagerungen oder auch durch kleine bläulich-rote Papeln gekennzeichnet, deren Zentrum eine Schuppenkruste trägt. Es finden sich aber auch fließende Übergänge zur nummulären Dermatitis.

Differentialdiagnose

Exsikkationsdermatitis, nummuläre Dermatitis, Psoriasis, Tinea, Akroangiodermatitis.

Therapie

Anlegen von Kompressionsverbanden, bzw. Kompressionsstrümpfen ist conditio sine qua non. Bei akuter, nässender Dermatitis feuchte Umschläge, Lotio alba, später evtl. Steroid-Cremes.

Chronische Veränderungen sollten mit Keratolytika bzw. steroidhaltigen Salben, baldmöglichst aber mit indifferenten Salben wegen der leichten Atrophisierung der Haut (drohendes Ulcus cruris!) behandelt werden.

Striae distensae

Ursache, Krankheitsbild und Diagnose

Diese harmlosen, aber kosmetisch störenden Veränderungen treten besonders bei jüngeren, pyknisch veranlagten Frauen in der Pubertät und Schwangerschaft auf, ferner bei hormonellen Erkrankungen (Cushing-Syndrom), iatrogen durch langfristige, interne, aber auch lokale Kortikoidbehandlung, und allgemein bei Adipositas. Meist entwickeln sich an den Mammae, am Unterbauch, lateral am Stamm sowie an den Oberschenkeln, anfangs düsterrote, streifenartig angeordnete, mehrere Zentimeter lange, bis zu 1 cm breite, leicht indurierte Läsionen. Nach längerem Bestand blaßt die Verfärbung ab, so daß weißliche, meist etwas unter dem Hautniveau liegende, narbig imponierende Restveränderungen verbleiben.

Differentialdiagnose

Cushing-Syndrom, striäre Narben, Ehlers-Danlos-Syndrom.

Therapie

Eine spezifische Therapie der Striae distensae ist nicht möglich. Einmal eingetreten, verhalten sie sich wie jedes andere Narbengewebe. Ausschluß innerer hormoneller Erkrankung sowie Reduktion des Körpergewichts sind erforderlich.

Strophulus infantum (Urticaria papulosa, Prurigo simplex acuta infantum)

Ursache, Krankheitsbild und Diagnose

Meist handelt es sich um Überempfindlichkeitsreaktionen gegenüber Nahrungsmitteleiweiß, Milch, Ei, Schokolade etc., Kohlenhydrate, Salze, Gewürze, Staub, Stroh, Federn, Haare, Wolle, Obst. Vielfach gehen damit fieberhafte Allgemeinerkrankungen, Darmstörungen und Wurmbefall einher. Auch der Zahndurchbruch bei Kleinkindern wird angeschuldigt. Heute wird vielfach die Meinung vertreten, daß diese

rezidivierende, allergische Reaktion bei Kindern durch Insektenbisse bzw. -stiche oder auch durch Milben hervorgerufen wird.
Der vornehmlich im Säuglings- und Kleinkindalter vorkommende Strophulus, auch Lichen simplex acutus genannt, ist dadurch charakterisiert, daß sich im Zentrum der urtikariellen, lebhaft roten Flecke stecknadelkopf- bis linsengroße, derbe, hartnäckige und lebhaft rote Papelchen finden, die vielfach an der Spitze kleine, gelbliche Bläschen oder Krüstchen tragen. Bei ziemlich heftigem Juckreiz sind somit die wesentlichen Merkmale die zentral gelegenen Knötchen auf urtikariell-erythematöser Haut. Seltener entwickeln sich größere Blasen (Strophulus bullosus). Die Effloreszenzen sind meist wahllos über den ganzen Körper verstreut. Besonders häufig und ausgedehnt sind sie in der Gesäßgegend lokalisiert, des weiteren an den Streckseiten der Extremitäten und am Stamm. Die Axillen sind fast nie befallen. – Kennzeichnend für die Erkrankung ist der schubweise Verlauf, der sich über mehrere Wochen hinzieht und vornehmlich in den Sommer- und Herbstwochen auftritt. Neben frisch aufschießenden Effloreszenzen sind ältere, in Abheilung begriffene Herde vorhanden, wodurch ein recht polymorphes Krankheitsbild entsteht. Der starke Juckreiz verursacht Kratzeffekte und diese wiederum durch sekundäre Infektion Pyodermien.

Differentialdiagnose

Skabies (andere Lokalisation, juckt besonders nachts), Dermatitis herpetiformis Duhring, Varizellen, Purpura-Formen.

Therapie

Als wichtigste Aufgabe ist die Ausschaltung der Allergene anzusehen. Man sollte daher nie versäumen, Testungen (Epikutantest, Pricktest etc.) durchzuführen. Daneben sollte man auch an Wäschewechsel, Waschmittelwechsel, Raumdesinfektion und an Milieuwechsel denken. Lokal käme ein juckreizlindernder Puder in Frage, wie Mediphon-Puder, daneben als Schüttelmixturen:

Rp.	Calmitoli	0,5–1,0
	Lot. alba aquos RF	ad 100,0

oder Volon-A Schüttelmix.
Bei sekundären Infektionen:

Calmitoli	0,5–1,0
Rivanoli	0,2
Lot. alba aquos RF	ad 100,0.

Sind dic Pyodermien ausgeprägter Linolasept, Fucidine, Betaisodona etc. Empfehlenswert sind tägliche Bäder mit Balneum Hermal unter Verwendung von hautschonenden Hautreinigungsmitteln wie Dermowas, Sebopona, Praecutan etc. Innerlich Celestan Liquid. (3 × 10 bis 20 Tropfen, je nach Alter, langsam fallend), Antihistaminika (Hismanal, Fenistil ret. u.a. in Tropfenform). Die Verabreichung von Kortikosteroiden per os ist ob des meist jugendlichen Alters und der Benignität der Erkrankung nur über einen kurzen Zeitraum zu verantworten.

Toxisch epidermale Nekrolyse = Lyell-Syndrom

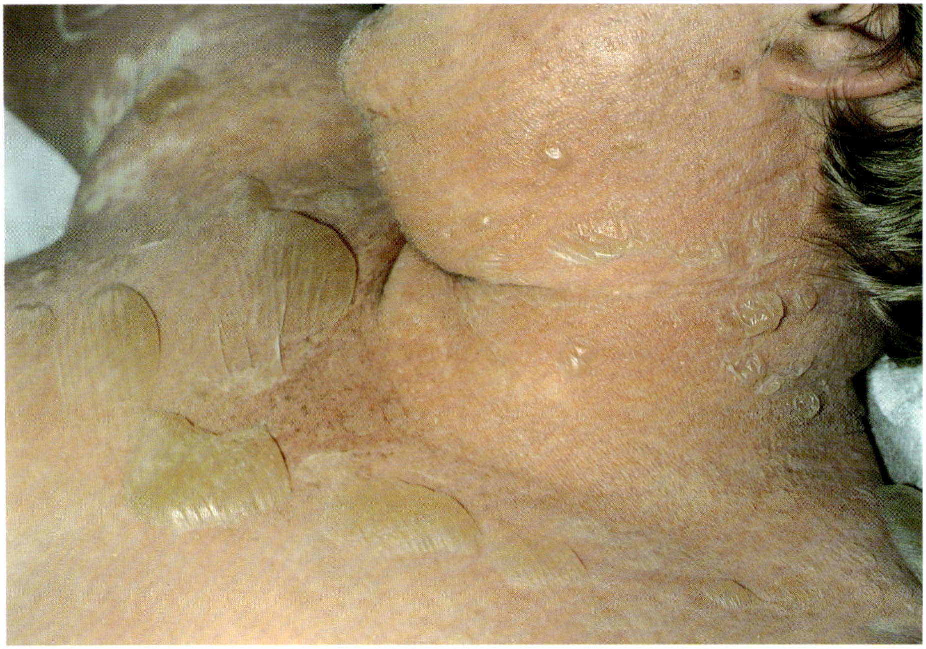

Abb. 151. Toxisch epidermale Nekrolyse (Lyell Syndrom)

Ursache, Krankheitsbild und Diagnose

Eine der wenigen, echten Notfallsituationen in der Dermatologie. Als ursächliche Noxen der progressiv, schnell fortschreitenden Epidermolyse werden zumeist Arzneimittel angenommen, ferner virale und bakterielle Erkrankungen, Neoplasien u.a. Nicht selten werden multimorbide Patienten betroffen, die zusätzlich zu dem akut schädigenden Agens langfristig andere Arzneimittel einnehmen müssen, unter einem Diabetes oder anderen Erkrankungen zu leiden haben. Obwohl der Nachweis nicht immer eindeutig zu führen ist, werden am häufigsten Sulfonamide, Antiepileptika und Phenylbutazon inkriminiert, die Liste angeschuldigter Arzneimittel ist aber wesentlich umfangreicher.
Klinisch zeigt sich ein von proximal nach distal schnell fortschreitendes, morbilliformes Exanthem, welches von einer bullösen Abhebung der Haut (Syndrom der verbrühten Haut) wenige Stunden später gefolgt wird. Üblicherweise werden auch die Schleimhäute miterfaßt, Haare und Nägel können ausfallen. Die Erkrankung geht mit

hohem Fieber und Leukozytose einher. Als Folge der Hautveränderungen stellen sich Eiweiß- und Elektrolytverlust, Schocksymptomatik und Nierenversagen ein. Der Respirationstrakt sowie der obere Gastrointestinaltrakt können ebenfalls direkt in die Reaktion einbezogen sein und zeigen gewöhnlich schwere, hämorrhagische Veränderungen.

Differentialdiagnose

Verbrühungen, Verbrennungen, initial andere Arzneiexantheme, insbesondere Stevens-Johnson-Syndrom.

Therapie

Umgehende Behandlung auf einer Intensivstation, auf der Verbrennungsbetten zur Verfügung stehen. Nach eigenen Erfahrungen scheint die geeignetste Behandlung die Plasmapherese für diese Patienten zu sein, bei der nach 24 Stunden mit einem Sistieren der Ausbreitung der Epidermolyse zu rechnen ist. Andere Autoren halten hochdosierte Kortikosteroide (250 mg und mehr i. v.) für angezeigt. Die Lagerung der Patienten und lokale Behandlung erfolgt am zweckmäßigsten auf Metalline-Unterlagen nach den Regeln der Verbrennungstherapie.
Auch heute noch muß mit einer Mortalität von 25–50 % je nach Ausmaß der Hautschädigung gerechnet werden. Bei Überlebenden verbleiben nicht selten Alopezie, Nagelverlust, Symblepharon, Ektropium u. a. vernarbende Residuen.
Bei Verdacht auf Arzneimittelauslösung niemals Reexposition!

Tinea

Ursache, Krankheitsbild und Diagnose

Unter diesem Oberbegriff werden sämtliche mykotischen Infektionen des Menschen zusammengefaßt. Erst nach Vorliegen des Kulturbefundes wird man in der Regel eine genaue Klassifizierung vornehmen. Da im Rahmen dieses Buches bereits Candidainfektionen, Mikrosporie, Ekzema marginatum, Onychomykose sowie mykotische Paronychie unter dem jeweiligen Stichwort abgehandelt wurden, seien im folgenden neben dem klinischen Bild vor allem auf die Dermatophyten-bedingten Mykosen hingewiesen.

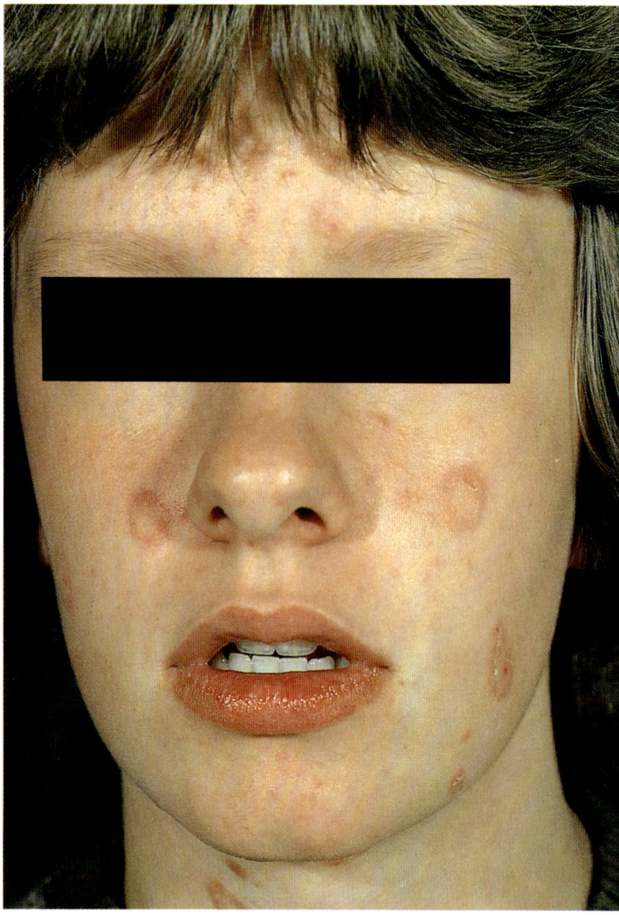

Abb. 152. Tinea faciei
Hervorgerufen durch
T. quinckeanum (Haustier)

Je nach Lokalisation des mykotischen Herdes wird dem Terminus Tinea das betroffene Areal hinzugefügt, z. B. Tinea capitis, Tinea corporis, Tinea pedum usw. Lokalisationen und Tiefe der Infektionen bedingen unterschiedliche klinische Manifestationformen: Der klassische Tinea-corporis oder Tinea-faciei Herd ist eine rundovale, teilweise heftig juckende, zentrifugal langsam wachsende Läsion, die einen colleretteartigen Schuppenrand, manchmal auch kleine Pusteln aufweist. Das Zentrum erscheint unverändert bzw. in Abheilung begriffen. Bei langfristigem Bestand kann es zu girlandenförmiger Anordnung solcher rötlich schuppender Infiltrate kommen, die die Diagnose wesentlich schwieriger machen. Follikulärer Befall äußert sich häufig mehr in einer pustulös-infiltrativen Läsion (Tinea profunda). An den Händen und Sohlen ähnelt das Bild eher einem rhagadiformen Handekzem, da die diffuse Verdikkung der Palmae und Plantae leicht zu tiefen Einrissen führt. Der klassische Fußpilz findet sich interdigital und führt durch Feuchtigkeit und Wärme zu Mazeration, aufgeworfenen, grauweißen Schuppen und bröckeligen Massen bis hin zu interdigitalen Erosionen. Bei Vernachlässigung und fehlender Therapie kann sich hier als bakterielle Superinfektion ein sog. gramnegativer Fußinfekt entwickeln. Im Bereich des

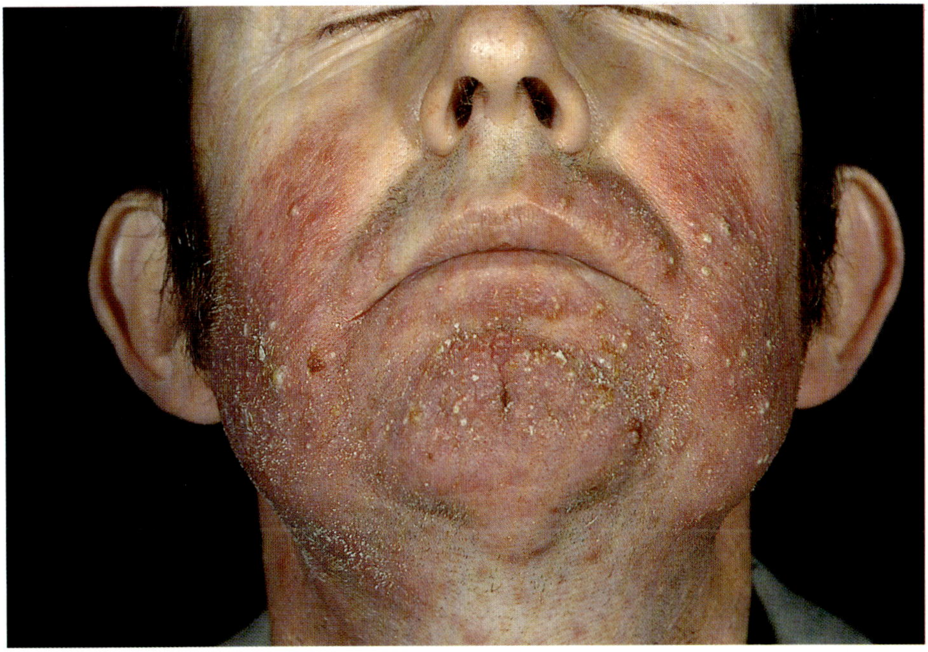

Abb. 153. Tinea profunda faciei

behaarten Kopfes schließlich kann neben dem typischen Mikrosporiebefund auch ein sog. Kerion Celsi entstehen. Hierbei kommt es zu einer sukkulenten Aufweichung der Kopfhaut, häufig in Verbindung mit bakterieller Superinfektion. Typischerweise lassen sich die Haare im Gegensatz zur reinen Impetigo relativ leicht epilieren.
Die häufigsten Trichophyten in Mitteleuropa sind Trichophyton rubrum, T. mentagrophytes, T. verrucosum, T. violaceum, T. quinckeanum.

Differentialdiagnose

Bakterielle Follikulitiden und Impetigo, Pityriasis rosea, Lues II, Psoriasis, figurierte Erytheme, palmoplantare Hyperkeratosen.

Therapie

Für die lokale Behandlung nicht allzu ausgedehnter superfizieller, durch Trichophyten hervorgerufener Tineaformen steht eine Reihe hochwirksamer Antimykotika, zumeist Imidazolderivate in diversen Applikationsformen, zur Verfügung: Canesten, Travogen, Ocral, Mycospor, Exoderil, Tonoftal, Batrafen, um nur einige zu nennen. Profunde Trichophytien mit infiltrativ-pustulöser Komponente machen zusätzlich eine interne Medikation mit Griseofulvin (z. B. Fulcin S 500, Likuden M u. a.) über mehrere Wochen erforderlich.

Thrombophlebitis und Phlebothrombose

Ursache, Krankheitsbild und Diagnose

Es werden zweckmäßig unterschieden:

1. Thrombophlebitis superficialis = Phlebitis der oberflächlichen Venen (V. Saphena magna et parva), bei Varizenbefall = Varicophlebitis.
2. Phlebothrombose = Thrombose der Tiefvenen, d. h. aller subfaszial gelegenen Venen.

Während die oberflächliche Thrombophlebitis relativ harmlos ist, ist die Phlebothrombose eine am Anfang ihres Bestehens lebensgefährliche Erkrankung. Bis zu 20 000 Embolietote pro Jahr sind dafür eine erschütternde Bilanz! – Auslösende Faktoren sind Gefäßschäden, nicht zuletzt auch durch Traumen, Zerrungen, bakteriell-toxische Einflüsse, Fokus, Verlangsamung der Blutströmung bis zur Stase und Gerinnungsveränderungen (= Virchowsche Trias). Bei der oberflächlichen Thrombophlebitis besteht ein relativ festsitzender Abscheidungsthrombus, während die Phlebothrombose einen im Gefäßlumen flottierenden Gerinnungsthrombus ausweist, der leicht abreißt und so zum Embolus werden kann.

Thrombophlebitis

Klinisch findet sich an dem befallenen Venenstrang eine milde, kaum beobachtete Empfindlichkeit in umschriebener, sich verdickt anfühlender Lokalisation. Später treten die Erscheinungen heftiger hervor und zeigen sich mitunter mit Fieber und Schmerzen verbunden. Das befallene Gefäß ist verdickt, stark entzündet und bei Berührung äußerst empfindlich. – Eine Sonderform bildet die Thrombophlebitis migrans sive saltans recidivans. Über Wochen und Monate hinaus bilden sich immer wieder neue, zirkumskripte, derbe und sehr schmerzhafte Anschwellungen kleiner Venen, die jeweils 2–3 Wochen bestehen. Wie oben betont finden sich Zusammenhänge zwischen einer Thrombophlebitis migrans und einem Karzinom des Pankreaskörpers oder -schwanzes, auch mit anderen internen Karzinomen; in diesen Fällen handelt es sich um ein paraneoplatisches Syndrom.

Therapie

Bei der Thrombophlebitis superficialis kommen innerlich Antiphlogistika wie Voltaren oder Diclofenac, Acetylsalicylsäure in Betracht. Bei Fluktuation im Venen- bzw. Varizenstrang: Stichinzisionen und Thrombenausräumung, Kompressionsverband nach Pütter, keine Bettruhe nötig. Antibiotika sind nicht erforderlich, da keine bakterielle Infektion vorliegt.

Phlebothrombose

Die Phlebothrombose ist gekennzeichnet durch Ödem, Zyanose, lokale Druckschmerzzeichen, typischen Ultraschall-Dopplerbefund, positiven Lowenberg-Test. Starke Verkürzung der venösen Wiederauffüllzeit bei der Lichtreflexionsrheographie.

Therapie

Möglichst sofortige stationäre Einweisung und Phlebographie. Stationär Lysetherapie (Streptokinase), Heparinisierung.
Ist die Phlebothrombose älter als 7 Tage, Therapie mit Kompressionsverbänden, wodurch der Thrombus fixiert und rascher organisiert wird. Eine Restitutio ad integrum ist nur durch rasche Lysetherapie möglich. Auch die Thrombektomie führt zur Klappenzerstörung. Nach einer Latenzphase von 1–5 Jahren bildet sich eine chronische venöse Insuffizienz heraus, die anfangs kompensiert ist und später dekompensieren kann. Lebenslange Kompressionstherapie als Prophylaxe (Stauungsdermatitis, ulcus cruris) ist notwendig.

Transiente akantholytische Dermatose (Grover)

Ursache, Krankheitsbild und Diagnose

Diese fast nur in der Praxis zu beobachtende Erkrankung hat zwar rezidivierenden, aber kurzfristig selbstheilenden Charakter, weshalb viele Patienten gar nicht erst den Arzt aufsuchen.
Bevorzugt an Brust und Rücken entstehen, bei Männern wesentlich häufiger als bei Frauen, mäßig juckende, sukkulente, leicht nässende und somit häufig verkrustete Läsionen. Es besteht nicht selten eine Provozierbarkeit durch Sonnenlicht.

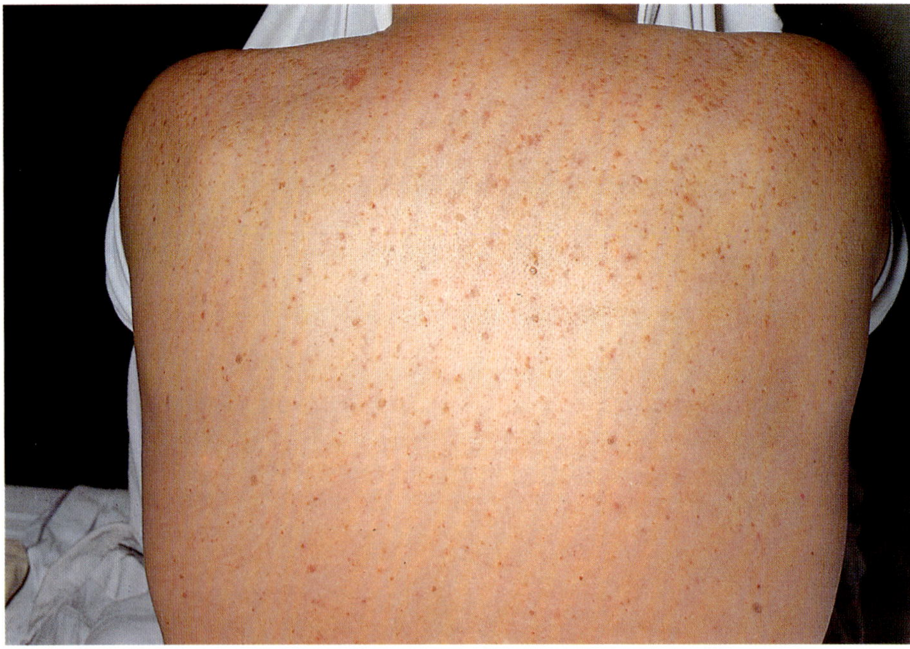

Abb. 154. Transiente akantholytische Dermatose (Morbus Grover)

Differentialdiagnose

Lichen ruber, Dyskeratosis follicularis Darier, Miliaria, Prurigo simplex.

Therapie

Wenn überhaupt erforderlich Lotio alba, evtl. Volon A Schüttelmix. Nur bei stärker ausgeprägtem Juckreiz kann intern noch zusätzlich Urbasan 8–16 mg per os gegeben werden.

Trichomycosis palmellina

Ursache, Krankheitsbild und Diagnose

Durch Kokken und das Corynebacterium tenuis kommt es besonders bei stark schwitzenden Menschen – meist Männern – im Achselhöhlenbereich, seltener im Schamhaarbereich zu weißgeblichen, rötlichen oder schwärzlichen Auflagerungen um die Haarschäfte. Die Wäsche ist vielfach verfärbt, der Geruch unangenehm. Je nach der Farbe unterscheidet man eine Trichomycosis palmellina flava, rubra oder nigra. Ursächlich kommen neben der Hyperhidrose eine unzureichende Hygiene und/oder feuchte Wärme an den Intertrigines hinzu. Das klinische Bild ist charakteristisch, die Haare wirken verkrustet und sehen wie von Rauhreif überzogen aus. Die mikroskopische Untersuchung wird die klinische Diagnose unterstützen.

Therapie

Abschneiden der Haare, häufiges Waschen mit Praecutan, Dermowas, gründliches Abtrocknen, Bekämpfung der Hyperhidrose (z.B. Ansudor), öfterer Wäschewechsel, evtl. Einreibungen mit

Rp.	Acidi salicylici	3,0
	Hexachlorophen	0,5
	Sulf. praecip.	5,0
	Spir. dil. 45%	ad 100,0

oder z.B. Batrafen-Creme.

Tropische Hautkrankheiten

Die Entwicklung unserer europäischen Wirtschaftsräume (Flugzeug, interkontinentale Reisen und Urlaube, Gastarbeiter u.a.m.) hat dazu geführt, daß auch in unseren Breiten vermehrt mit dem Vorkommen von sog. Tropenerkrankungen gerechnet werden muß. Bei allen unklaren, schlecht einzuordnenden Hauterscheinungen sollte daher neben Lues und Artefakten unbedingt auch an tropische Hautkrankheiten gedacht werden.

Tropische Hautkrankheiten werden am häufigsten durch Parasiten (Myzelien, Würmer, Treponemen, Trypanosomen, Viren u.a.m.) hervorgerufen. Mitteleuropäer, die sich in den Tropen aufhalten, leiden an erhöhtem Schweißfluß insbesondere im Bereich intertriginöser Hautpartien, so daß das Eindringen von Erregern an diesen Stellen zusätzlich gefördert wird, in erster Linie Mykosen. Hinzu kommen Insektenstiche mannigfaltiger Art, durch die weitere Mikroparasiten übertragen werden können.

Die Behandlung solcher tropischer Dermatosen unterscheidet sich in nichts von gleichartigen Erkrankungen in Europa. Echte Tropendermatosen und -krankheiten sollten stets durch entsprechende Fachärzte und Kliniken behandelt werden: Tropeninstitut (Bernhard-Nocht-Institut) 2000 Hamburg 4, Bernhard-Nocht-Str. 74; Tropeninstitut Tübingen.

Im folgenden einige der wichtigsten Tropendermatosen ohne Abhandlung der Helminthosen (s. S. 354)

Mykosen

1 Madura-Fuß (Madura-Mykosis)

Vorkommen in Indien, Afrika, Madagaskar, Südamerika, sporadisch auch in Mittelamerika.

Ursache, Krankheitsbild und Diagnose

Wird durch verschiedene Nokardia-Arten und andere Pilze hervorgerufen.
Klinisch finden sich im Bereich der Beine Knoten, die vorwiegend im Unterhautzellgewebe liegen. Diese erweichen und sondern eine wäßrig-eitrige, pilzenthaltende Flüssigkeit ab.

Therapie

Jodkali, Nystatin, Penicillin, Sulfonamide.
Chirurgische Behandlung.

2 Systemmykosen

Erreger sind sproß- oder hefeartige Pilze, die zu schweren Allgemeinerkrankungen führen. Verruköse, wuchernde, abszedierende Hauterscheinungen stellen das klinische Bild dar.
Vorkommen in südlichen Ländern wie in Süd- und Nordamerika. Man kann unterscheiden:

a Histoplasmose

Vorkommen in allen Erdteilen
Erreger: Histoplasma capsulatum.
Knotenförmige Hauterscheinungen. Primärherd findet sich in der Lunge.

b Sporotrichose

Vorkommen in allen Erdteilen.
Erreger: Sporotrichon Schencki.
Klinisch papulöse und pustulöse Erscheinungen der Haut.

c Nordamerikanische Blastomykose

(Typ Gilchrist disease)
Erreger: Blastomyces dermatitidis.
Klinisch Primärherd in der Lunge, serpiginöse, ulzeröse, verruköse Herde (Gesicht, Hände, Füße)

d Südamerikanische Blastomykose (Parakokzidioidomykose)

(Typ Lutz disease)
Erreger: Paracoccidioides brasiliensis.
Klinisch Haut- und Schleimhautbefall mit Metastasierungen. Schwere Allgemeinerkrankung.

Therapie aller Systemmykosen

Jodkali, Sulfonamide, Amphotericin B, Flucytosin

3 Tinea imbricata (Tokelau)

Erreger: Trichophyton concentricum.
Vorkommen in den Tropen: Südpazifik, Indien, Ceylon, Süd- und Zentralafrika.
Klinisch eine tropische Mykose, die durch konzentrische Ringe, besonders am Stamm gekennzeichnet ist (Rosettenbildung). Die Kopfhaut ist immer frei. Häufig starker Pruritus.

Therapie

Griseofulvin.

Treponematosen

1 Frambösie (Pian; Yaws)

Vorkommen in Tropen mit feuchtwarmem Klima.
Erreger: Treponema pertenue, das im Dunkelfeld nicht von Treponema pallidum zu unterscheiden ist.
Klinischer Verlauf und serologische Reaktionen wie bei Lues.
Frambösie kommt jedoch nur in den Tropen vor, ohne Befall der inneren Organe und des Zentralnervensystems. Differentialdiagnose: Lues, Tbc, Leishmaniasis, Lepra.
Therapie: Penicillin, und zwar 5–10 Mega an 5–10 Tagen.

2 Pinta

Vorkommen in amerikanischen Tropen.
Erreger: Treponema carateum oder pintae.
Klinisch papelartiger Primäraffekt mit nachfolgenden papulös-squamösen Sekundärerscheinungen und Lymphknotenschwellungen. Spätere Stadien zeigen vitiligoähnliche Pigmentverschiebungen.
Therapie: Penicillin, und zwar 5–10 mega in 5–10 Tagen.

Trypanosomiasen

1 Leishmaniasis (Orient- oder Aleppo-Beule)

Erreger: Chronische Protozoeninfektion durch Leishmania tropica, übertragen durch Sandmücken (Phlebotomen).
Erregernachweis: mikroskopisch und kulturell aus den Ulzerationen.
Inkubationszeit: 10 Tage bis 5 Wochen. Blau-rote ulzerierte Knoten, die spontan nach 6–12 Monaten abheilen.
Klinisch serpiginöse, schlecht heilende Geschwüre, Lupus-ähnliche Granulome sowie typische Narbenbildungen vorwiegend an nicht bekleideten Körperstellen.

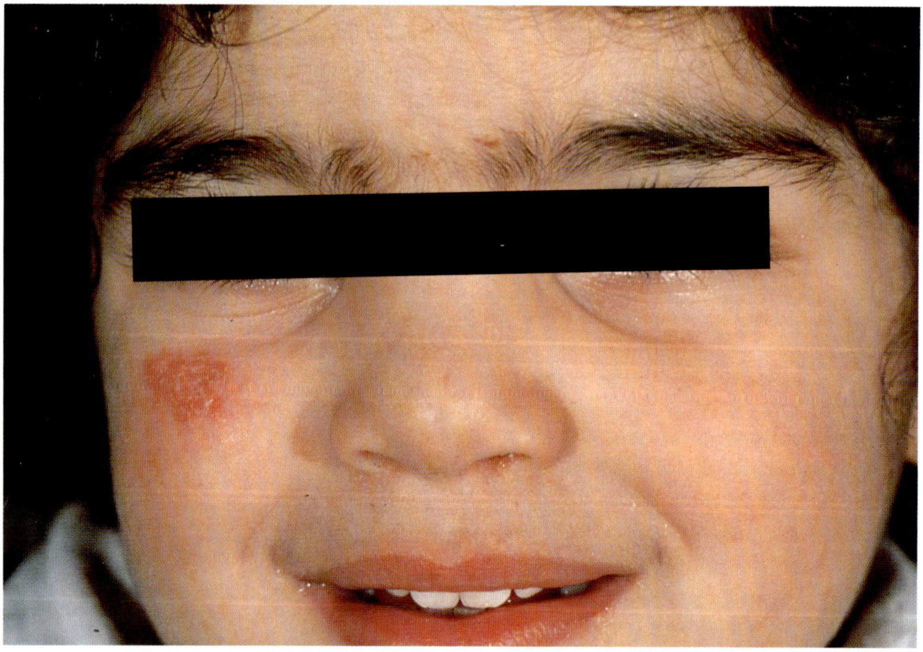

Abb. 155. Leishmaniasis cutis (Aleppobeule)

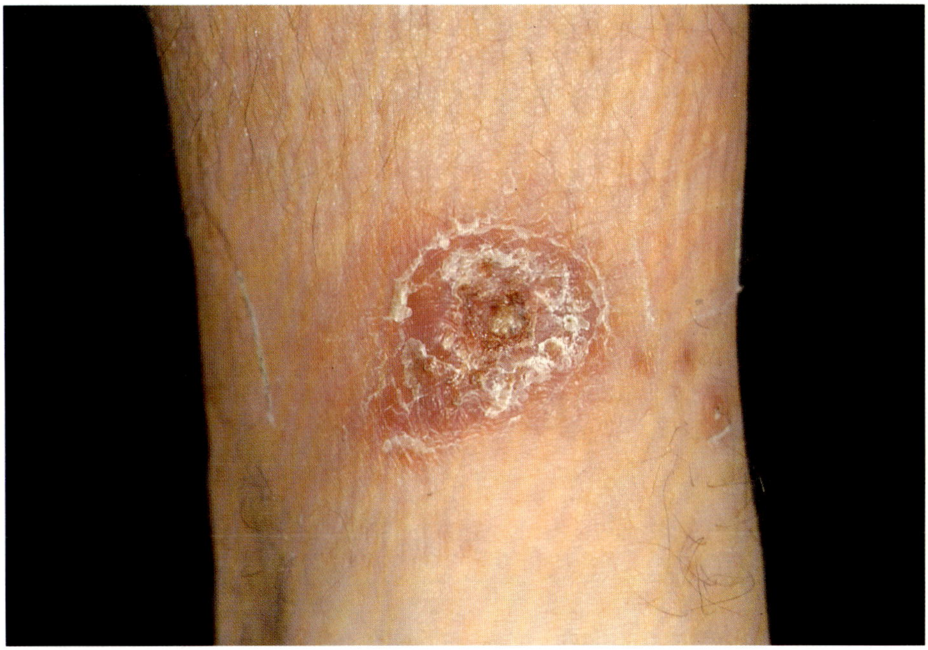

Abb. 156. Leishmaniasis cutis

Differentialdiagnose

Lupus vulgaris, Lepra, Lues I, Mykosen.

Therapie

Intern Tetracyclin tägl. 1–2 g bis zur Rückbildung der Erscheinungen. Antimonverbindungen sind ebenfalls wirksam, haben aber erhebliche toxische Wirkungen. Extern konnten die besten Ergebnisse mit einer 3%igen Thiabendazol Salbe erzielt werden. Auch eine Kryotherapie ist gut möglich. Nur in Ausnahmefällen Ketokonazol (Nizoral 200–400 mg täglich). Dies ist nur bei dissiminiert-anergen Verlaufsformen angezeigt.
Prophylaktisch sollte man bei Reisen in diese Gegenden nicht auf dem Boden schlafen, möglichst Zimmer im ersten Stock bevorzugen, da die Sandmücken kaum höher als 1 m hoch fliegen können.

2 Südamerikanische Haut- und Schleimhaut-Leishmaniasis

Erreger: Leishmania (brasiliensis) major, die morphologisch mit Leishmania tropica identisch ist.
Nachweis im Gewebeausstrich mit Giemsa-Färbung.
Vorkommen in Süd- und Zentralamerika.
Chronische Erkrankung mit einer Inkubationszeit von einem bis mehreren Monaten. Infektionsstelle zeigt papulösen Herd, der bald ulzeriert oder sich nodulär verändert. Ausgedehnte Zerstörungen im Bereich der Schleimhäute der Nase, Pharynx- und Larynx-Mutilierung. Später verruköse oder papulomatöse Hautveränderung, Lymphdrüsen vergrößert.

Differentialdiagnose

Lues, Frambösie, Tbc, Mykosen, Karzinom.

Therapie

Intern Breitspektrumantibiotika zur Beherrschung der Sekundärinfektionen. Als wirksame therapeutische Substanzen (allerdings mit erheblichen Nebenwirkungen) sind Dihydro-Streptomycin i.m., Antimon-Abkömmlinge sowie Amphotericin B beschrieben, extern wiederum kryochirurgische Behandlung sowie 3%ige Thiabendazol-Salben. Ketokonazol (Nizoral) erscheint aber auch hier zur Therapie der Wahl zu werden.

Varia

1 Lepra (Hansensche Krankheit)

Erreger: Mycobacterium leprae (Hansen).
Nachweis im Nasenabstrich durch Färbung nach Ziehl-Neelsen und durch Histologie (mit Tierversuch).
Übertragung von Mensch zu Mensch.
Vorkommen in Tropen und Subtropen weit verbreitet, auch in Südeuropa (Italien).
Meldepflichtig!
Inkubationszeit mehrere Wochen bis zu 20 Jahren.
Tritt unter vielfältigen klinischen Erscheinungen auf, die im wesentlichen von der Reaktionslage des Organismus auf die Erreger abhängen. Diese reichen von hyperergischen, erregerarmen (tuberkuloide Lepra) über wechselhafte (Lepra indeterminata,

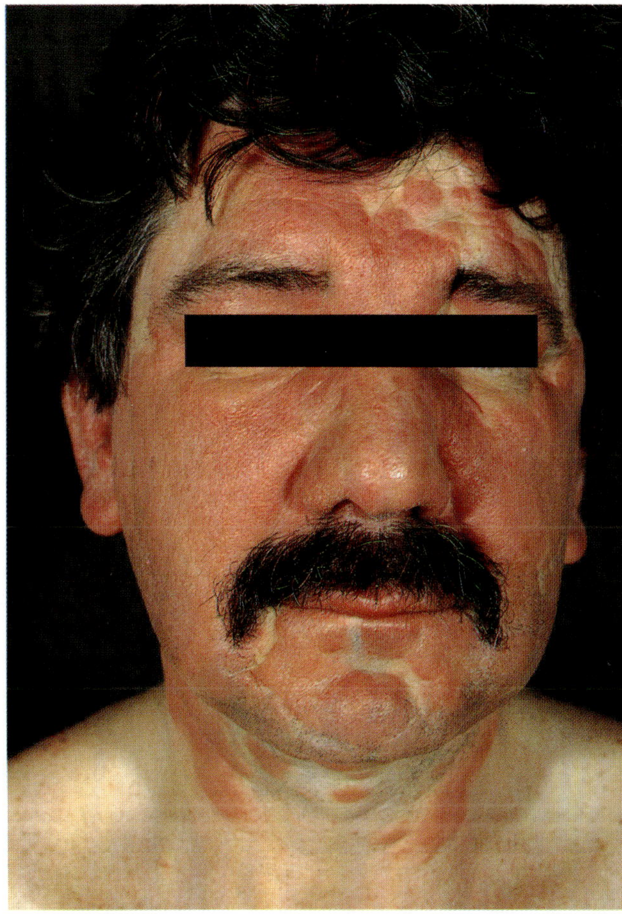

Abb. 157. Lepra
Hier vom Typ der dimorphen Lepra

Borderline Lepra) bis zu anergischen, erregerreichen Reaktionslagen (lepromatöse Lepra).
Verlaufsformen:

a Lepromatöse Lepra

Bräunlich-rote Flecke und knotige, anästhetische Infiltrate. Sitz vorwiegend im Gesicht (Facies leonina), Schleimhautgeschwüre und Befall innerer Organe wie Leber, Nieren und Darm. Trophische Geschwüre häufig an den Füßen. Befall der peripheren Nerven.

b Tuberkuloide Lepra

De- oder hyperpigmentierte, analgetische Flecken, knotige Verdickungen der Nervenstränge an Extremitäten und im Zervikalbereich. Sensibilitätsstörungen, Paresen, Verlust von Fingern und Zehen (Lepra mutilans).
Differentialdiagnose: Sarkoidose, Tbc, Erythematodes, Leishmaniasis, Vitiligo.

Therapie

Bei akuten (lepromatösen) Verlaufsformen initial 600 mg Rifampicin sowie 300 mg Clofazimine monatlich, oder 100 mg Dapsone und 50 mg Clofazimine täglich.
Erregerarme, tuberkuloide Formen sollten täglich mit 100 mg DADPS behandelt werden, evtl. initial Rifampicin 600 mg.

2 Ulcus tropicum (Buruli Ulcus)

Ursache: Verletzung bei der Arbeit und Infektion mit M. ulcerans.
Schlechter Ernährungszustand, mangelhafte Hygiene. Vorkommen in den Tropen, weit verbreitet, insbesondere in Gegenden mit feuchtem Klima.
Chronischer Verlauf. An den Unterschenkeln (Knöchelgegend, Fußrücken) primär vesikulös-papulöse Erscheinungen, die bald ulzerieren und sich zu einem phagedänischen Geschwür ausbilden. Ausdehnung häufig bis zu den Faszien, Sehnen und Knochen.
Der Heilverlauf ist außerordentlich schleppend.
Differentialdiagnose: Leishmaniasis, Frambösie, Lues, Diphtherie.

Therapie

Clofazimine 100 mg–200 mg täglich, Tetracyclin 4 × 500 mg haben sich als wirksamste Substanzen erwiesen.

3 Miliaria rubra

(Prickly heat; Roter Hund; Schweißflechte)
Ursache: Verlegung von Schweißdrüsenausführungsgängen bei Hyperhidrose durch hohe Temperatur und Luftfeuchtigkeit, auch Fieber, meist zusätzlich lokal irritierende Faktoren, wie scheuernde Kleidung.
Klinisch: Stecknadelkopfgroße, wasserhelle Bläschen, deren Inhalt getrübt sein kann (Miliaria alba). Besonders am Stamm nach starkem Schwitzen.
Differentialdiagnose: Dermatitis, Epizoonosen.
Therapie: Luftige Kleidung, kühle Räume, Hautpflege mit Lotio zinci, Kortikoidlotionen wie z.B. Celestan-V Lotio, Puder.

4 Variola vera humana (Pocken, Blattern)

Erreger: Variola-Virus (Paschen) mit Inkubationszeit von 10 bis 20 Tagen. Übertragung von Mensch zu Mensch durch Staub und Wind.
Nachweis:
1. elektronenoptischer Nachweis in kürzester Zeit möglich,
2. durch Eikultur,
3. durch serologische Methoden.

Vorkommen: Pocken gelten als ausgerottet!
Sofort meldepflichtige Krankheit!
Auch bei Verdacht!
(Telefonische Meldung)
Sofortige strengste Isolierung, auch der verdächtigen Personen, und Impfung der Kontaktpersonen.

Verschiedene Stadien:
a. Initialstadium: Nach Tröpfchen- oder Schmierinfektion kommt es zu Temperaturanstiegen mit Glieder-, Kopf- und Rückenschmerzen, Pharyngitis, Tonsillitis u.a.m. Am 2. Tag fleckförmiges Exanthem, das übergeht in das

b. Eruptionsstadium ab 3. bis 4. Krankheitstag mit linsengroßen Papeln, die sich in Pusteln umwandeln, mit zentraler Eindellung (typisch ab 6. Tag), Monomorphie des Krankheitsbildes. Temperaturabfall.

Sitz der Erscheinungen vor allem an den dem Licht ausgesetzten Hautstellen, auch auf der Schleimhaut.
Am 7./8. Tag:

c. Supurationsstadium mit Eintrübung des Blaseninhalts. Erneuter Fieberanstieg. Hierbei häufig Herz- und Kreislaufversagen durch Toxine. Bei Überlebenden

d. Exsikkationsstadium um den 11.–12. Tag. Temperaturabfall. Eintrocknen der Pusteln, Bildung von Pockennarben. Nach Abfall der Krusten erlischt die Ansteckungsgefahr.

Differentialdiagnose

Varizellen (kein monomorphes Bild); Erythema exsudativum multiforme (bullöse Form); pustulöses Syphilid; Arzneimittelexantheme.

Therapie

Nur symptomatisch mit Breitbandantibiotika äußerlich und innerlich, wie z.B. mit Tetracyclin, Chloramphenicol, Gammaglobuline 0,2 ml/kg/die. Versuch einer Chemotherapie mit B-Isatin-Thiosemicarbazon. Gute Allgemeinpflege bei strenger Isolierung.

Tuberculosis cutis colliquativa (siehe auch Lupus vulgaris)

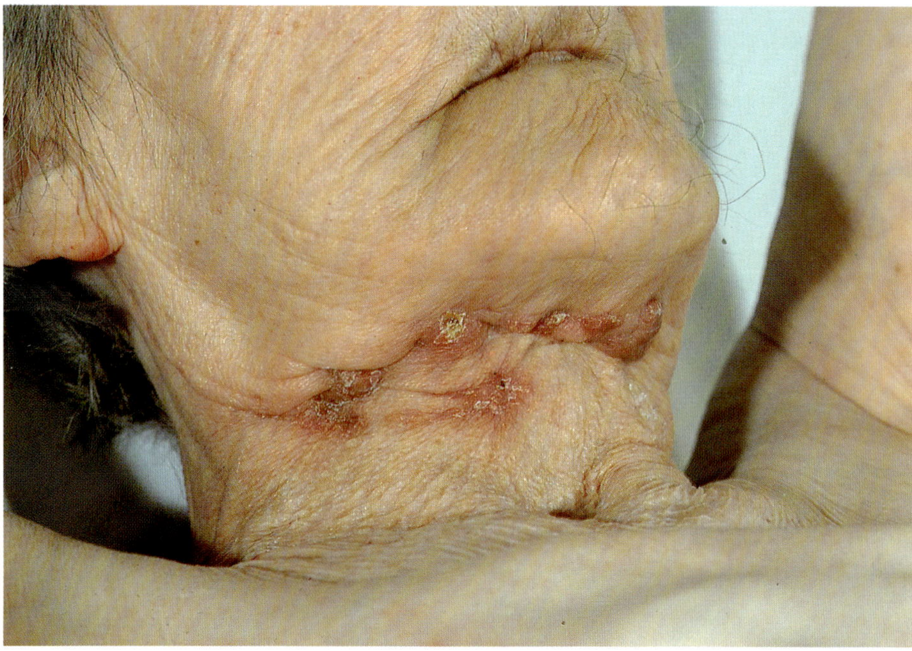

Abb. 158. Tuberculosis cutis colliquativa

Ursache, Krankheitsbild und Diagnose

Erreger: Mycobacterium tuberculosis. Dieses früher ziemlich häufige Krankheitsbild ist durch Einschmelzungsvorgänge in der Haut und dem subkutanen Gewebe gekennzeichnet. Es tritt in weitaus der Mehrzahl der Fälle als Kontinuitäts-Tuberkulose auf, indem es von unter der Haut gelegenen, tuberkulös erkrankten Organen (meist Lymphknoten, Knochen, Sehnenscheiden u.a.) ausgeht. In seltenen Fällen kann es sich auch primär in der Haut entwickeln. Die Lieblingssitze der meist schon im Kindes- oder Jugendalter in Erscheinung tretenden, kolliquativen Tuberkulosen sind deshalb der Hals (vornehmlich die Gegend zwischen Unterkiefer und Sternokleidomastoideus), die Kinngegend, das Gesicht und die Extremitäten.
Der Beginn der Erkrankung äußert sich in der Bildung durchschnittlich pfefferkorn- bis nußgroßer, schmerzloser, solitär oder gehäuft vorkommender Knoten, welche – kutan gelegen – die blaß- bis blaurotverfärbte Haut halbkugelig überragen. Bei der gewöhnlichen subkutanen Entwicklung, wobei die Knoten öfters dem Verlauf von

Lymphgefäßen folgen, fühlen sie sich kugelig an. In letzterem Fall ist die Haut anfangs ganz normal und gut verschieblich.

Erst im weiteren Verlauf tritt eine allmählich immer intensiver sich gestaltende Verlötung der Haut mit den Knoten und zugleich eine rote bis zuletzt blaurote Verfärbung derselben ein. Mit zunehmender Fluktuation und Verdünnung der Haut an der Kuppe kommt es schließlich zum Durchbruch nach außen, wobei sich durch eine Fistelöffnung eine dünnflüssige, eiterige, häufig mit Blut vermengte Masse entleert. Durch Erweiterung der Perforationsöffnung entsteht ein flaches, unscharf begrenztes, reichlich sezernierendes und mit braunen Krusten bedecktes Geschwür mit blauroten, schlaffen, gezackten Rändern, welche oft weithin unterminiert sind. Beim Vorhandensein mehrerer benachbarter Erweichungsherde wird durch Kommunikation derselben die Haut oft in größerer Ausdehnung ganz unterhöhlt. Im Gegensatz zum Lupus vulgaris zeigt die kolliquative Hauttuberkulose eine Neigung zu spontaner Heilung unter strahlen- und strangförmiger, häufig keloidartiger Narbenbildung. Zuweilen sind die Narbenzüge, welche nicht selten Einstülpungen aufweisen, von Brücken normaler Haut überzogen. Häufig lassen sich in der Randzone dieses auch als Skrofuloderm bezeichneten Krankheitsbildes typische Lupus-Effloreszenzen nachweisen.

Differentialdiagnose

Aktinomykose, abszedierende Lymphangitis

Therapie

Die Behandlung dieser meist hämatogen, aber auch lymphogen, letztlich durch Übergreifen einer Organtuberkulose auf die Subcutis entstehenden zweithäufigsten Hauttuberkuloseform besteht neben der Allgemeinbehandlung in der kombinierten Anwendung mehrerer Tuberkulostatika, wobei hauptsächlich Neoteben, Rifampicin und Myambutol (Näheres s. beim Lupus vulgaris) zur Anwendung kommen.

Ulcus cruris venosum

Ursache, Krankheitsbild und Diagnose

Im allgemeinen entwickelt sich das Ulcus cruris als schwerstes Symptom einer chronisch venösen Insuffizienz, entweder auf dem Boden einer schweren Varikosis, mehr noch als Spätfolge einer Phlebothrombose (postthrombotisches Syndrom). Frauen sind häufiger betroffen (Gravidität). Komplizierende Faktoren wie Diabetes, Hypertonie, Herzinsuffizienz und Traumen treten hinzu.

In der unteren Hälfte des Unterschenkels sowie in der beiderseitigen Knöchelgegend (vielfach «Kulisse» genannt) und der vorderen Schienbeinfläche ist die Haut bei den gegebenen Zirkulationsstörungen dünn, gespannt und ohne stärkere Fettpolsterunterlage. Meist sind mechanische Schädigungen (Traumen) der Beginn der Geschwüre, deren Größe zwischen linsengroßen Hautdefekten und handtellergroßen, manchmal die ganze Zirkumferenz der Unterschenkel umfassenden Geschwürsflächen variiert. Die Ränder sind flach und wallartig, weich oder derb, zuweilen knorpelhart, steil abfallend oder unterminiert. Der Geschwürsgrund ist entweder eitrig oder krustös belegt. Die Haut der Umgebung ist entzündlich gerötet, ekzematös oder schmutzig braun verfärbt. Bei langem Bestehen ist grundsätzlich mit der Gefahr einer malignen Entartung zu rechnen, so daß man im Zweifelsfall randwärts eine Biopsie zur histologischen Klärung entnehmen sollte.

Der Verlauf eines Ulcus cruris wird häufig durch das Auftreten einer bakteriellen, gelegentlich auch mykotischen – Candida albicans – Superinfektion beeinflußt. Gerade ein gleichzeitig bestehender Diabetes mellitus kann den Heilungsverlauf erheblich verzögern.

Häufige Komplikationen sind ferner rezidivierende Erysipele, mehr noch Kontaktdermatitiden. Durch die fast unüberschaubare Zahl lokalanwendbarer Ulcustherapeutika kommt es bei vielen Patienten zu Sensibilisierungen, entweder gegen Wirksubstanzen (cave Antibiotika: Neomycin, Gentamycin u.a.) oder Trägerstoffe. Häufig entwickeln sich bei langjährigem Verlauf polyvalente Kontaktallergien, die die therapeutischen Möglichkeiten erheblich einschränken. Naheliegende epikutane Testungen sollten aber nicht zu häufig erfolgen, da auch hierdurch weitere Sensibilisierungen erfolgen können.

Differentialdiagnose

Ulcus cruris arteriosum, Ulcus cruris neoplasticum (Spinaliom, Basaliom, Lymphom), Ulcus infectiosum (Lues III, Lepra, Tbc, Leishmaniose, Ekthymata), ulzerierte Necrobiosis lipoidica, physikalisch-mechanisch bedingte Ulzera, Malum perforans (bei Diabetes, Neuropathie, Poliomyelitis), Panarteriitis nodosa, Pyoderma gangraenosum.

Therapie

Mechanische Säuberung des Geschwürs und seiner Umgebung mit Schere und scharfem Löffel. Bei starkem Nässen einige Tage feuchte Umschläge (Wasser, physiologische Kochsalzlösung, Betaisodonalösung, dann Übergang auf Puderverbände (Debrisorb, Jodosorb). Bewährt haben sich ferner Actihaemyl Gel, Silbernitratsalbe, Betaisodona Salbe, sowie Fibrolan insbesondere bei stärker belegten Ulzera. Weichschaumfolien (Syspur-Derm, Varihäsiv oder Epigard) sind zumeist inert und

bewähren sich besonders bei Patienten mit polyvalenter Kontaktdermatitis. Die Ulcusumgebung kann mit einer 0,5%igen Pyoktaninlösung oder/und Zinköl abgedeckt werden. Nach dem Anlegen eines Wundverbandes wird ein Kompressionsverband nach Pütter angelegt, vorher wird durch Unterlegen eines Schaumgummistückes oder einer Komprex-Kompresse die konzentrierte Kompression verstärkt und so die Abheilung beschleunigt.
Beachte: Bei Fußarteriendruck von unter 80 mm Hg darf kein Kompressionsverband angelegt werden, um nicht den arteriell schon behinderten Zufluß noch mehr einzuschränken.
Patienten, die selbst diese täglichen Wechselverbände nicht durchführen können, sollten mit einem Zinkleimverband, der anfangs alle 2 Tage, später pro Woche einmal gewechselt wird (Varolast-Binden), versorgt werden. Auch der Pütterverband kann ohne weiteres 2 bis 3 Tage liegen bleiben.
Medikamentös kann zusätzlich eine Entstauung mit einem Diuretikum, z.B. Dihydrosanol tri, versucht werden, außerdem Fragifix, Trental, Venostasin retard (2 × 1). Unterstützend kann auch eine Varizenverödung wirken (s. unter Varikosis).

Ulcus molle

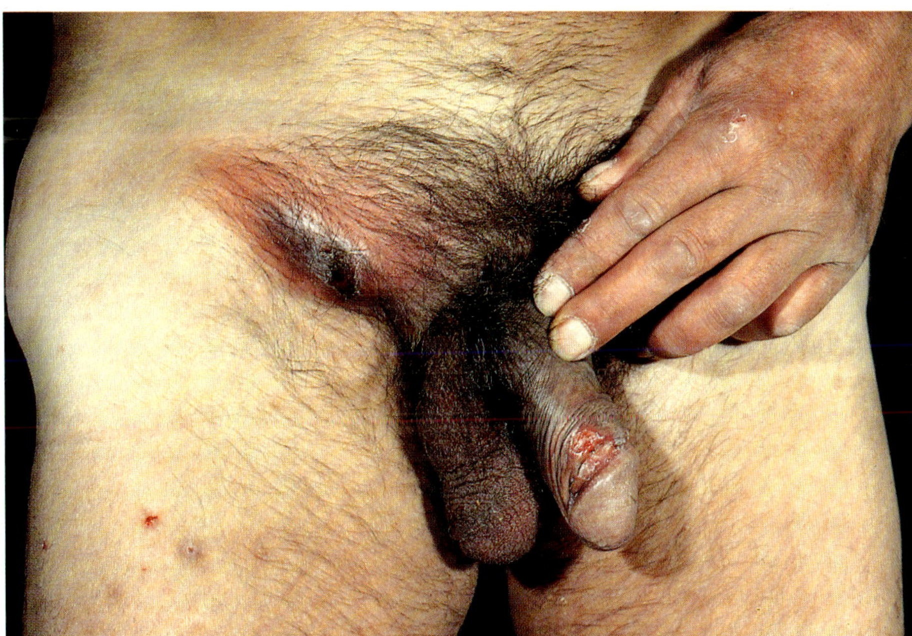

Abb. 159. Ulcus molle
Mit abszedierender Lymphadenitis

Ursache, Krankheitsbild und Diagnose

Sexuell übertragbare Erkrankung, hervorgerufen durch den gramnegativen Bacillus Haemophilus Ducrey. Lange Zeit in der Bundesrepublik Deutschland fast verschwunden, bestehen seit ca. 10 Jahren wieder endemische Herde, vor allem in den Großstädten mit türkischen Gastarbeitern.
Nach einer Inkubationszeit von 5–7 Tagen entwickelt sich an der Eintrittspforte ein kleines Knötchen, welches rasch zerfällt und zu einer ulzerösen Läsion führt. Häufig bestehen sog. Abklatschulzera, dies sind durch Autoinokulation der Erreger vom Primärherd ausgehende Zweitulzera. Das Geschwür ist von granulierendem Grund, bei Palpation weich und druckschmerzhaft. Meist wenige Tage später entwickelt sich eine eitrig einschmelzende, hochakute regionäre Lymphadenitis.

Differentialdiagnose

Primäreffekt (Ulcus durum) der Syphilis, Herpes, traumatische Ulzera, ulzeröse Balanitis durch fusiforme Spirillen, bei Gonorrhoe, Aphthen u.a.

Therapie

Trimethoprim-Sulfamethoxazol 2 × 160/800 mg über 7–14 Tage, Thiamphenicol 1 g tägl., Gyrasehemmer, z.B. Tarivid, Gyramid 400–800 mg täglich, Cefotaxin 2,5 g.

Urticaria, Quincke Ödem

Ursache, Krankheitsbild und Diagnose

Urticaria und Quincke Ödem sind gekennzeichnet durch eine lokale, manchmal generalisierte Gewebsschwellung, die durch Freisetzen von Histamin, Heparin u.a. Substanzen aus Gewebsmastzellen und einer konsekutiven Weitstellung von Gefäßen mit erhöhter Serumexsudation hervorgerufen wird. Dieser pathophysiologische Ablauf kann durch eine allergische Typ I-Reaktion (IgE-vermittelt) oder als eine anaphylaktische Reaktion unter Komplementaktivierung C_{3a} und C_{5a} ablaufen. Bei beiden Erkrankungsvarianten bleiben die Hautveränderungen ca. 6–8 Stunden bestehen, bevor sie spontan abklingen. Das klinisch-morphologische Bild von Urticaria und Quincke Ödem unterscheidet sich darin, daß die Urticaria aus scheibenförmigen, einzeln ste-

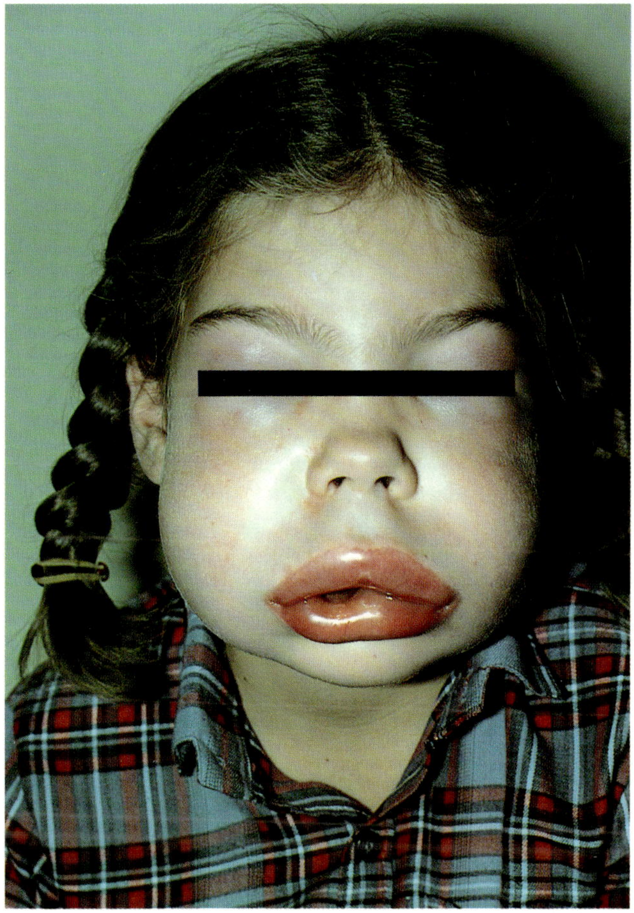

Abb. 160. Quincke Ödem

henden, gelegentlich zu ring- und girlandenartigen Figuren zusammenfließenden Urticae besteht, als Folge des oben geschilderten Reaktionsablaufes am subepidermalen Gefäßplexus. Quincke Ödeme sind dagegen durch unscharf begrenzte, teils monströse Schwellungen einzelner Hautareale vornehmlich des Gesichts- und des Mundschleimhautbereichs gekennzeichnet. Hauptsächlicher Reaktionsort ist hier der tiefergelegene dermale Gefäßplexus. Beide, Urticaria und Quincke Ödem können entsprechend ihrer pathophysiologischen Grundlage auch gleichzeitig bei einem Patienten auftreten. Praktischerweise unterscheidet man noch akute und chronische Verläufe. Während bei akuten Erstreaktionen eine Ursache anamnestisch häufig relativ leicht zu ermitteln ist, ist die Erfolgsquote bei der chronischen Urticaria, von der man bei rezidivierenden Urticae über einen längeren Zeitraum als 3 Monate spricht, wesentlich geringer. Auslösende Ursachen von Quincke Ödem und Urticaria sind vielfältigster Natur, die dementsprechend bei der diagnostischen Klärung Berücksichtigung finden müssen.

1 Physikalische Urticaria

Wärme-, Kälte-, Druck-, cholinerge Urticaria, Urticaria factitia. Prüfung (Provokation) durch Auflegen von warmen oder kalten Wasserröhrchen, Gewichten (5 kg über ca. 20 Minuten, Ablesung nach einigen Stunden wiederholen), Treppensteigen oder andere körperliche Belastungen sowie Spatelstrich auf dem Rücken. Therapeutisch äußerst schwer zu beeinflussen. Bei Kälteurticaria werden Penicillinbehandlungen mit sehr wechselndem Erfolg versucht, ansonsten vorsichtiges Gewöhnen durch Exposition von zunehmend größeren Hautarealen mit kaltem oder warmem Wasser, wenn möglich Vermeidung der Exposition, Antihistaminika (z. B. Omeril, Tavegil, Teldane, Copyronilum, Hismanal, Fenistil u. v. a.).

2 Urtikarielle Arzneimittelreaktion s. S. 32
3 Urtikarielle Lichtreaktion s. S. 182
4 Insektengiftunverträglichkeiten

Generalisierte Urticaria, z. T. mit anaphylaktischem Schock, können vor allem nach Bienen- und Wespenstichen auftreten. Vorsichtige intrakutane Testung (Verdünnung 1:100000 bis 1:10000000). Bei gesicherter schwerer Reaktion und Nachweis einer Typ I-Allergie kann eine Hyposensibilisierungsbehandlung versucht werden, allerdings muß hier die mögliche Schockreaktion unbedingt durch prophylaktisch bereitgestellte Behandlungsmaßnahmen beherrschbar sein (s. anaphylaktischer Schock, S. 28).

5 Lebensmittelunverträglichkeiten

Die Abklärung ist naturgemäß wegen der vielfältigen Möglichkeiten besonders schwierig, wenn nicht der Patient von sich aus gute anamnestische Daten vorbringen kann. Reaktionen können auf Nahrungsmittel (z. B. Sellerie, Gemüse, tierisches Eiweiß, Honig, Fisch, Rind, Obst, aber auch Gewürze) und Aromastoffe auftreten. Konservierungs- und Farbstoffe (s. unter anaphylaktoide Reaktion). Intrakutane Testungen mit nutritiven Allergenen, evtl. RAST in Serum- und Expositionsversuchen nach Karenzzeiten (über mehrere Tage Tee und Zwieback) sind Bestandteile der Diagnostik. Eine Therapie kann nur im Meiden möglicher Allergene sowie symptomatisch in der Gabe von Antihistaminika bestehen, orale Hyposensibilisierung hat keine überzeugenden Ergebnisse geliefert.

6 Varia

Weitere auslösende oder modulierende Faktoren vor allem bei der chronischen Urticaria können fokale Infekte, intestinale Verwurmung oder Candidabefall sein, ferner chronische Erkrankungen und Neoplasien.

7 Anaphylaktoide Reaktionen

Diese wie oben geschildert über Komplementreaktion im Bypass ablaufende Reaktion führt klinisch und morphologisch zu einem nicht unterscheidbaren Bild sowohl akut generalisierter als auch chronischer Urticaria. Verantwortlich hierfür sind in erster Linie Acetylsalicylsäure (ASS), die nicht nur als Arzneimittel, sondern auch z.B. als Konservierungsstoff in vielen Nahrungsmitteln Verwendung findet, weitere Konservierungsstoffe wie Benzoesäure, Sorbid u.a., gelbe Lebensmittelfarbstoffe wie Tartrazin, Methylorange, sowie jodhaltige Röntgenkontrastmittel. Da die Reaktionen nicht wie allergische Reaktionen konstant im Test nachweisbar sind, wird man neben vorsichtiger Exposition (ASS, Farbstoffe, Konservierungsmittel) bei anamnestisch eindeutig gesicherter anaphylaktischer Reaktion, z.B. bei Kontrastmitteln ohne Test einen Allergieausweis ausstellen.
Therapeutisch können bei akuten, generalisierten Reaktionen Maßnahmen wie bei anaphylaktischem Schock erforderlich werden (s.d.). Sonst Meiden der Ursachen, Antihistaminika.

Urethritis

Ursache, Krankheitsbild und Diagnose

Die nicht gonorrhoische, sog. unspezifische Urethritis hat die Gonorrhoe, jedenfalls was die Anzahl Erkrankter betrifft, heute deutlich übertroffen. Bessere mikrobiologische Nachweismethoden haben dazu geführt, daß verschiedene Erreger dieses bisher wenig definierten Symptoms identifiziert wurden, so daß prinzipiell nicht mehr von einer «unspezifischen» Urethritis gesprochen werden sollte. Die wesentlichsten Erreger sind Chlamydia trachomatis der Serotypen D bis K, Ureaplasma urealyticum, Trichomonaden, Gardnerella vaginalis sowie als Begleitflora grampositive Kokken und Anaerobier. Die pathogene Rolle von Candida species und Mycoplasma hominis ist nicht eindeutig, da z.B. Mycoplasma hominis in fast 10% symptomloser Freiwilliger im Urethralabstrich nachweisbar ist.
Das klinische Bild der durch die obengenannten Erreger hervorgerufenen Urethritis ist relativ uniform: Rötung der Urethralöffnung, verbunden mit gelegentlichem oder erheblichem Juckreiz, seltener Brennen beim Wasserlassen sowie ein weißlich-trüber, manchmal schaumiger oder auch purulenter Fluor urethralis sind zu beobachten.
Native Nachweismöglichkeiten unter dem Mikroskop sind vornehmlich für Trichomonaden und nach Gramfärbung für Gardnerella vaginalis möglich. Letzterer Keim führt im übrigen zu einer Erhöhung des vaginalen pH über 4,5 und bedingt beim Mischen mit einem Tropfen Kalilauge einen typischen fischartigen Geruch.
Für Ureaplasma urealyticum sowie Mycoplasma hominis stehen spezielle Nährböden zur Verfügung.

Chlamydia trachomatis läßt sich heute relativ einfach durch einen Enzymimmunoassay (Chlamydiazym) oder monoklonale Antikörper im Urethralabstrich nachweisen. Auch ein Serumtest steht zur Verfügung (Ipazym).

Differentialdiagnose

Gonorrhoe, intraurethraler Herpes simplex, Fluor albus, chronisch-manuelle Urethraquetschungen meist wegen Gonorrhoe- oder Syphilidophobie.

Therapie

1. Mycoplasmen, Ureaplasmen und Chlamydien: 4 × 500 mg Erythromycin oder Tetracyclin, bzw. 2 × 100 mg Doxycyclin, Urfamycin 3 × 500 mg, Tarivid oder Gyramid 2 × 200, bzw. 2 × 400 mg jeweils für ca. 10 Tage per os.

2. Gardnerella vaginalis, Trichomonaden: Metronidazol 2 × 100 mg über 7 Tage (Clont), Tinidazol 2 × 100 mg über 7 Tage (Sincomen).
Das Vorliegen **einer** sexuell übertragbaren Erkrankung sollte immer Anlaß geben, nach **weiteren** Erregern zu fahnden, da in 50% Mehrfachinfektionen vorliegen, z.B. mit Syphilis, Herpes, Condylomata acuminata, HIV oder Phthiri bzw. Scabies.

Urticaria pigmentosa

Ursache, Krankheitsbild und Diagnose

Neoplastische Erkrankung durch Proliferation von Mastzellen in der Haut.
Varianten: Mastozytom, Urticaria pigmentosa, generelle Mastozytose.

1 Mastozytome treten isoliert oder in multipler Aussaat bald nach der Geburt auf und führen zu erhabenen, gelblich-bräunlichen Tumoren. Werden diese mechanisch irritiert, kommt es über Histaminfreisetzung aus den Mastzellen zu einer urtikariellen Lokalreaktion, gelegentlich auch zu systemischen Erscheinungen (anaphylaktischer Schock).
Differentialdiagnose: Xanthome, Xanthogranulome.
Therapie: Meist spontane Rückbildung. Einzelherde können exzidiert werden. Evtl. Antihistaminika.

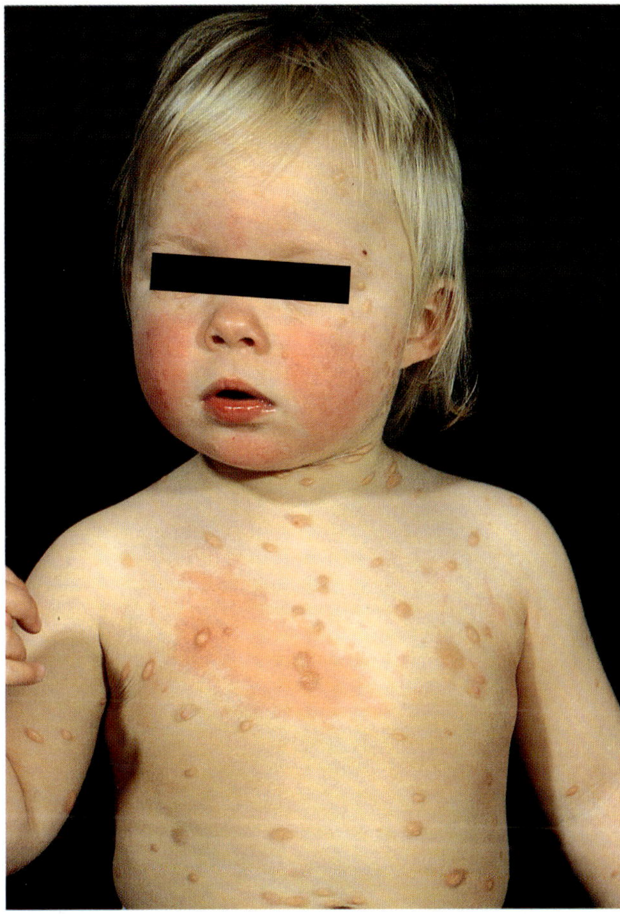

Abb. 161. Multiple Mastozytome
Mit positivem Darierzeichen nach Anreiben

2 Urticaria pigmentosa tritt zumeist im frühen Erwachsenenalter, gelegentlich auch schon früher auf. Hier dominieren disseminiert über das gesamte Integument verstreute, linsengroße, meist ovale, bräunliche Pigmentierungen, die ebenfalls im Reibetest eine urtikarielle Reaktion zeigen können. Da aber nur zahlenmäßig wenige Mastzellen in diesen Läsionen vorliegen, ist die Reaktion limitiert. Zu achten ist auf ossäre Herde, Knochenmark.
Differentialdiagnose: Syphilis, disseminierte Kaposi-Sarkome, Lentigines, Pityriasis versicolor.
Therapie: Eindeutige Therapiekonzepte gibt es nicht. Symptomatisch Antihistaminika. PUVA-Therapie führt nach Absetzen zum Rezidiv.

3 Generalisierte Mastozytose, Mastzellenleukämie: Generalisierte Zeichen der Mastozytose finden sich vor allem am Knochen bei ca. 10% aller Patienten in Form von umschriebenen Mastozytomen. Ferner kommen gastrointestinale Symptome (Nausea, Erbrechen, Ulzera) sowie Anämie, Leukopenie und Thrombozytopathie vor.

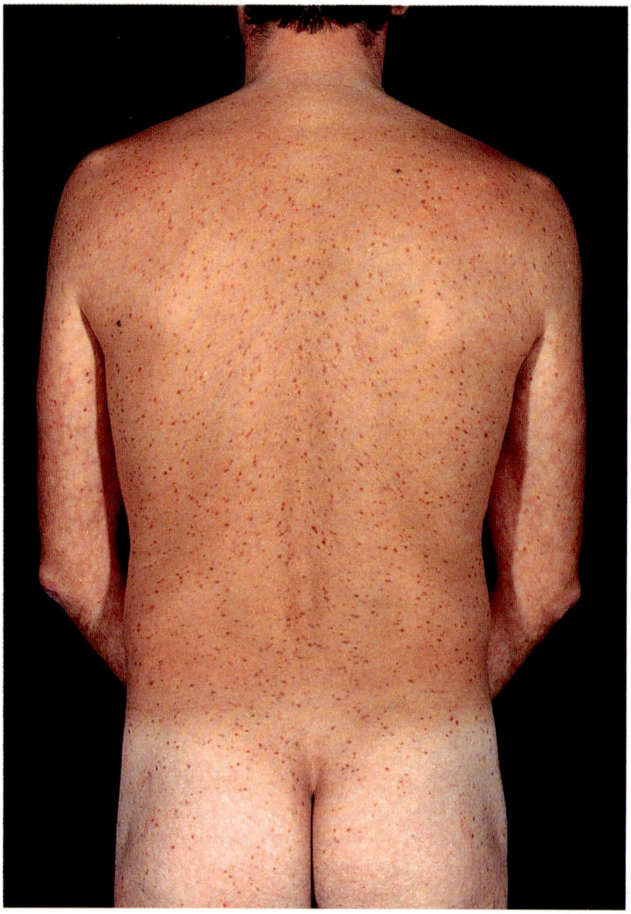

Abb. 162. Urticaria pigmentosa adultorum

Die Mastzellenleukämie (maligne Systemerkrankung) gehört in die Hand des Onkologen. Die Hautveränderungen zeigen sich als plaqueartige, rote Infiltrate, manchmal auch als Erythrodermie.

Varikosis

Ursache, Krankheitsbild und Diagnose

Familiäre Disposition, als deren Folgen eine Bindegewebs- und Gefäßschwäche eintritt. Bei den betroffenen Personen finden sich ferner gehäuft Plattfüße, Skoliose, Hernien, Hämorrhoiden, Varikozelen usw. Die Imbalanz zwischen venösem Gefäßin-

nendruck und Venenwandkapazität bedingt vor allem in abhängigen Körperpartien eine Erweiterung bzw. Aussackung des Venensystems. Bevorzugt betroffene Berufe sind Kellner, Straßenbahnfahrer, Verkäuferinnen, Hausfrauen etc. Gravidität, Tumoren im Abdominalbereich und Abflußhindernisse begünstigen die Varizenentwicklung ebenfalls. Traumen können zu einseitiger Varikosis führen.
Im mittleren bis höheren Lebensalter, bei Frauen häufiger als bei Männern, finden sich an beiden Unter- und/oder Oberschenkeln oberflächliche oder tiefer gelegene, geschlängelte Venen. Die Vena saphena ist entweder ganz oder teilweise stark hervortretend, an manchen Stellen finden sich sackartige Erweiterungen. Diese treten vor allem beim längeren Stehen hervor. Vor allem abends finden sich Ödeme, subjektiv wird über rasche Ermüdbarkeit geklagt, daneben Brennen und Stechen in den Fußsohlen, Taubheitsgefühl, Krämpfe etc.
Als Komplikationen treten auf: Thrombose und Thrombophlebitis, Stauungserytheme und -dermatitis, Ulcus cruris sowie Ödeme, die bis zum Bild der Elephantiasis reichen.

Therapie

Je nach Schweregrad wird man in jedem Fall zum Tragen von Kompressionsstrümpfen (Strumpfhosen) raten, gegebenenfalls eine Verödungstherapie oder Operation (nach Babcock = Venenstripping) empfehlen. Vor einer Verödungsbehandlung sollten eingehende Untersuchungen des Venensystems erfolgen (Trendelenburg-Perthes-Versuch, Doppler-Sonographie), ein Notfallbesteck (s. anaphylaktischer Schock) sollte bereitliegen. Zur Sklerosierung wählt man am besten 3% Äthoxysklerol, Sklerodestal o.ä. Anschließend muß ein Kompressionsverband angelegt werden, möglicherweise unter Verwendung einer heparinhaltigen Salbe (z.B. Hirudoid, Thrombophob, Thrombimed u.a.).

Varizellen

Ursache, Krankheitsbild und Diagnose

Virusinfektion mit dem Varizella-Zoster-Virus. Äußerst kontagiös treten Varizellen epidemisch oder endemisch besonders im Kleinkindalter bis etwa zum 10. Lebensjahr auf. Tröpfcheninfektion des Nasen-/Rachenraumes, evtl. auch durch Erwachsene mit akutem Zoster übertragbar. Inkubationszeit 10 bis 14 Tage. Unter Prodromi wie leichtem Fieber, Kopfschmerzen, Abgeschlagenheit findet sich primär ein flüchtiges Exanthem von morbilliformem oder skarlatiniformem Aussehen. Diesem primär rosaroten, fleckförmigen Exanthem folgen schubweise kleine, wasserklare Bläschen mit

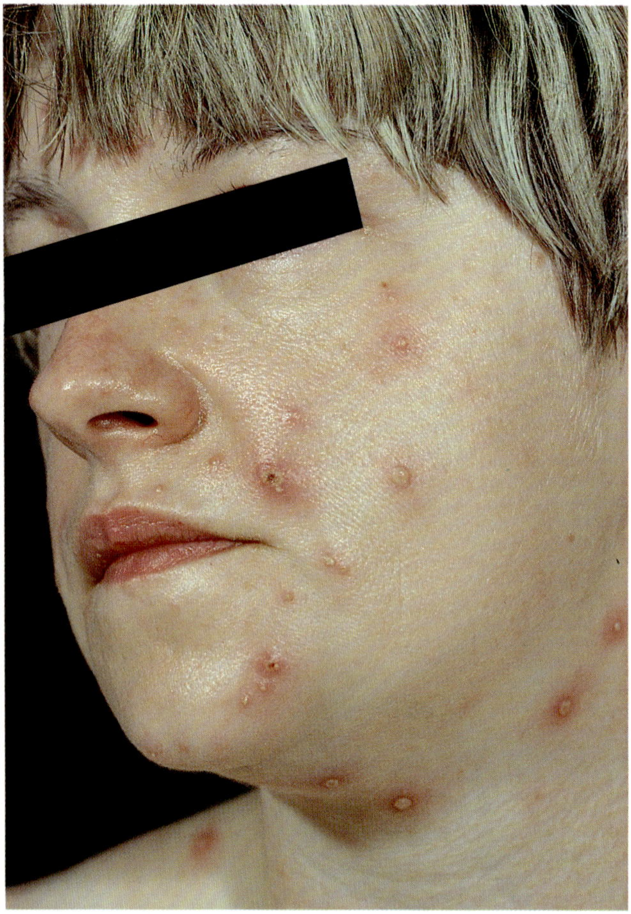

Abb. 163. Varizellen im Erwachsenenalter

zentraler Delle, die platzen oder zerkratzt werden und dann krustös und impetiginös erscheinen (Heubnersche Sternkarte). Dauer 1–3 Wochen. Oft Hinterlassung flacher Narben, besonders im Gesichtsbereich. Befallen sind besonders Stamm, Gliedmaßen, Gesicht und behaarter Kopf. Im Schleimhautbereich schmerzhafte Aphthen. Seltene Komplikationen im Kindesalter sind Pneumonie, Keratitis oder Beteiligung des zentralen Nervensystems, im Gegensatz zu der Varizellenerkrankung im Erwachsenenalter, bei der es zu Kopfschmerzen, Erbrechen, höherem Fieber, gelegentlich auch zu Varizellenpneumonie mit drohender respiratorischer Insuffizienz kommen kann.

Differentialdiagnose

Variolois, varioliforme Pyodermien, varioliforme Lues II, Strophulus infantum, beim Erwachsenen Zoster generalisatus.

Therapie

Keine Kortikoide! Bettruhe. Der Kranke bleibt bis zum Abfallen der Krusten ansteckend. Wegen des vielfach mitvorhandenen Juckreizes greift man gerne zu feuchten Pudern, wie Calmitol-Schüttel-Mixtur (2 × tägl. ohne vorheriges Abwaschen aufzutragen):

Rp. Calmitoli 1,0
Lot. alba aquosa RF ad 100,0

Bei Juckreiz evtl. innerlich ein Antihistaminikum, bei Impetiginisation APD-Salbe. Vorsicht bei Varizellen in der Schwangerschaft, hier kann es sehr selten im ersten Trimenon zu Mißbildungen beim Kind kommen (Hydrocephalus, Katarakt, Chorioretinitis etc.). Varizellen der Mutter kurz vor bzw. nach Entbindung sollte bei den Neugeborenen zu besonderer Beobachtung, am besten zur Gabe von Varizellen-Immunglobulin führen. Bei schweren Verläufen im Erwachsenenalter ist heute Acyclovir (Zovirax) als Tablette 5 × 200 mg tägl. oder per Infusion Mittel der Wahl.

Vaskulitis

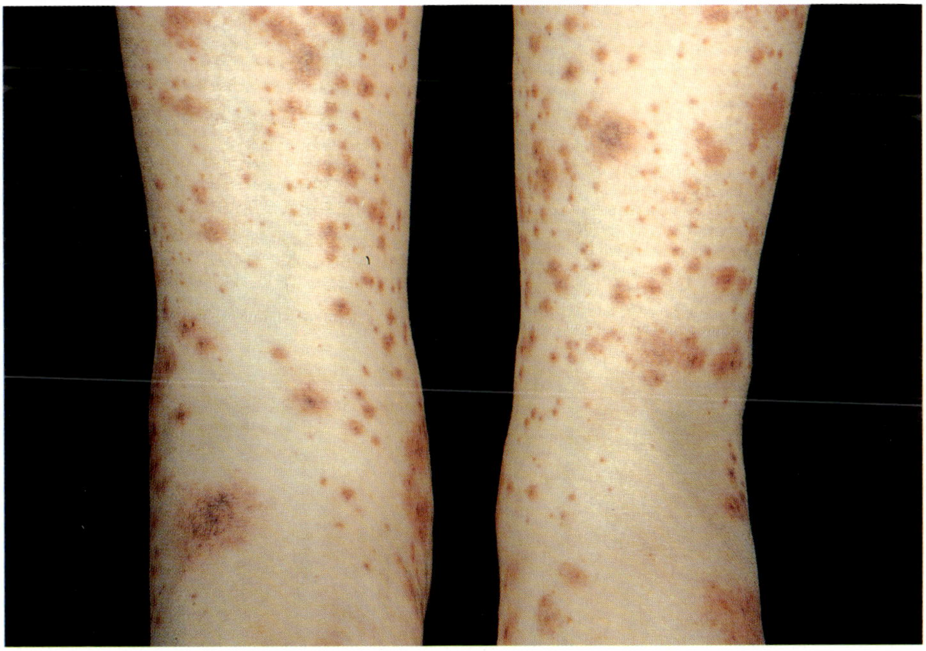

Abb. 164. Leukozytoklastische Vaskulitis (Symptom: Palpable Purpura)

Ursache, Krankheitsbild und Diagnose

Vaskulitiden sind Systemerkrankungen mit Befall multipler Organe. Der Haut kommt hierbei besondere Markerfunktion zu, da sie sichtbar Zeichen der Erkrankung nach außen hin signalisiert und gleichzeitig damit beste diagnostische Möglichkeiten bietet. Die Zuordnung der Vaskulitiden erfolgt im wesentlichen nach den anatomisch-histopathologischen Gesichtspunkten:

1. Die **Riesenzellenarteriitis temporalis Horton** bzw. die **Takayasu-Arteriitis** befallen größere, arterielle Gefäße und führen zu einer riesenzellhaltigen Infiltration der Gefäßwände. Typischerweise ist die prominente Temporalarterie sichtbar oder als derber Strang tastbar. Sofortige hochdosierte Kortisontherapie ist erforderlich, da Amaurose durch Befall okulärer Arterien droht.

2. **Nodös-granulomatöse Vaskulitiden**
Betroffen sind mittelgroße, muskelstarke Arterien. Weitere Erkrankungen aus dieser

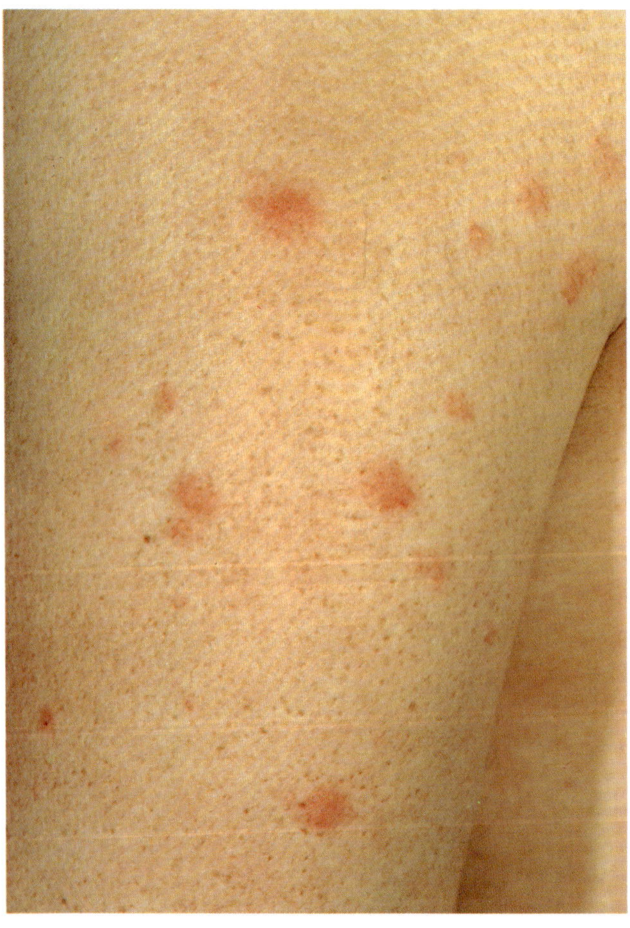

Abb. 165. Leukozytoklastische Vaskulitis (Symptom: persistierende Urticaria)

Gruppe sind die Wegenersche Granulomatose, das Churg-Strauß-Syndrom, das Midline Granulom u.a.

3. **Leukozytoklastische Vaskulitis** (Vaskulitis allergica Ruiter, Hypersensitivitätsangiitis). Diese die postkapillären Venolen befallende Angiitis (besser Venolitis) ist die häufigste Variante der Vaskulitiden und an der Haut an typischen Läsionen erkennbar. Der Terminus «leukozytoklastisch» weist auf die Pathogenese hin, die über Ablagerung von Antigen-Antikörper-Komplexen an der Gefäßwand und Komplementaktivierung zur Infiltration mit neutrophilen Granulozyten führt, die dort unter Enzymfreisetzung und Zerfall (Leukozytoklasie, histologisch als Kerntrümmer nachweisbar) für den Abbau der AG-AK-Komplexe verantwortlich sind.

Klinisch relevantes und wichtigstes morphologisches Erkennungszeichen dieses Prozesses sind die *persistierende Urticaria* bzw. die *palpable Purpura*. Persistierende Urticaria bedeutet den über 24 Std. andauernden Bestand einer Urtica, die im Gegensatz zur ca. 8 Stunden dauernden histamininduzierten, reaktiven Gefäßweitstellung bei akuter oder chronischer Urticaria auf die funktionell infiltrationsbedingte Gefäßstörung hinweist. Dieses Symptom findet man vor allem bei Hepatitis B, Kryoglobulinämie sowie Kollagenosen, vor allem Erythematodes und rheumatischen Erkrankungen.
Unter palpabler Purpura wird eine im Gegensatz zur flach-maculösen, meist thrombozytopenisch ausgelösten Purpura (s. dort) eine tastbare, purpura-artige Effloreszenz verstanden, bei der nicht nur Erythrozytendiapedese, sondern zusätzlich, bedingt durch die Vaskulitis, auch eine perivaskuläre Serumfreisetzung mit perivaskulärem Ödem eintritt. Palpable Purpura kann mit ausgeprägter Hämorrhagie, Blasen- und Nekrosebildung einhergehen. Konditionierende Faktoren bzw. Erkrankungen hierfür sind klassischerweise die Purpura rheumatica Schönlein-Hennoch, ferner fokale Infekte, Sjögren-Syndrom, Arzneimittelreaktionen, postvirale Immunreaktionen, nicht selten läßt sich aber auch keine Ursache finden (idiopathisch)

Differentialdiagnose

Urticaria, Purpura, Stauungsdermatitis, nodöse Vaskulitiden, id-Reaktionen, Pityriasis varioliformis, hämorrhagische Varizellen, Lues II.

Therapie

Methylprednisolon 40–60 mg (Urbason), bei chronischen, rezidivierenden Verläufen zusätzlich Dapsone 100 mg, Colchicin, Azathioprin u.a. Mitbeteiligung innerer Organe darf diagnostisch nicht übersehen werden!

Verätzungen

Ursache, Krankheitsbild und Diagnose

Unfallbedingte Verätzungen durch Säuren und Laugen sind durch Koagulations- und Kolliquationsnekrosen charakterisiert. Die Ausdehnung ist vom Unfall abhängig. Häufig sind sogenannte Abrinnspuren sichtbar; bei Kalkspritzern sogenannte Vogelaugenverätzungen. Die Verätzungen sind bei HCl mehr grau-weiß, bei H_2SO_4 mehr weißlich bis braun. Die Ränder erscheinen immer scharf. Später werden die Erscheinungen nekrotisch, wobei Säureverätzungen verhärtete Koagulationen und weißliche bis gelbliche Schorfe, Laugen dagegen eher weiche Kolliquationen bilden. Es folgt eine Narbenbildung, häufig mit Keloiden.

Therapie

Sofort mit viel Wasser ausreichend lange nachspülen! Der Versuch einer chemischen Neutralisation ist zumeist wegen zeitlicher Verzögerung bis zu deren Verfügung den Wasserspülungen hintan zu stellen. Bei Verätzungen des Mundes und der Speiseröhre kann Milch zur Absorbtion gegeben werden.

Bei geringen Ausmaßen der Verätzung Kortikoidsalben mit Antiseptika, evtl. als fettfeuchte Umschläge, bei ausgedehnten Verätzungen ist eine Krankenhausbehandlung notwendig. Behandlung hier wie bei einer Verbrennung. Zur Beurteilung der Ausdehnung der Verätzung gilt die Neuner-Regel (Orientierung: Der Handteller entspricht ca. 1 % der Hautoberfläche).

Verbrennung

Ursache, Krankheitsbild und Diagnose

Thermische Einwirkungen auf die Haut führen je nach Stärke zu unterschiedlich schweren Störungen.

Verbrennungen 1. Grades sind lediglich von einer Hautrötung gefolgt, bei Verbrennungen 2. Grades treten Blasenbildungen zu den Erythemen hinzu. Ab Verbrennungen 3. Grades kommt es zu Nekrosebildung sowie Zerstörung tieferliegender Haut- und Muskelschichten.

Zur Orientierung über das Ausmaß einer Verbrennung ist ebenfalls die Anwendung der Neuner-Regel erforderlich, 1 % der Hautoberfläche entspricht in etwa dem Handteller. Kopf und Arm je 9 %, Brust, Rücken und Bein je 18 %, Genitale 1 %.

Therapie

Bei lokalisierten Verbrennungen sofortige Kühlung der Haut durch Anwendung von kalten Umschlägen, um die Tiefenausdehnung der Verbrennung, bzw. der Verbrühung einzugrenzen. Bei reinen Verbrennungen I. Grades ist ein Wund- und Brandgel z.B. von Medice ausreichend. Bei Verbrennungen II. Grades können Kortikosteroide ca. 1 mg pro kg Körpergewicht i.m. appliziert werden, lokal feuchte Umschläge evtl. in Verbindung mit kortikoidhaltigen Externa. Die prallen Spannungsblasen sollten eröffnet, der Wundgrund desinfiziert werden. Überschreitet das Ausmaß der Verbrennungen 10–15% der Hautoberfläche, sollte eine Einweisung des Patienten in ein Krankenhaus erfolgen, da mit Spätwirkungen der Verbrennungen (Schocksymptomatik) durch Eiweißzerfallprodukte mit nachfolgendem Nierenversagen möglich ist. Für Schwerstverbrannte stehen in der Bundesrepublik Spezialkrankenhäuser zur Verfügung, die in solchen Fällen umgehend eingeschaltet werden sollten, z.B. Ludwigshafen und Nürnberg.

Verrucae planae juveniles

Ursache, Krankheitsbild und Diagnose

Virusinfektion mit Humanem Papillom-Virus (HPV) Typ 3. Vornehmlich werden Kinder und Jugendliche betroffen. Juvenile Warzen können auch bei Erwachsenen vorkommen.

Sie sind hauptsächlich auf Stirn und Handrücken lokalisiert, wo sie gewöhnlich in sehr zahlreicher und dichter Anordnung zu finden sind. Sie stellen stecknadelkopf- bis linsengroße, runde oder polygonal gestaltete, flache, etwas glänzende, hautfarbene oder leicht gelb-braun gefärbte Papeln dar. Nicht selten werden gleichzeitig vulgäre Verrucae beobachtet. Hyperkeratosen werden bei den planen Verrucae kaum beobachtet.

Differentialdiagnose

Lichen ruber planus, Morbus Darier, Epidermodysplasia verruciformis, Milien.

Therapie

Wie bei allen viralen Akanthomen schwierig. Lokale Anwendungen von 5- Fluor-Uracil (Verrumal) mindestens 3–4 × täglich kann über eine mehr toxische als pharmakologische Reaktion zum Erfolg führen. Neuerdings kann auch Solcoderman versucht werden. Wechselnde Erfolge wurden auch mit der lokalen Applikation von Vitamin A-Säure (z. B. Cordes VAS, Airol Roche) gesehen. Einzelne Herde können auch kürettiert oder kaustisch angegangen werden (cave Narbenbildung!)

Verrucae vulgares

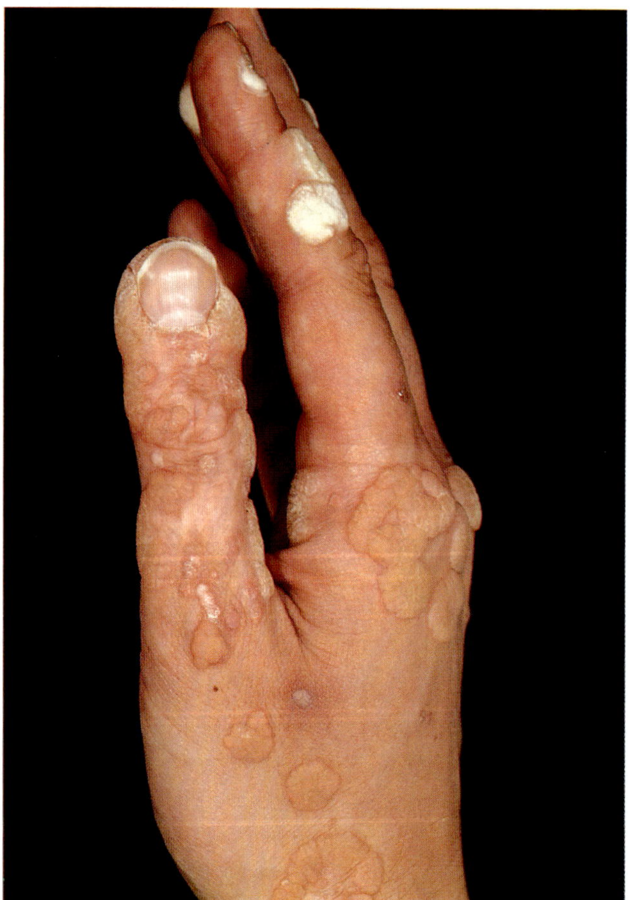

Abb. 166. Verrucae vulgares
Bei einem Patienten mit Morbus Hodgkin

Ursache, Krankheitsbild und Diagnose

Virusinfektion mit Humanem-Papillom-Virus (HPV), Typ 1, 2 und 4. Die vulgären Warzen treten meist bei jugendlichen Personen auf und befallen mit Vorliebe Handrücken, Finger, nicht selten auch die Fußsohlen, auf welchen sie sich entweder isoliert oder in reichlicher Aussaat vorfinden. Sie entwickeln sich aus einem etwa stecknadelkopfgroßen, derben, halbkugeligen Knötchen mit glatter Oberfläche. Durch allmähliches Wachstum erreichen sie etwa Erbsgröße, wobei die Oberfläche durch die starke Verhornung ein unebenes, höckeriges, zerklüftetes Aussehen von schmutzig-grauer Farbe annimmt. Sie sind im allgemeinen weder schmerz- noch druckempfindlich. An Stellen mit sehr dicker Hornschicht dehnt sich die Wucherung mehr nach der Tiefe und der Fläche aus (Dornwarzen). Infolge dieser kegelartig in die Tiefe sich ausbreitenden Hyperkeratosen sind die Warzen an den Fußsohlen durch Scherwirkung auf Hautnerven zum Teil sehr schmerzhaft. Im Bereich der Nägel liegen die Warzen mehr kegelförmig und einzelstehend angeordnet, können hier aber auch zu ausgedehnten para- und subungualen Beeten führen.

Differentialdiagnose

Verrucöse Naevi, Plattenepithelkarzinome, Tuberculosis verrucosa cutis, Clavi, Mollusca contagiosa, seborrhoische Warzen.

Therapie

Diese besteht in der mehrtägigen Applikation eines okklusiven Verbandes mit Salicylguttaplast 60% und anschließender Entfernung (evtl. in Lokalanästhesie) mit dem scharfen Löffel. Eine Abpflasterung sollte bis zur Entfernung der verrucösen Keratosen wiederholt werden, danach evtl. Nachbehandlung mit 5-Fluor-Uracil (Verrumal) 3–6mal täglich, wobei abends ein heißes Kochsalzbad mit Entfernung der Lackablagerung durchgeführt werden sollte. Neuerdings wird auch die Behandlung mit Salpetersäure (Solcoderman) empfohlen. Auch Elektrolyse bzw. Diathermieschlingen werden eingesetzt. Anschließend Salbendruckverband mit Ungt. Antipyodermal (Ungt. APD) oder einer ähnlichen Salbe. Achtung bei Keloidneigung des Patienten! Weiterhin wäre Vereisung mit Kohlensäureschnee zu nennen. Bei sehr großen Verrucae, vor allem an der Fußsohle, sollte eine chirurgische Entfernung nur mit Zurückhaltung geübt werden, da mit erheblichen Rezidivquoten durch Inokulation des Erregers in tiefe Gewebsschichten gerechnet werden muß. Zusätzlich können Beschwerden durch Vernarbungen entstehen. Nicht vergessen werden sollte, daß bei ca. 40% vor allem kindlichen Warzenbefalls mit Spontanregression (Psychotherapie) zu rechnen ist. Bei hartnäckigen Plantarwarzen hat sich eine kryochirurgische Behandlung bewährt, die trotz längerfristiger Heilungszeit insgesamt bessere Ergebnisse liefert als die chirurgisch-elektrokaustischen Verfahren.

Vitiligo

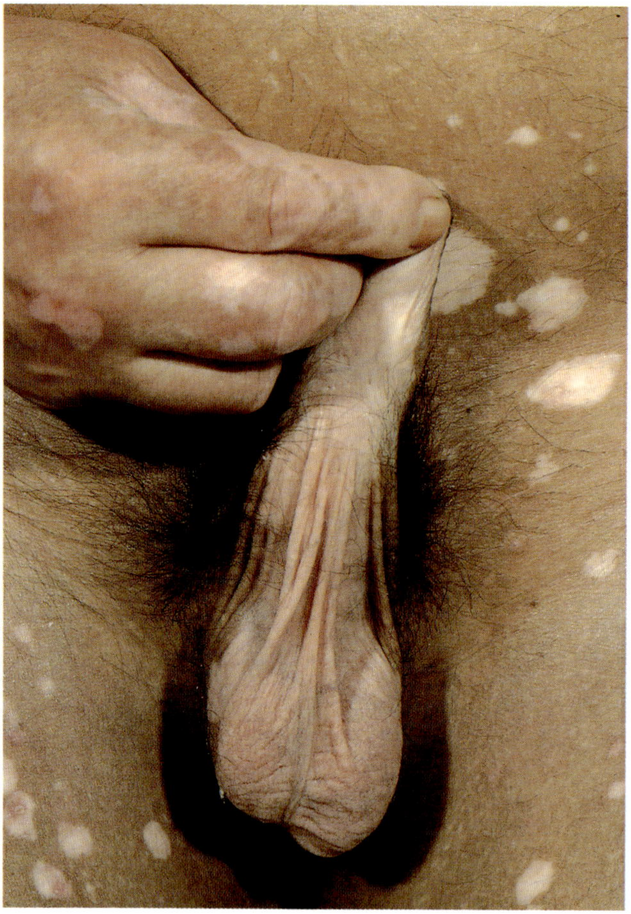

Abb. 167. Vitiligo

Ursache, Krankheitsbild und Diagnose

Die Ursache dieser von kosmetisch stark beeinträchtigenden, asymptomatischen weißen Flecken gekennzeichneten Erkrankung ist unbekannt. Es werden vornehmlich neurale Störungen über melanininhibierende Transmitter oder Störungen der Melaninogenese selbst diskutiert. Die Vitiligo kann isoliert, aber auch in Verbindung mit anderen Erkrankungen auftreten, die diagnostischer Abklärung bedürfen: Schilddrüsenerkrankungen, Diabetes, perniziöse Anämie sowie Alopecia areata, Halo Naevi und gelegentlich maligne Melanome.

Vom Verteilungsmuster lassen sich akral betonte, vor allem Hände und Gesicht betreffende, sowie disseminierte, den Stamm bevorzugende Formen unterscheiden. Fast obligat findet man Depigmentierung anogenital und im Mamillenbereich. Haare werden in erkrankten Zonen pigmentlos (Poliosis). Die Einzelherde haben gelegentlich einen hyperpigmentierten Rand oder auch prominent pigmentierte Haarfollikelöffnungen (Regressionszeichen).

Differentialdiagnose

Pityriasis versicolor, Naevus anaemicus, postinflammatorisches Leukoderm, Lichen sclerosus, Morphaea, Albinismus, Halo Nävus.

Therapie

Die Therapie der Vitiligo ist nach wie vor äußerst unbefriedigend. Als rein symptomatische Maßnahmen kann die Einnahme von 3 × 25 mg Carotabene nebst Abdekkung allzu stark störender akraler Herde mit Covermark verordnet werden. Auch Viticolor kann versucht werden.
Die Behandlung mit PUVA hat nach den anfänglich erfolgversprechenden Ansätzen nicht den erhofften Fortschritt gebracht. Nur bei mehr als 200 Bestrahlungen kann mit einem – häufig kosmetisch aber nicht befriedigenden – Ansprechen gerechnet werden. Auch UVB kann versucht werden.
Bei subtotaler Vitiligo ist auch eine Bleichung verbliebener Hautareale z. B. mit Neo-Depigman denkbar. Unbedingt anzuraten ist prophylaktischer Sonnenschutz (Faktor 15), da durch das fehlende Pigment präkanzeröse und kanzeröse Veränderung vermehrt induziert werden; abgesehen von der höheren Empfindlichkeit gegen akute Sonnenbelastung (Sonnenbrand).

Vulvovaginitis

Ursache, Krankheitsbild und Diagnose

Diese kann Symptom verschiedener Störungen sein und in akuter sowie chronischer Form vorliegen.
Akute Vulvovaginitis mit meist hochroten, z. T. nässenden, erosiven Mukosaveränderungen kommen vor bei Kontaktdermatitis, Arzneimittelreaktion – vor allem bei Erythema exsudativum multiforme – akuten, viralen Entzündungen durch Herpesvi-

ren oder Condylomata acuminata. Ferner bei Infektion mit Gonokokken, Chlamydien, Trichomonaden sowie Candida species, physikalischen Einwirkungen durch Säuren, Laugen, traumatisierenden Sexualpraktiken, auch Kindesmißhandlungen.
Chronische Vulvovaginitis ist meist gekennzeichnet durch lichenifizierte, manchmal vegetierende Veränderungen, insbesondere bei Neurodermitis, Psoriasis, seborrhoischer Dermatitis, Lichen Vidal, Pemphigus vegetans, Pemphigus familiaris Hailey-Hailey, Mycosis fungoides u.a.
Diagnostik und Therapie entsprechend der Grundkrankheit (s. dort bzw. bei Candidamykosen).

Wurmkrankheiten und Hauterscheinungen

Ursache, Krankheitsbild, Diagnose und Therapie

Taenien

Unter den Bandwürmern (Taenien) spielt besonders Cysticercus cellulosae in Gegenden eine Rolle, in welchen Taenia solium vorkommt (z.B. Vorderer Orient). In diesen Fällen wird er auch bei Menschen im subkutanen Gewebe angetroffen. Er führt zur Bildung selten solitärer, meist multipler, und zwar in großer Zahl über die Körperoberfläche verstreut auftretender, runder, kugeliger, erbs- bis kirschkerngroßer Geschwülste. Dieselben fühlen sich glattwandig und derb, geradezu knorpelhart an, überragen kaum das Niveau der keinerlei entzündliche Reaktionen aufweisenden Haut, sind unter dieser gut verschieblich, schmerzlos, annähernd gleichgroß und treten schubweise in Intervallen auf. Mit Vorliebe lokalisieren sie sich an den Beugeflächen der Extremitäten, jedoch können sie sich überall entwickeln. Vorwiegend wird die obere Körperhälfte befallen. Eine sichere Diagnose ist nur nach Exzision eines Geschwulstknotens zu stellen.
Im Verlauf mehrerer Jahre pflegen die Geschwülste, ohne bis dahin besondere Schmerzen oder Störungen verursacht zu haben, zu schrumpfen und zu verkalken, während einzelne auch abszedieren. Infolgedessen sind kaum therapeutische Eingriffe erforderlich.
Die beste Therapie dürfte die operative Entfernung sein. Für die heutige Bandwurm-Therapie werden Niclosamid (Jomesan) und Praziquantel (Cesol) empfohlen.

Echinokokken

Der Echinococcus cellulosae etabliert sich nur selten in der Haut, wo er im subkutanen Gewebe der Haut zur Entwicklung nur einer einzigen Blase führt, welche manchmal trotz sehr langsamen Wachstums recht beträchtliche Größe erreichen kann und sich als prominente, halbkugelige, prall elastische Geschwulst darstellt.

Wichtig für die Differentialdiagnose sind der oberfläche Sitz der Geschwulst, das langsame Wachstum, Hydatidenschwirren und Transparenz bei durchfallendem Licht. Wie beim Cysticercus kann es zur Abszedierung oder Schrumpfung und Verkalkung und zu spontaner Heilung kommen.
Therapie: Exstirpation.

Oxyuris vermicularis

Unter den Fadenwürmern (Nematoden) spielt der Madenwurm (Oxyuris vermicularis) besonders auf der Haut in der Umgebung des Anus eine Rolle. Er kommt aber auch bei weiblichen Personen auf der Schleimhaut der Vulva vor und löst hier wie dort häufigen Juckreiz aus. Durch ausgiebige Darm- und Scheidenspülungen, evtl. mit Zusatz von Salicylsäure (1,0:500,0) ist neben der Anwendung wurmtötender Mittel wie z.B. Pyrantel (Helmex) oder Pyrviniumembonat (Molevac) für die Entfernung der Schmarotzer zu sorgen.

Filarien: Onchozerkose

Die Larven-Mikrofilarien halten sich in großer Menge im Blut oder im Gewebe auf. Sie werden durch einen Zwischenwirt auf den Menschen übertragen, wo sie dann – eventuell auf Jahre hinaus – zu geschlechtsreifen Tieren heranwachsen. Ihre Verbrei-

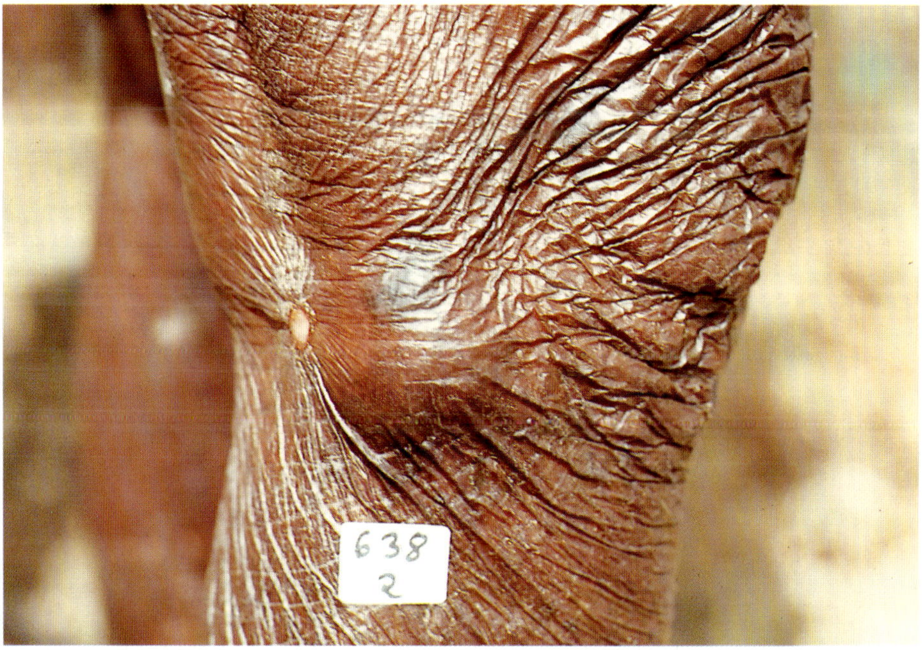

Abb. 168. Onchozerkiasis
Hyperergisch knotige Reaktion

tung erstreckt sich nur auf tropische und subtropische Länder. – Nach Eindringen in das Lymphsystem führt Filaria bancrofti (Wuchereria bancrofti) infolge Thrombosierung der Lymphgefäße durch Filarienknäuel oder infolge entzündlicher Veränderungen der Lymphwände zu Lymphangitis, Schwellungen der Lymphdrüsen etc. mit dem Folgezustand der Elephantiasis der Extremitäten, der Genitalien oder anderer Körperteile. Gleichzeitig kann es hier zu rezidivierenden Erysipelen kommen. Der Krankheitsverlauf ist ausgesprochen chronisch. Während die älteren Würmer in der Regel ohne Abszeßbildung verkalken, kommt es in der lymphödematösen Haut infolge Absterbens der Parasiten hin und wieder zu Abszeßbildungen. Je nachdem, ob es sich um Filaria diurna oder nocturna handelt, lassen sich zur Mittags- oder Mitternachtszeit die lebenden Mikrofilarien im Blut sehr leicht nachweisen. Da die Mikrofilarien durch Stechmücken übertragen werden, ist prophylaktisch dafür zu sorgen, daß diese ausgerottet werden. Auch sollte man den Genuß nicht einwandfreien Trinkwassers vermeiden.

Auch die Übertragung der Filaria loa (in West- und Mittelafrika heimisch) findet durch Stechfliegen statt (verschiedene Chrysopsarten). Die hauptsächlich im Bindegewebe der Haut und des subkutanen Gewebes umherwandernden Würmer, deren Fortkriechen unter der Haut gut zu verfolgen ist, rufen an den befallenen Stellen (Augen, Hände, Arme, Füße, Brust, Penishaut) mehr oder weniger heftige Reizerscheinungen hervor, welche vor allem an den Konjunktiven der Augen recht intensive Grade erreichen können. Sie äußern sich nach prodromalem Gefühl von Kribbeln in schmerzhaften Schwellungen der Haut sowie im Auftreten derber, aber flüchtiger Ödeme von 1–4tägiger Dauer, welche sich bei Europäern meist solitär, bei Eingeborenen dagegen multipel entwickeln. Meist läßt sich auch eine hochgradige Eosinophilie feststellen. Auch hier ist die beste Therapie die operative Entfernung der Würmer.

Zu den fadenförmigen getrenntgeschlechtlichen Nematoden gehört Onchocerca volvulus. Die meist im subkutanen Gewebe in dichten Knäueln zusammenliegenden erwachsenen Würmer führen zur Bildung erbsen- bis taubeneigroßer, fibromähnlicher Tumoren, welche unter der Haut gut verschieblich sind. Mit Vorliebe lokalisieren sie sich in der Gegend der Rippen, in der Achselhöhle, der Kniekehle, den Ellenbogen und am Schädel. Die Geschwülste, welche jahrzehntelang bestehen bleiben können, machen – abgesehen von mechanischen Behinderungen – keinerlei sonstige Beschwerden und führen auch nie zu einer Abszedierung. Es sind auch Hautveränderungen in Form von Pseudoichthyosis, Lichenifikation und Krätze (Filarienkrätze) mit Volvulusinfektionen in Zusammenhang gebracht worden. Auch hier ist die chirurgische Entfernung die beste Therapie.

Peitschenwurm

Der ganz dünne Peitschenwurm (Dracunculus medinensis) ähnelt einer Darmsaite und kommt hauptsächlich in Afrika, auch in Arabien, Persien, Indien und vereinzelt in Brasilien vor. Die Embryonen bedienen sich als Zwischenwirt kleinster Crustaceen und gelangen durch den Genuß solch kleine Krebse enthaltenden Wassers in den menschlichen Darm. Von dort aus wandern sie in das subkutane Gewebe, besonders in die unteren Extremitäten, wo sie sich im Verlauf von mehreren Monaten bis zu einem Jahr zu reifen Tieren entwickeln. Ist dies geschehen, so bildet sich unter heftigem, meist aber vorübergehendem Juckreiz zunächst eine kleine, gerötete Pustel oder eine bis nußgroße, unter der Haut liegende, entzündliche Geschwulst aus, welche manchmal recht heftige Schmerzen verursachen kann. Nach einigen Tagen bildet sich eine kraterähnliche Perforationsöffnung der Haut, welche sich im weiteren Verlauf zu einem Geschwür von ca. 1–3 cm Durchmesser umwandelt. In diesem ist gewöhnlich der Kopf der Parasiten sichtbar. Läßt man einige Zeit kaltes Wasser, Eis oder Chloräthylspray einwirken, so wird ein Tropfen milchigen Sekrets ausgestoßen, welches massenhaft Larven enthält. Erfolgt die Ausstoßung der Larven in das Gewebe, so kommt es zu schweren Sekundärinfektionen der Geschwüre, an welche sich multiple Abszeßbildungen, Arthritis, Synovitis, Epididymitis, Orchitis, ja manchmal sogar Sepsis anschließen können. Beobachtete Fieberanfälle, welche mit Urtikaria, Konjunktivitis und schweren Störungen des Allgemeinbefindens einhergehen, werden auf die toxische Wirkung absterbender oder zum Durchbruch gelangender Würmer bezogen. Die Therapie wird von den Eingeborenen in dieser Weise durchgeführt, daß sie den Wurm sehr vorsichtig und ganz allmählich auf ein dünnes Holzstäbchen aufrollen und so langsam aus seinem Lager herausziehen. Auf diese Weise ist es möglich, den Parasiten im Verlauf mehrerer Tage unverletzt aus dem Geschwür zu entfernen. Die Extraktion muß deshalb so vorsichtig und langsam geschehen, damit der Wurm bei dieser Manipulation nicht abgerissen wird und dabei Larven in das Geschwür und das umgebende Gewebe gelangen, was zu den oben geschilderten schweren Komplikationen oder auch lokaler Gängrän führen würde. Die einfachste und sauberste Entfernung des Parasiten stellt aber der chirurgische Eingriff dar.

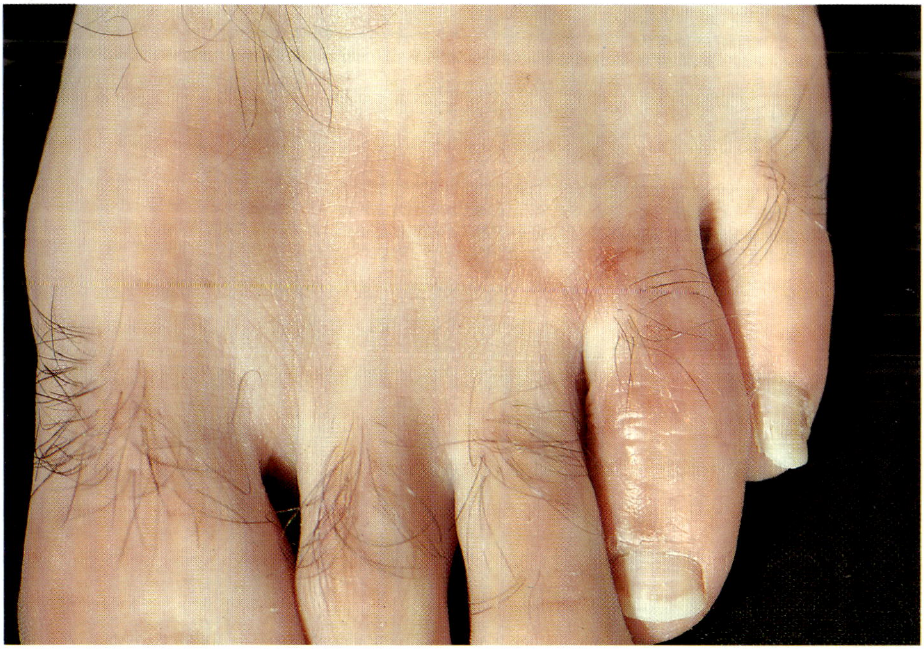

Abb. 169. Larva migrans

Larva migrans cutanea

Hierbei wird die Haut von den Larven subtropischer oder tropischer Fliegen- oder Wurmgattungen befallen, was bei der derzeitigen intensiven Reisetätigkeit auch bei uns beobachtbar ist. Selten können auch Arbeiter, die ohne Fußbekleidung im feuchten Erdreich arbeiten oder in Hausschächten Installationsarbeiten durchführen, von dieser Hautinfektion (Creeping disease) befallen werden (s.a. Myiasis linearis S. 152).

Xanthelasma

Ursache, Krankheitsbild und Diagnose

Als Xanthelasmata bezeichnet man flache, sackartige Einlagerungen von Neutralfett in die Dermis, die sich relativ häufig in fortgeschrittenem Alter an den medialen Augenlidern entwickeln. Charakteristisch ist ihre sehr auffallende weißliche oder gelbliche Färbung. Das weibliche Geschlecht wird bevorzugt. Mitunter kann man spontane Rückbildungen oder Rezidive beobachten.

Differentialdiagnose

Xanthom, atypische Mollusken, Fibrom, Blepharochalasis.

Therapie

Entweder exzidieren oder kauterisieren oder durch mehrmaliges Betupfen mit Trichloressigsäure und Eisessig entfernen. Die Ergebnisse sind kosmetisch einwandfrei.
Rückfälle können jedoch mit diesen Behandlungsmethoden nicht sicher vermieden werden.

Xanthogranulom

Ursache, Krankheitsbild und Diagnose

Meist kurz nach der Geburt in den ersten Lebensmonaten kommt es zum Aufschießen bis erbsgroßer, intensiv gelbgefärbter, relativ derber, asymptomatischer Knoten, die disseminiert (einzeln stehend) am ganzen Integument vorkommen können. Die Ursache dieser die Eltern verständlicherweise beunruhigenden Hauterkrankung ist unbekannt, es handelt sich um einen im dermalen Bindegewebe stattfindenden, granulomatösen Prozeß.

Differentialdiagnose

Eruptive Xanthome, Mastozytome.

Therapie

Nicht erforderlich, spontane Abheilung nach einigen Monaten ist die Regel.

Xanthome

Ursache, Krankheitsbild und Diagnose

Xanthome sind stoffwechselbedingte Ablagerungen von Neutralfetten in der Haut, die in aller Regel bei stark übergewichtigen Patienten mit Hypertriglyceridämie Typ II und IV nach Frederikson auftreten. Sie sollten deshalb immer zu einer genauen Analyse der Zusammensetzung der Serumfette führen. Im wesentlichen finden sich morphologisch 2 Varianten:

1. Eruptive Xanthome: Dieses sind gelb–gelbrötliche, derbe, bis erbsgroße Papeln und Knötchen, die besonders streckseitenbetont an den Extremitäten sowie über den Nates auftreten. Auch generalisiertes Auftreten möglich.

2. Tuberöse Xanthome: Großflächige, eher weiche, gelbfarbene Plaques bzw. Tumoren, die vor allem über bradytrophem Gewebe wie z.B. Achillessehnenansatz auftreten.

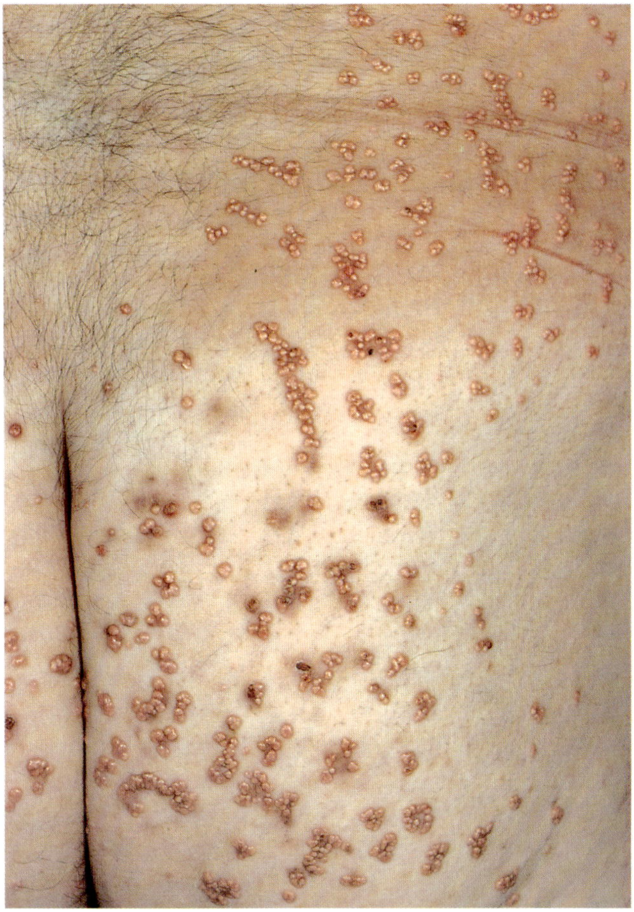

Abb. 170. Eruptive Xanthome

Differentialdiagnose

Synovialome, Ganglion, Xanthogranulome, atypisches disseminiertes Granuloma anulare.

Therapie

Entscheidend ist die diätetische Reduzierung der Triglyzeride, bzw. Cholesterin im Serum. Tuberöse Xanthome vor allem periokulär, wie z. B. bei Phytosterolämie, sind häufig nur durch chirurgische Reduktionsplastiken angehbar.

Xeroderma pigmentosum

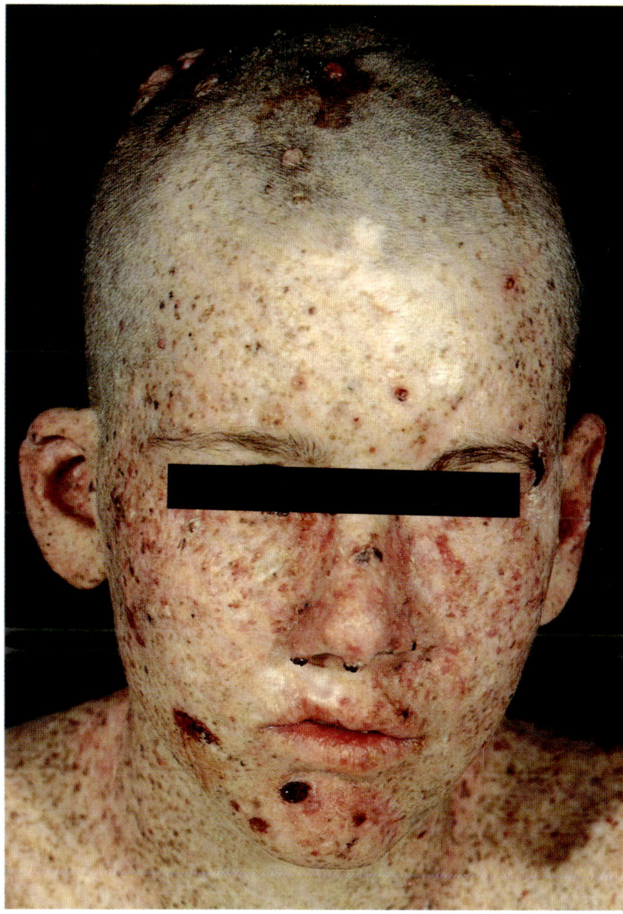

Abb. 171. Xeroderma pigmentosum
Mit parietaler Melanom-metastase

Ursache, Krankheitsbild und Diagnose

Angeborene Störung des UV-Repairmechanismus der Haut, der sich in Form verschiedener Enzymdefekte nachweisen läßt. Bei diesem relativ seltenen, angeborenen, familiär (häufig bei blutsverwandten Ehen) auftretenden Leiden stellen sich unter der Einwirkung des Sonnenlichtes (UV-Anteil) meist bereits während der beiden ersten Lebensjahre auf der unbedeckten Haut – vor allem im Gesicht und am Hals – rezidivierend Rötungen ein, welche dem Bild eines Erythema solare entsprechen. Bald

darauf entwickelt sich ein ekzemähnlicher Zustand der Haut mit geringer Infiltration und Schuppenbildung.
Im weiteren Verlauf der Krankheit kommt es zu stärkerer Pigmentierung der erythematösen Hautpartien in Gestalt kleinerer und größerer Pigmentflecke, umschriebenen, mit Pigmentschwund einhergehenden Atrophien, Bildung von Teleangiektasien in den atrophischen Herden sowie zu multiplen, kleinen, hyperkeratotischen, warzenartigen Wucherungen. Durch diese verschiedenartigsten Veränderungen gewinnt die Haut ein überaus charakteristisches, geradezu scheckiges Aussehen. Nach mehr oder weniger langer Latenzzeit entwickeln sich in dieser aktinisch geschädigten Haut maligne Tumoren, die je nach Enzymdefekt vornehmlich aus Basaliomen/Spinaliomen oder Melanomen, bei einigen Formen aber auch aus Kombinationen aller Tumoren bestehen. An den Folgen dieser malignen Entartung oder auch an allgemeiner Kachexie gehen die Kranken, wenn nicht schon früher, gewöhnlich im Laufe des zweiten Lebensjahrzehntes zugrunde.
Bei fortgeschrittenen Fällen stellen sich infolge zunehmender Atrophie häufig Ektropium und narbige Stenosen der Mund- und Nasenöffnung ein. – Etwas günstiger ist der Verlauf, wenn die Affektion erst in höherem Lebensalter auftritt (Xeroderma pigmentosum tardivum). Eine Variante des Xeroderma pigmentosum geht ferner mit geistigen Defekten einher (De-Sanctis-Caccione-Syndrom).

Differentialdiagnose

Erythropoetische Protoporphyrie.

Therapie

Da eine Heilung dieses Leidens bis heute ausgeschlossen ist, kann sich die Behandlung nur auf prophylaktische Maßnahmen erstrecken: Vermeiden eines Aufenthaltes im Freien bei Sonnenschein, Tragen von Schutzkleidung und exakte Anwendung eines Lichtschutzmittels (u.a. Ilrido, Contralum). Umstellung des Lebensrhythmus auf nächtliche Tätigkeiten; aromatisches Retinoid (Tigason) kann versucht werden (0,2–0,5 mg/kg Körpergewicht), allerdings muß diese prophylaktische Behandlung dauerhaft fortgesetzt werden und ist gerade bei Kindern nicht umproblematisch (ossäre Veränderungen). Sobald sich eine Tumorbildung zeigt, ist die sofortige radikale Entfernung auf operativem Wege mittels Exzision, Kürettage, Kryochirurgie oder ggf. Röntgenbestrahlung erforderlich. Eine ständige Überwachung der Haut unter Beachtung der prophylaktischen Maßnahmen dürfte die Prognose erheblich günstiger gestalten. Diese ist letztlich aber um so schlechter, je früher das Leiden beginnt.

Zoster

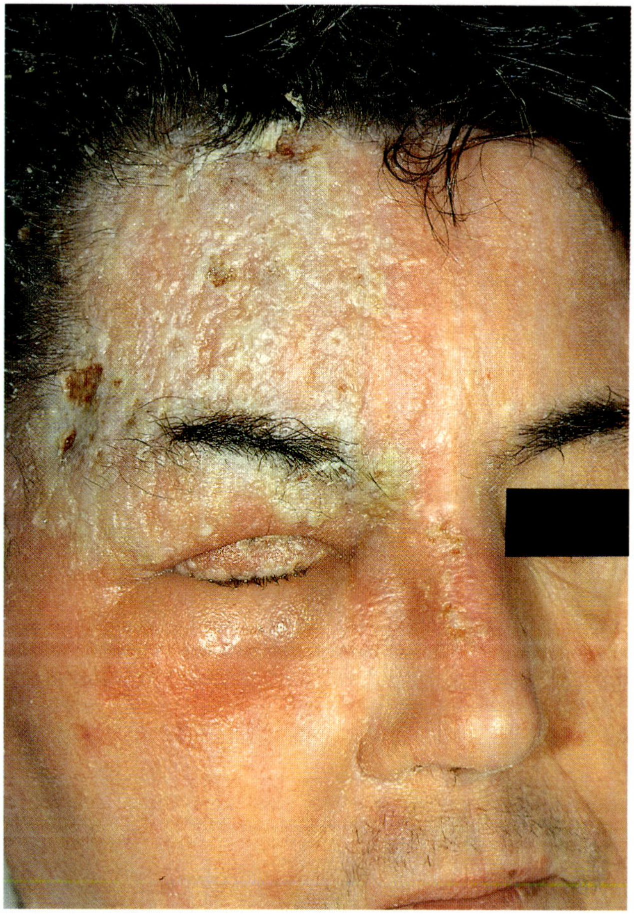

Abb. 172. Zoster
Trigeminus I-Bereich

Ursache, Krankheitsbild und Diagnose

Der Zoster stellt die Zweitmanifestation der Infektion mit Varizella-Zoster Virus dar, somit sind in früheren Jahren durchgemachte Varizellen Voraussetzung für die Erkrankung. Das Virus verläßt den Körper hierbei nicht, sondern verbleibt latent in den Ganglien und Hirnnervenkernen. Im Alter mit nachlassender Immunität oder bei konsumierenden oder anderen erworbenen, das Immunsystem beeinträchtigenden Erkrankungen kann das Virus reaktiviert werden, so daß es entlang der Nervenbahnen das zugehörige Dermatom, gelegentlich auch viszerale Organe befällt.

Als Prodromalerscheinungen sind zu nennen: leicht erhöhte Körpertemperatur, Störung des Allgemeinbefindens (Müdigkeit, Magen-Darmstörungen, Kopf-, Halsschmerzen, Nackensteifigkeit etc.) und im Segmentbereich eines oder mehrerer Nerven heftige Schmerzen sowie Brennen und Rötung auf der Haut.
Nach wenigen Tagen kommt es zur eruptiven Entwicklung anfangs stecknadelkopfgroßer Bläschen, die zu größeren Bläschengruppen zusammenfließen können. Charakteristisch ist die halbseitige, auf bestimmte Segmentbereiche beschränkte Lokalisation. Die Bläschen sind anfangs prall und mit klarem Inhalt gefüllt, der nach 2 bis 3 Tagen eintrübt, vereinzelt auch hämorrhagisch wird.
Im weiteren Verlauf erfolgt Eindellung der Bläschen und Krustenbildung. Bei nekrotischer Veränderung des Bläschengrundes entwickelt sich der Zoster gangraenosus, der unter Narbenbildung abheilt und häufig am Stirnast des Trigeminus lokalisiert ist. Besonderer Aufmerksamkeit bedürfen der über mehrere Segmente sich ausbreitende Zoster, häufig mit aberrierenden Bläschen, der Zoster generalisatus, sowie Zoster der Hirnnerven V–IX, die nicht nur zu Sensibilitätsstörungen, sondern auch zu motorischen Paresen führen. Bei Zoster im Trigeminus I-Ast ist besonders auf Augenbeteiligung (Iritis) zu achten, mit der bei Befall der Nasenspitze bzw. des Augeninnenwinkels zu rechnen ist (Ramus nasociliaris). Auch innere Organe können grundsätzlich mitbetroffen werden: Zoster-Pneumonie, Hepatitis, Zystitis u.ä.
Da es sich, wie die Pathogenese zeigt, primär um eine Ganglionitis-Neuritis handelt, ist die Haut nur sekundär betroffen. Demzufolge ist es verständlich, daß zum einen Prodromi (ohne Hautveränderungen) zu Fehleinschätzungen wie Herzinfarkt, Gallen- und Nierenkoliken führen, zum anderen postzosterische Neuralgien noch lange nach Abheilung der zosterischen Hautläsionen bestehen können.
Komplikationen: Sekundärinfektion, postzosterische Neuralgien, Hyperästhesien, Muskellähmungen, sekretorische Störungen, Meningitiden, Enzephalitiden, Keratitiden, Perforation der Kornea, Iridozyklitis, Gaumensegel- und Stimmbandlähmung usw. Bei hämorrhagisch-nekrotisierendem oder generalisierendem Zoster sollte nach chronisch-konsumierenden Erkrankungen, Tumoren und AIDS (HIV-Infektion) gefahndet werden.

Differentialdiagnose

Impetigo contagiosa, Herpes simplex, Stomatitis aphthosa, bei Befall des Genitale: Ulcera mollia, Lues. Bei Zoster generalisatus: Varizellen, Variolois, vesikulo-papulöse Syphilide, bullöse Exantheme.

Therapie

Das Therapiekonzept der Zostererkrankung hat sich durch die Entwicklung neuer Virostatika vollkommen geändert. Mittel der Wahl ist das für Herpesviren virostatisch wirksame Acyclovir (Zovirax), welches je nach Schwere der Erkrankung per infusionem (Zoster generalisatus, hämorrhagisch-nekrotisierender Zoster, Zosterpneumonie u.a.) oder oral 5 × 400 mg (5 × 2 Tabl.) so früh als möglich gegeben werden sollte.

Zur Prophylaxe postzosterischer Neuralgien wird die gleichzeitige bzw. frühe Gabe von Methylprednisolon (Urbason 1 mg/kg KG) empfohlen. Unter zusätzlicher Analgetikagabe sistiert das Krankheitsgeschehen meist nach 1–3 Tagen, Virusreplikation findet dann nicht mehr statt.
Bei interner Virostatikatherapie beschränkt sich die Lokaltherapie auf antiseptische Maßnahmen, z. B. Merfentinktur, mit der sich auch vorhandene Effloreszenzen gut kennzeichnen und von neu am folgenden Tage aufgetretenen unterscheiden lassen.
Bei leichteren, meistens monosegmentalen Zosterverläufen am Stamm ist die lokale Pinselung mit 5 Joddesoxyuridin (Zostrum 4–5 × tägl.) häufig bei zusätzlicher Analgetikagabe ausreichend. Treten bei verspätetem Therapiebeginn postzosterische Neuralgien auf, ist nach wie vor die Behandlung und Betreuung dieser Patienten sehr schwierig. Am besten haben sich in diesen Fällen noch PK-Merz, Tegretal u. ä. Substanzen bewährt. Allerdings muß festgestellt werden, daß viele dieser Patienten dennoch unter monate- und jahrelangen Beschwerden zu leiden haben.

Zylindrome

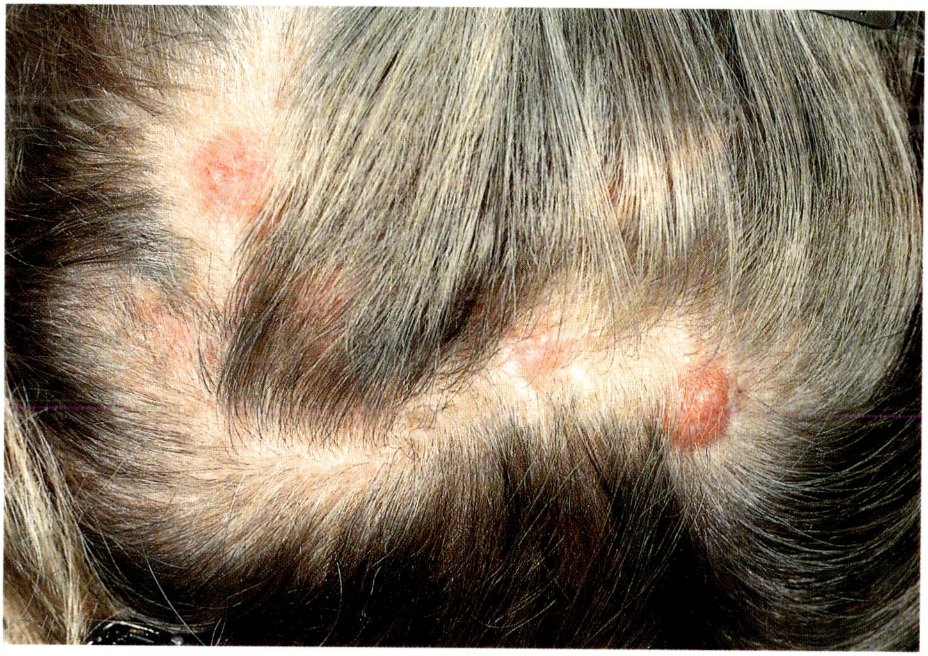

Abb. 173. Multiple Zylindrome

Ursache, Krankheitsbild und Diagnose

Zylindrome sind benigne Hauttumoren, die ihren Ausgangspunkt vom Follikelepithel nehmen. Betroffen sind vor allem ältere Menschen. Gelegentlich solitär, häufig aber multipel treten diese an Basaliome erinnernden, erhabenen, meist pinkfarbenen, derben, von Teleangiektasien durchzogenen Tumoren vornehmlich im Bereich des behaarten Kopfes, seltener am Stamm auf. Bei multifokalem Auftreten und entsprechendem Größenwachstum können z. T. monströse Veränderungen resultieren, dies wiederum vor allem im Bereich des behaarten Kopfes (sog. Turban-Tumor).

Differentialdiagnose

Basaliom, andere Adnextumoren, Granularzellmyoblastom.

Therapie

Exzision der Tumoren, evtl. auch Strahlen- oder Kryotherapie.

Register

Acanthosis nigricans 1
Acquired immunodeficiency syndrome 8
Acrodermatitis chronica atrophicans 2
Acrodermatitis continua suppurativa 4
Acrodermatitis enteropathica 5
Acrodermatitis papulosa eruptiva infantum 7
Adenoma sebaceum Pringle 10
Adnexitis 122
AIDS 8, 32, 48, 55, 157
AIDS-related-complex 8
Akne, Kontakt 14
Akne conglobata 12, 163
Akne excoriée des jeunes filles 14
Akne fulminans 14
Akne medicamentosa 14
Akne necroticans 14
Akne tetrade 14, 118, 133
Akne vulgaris 12
Akrozyanose 16, 123
Aktinomykose 17
Alopecia androgenetica 22
Alopecia areata 20, 61
Alopecia atrophicans 23
Alopecia diffusa seborrhoica 25
Amyloidosen 26
Angiokeratom 130, 131
Angiom 29
–, seniles 131
Angiosarkom 294
Angulus infectiosus 30
Aphthen 31, 41, 192
–, habituelle 192
Aplasia cutis 23
Artefakte 31
Arzneimittelexanthem, fixes 34, 188
Atherom 37
Atrophie blanche 35
Aurantiasis 37

Balanitis circinata 286
Balanitis plasmacellularis Zoon 39
Balanitis xerotica obliterans 40
Balanoposthitis 38
Basaliom 158
Berufsdermatosen 42
Blastomykose 325

Cafe-au-lait-Flecken 227
Calcinosis cutis 46, 74
Cancer en cuirasse 162
Cheilitis 50
Cheilitis actinica 51
Cheilitis glandularis aposthematosa 51
Cheilitis glandularis simplex 51
Cheilitis granulomatosa 50, 51
Cheilitis sicca 60
Chloasma uterinum 52
Chlorakne 43
Chondrodermatitis nodularis chronica helicis 53
Chromatekzem 43
Cimicosis 152
Clavus 54
Collodium-Baby 144
Condylomata acuminata 55
Cornu cutaneum 56, 168
Culicosis 152

Dekubitus 58
Dermatitis atopica 59, 82, 109, 219
Dermatitis, Berloque 42
Dermatitis bullosa pratensis 62
Dermatitis exfoliativa 63
Dermatitis glutaealis papulosa infantilis 64
Dermatitis herpetiformis Duhring 65
Dermatitis nummularis 68
Dermatitis perioralis 69
Dermatitis seborrhoica 71
Dermatofibrosarcoma protuberans 72
Dermatomyositis 73
Dermatose
–, Akute febrile neutrophile 19
–, IgA-lineäre 67
–, Schwangerschaft 307
–, Transiente akantholytische 321
–, tropische 323
Dermatozoenwahn 75
Dupuytren'sche Kontraktur 76, 149

Dyskeratosis follicularis 78
Dystrophia unguium mediana canaliformis 234

Ecthyma contagiosum Orf 80
Ecthyma simplex 81
Ecthyma vacciniforme 81
Eczema craquelé et canale 113
Eczema herpeticatum 61, 82
Eczema marginatum 84
Ekzem
–, anal 27
–, dyshidrotisches 77
–, endogenes 59
–, Mamille 59
–, postskabiöses 297
Elephantiasis 85
Embolia cutis medicamentosa 86
Epheliden 87
Epidermalzysten 37
Epidermolysis bullosa hereditaria 88
Epididymitis 89
Epithelioma adenoides cysticum 90
Epithelioma calcificans Malherbe 260
Erfrierung 91
Erosio interdigitalis 92
Erysipel 92, 113
Erysipelas carcinoides 162
Erysipeloid 94
Erythema anulare centrifugum 94
Erythema chronicum migrans 96
Erythema elevatum et diutinum 97
Erythema exsudativum multiforme 33, 98
Erythema induratum Bazin 101
Erythema infectiosum 102
Erythema nodosum 103
Erythema palmare et plantare 104
Erythema solare 105
Erythrasma 106
Erythrocyanosis crurum puellarum 16, 106
Erythrodermia desquamativa Leiner 71
Erythrodermien 108
Erythroplasie (Queyrat) 109
Exanthem
–, Arzneimittel 32, 34, 188
–, Virus 32
Exfoliatio areata linguae 185
Exostose, subunguale 111
Exsikkationsdermatitis 113

Fasziitis mit Eosinophilie 114
Fasziitis necroticans 113
Favus 115
Fibroma pendulans 309
Folliculitis barbae 117
Folliculitis et Perifolliculitis capitis abscedens et suffodiens 118
Folliculitis 119
Frambösie 325
Furunkel 119

Gingivahyperplasie 172
Gingivitiden 189
Gingivostomatitis herpetica 192
Glomustumor 120
Glossitis
–, Möller-Hunter 187
Glossodynie 197
Gonorrhoe 121
Granulom, eosinophiles 139
Granuloma anulare 123
Granuloma eosinophilicum faciei 125
Granuloma glutaeale infantum 127
Granuloma teleangiectaticum sive pyogenicum 127
Granulosis rubra nasi 128
Gummata 306
Gynäkomastie 23, 129

Hämangiolymphangiom 206
Hämangiom 130
Hämorrhoidalleiden 27
Hand- Fuß- Mundkrankheit 131
Harlekin Fetus 144
Herpes analis 135
Herpes gestationis 311
Herpes glutaealis 136
Herpes simplex 98, 134
Hidradenitis suppurativa 133, 163
Hidradenome 303
Hirsutismus 142
Histiozytom 138
Histiozytosis X 139
Histoplasmose 324
HIV-Infektion 8, 55, 71, 135, 154
Hydroa vacciniformia 181
Hyperhidrosis 140, 166, 167
Hypertrichosis 142

Ichthyosen 143
Ichthyosis vulgaris 61

Impetigo 145
Impetigo contagiosa 81
Impetigo follicularis Bockhart 146
Impetigo herpetiformis 309
Incontinentia pigmenti 147
Induratio penis plastica 149
Insektenstichreaktionen 149
Intertrigo 140

Kaposi-Sarkom 154
Karbunkel 119
Keloide 163
Keratoakanthom 164
Keratoma blenorrhagicum 285
Keratoma palmare et plantare hereditarium 166
Keratoma sulcatum 167
Keratosis actinica 168
Keratosis follicularis 60
Koenen Tumoren 11
Kollagenosen 285
Kontaktdermatitis 43, 169

Lanuginosis acquisita 142
Larva migrans 152, 357
Leiomyom 170
Leiomyosarkom 171
Leishmaniasis 326
Lentigo 228
Lentigo simplex 227
Lepra 328
Leukaemia cutis 172
Leukoplakie
–, orale hairy 9
–, verrucöse 194
Lichen amyloidosus 26
Lichen nitidus 173
Lichen planus mucosae 177
Lichen ruber planus 109, 175
Lichen sclerosus et atrophicus 178
Lichen simplex chronicus Vidal 180
Lichen urticatus 272
Lichtdermatosen 181
–, polymorphe 183
Lingua geographica 185
Lingua nigra villosa 188
Lingua plicata 189
Lingua scrotalis 189
Lippen- und Mundkrankheiten 184
Lippenkarzinom 195
Lupus erythematodes 198
–, chronisch-discoider 198
–, subacut cutaner 199
–, systemischer 200
Lupus pernio 292
Lupus vulgaris 201
Lyell-Syndrom 316
–, staphylogenes 63
Lymphadenosis cutis benigna 204
Lymphangioma circumscriptum superficiale 191
Lymphangiom 206
Lymphogranuloma inguinale 207
Lymphome 207
Lymphozytom 204

Madura-Fuß 324
Malum perforans 209
Mastozytome 340
Mastzellenleukämie 341
Melkerknoten 215
Melanodermitis toxica 210
Melanome 211, 308
Melanosis (Riehl) 210
Metastasen 162
Metopitis 51
Mikrosporie 216
Miliaria rubra 330
Milien 218
Mollusca contagiosa 219
Mononukleose 32, 221
Morbus Abt-Letterer-Siwe 139
Morbus Behçet 31, 41
Morbus Bourneville-Pringle 10
Morbus Bowen 44, 244
Morbus Brooke 90
Morbus Darier 78
Morbus Dubreuilh 212
Morbus Fox-Fordyce 118
Morbus Grover 321
Morbus Hailey-Hailey 253
Morbus Hand-Schüller-Christian 139
Morbus Klippel-Trenauney 130
Morbus Mondor 220
Morbus Paget 240
–, Extramammärer 241
Morbus Recklinghausen 227
Morbus Reiter 285
Morphaea 299
Mycosis fungiodes 108, 222, 246
Myiasis externa 152
Myiasis linearis 152

Mykose, Candida 47
Myositis ossificans 47, 74
Myxoedema cutis 225

Naevi 227, 308
–, compound 228
–, dermal 228
–, epidermal 227
–, junctional 228
–, Nävuszell- 227
–, organoid 229
Naevus araneus 131
Naevus bleu 229
Naevus coeruleus 229
Naevus flammeus 130, 230
Naevus pilosus 142
Naevus sebaceus Jadassohn 230
Nagelerkrankungen 231
Necrobiosis lipoidica diabeticorum 236
Neurodermitis 59
Neurodermitis circumscripta 180
Neurofibromatose von Recklinghausen 227, 238
Non-Hodgkin Lymphome 207

Onchozerkose 355
Onychogryposis 233
Onychomykose 239
Osteosis cutis 46

Panarteriitis nodosa 242
Panniculitis nodularis non suppurativa 259
Papillomatosis cutis carcinoides 85
Papulose, bowenoide 45, 244
Parakeratosis variegata 224, 248
Parakokzidioidomykose 325
Paraphimose 245
Parapsoriasis en plaques 222, 246
Pareiitis 51
Paronychie 48, 214, 249
Pediculosis capitis 150
Pediculosis pubis 151
Pediculosis vestimentorum 151
Pellagra 250
Pemphigoid
–, bullöses 251
–, Vernarbendes Schleimhaupt- 252
Pemphigus 255
Pemphigus familiaris chronicus benignus 253
Pemphigus foliaceus 109, 257
Pemphigus seborrhoicus sive erythematosus 258
Pemphigus vegetans 256
Pemphigus vulgaris 255
Perifolliculitis 119
Perniones 106
Pfeiffer'sches Drüsenfieber 221
Pflastersteinnaevi 11
Phlebothrombose 320
Pili incarnati 117
Pili recurvati 117
Pilomatrixom 260
Pityriasis alba 60
Pityriasis lichenoides chronica 260
Pityriasis lichenoides et varioliformis acuta 262
Pityriasis rosea 264
Pityriasis rubra pilaris 109, 265
Pityriasis versicolor 266
Porokeratosis 267
Porphyria, erythropoetische 270
Porphyria cutanea tarda 270
Präkanzerosen 161
Prätibiales Myxoedem 225
Prurigo acuta simplex 272
Prurigo nodularis Hyde 273
Prurigo simplex acuta infantum 314
Prurigo subacuta adultorum 272
Pruritic Urticarial Papules and Plaques of Pregnancy (PUPPP) 310
Pruritus ani 276
Pruritus cutaneus sine materia 274
Pruritus generalisatus 274
Pruritus genitalis 276
Pruritus localisatus 275
Pseudoacanthosis nigricans 2
Pseudopelade 116, 199
Pseudopelade Brocq 23
Psoriasis arthropathica 278
Psoriasis pustulosa generalisata 278
Psoriasis pustulosa palmoplantaris 278
Psoriasis vulgaris 109, 276
Pulpitis sicca 60
Purpura 280
Purpura pigmentosa progressiva 281
Pustulosen
–, primäre 282
–, sekundäre 283
Pyoderma faciale 12
Pyoderma gangränosum 283
Pyodermia fistulans sinifica 133

Quincke Ödem 28, 336

Retikuläre erythematöse Muzinose 287
Rhinophym 288
Riesenzellenarteriitis temporalis Horton 346
Ringelröteln 102
Rosazea 288, 289

Sarkoidose 291
Sarkoma idiopathicum multiplex haemorrhagicum 154
Scabies norwegica 296
Schock, anaphylaktischer 28
Schwangerschaftsdermatosen 307
Schwimmbadgranulom 311
Seborrhoea oleosa 294
Seborrhoea sicca 295
Sepsis, gonorrhoische 122
Serumkrankheit 34
Sézary-Syndrom 222
Sjögren-Syndrom 197
Skabies 295
Sklerodermie
–, progressive 46, 114, 301
–, zirkumskripte 299
Spinaliom 57, 160, 168
Sporotrichose 324
Staphylococcal scalded skin syndrom 146
Stauungsdermatitis 313
Stomatitis aphthosa 192
Striae distensae 314
Strophulus infantum 272, 314
Syndrom
–, CREST 302
–, dysplastisches Nävus- 229
–, Fitz-Curtis-Hugh 122
–, Fuchs-Stevens-Johnson 99
–, Gianotti-Crosti 7
–, infantiles acrolokalisiertes papulovesikulöses 7
–, Kasabach-Meritt 281
–, Löfgren 103, 293
–, Lyell 33
–, Melkersson-Rosenthal 50
–, paraneoplastisches 2, 75, 95, 173
–, Pfeiffer-Weber-Christian 259
–, Raynaud 284
–, REM 287
–, Stewart-Trewes 294
–, Sweet 19
–, Teutschländer 47
–, Willebrandt-Jürgens 281
–, Wiskott-Aldrich 281
Syphilide 305
Syphilis 304
Syphilome 306
Syringome 303

Takayasu-Arteriitis 346
Teleangiektasien 131
Thrombophlebitis 320
Thrombose, Analvene 27
Thrombozytopathie 281
Thrombozytopenie 281
Tinea 216, 317
Tinea imbricata 325
Tinea inguinalis 84
Toxisch epidermale Nekrolyse 316
Trichomycosis palmellina 322
Trichophytie 217
Trichotillomanie 25
Tuberculosis cuti colliquativa 332
Tuberculosis cutis luposa 201
Tuberculosis cutis miliaria generalisata 203
Tuberculosis millaria ulcerosa cutis et mucosae 203
Tuberculosis verrucosa cutis 203
Tuberkulostatika 204
Tungiasis 153

Ulcus cruris venosum 333
Ulcus durum 304
Ulcus molle 335
Ulcus tropicum 330
Unguis incarnatus 236
Urticaria 28, 336
Urticaria chronica papulosa 272
Urticaria papulosa 314
Urticaria pigmentosa 340
Urticaria solaris 182

Varikosis 342
Variola vera humana 331
Varizellen 343, 363
Vasculitis 345
–, leukozytoklastische 98, 347
–, nodös-granulomatöse 346
Verätzungen 348
Verbrennungen 348
Verrucae planae juveniles 349
Verrucae vulgares 350
Vitiligo 61, 352

Vulvovaginitis 122, 353

Windeldermatitis 48, 64
Wurmkrankheiten 354

Xanthelasma 358
Xanthogranulom 359
Xanthome 359
Xeroderma pigmentosum 361

Zinkmangeldermatose 6
Zoster 343, 363
Zungenbrennen 197
Zungenkarzinom 196
Zylindrom 365

Fachbibliothek Dermatologie

Stüttgen/Käfer
Bildtafeln zur Vergleichenden Dermatologie
Von der Morphe zur Diagnose
1987. 283 S., 829 Abb., 58 Tab., DM 128,–

Neu an diesem Atlas ist das praxisorientierte Konzept, bei dem optisch ähnliche Hauterscheinungen verschiedener Erkrankungen auf Bildtafeln vergleichend nebeneinander gestellt werden. Über 800 farbige Abbildungen ermöglichen jedem Arzt, eine Diagnose vom Bild der Hautveränderung aus zu stellen.
Eine ideale Diagnosehilfe für die tägliche Praxis!

Harper
Pädiatrische Dermatologie
Ein Farbatlas für die Praxis
1988. 203 S., 132 Abb., zahlr. Tab., DM 98,–

Dieser hervorragende Farbatlas kann jedem Dermatologen, Kinderarzt, aber auch niedergelassenem Arzt, wärmstens empfohlen werden. Er wird, auch in Anbetracht des relativ niedrigen Preises für ein solches Buch mit zahlreichen Farbabbildungen und der hervorragenden Gestaltung weitere Verbreitung finden."
Prof. Dr. F. C. Sitzmann, Direktor der Universitätskinderklinik, Homburg

Wahn/Seeger/Wahn
Pädiatrische Allergologie und Immunologie in Klinik und Praxis
1987. 598 S., 156 Abb., 164 Tab., DM 98,–

„Mit diesem ausführlichen, gut ausgestatteten Werk wird wirklich eine Lücke in der pädiatrischen Literatur geschlossen! Es gibt kein vergleichbares Werk, das so kompakt, gründlich und praxisnah die allergologischen Fragen des Kinderarztes behandelt."
(Sozialpädiatrie)

Raab
Allergiefibel
Empfindlichkeit und Überempfindlichkeit
2., neubearb. u. erw. Aufl. 1987. 150 S., 16 Abb., DM 18,–

Raab
Lichtfibel
Sonne-Bräunung-Pigmentstörungen
1987. 144 S., 38 Abb., 24 Tab., DM 19,80

Raab
Hautfibel
Medizinische Kosmetik
3., bearb. u. erw. Aufl. 1985. 158 S., 43 Abb., DM 16,80

Theil
Asthma-Ekzem-Nahrungsmittelallergie
Ein Ratgeber für Kinder und Eltern
1987. 82 S., zahlr. Abb., DM 12,80

Heinz
Basics of Dermatology
A Colour Atlas
1988. Approx. 262 pp., 238 fig. approx. DM 98,–

Müller
Insektenstichallergie
Klinik, Diagnostik und Therapie
1988. 184 S., 39 Abb., DM 44,–

Greiter
Sonne und Gesundheit
1984. 118 S., 27 Abb., 7 Tab., DM 19,80

Preisänderungen vorbehalten

GUSTAV FISCHER
SEMPER BONIS ARTIBUS
STUTTGART NEW YORK

Praxis-Bibliothek

Weber
Taschenbuch der unerwünschten Arzneiwirkungen
Ein Nachschlagewerk für die tägliche Praxis
2., völlig neubearb. u. stark erw. Aufl.
1988. 948 S., DM 98,–

Klinger
Unerwünschte Arzneimittelwirkungen
5., überarb. u. erw. Aufl. 1989. Etwa 400 S., 19 Abb., 17 Tab., etwa DM 38,–

Wehr
Praktische Elektrokardiographie und Elektrophysiologie des Herzens
Ein diagnostischer und therapeutischer Leitfaden für Studenten und Ärzte
1988. 207 S., 166 Abb., 10 Tab., DM 32,–

Schwabe/Paffrath
Arzneiverordnungs-Report '88
Das Jahrbuch der aktuellen Daten, Kosten und Trends – mit Kommentaren
1988. 503 S., DM 28,–

Ludewig/Lohs
Akute Vergiftungen
Ratgeber für toxikologische Notfälle
7., erw. u. neugest. Aufl. 1988. 665 S., 64 farb. Abb., 4 tabell. Übersichten, DM 58,–

Schneider
Die Leichenschau
Ein Leitfaden für Ärzte
1987. 222 S., 124 Abb., DM 54,–

Kellner
Abwehr von Arzneimittelregressen und Honorarkürzungen
Ratschläge und Hinweise aus der Praxis für den Kassenarzt
1988. 104 S., DM 19,80

Reineke/Wahl/Wurst/Frost
Notfälle im Alltag einer Praxis
Leitfaden und Checklisten für Arzthelferinnen
1987. 182 S., 11 Abb., DM 18,–

Steuer
Hygiene in der ärztlichen Praxis
1987. 237 S., 8 Abb., 10 Tab., DM 26,80

Gallien
Mikrobiologische Diagnostik in der ärztlichen Praxis
Ein Leitfaden
1988. 155 S., 147 Abb., 41 Tab., DM 68,–

Preisänderungen vorbehalten

GUSTAV FISCHER
SEMPER BONIS ARTIBUS
STUTTGART NEW YORK